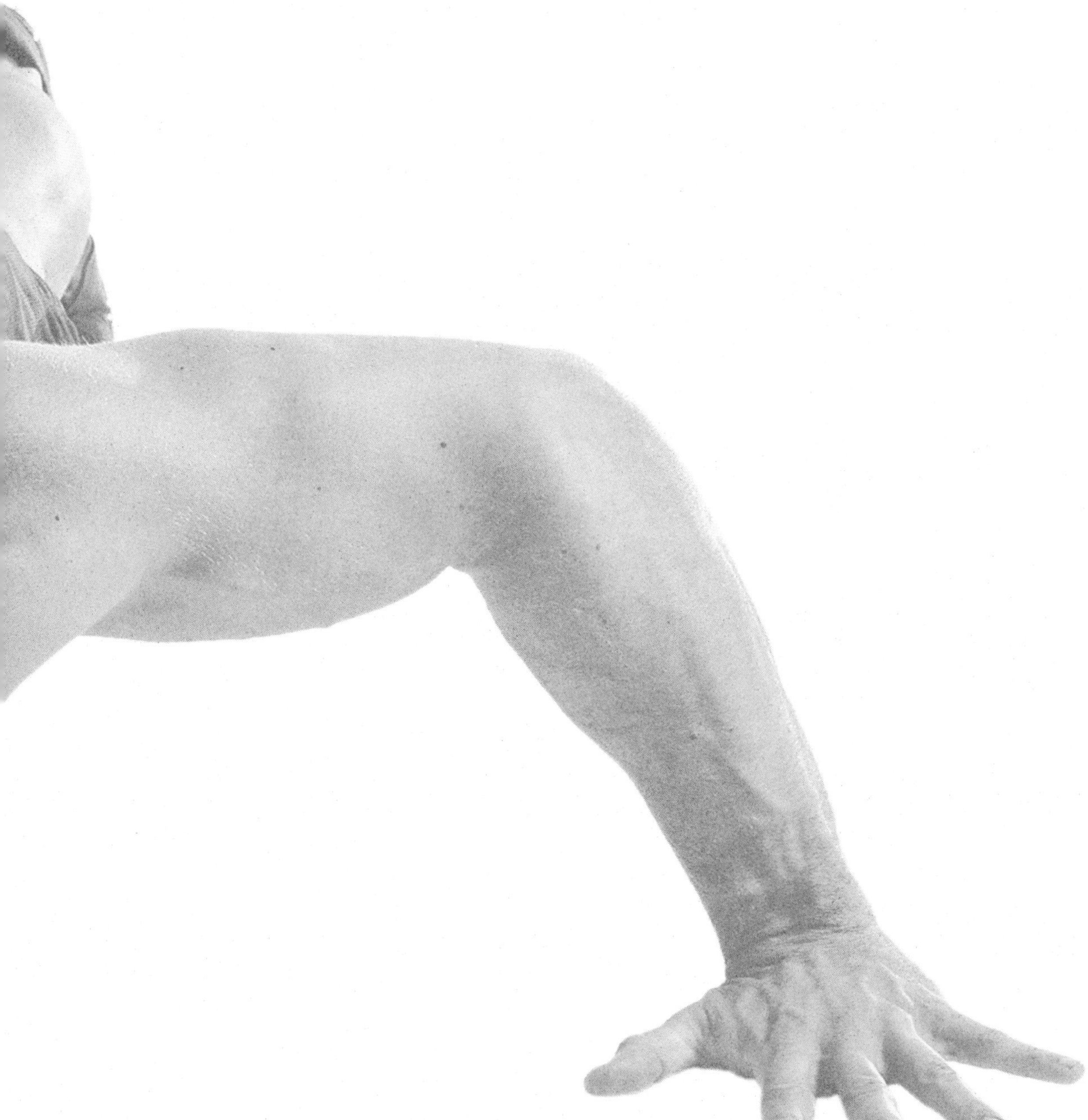

DAS Men'sHealth WORKOUT OHNE GERÄTE

Oliver Bertram

südwest

Ein großes Dankeschön geht an Moritz Tellmann für seinen Part als professionelles Model und für seine medizinische Beratung. Danken möchte ich zudem Professor Stephan Geisler von der IST Hochschule für Management in Düsseldorf für seine wissenschaftlichen Anregungen sowie Philip Metzner für seine unermüdliche Mithilfe beim Zusammenstellen der Übungstexte.

ISBN 978-3-517-08922-5

1. Auflage
© 2014 by Südwest Verlag, einem Unternehmen der Verlagsgruppe Random House GmbH, 81673 München

Alle Rechte vorbehalten. Vollständige oder auszugsweise Reproduktion, gleich welcher Form (Fotokopie, Mikrofilm, elektronische Datenverarbeitung oder andere Verfahren), Vervielfältigung und Weitergabe von Vervielfältigungen nur mit schriftlicher Genehmigung des Verlags.

Hinweis: Das vorliegende Buch ist sorgfältig erarbeitet worden. Dennoch erfolgen alle Angaben ohne Gewähr. Weder Autor noch Verlag können für eventuelle Nachteile oder Schäden, die aus den im Buch gegebenen Hinweisen resultieren, eine Haftung übernehmen.

Redaktionsleitung: Silke Kirsch
Projektleitung: Stefanie Heim
Buchdesign: George Karabotsos mit John Seeger Gilman
Producing: Bernhard Heun, Clemens Sorgenfrey
Lektorat und Register: Clemens Sorgenfrey
Layout und Satz: Bernhard Heun
Bildredaktion: Tanja Nerger
Fotos: Südwest Verlag / Christina Körte
Model: Moritz Tellmann
Illustrationen: Veronika Moga | VM Grafik (S. 21, 24, 25, 26, 31, 35, 39, 42, 53, 87, 89, 92), Markus Voll (S. 23, 28, 29, 30)
Umschlaggestaltung: zeichenpool, München, unter Verwendung eines Fotos von Südwest Verlag/Christina Körte
Litho: Artilitho snc, Lavis (Trento)
Druck & Verarbeitung: Těšínská tiskárna a.s., Český Těšín
Printed in the Czech Republic

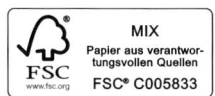

Verlagsgruppe Random House FSC® N001967
Das für dieses Buch verwendete FSC®-zertifizierte Papier *Profisilk*
wurde produziert von Sappi Stockstadt.

Inhalt

Einleitung	5
Kapitel 1	
Anatomie des menschlichen Körpers: Lernen Sie Ihr Trainingsgerät kennen	14
DIE KÖRPERSYSTEME	16
KNOCHEN UND MUSKELN: DER MENSCHLICHE STÜTZ- UND BEWEGUNGSAPPARAT	20
Kapitel 2	
Trainingslehre: So erreichen Sie jedes Körperziel	36
WAS IST FITNESS? EIN BLICK AUF DIE MOTORISCHEN FÄHIGKEITEN	38
ALLGEMEINE TRAININGSPRINZIPIEN	42
SO GESTALTEN SIE IHR EIGENES TRAINING	52
DIE WICHTIGSTEN SICHERHEITSTIPPS FÜR IHR TRAINING	69
Kapitel 3	
Ernährung: So füttern Sie Ihre Muskeln	74
DER STOFFWECHSEL: MOTOR VON LEBEN UND LEISTUNGSFÄHIGKEIT	76
GEWINNBRINGENDE ERNÄHRUNGSSTRATEGIEN ZUM MUSKELAUFBAU UND FETTABBAU	88
Kapitel 4	
Die besten Eigengewichtsübungen aller Zeiten	94
Übungen fürs Warm-up und eine verbesserte Agilität	98
Kräftigungsübungen für den Funktionskreis Arme	128
Kräftigungsübungen für den Funktionskreis Rumpf	176
Kräftigungsübungen für den Funktionskreis Beine	214
Übergreifende Kräftigungsübungen für den ganzen Körper	246
Stretching-Übungen	272
Kapitel 5	
Trainingspläne und Workouts	290
Verzeichnis der Übungen nach Muskelgruppen	310

EINLEITUNG

Einleitung

Das ist ein Grund zum Feiern: Sie haben sich mit diesem Buch für den einfachsten und effektivsten Weg entschieden, Ihren Körper in Form zu bringen oder zu halten! Für das Eigengewichtstraining – neudeutsch auch Bodyweight-Training genannt – benötigen Sie kein Fitnessstudio, keine aufwendigen Gerätschaften und keine Hantel: Alles, was Sie brauchen, ist Ihr Körper!

Na gut, und dieses Buch ist auch ganz hilfreich. Denn es bietet Ihnen eine umfassende Zusammenstellung von Übungen ohne Geräte, Trainingstipps und Workout-Vorschlägen, die Sie auf die Weise fit machen, die (zu) Ihnen passt. In Ihren Zeitplan, in Ihre Lebensgestaltung, in Ihr Umfeld. Wann, wo und wie Sie wollen. Drei Dinge sind gewiss:
1) Eigengewichtstraining liefert optimale Ergebnisse für jedes Trainingsziel.
2) Erfolge sind garantiert.
3) Die Zeit der Ausreden ist endgültig vorbei!

Das haben Sie vom Eigengewichtstraining

Wer mit dem eigenen Körpergewicht trainiert, macht praktisch alles richtig: Denn kaum eine Trainingsform entfaltet eine derart umfassende Wirksamkeit. Sie können Eigengewichtsübungen nicht nur immer und überall durchführen, sondern fördern mit ihnen den Körper in mehreren, wenn nicht allen Konditionsbereichen wie Kraft, Beweglichkeit oder Ausdauer. Das Tolle ist, dass selbst kürzere Einheiten unter einer halben Stunde wahre Wunder wirken. Insgesamt macht Sie Bodyweight-Training hochleistungsfähig nicht nur im Training, sondern auch im Alltag und bei jeder körperlichen Herausforderung. Sie trainieren Ihren Körper mit genau den Bewegungsabläufen, für die er geschaffen ist: Tragen, Halten, Stützen – alle Bewegungen, die Sie im Alltag machen, finden sich wieder. Keine Maschinenvorrichtungen schränken die natürlichen Bewegungsabläufe ein, Ihr Körper darf sich bewegen, wie er mag. Damit bildet Eigengewichtstraining sozusagen Ihr Leben ab. Es ist ein funktionelles Training, denn es fordert oft übergreifende Muskelketten. Das verbessert das Zusammenspiel verschiedener Muskeln, fördert die Leistungsfähigkeit und schützt nachweislich vor Beschwerden und Verletzungen. Diese Argumente reichen Ihnen noch nicht? Dann blättern Sie um und werfen einen Blick auf die 28 guten Gründe, sofort mit Eigengewichtstraining zu beginnen.

Bei diesem Training geht es um mehr, als einfach Geräte wegzulassen. Es steht dafür, sich wieder auf seinen Körper zu besinnen und herauszufinden, was er zu leisten vermag. Die mehr als 300 Übungen in diesem Buch legen ein eindrucksvolles Zeugnis davon ab, wie vielfältig die Bewegungsfähigkeit Ihres Körpers ist. Sie werden zunächst vielleicht erschreckt sein, wie viele dieser Bewegungsformen Sie verlernt haben – durch Bewegungsmangel, dauerhaftes Sitzen im Auto, am Arbeitsplatz, auf der Couch, durch energiesparende Bewegungsgewohnheiten und Bequemlichkeitsangebote in unserer Gesellschaft, die die körperlichen Anforderungen auf ein Minimum reduzieren.

Die gute Nachricht: Ihr Körper ist ein Phänomen der Anpassung! Genau so, wie er sich an dauerhaftes Sitzen und wenig Bewegung gewöhnt hat, passt er sich neuen Trainingsreizen und Bewegungsimpulsen an. Auch Ihr Körper wartet nur darauf, sich endlich wieder so zu bewegen, wie es ihm die Gene vorgeben. Dieses Buch wird Ihnen dabei helfen.

Wie Sie das Buch nutzen
Sie haben die freie Wahl: Sie können dieses Trainingskompendium von Anfang bis Ende lesen. Dann folgen Sie der inhaltlich aufeinander aufbauenden Struktur des Buches und ziehen den größten Nutzen daraus. Sie dürfen aber natürlich auch zuerst im dritten Kapitel schmökern, die Illustrationen anschauen oder nur diese Marginalkästen lesen. Ganz Eilige wollen sich vielleicht nur Lieblingsübungen raussuchen und sofort loslegen. Ihnen sei dann zumindest die vorherige Lektüre der Sicherheitstipps ab Seite 69 ans Herz gelegt. Noch ein kleiner Tipp zur Nutzung dieses Buchs: Falls mal nichts anderes zur Hand ist, lässt es sich auch ganz wunderbar als intensivierendes Gewicht einsetzen!

EINLEITUNG

Das haben Sie von diesem Buch

Unabhängig davon, welches Ziel Sie anstreben – alles, was Sie für Ihr Training benötigen, finden Sie im *Men's Health Workout ohne Geräte*:

- Es stellt Ihnen die anatomischen Grundlagen vor, damit Sie wissen, wie Ihr Körper strukturiert ist und wie Sie ihn seiner Natur gemäß am besten einsetzen und formen.
- Es versorgt Sie mit allen wichtigen Informationen, die die Trainingsgestaltung betreffen. Sie erfahren, auf welche Weise Sie mit Blick auf Ihr Ziel am effektivsten trainieren, worauf Sie bei der Trainingsplanung und -ausführung achten sollten, wie Sie das für Sie passende Training gestalten und in Ihren Terminkalender integrieren.
- Es tischt Ihnen die wichtigsten Ernährungsgrundsätze und hilfreiche Tipps auf, wie, wann und womit Sie Ihren Körper mit der Energie und den Nährstoffen versorgen, die Sie auf dem Weg zu Ihrem Traumkörper wirklich benötigen.
- Es liefert schlicht und ergreifend die größte und umfassendste Übungszusammenstellung, die es gibt – und zwar für alle: vom Einsteiger zum Trainingsprofi, vom Couch-Potato zur Sportskanone.
- Es versorgt Sie mit umfassenden Trainingsplänen und unzähligen Workouts, die Ihnen zusätzlich eine Orientierungshilfe geben, um Ihre ganz eigenen Workouts und Trainingsprogramme zusammenzustellen.
- Es motiviert Sie stetig, bei der Stange zu bleiben und weiterführende Ziele anzustreben. Auch hilft es Ihnen mit vielen Tipps und Variationsansätzen, dauerhaft Spaß und Abwechslung im Training zu erleben.

Kurz: Das *Men's Health Workout ohne Geräte* ist ab sofort Ihr persönlicher Fitness-Coach!

Motivation: Euphorisiert besser trainiert

Was macht ein guter Coach? Er motiviert! Denn aller Trainingsanfang ist schwer – besonders für alle, die bislang wenig mit Fitness und Bewegung am Hut hatten. Antriebslosigkeit, Zweifel, Bequemlichkeit: Das alles ereilt wirklich jeden einmal. Frei nach dem (leider wahren) Motto „Wer seinen Körper schont, lässt ihn verfallen" sollten Sie in Sachen Training von nun an am Ball bleiben. Zudem gibt es auch Licht am Ende des Tunnels: Wenn Sie drei bis sechs Monate durchgestanden haben, wird Ihr „Widerstand" gegen das ungewohnte, manchmal nachgerade unbequeme Training nachlassen. In dieser Phase ist die Abbruchquote von Trainingseinsteigern dramatisch hoch, danach nimmt sie schlagartig ab. Ihr innerer Schweinehund, der bis dahin immer wieder mit faulen Ausreden und gähnender Unlust auf der Matte stand, wird winselnd verschwinden. Warum das so ist? Nach der genannten Zeit wird das Training bei den meisten zu einem echten Bedürfnis. Dann ist es der Bauch, nicht der Kopf, der sagt: Heute will ich trainieren! Deshalb ist es auch wichtig, dass Sie sich von Beginn an nicht quälen, sondern mit Lust zum Training gehen. Hier helfen die folgenden Motivationstipps. Setzen Sie sofort die ersten drei davon um!

1) Definieren Sie für sich ein konkretes Ziel, zum Beispiel: fünf Kilo weniger bis zum Urlaubsbeginn am 1. August (mehr zu Zielsetzungen auf Seite 52). Erinnern Sie sich dann immer wieder daran, warum Sie trainieren, was Sie davon haben, wie Sie sich damit besser fühlen, dass Sie mehr Beachtung finden, dass Ihre Hosen wieder passen etc. Dazu bringen Sie zu Hause an Stellen, an denen Sie oft vorbeikommen (Badezimmerspiegel, Kühlschrank, Haustür, Schlüsselbrett oder

---

28 gute Gründe, sofort mit dem Training zu beginnen

Regelmäßiges Eigengewichtstraining ...
- steigert Ihre Kraft.
- lässt Muskeln wachsen.
- optimiert die Körperhaltung – für eine beeindruckendere Statur, eine entlastete Wirbelsäule und damit weniger Alltagsbeschwerden.
- ist eine gute Verletzungsprophylaxe, auch deshalb, weil es Sie beweglicher und agiler macht.
- erleichtert den Alltag, denn jede Bewegung, die Sie machen, wird müheloser von der Hand gehen.
- fördert Ihre Ausdauer.
- strafft den Körper und verbessert das Verhältnis zwischen Muskel- und Fettgewebe.
- unterstützt bei passender Ernährung das Abnehmen.
- verbessert das Zusammenspiel verschiedener Muskeln und dadurch Ihre Feinmotorik.
- trainiert den Gleichgewichtssinn und sorgt für ein verbessertes Koordinationsvermögen.
- sorgt für Ausgeglichenheit und baut Stress ab.
- fördert Ihre Gesundheit einschließlich des Immunsystems.
- stärkt Gelenkstrukturen, kräftigt mittelfristig Bänder und Sehnen und fördert den Aufbau von Gelenkknorpel – auch dadurch sinkt das Verletzungsrisiko.
- macht Knochengewebe langfristig dichter und widerstandsfähiger, ist so eine wirksame Osteoporose-Prophylaxe.
- hat regulierende Wirkung auf den Blutdruck.
- steigert die Insulinempfindlichkeit, was positiven Einfluss auf den Blutzuckerspiegel hat.
- verringert die Wahrscheinlichkeit, an Diabetes zu erkranken.

EINLEITUNG

TV-Fernbedienung), kleine Klebezettel mit entsprechenden Hinweisen und Motivationssprüchen (siehe auch die nächste Seite) an.

2) Erzählen Sie wenigstens drei wichtigen Personen in Ihrem Leben von Ihrem konkreten Ziel. Von diesem Moment an werden Sie an Ihren eigenen Ansprüchen gemessen und immer wieder auf Ihre Fortschritte angesprochen. Jetzt können Sie gar nicht mehr anders. Sie werden es schaffen!

3) Tragen Sie alle Trainingseinheiten im Kalender ein. Lassen Sie sich dann von Ihrem Smartphone daran erinnern.

4) Machen Sie Ihr Training zu einer Institution. Je schneller jede Einheit fest zu Ihrem Alltag gehört und Sie sie wie Zähneputzen quasi automatisch durchführen, desto weniger denken Sie darüber nach, und der innere Schweinehund hat nichts mehr zu melden.

5) Falls die Zeit fürs Training mal knapp wird, teilen Sie die Einheiten in Häppchen auf. Auch kurze Workouts von 15 Minuten sind effektiv (siehe die Seiten 294 bis 295) und selbst einzeln eingestreute Liegestütze oder Kniebeugen zählen.

6) Führen Sie ein Trainingstagebuch. Halten Sie all Ihre Erfolge fest und formulieren Sie, wie gut Sie sich bei und nach dem Training gefühlt haben. Wenn Ihnen einmal ganz und gar der Antrieb fehlt, dann blättern Sie in Ihren Aufzeichnungen und lassen sich von den positiven Erinnerungen motivieren.

7) Verabreden Sie sich zum Training. In der Gruppe macht Schwitzen mehr Spaß – und die Hürde, das Training trotz Verabredung sausen zu lassen, ist viel größer.

8) Belohnen Sie sich. Zum Trainingserfolg gehört zwar eine große Portion Disziplin, aber verzichten Sie bloß nicht auf alles, was Ihnen lieb ist. Sie sollten ein paar feste „Belohnungsjoker" in Ihren Alltag integrieren. Ein Tagesjoker könnte eine Kleinigkeit zu essen oder zu trinken sein, zum Beispiel ein paar Gummibärchen, ein Cappuccino o. Ä. Als Wochenjoker könnten Sie sich beispielsweise ein gutes Steak in Ihrem Lieblingsrestaurant gönnen.

9) Hören Sie auf Ihren Körper, aber lassen Sie sich nicht hängen. Wenn Sie bei Krankheit oder Verletzung außer Gefecht gesetzt sind, bedeutet das zwar oftmals eine zeitweise Einschränkung, aber dennoch sollten Sie das Thema Bewegung und Training nicht völlig ausblenden. Führen Sie Ihr regelmäßiges Training im Kleinen, bei geringeren Intensitäten, was immer auch möglich ist, weiter. Ein gebrochener Arm hindert Sie nicht daran, Kniebeugen zu machen. Mit einem verstauchten Fuß können Sie immer noch wunderbar den Bauch anspannen oder sich auf die Arme stützen. Medizinische Untersuchungen von Knochenbruch-Patienten haben gezeigt: Selbst der Gedanke daran, die Muskulatur des verletzten Körperteils anzuspannen, sorgt dafür, dass weniger Muskelmasse verloren geht. Dementsprechend gilt nicht nur bei Krankheit und Verletzung, sondern in jedem Fall: Jedes bisschen zählt!

„Müssen" Sie noch oder „wollen" Sie schon?

Zunächst einmal: Niemand zwingt Sie, etwas für Ihren Körper zu tun! Gedanken wie „Ich *muss* trainieren", „Ich *muss* fünf Kilo abnehmen", „Ich *muss* in Form kommen" sind kontraproduktiv, schaffen negative Gefühle und drängen Sie innerlich in eine passive „Opfer"-Rolle, die für den Schweinehund ein gefundenes Fressen ist. Auch wenn Sie damit ins

- reinigt die Blutgefäße und verringert das Risiko, an koronaren Herzerkrankungen wie Arteriosklerose zu erkranken.
- verdrängt das schädliche LDL-Cholesterin und erhöht so den Anteil am gefäßschützenden HDL-Cholesterin.
- aktiviert das Knochenmark und führt zur Bildung neuer Blutgefäße sowie wichtiger Reparaturzellen, die geschädigte Gefäße im Körper instand setzen – eine echte Verjüngungskur!
- verbessert das Körpergefühl ganz allgemein und wirkt so auch positiv auf Selbstbewusstsein und Stimmungslage – Sie sind glücklicher.
- lässt Schwachstellen und Fehlhaltungen verschwinden.
- fördert die Durchblutung, unter anderem weil die Anzahl der Kapillaren (kleinste Blutgefäße im Körper) ansteigt.
- erhöht den Energiebedarf und die Taktrate des Stoffwechsels im Körper, auch durch den Aufbau neuer Muskelmasse – ideal für Abnehmkandidaten.
- hilft Stoffwechselprodukte wie Laktat (Milchsäure), das bei Muskeltätigkeit entsteht, besser zu ertragen und abzubauen.
- optimiert die Sauerstoffversorgung im Körper.
- produziert Enzyme im Körper, die helfen, schädliche freie Radikale loszuwerden.
- fördert die Leistungsfähigkeit und Arbeit des motorischen Nervensystems – die Abstimmung zwischen Muskeln und Gehirn wird verbessert, Sie können sich immer intuitiver bewegen.

EINLEITUNG

Training einsteigen, werden Sie wahrscheinlich früher oder später wieder auf der Couch abhängen und Chips knabbern, während ein ordentlich schlechtes Gewissen an Ihnen nagt. Der erste Schritt zur Trainingsaktivität, oder zumindest ein erleichternder, ist also, sich gedanklich auf den Weg zu machen.

Diesen Schritt haben Sie offenbar schon gemacht, denn immerhin haben Sie zu diesem Buch gegriffen. Darin zeigt sich Ihr *Wille* zur Veränderung. Gedanken wie „Ich *will* fünf Kilo abnehmen", „Ich *will* trainieren", „Ich *will* in Form kommen" klingen doch schon ganz anders, oder? Ihre Gedanken bestimmen Ihr Handeln: Wer „will", macht sich zum Akteur seines Lebens – und natürlich auch seines Trainings. Damit stellen Sie die Weichen für den Erfolg. Und das ist der Moment, in dem Sie eben nicht mehr die Sofa- und Chips-Option wählen, sondern etwas anderes machen. Sie sind also auf dem richtigen Weg – Glückwunsch dazu!

So stark sich ein Gefühl wie „Ich will etwas verändern" in manchen Schlüsselmomenten anfühlt, so rar macht es sich leider während der restlichen Zeit. Damit Ihr Wille nicht im Alltag unter die Räder kommt, nehmen Sie sich zehn Minuten Zeit, Zettel und Stift zur Hand und gehen Sie auf die Suche nach motivierenden Gedanken, die Sie persönlich anspornen und die genau das Gefühl wieder aufleben lassen. Solche Gedanken können zum Beispiel sein:

Für immer 15
Ein kleiner Motivationskick aus der Faser-Forschung: In Ihnen steckt keine Muskelzelle, die älter als 15 Jahre ist. Das ist die Zeit, in der sich jede Muskelfaser im Körper erneuert. Sie tragen also jede Menge jugendliche Power in sich, die zum Einsatz kommen will und darf – auch wenn die Knochen schon ein wenig älter sind. Fazit: Es ist nie zu spät, mit dem Training zu beginnen.

- „Jeder Schritt, jede Wiederholung zählt und ist besser, als gar nichts zu tun."
  Selbst wenn Sie am Abend merken, dass Sie Ihr Training verschwitzt oder den ganzen Tag nur ungesunde Sachen gesessen haben – dann machen Sie beim Zähneputzen ein paar Kniebeugen und danach vorm Zubettgehen schnell noch eine Handvoll Liegestütze und schon haben Sie weit mehr getan als nichts.

- „Nur heute! Ich will nur heute trainieren!"
  Wenn Sie sich das vor jeder Einheit sagen (und dann beherzigen), werden Sie niemals ein Training sausen lassen. Bei großer Unlust können Sie sich auch in ein Workout „hineinmogeln", indem Sie sich vornehmen, nur die ersten zwei, drei Übungen zu absolvieren. Was wird passieren? Sie werden warm, fangen Feuer und ziehen derart aktiviert das komplette Training durch. Das funktioniert!

- „Wenn nicht jetzt, wann dann?"
  Wer gern Dinge vor sich herschiebt, kann sich mit einem Satz wie diesem daran erinnern, dass es keinen besseren Zeitpunkt fürs Training gibt als: jetzt.

- „Ich freue mich schon auf das schöne, wohlig erschöpfte Gefühl und die Zufriedenheit nach dem Training."
  Halten Sie sich die positiven Effekte des Trainings und Ihre Ziele immer wieder vor Augen, auch so kleine Zwischenziele wie das Glücksgefühl nach dem Training.

- „Heute bin ich entschlossener, stärker, dynamischer als je zuvor."
  Manchmal kann es auch hilfreich sein, sich einfach ein wenig Mut zu- und eine gewisse Dynamik einzureden, selbst, wenn Sie gerade ermattet in der Ecke hängen. Auch wenn Sie noch so müde sind: Der Unterschied zwischen erfolgreichem Training und geschwänztem Training ist: Ihre Entscheidung, also reine Kopfsache!

Was immer Sie motiviert – halten Sie es schriftlich fest und nutzen Sie den Gedanken so häufig wie möglich. In wenigen Monaten werden Sie ihn gar nicht mehr brauchen – oder komplett verinnerlicht haben. Dann sind Sie im Trainings-Flow und können sich ein Leben ohne Bewegung gar nicht mehr vorstellen! Wenn das, wie eingangs erwähnt, kein Grund zum Feiern ist! Auf geht's, werden Sie fit mit dem eigenen Körpergewicht!

EINLEITUNG

Testen Sie sich: Wie fit sind Sie?

Selbstverständlich können Sie einfach drauflostrainieren und nach Herzenslust mit jeder beliebigen Übung durchstarten. Bessere Erfolge erzielen Sie allerdings, wenn Sie sich ein klares Ziel setzen. Unabhängig davon, wie dieses aussieht, ist der erste Schritt auf dem Weg zu Ihrem Traumbody eine Bestandsaufnahme des Körpers. Überprüfen Sie ihn auf mögliche Schwachstellen. Wenn Sie diese dann gezielt angehen, werden Sie insgesamt leistungsfähiger und kommen schneller in Bestform. Für den persönlichen Check-up finden Sie hier die passenden Krafttests.

Test 1: Kraft im Bizeps

Hängen Sie sich im schulterbreiten Untergriff (die Daumen zeigen nach außen) an einen Ast, eine Gerüststange o. Ä. Winkeln Sie die Beine etwas an, dann ziehen Sie den Körper hoch, bis Ihr Kinn die Stange passiert hat. Die Zeit läuft: Wie lange können Sie sich in dieser Position oben halten?

Auswertung

Bis 25 Sekunden: Oje, das ist geradezu ein armseliges Ergebnis. Versuchen Sie die Kraft Ihrer Armbeuger nach und nach aufzubessern – zum Beispiel mit Übungen wie denen auf den Seiten 166 bis 169.
26 bis 44 Sekunden: Gar nicht mal so übel – aber greifen Sie Ihrem Bizeps lieber noch ein wenig unter die Arme: Bauen Sie immer wieder Klimmzugübungen im Untergriff wie in dieser Testanordnung oder bei den Übungen auf den Seiten 153 bis 155 in Ihr Training ein.
45 Sekunden und mehr: Saubere Leistung, Sie sind ein Bizeps-Bolide! Besser werden können Sie aber selbstverständlich immer noch – etwa mit dem Superslow-Workout (Tag 2) auf Seite 304.

Test 2: Kraft im Trizeps

Stellen Sie zwei Stühle mit den Sitzflächen zueinander im Abstand von etwa 1,5 Metern auf. Stützen Sie sich mit den Händen rücklings auf einer Stuhlfläche ab – vorher prüfen Sie aber bitte die Standfestigkeit des Stuhls. Halten Sie die Arme gestreckt und legen Sie die Füße bei ebenfalls gestreckten Beinen auf dem anderen Stuhl ab. Jetzt gilt's: Beugen Sie die Arme und senken Sie so den Körper ab, bis die Oberarme etwa waagerecht sind. Wie oft bekommen Sie das hin?

Auswertung

Bis 14 Wiederholungen: Das war wohl nichts! Bringen Sie Ihre Armstrecker unbedingt schnell in einen leistungsfähigeren Zustand. Helfen werden Ihnen Übungen wie Dips oder Trizepsstrecken ab Seite 170.
15 bis 29 Wiederholungen: Na bitte, da geht doch was. Und zwar noch mehr: Setzen Sie Ihren Trizeps regelmäßig mit den eben genannten Übungen oder auch mit dem High-Tension-Workout (Tag 1) auf Seite 302 unter Druck.
Ab 30 Wiederholungen: Sie sind ja ein Trizeps-Titan! Ruhen Sie sich aber nicht auf Ihren Lorbeeren aus, sondern fördern Sie Ihre Armstrecker mit Übungen wie Diamant-Liegestützen (Seite 132) oder mit Workouts wie dem Superslow-Workout auf Seite 304 (Tag 1). Damit steigen Sie endgültig in den Oberarm-Olymp auf!

Test 3: Kraft im Unterarm

Setzen Sie sich aufrecht hin und greifen Sie mit einer Hand einen Tennisball. Strecken Sie den Arm gerade nach vorn, die Handfläche zeigt nach oben. Jetzt drücken Sie den Ball für

EINLEITUNG

eine Minute so oft und fest zusammen, wie Sie können. Wie viele Wiederholungen schaffen Sie? Machen Sie ruhig richtig Tempo, ohne das Drücken dabei zu vergessen. Testen Sie auf jeden Fall beide Hände – jeder hat eine Schokoladenseite und Sie werden überrascht sein, wie unterschiedlich die Werte für links und rechts ausfallen.

Auswertung
Bis 75 Wiederholungen: Welch eine ergreifend schlechte Leistung. Legen Sie schnell den Tennisball zur Seite und machen Sie sich an die Arbeit – zum Beispiel mit Übungen wie denen auf Seite 174.

76 bis 110 Wiederholungen: Okay, das kann sich sehen lassen. Jetzt heißt es aber, die Ärmel hochzukrempeln und in richtig gute Leistungssphären zu gelangen. Nutzen Sie dafür die kräftigende Wirkung von Übungen wie dem umgekehrten Rudern mit Handtuch auf Seite 155.

Ab 111 Wiederholungen: Das war mal eine packende Leistung! Sie können aber noch weitere Kraftreserven aus sich herauskitzeln. Das geht beispielsweise mit Klimmzügen mit Handtüchern (siehe Seite 153). Alternativ können Sie sich auch auf Zeit so lange es geht an einer Stange hängend in der Luft halten – ganz Harte führen Klimmzüge nur an den vorderen Fingergliedern aus!

Test 4: Kraft in der Brust
Gehen Sie in eine saubere Liegestützposition (siehe dazu auch Seite 129). Die Hände befinden sich unterhalb der Schultern, die Arme sind fast durchgestreckt, der Rücken ist gerade und der ganze Körper bildet von Kopf bis Fuß eine gerade Linie. Jetzt beugen Sie die Arme und senken so den Körper ab, bis die Brust fast den Boden berührt. Die Ellenbogen bleiben dicht am Rumpf. Kurz halten, dann wieder hochdrücken. Wie viele Wiederholungen schaffen Sie?

Auswertung
Bis 15 Wiederholungen: Kopf hoch, das wird schon. Allerdings nicht ohne Ihren vollen Einsatz beim Training. Nehmen Sie sich Übungen zur Brust wie die Liegestütz-Box-Kombinationen auf Seite 110 oder eine der vielen Liegestütz-Varianten ab Seite 129.

16 bis 30 Wiederholungen: Gar nicht schlecht. Aber auch nicht gut. Deshalb greifen Sie jetzt mit gezielter Brustkräftigung an: Zum Beispiel mit dem 10-Satz-Kraft-Workout auf Seite 303 (Tag 2).

Ab 31 Wiederholungen: Good job! Jetzt nur nicht nachlassen: Bauen Sie das hohe Kraftniveau Ihrer Frontpartie aus mit anspruchsvollen Übungszusammenstellungen wie dem Kraft-Workout mit fixer, kleiner Wiederholungszahl auf Seite 305 (Tag 2).

Test 5: Kraft im oberen Schulterbereich
Gehen Sie in eine Liegestützposition und stellen Sie Ihre Zehenspitzen auf einen Stuhl, eine Bank o.Ä., dann wandern Sie mit den Händen so nah an den Stuhl, dass Rumpf und Arme nahezu senkrecht stehen und das Gesäß zur Decke zeigt. Nun beugen Sie die Arme und senken den Oberkörper, bis Ihr Kopf fast den Boden berührt. Zählen Sie die maximal möglichen Wiederholungen in 45 Sekunden.

Auswertung
Bis 7 Wiederholungen: Glückwunsch: Von dieser Basis aus kann es nur noch besser werden! Kümmern Sie sich intensiv um Ihre Schultern. Gute Übungen dafür sind beispielsweise das umgekehrte Schulterdrücken (diese Testübung oder auf Seite 147) oder die Variationen dazu auf Seite 148.

8 bis 14 Wiederholungen: Alle Achtung – jetzt sollte Ihre Aufmerksamkeit dem weiteren Ausbau Ihrer Schulterkraft gelten, denn Sie haben noch Luft nach oben. Probieren Sie doch mal die Wirkung des Krafttrainings-

blocks auf Seite 305 mit Schwerpunkt Schultern (Tag 3).
Mehr als 14 Wiederholungen: Das ist erstligareif! Sie können nun an den Feinheiten arbeiten, denn Ihre Schulter ist ein äußerst bewegliches Gelenk, dessen Muskeln beinahe in jede Richtung aktiv sind. Werfen Sie doch einmal einen Blick auf solche Übungen wie das Schulterdrücken im Handstand an der Wand auf Seite 149.

Test 6: Kraft im seitlichen Schulterbereich
Stellen Sie sich aufrecht hin, strecken Sie die Arme waagerecht zur Seite aus und spannen Sie sie fest an. Lassen Sie jetzt die gestreckten Arme kreisen, sodass die Hände einen Kreis beschreiben, der etwa fußballgroß ist. Jede Kreisbewegung sollte ungefähr eine Sekunde dauern. Auf wie viele Umdrehungen kommen Sie, wenn die Arme wirklich die ganze Zeit waagerecht und dauerhaft angespannt bleiben?

Auswertung
Bis 60 Wiederholungen: Indiskutabel, das muss unbedingt besser werden! Schließlich ist Ihre Schulter ein empfindliches Gelenk, das bei unterentwickelter Muskelkraft verletzungsgefährdet ist. Steuern Sie schleunigst dagegen – mit Übungen wie denen auf den Seiten 159 bis 165.
61 bis 150 Wiederholungen: Immerhin, aber Sie können sicher noch mehr. Stärken Sie Ihre Schulter ausgewogen und umfassend, indem Sie regelmäßig Übungen wie das L-Seitheben auf Seite 160 oder das Seitheben im Sitzen auf Seite 162 ausführen.
Mehr als 150 Wiederholungen: Super! Ihre Schultern kann so schnell nichts schocken. Obwohl: Versuchen Sie sich einmal an dem Superslow-Workout mit dem Schwerpunkt Schultern und seitlichem Rumpf auf Seite 304 (Tag 3). Das wird Ihr hohes Niveau dauerhaft festigen.

Test 7: Kraft im oberen Rücken
Willkommen beim Klimmzug-Contest! Suchen Sie sich einen passenden Ast, eine Stange, eine Türzarge o. Ä. Greifen Sie die Stange schulterbreit im Obergriff, sodass die Daumen nach innen zeigen. Halten Sie sich an fast gestreckten Armen, die Füße haben keinen Bodenkontakt. Nun ziehen Sie sich hoch, bis die Brust fast die Stange berührt. Auf wie viele Wiederholungen kommen Sie?

Auswertung
0 bis 5 Wiederholungen: Nicht mehr als fünf? Sechs, setzen! Nein, besser: Aufstehen und sofort mit dem Aufbauprogramm für Ihren Rückenpanzer beginnen. Kräftigen Sie Latissimus & Co. mit Übungen wie in dieser Abfolge oder als Variante im Untergriff (beide auf Seite 150 zu sehen).
6 bis 12 Wiederholungen: Eine Glanzleistung – sieht anders aus. Auf dem Weg zur V-Form gibt es noch ein bisschen zu tun, zum Beispiel mit Übungen wie den versetzten Klimmzügen auf Seite 152.
Mehr als 12 Wiederholungen: Großes Kino! Aber selbst Ihr Kreuz birgt noch Kapazitäten. Kitzeln Sie diese heraus mit Workouts wie dem anspruchsvollen Tag 1 des Trainingsplans auf Seite 305 und der Oskar für die beste Latissimus-Leistung ist Ihnen sicher!

Test 8: Kraft in der geraden Bauchmuskulatur
Legen Sie sich mit dem Rücken auf den Boden und stellen Sie die Füße so auf, dass zwischen Ferse und Gesäß noch etwa eine Fußlänge Platz ist. Heben Sie Kopf und Schultergürtel sowie die parallel zum Körper gestreckten Arme leicht an. Führen Sie jetzt saubere Crunches aus (für die Beschreibung der Basisübung siehe Seite 177). Gehen Sie dabei so weit hoch, dass Sie mit den Händen leicht auf die Unterschenkel klatschen können. Auf dem Rückweg in die Ausgangsposition legen Sie

EINLEITUNG

Kopf und Schultergürtel aber nie (ganz) auf dem Boden ab. Wie viele dieser Test-Crunches schaffen Sie?

Auswertung
Bis 25 Wiederholungen: Hören Sie auf Ihren Bauch – kümmern Sie sich ab sofort intensiv um diese bei Ihnen unterentwickelte Muskelgruppe. Wie das geht, lesen Sie im Rumpf-Kapitel (ab Seite 176). Alternativ können Sie auch gleich mit dem Rumpfstabilisations-Trainingsplan auf Seite 308 (Tag 2) starten.
26 bis 35 Wiederholungen: Da gibt es nichts zu meckern. Zu optimieren allerdings schon. Legen Sie gleich los: Auf den Seiten 177 bis 206 finden Sie jede Menge Crunch-Variationen und andere Bauchübungen, die Sie ordentlich auf Vordermann bringen.
Mehr als 35 Wiederholungen: Tipptopp! Ihre Rumpffront ist kräftemäßig gut ausgerüstet. Bauen Sie diese Leistungsfähigkeit aus mit fordernden Übungen wie dem Drei-Wege-Sit-up auf Seite 184, dem Beinheben im Hang auf Seite 196 oder dem Beinstrecken im Barrenstütz auf Seite 257. Für ausgewogene Kräfteverhältnisse sollten Sie sich zusätzlich um die Muskulatur des unteren Rückens kümmern – siehe dazu den Krafttest 10.

Test 9: Kraft im seitlichen Rumpf
Gehen Sie in eine seitliche Stützposition: Legen Sie sich dazu gestreckt auf die linke Körperseite, stützen Sie sich genau unterhalb der Schulter auf den Ellenbogen. Drücken Sie die Hüfte hoch, bis der ganze Körper eine gerade Linie bildet. Strecken Sie den freien rechten Arm senkrecht nach oben. Diese Position gilt es zu halten – wie lange bleiben Sie bei der Stange? Testen Sie auch die andere Körperseite.

Auswertung
Bis 30 Sekunden: Nun gut, sehen Sie es positiv: Jetzt wissen Sie, worum Sie sich intensiv kümmern sollten. Legen Sie am besten gleich los. Unterstützung für Ihre Flanken geben Ihnen zum Beispiel die schrägen Crunch-Varianten auf den Seiten 179 und 182 oder die Crunches im Stehen mit Rumpfdrehung auf Seite 187.
31 bis 60 Sekunden: Doch, doch, recht ordentlich. Höchstleistungen sehen allerdings anders aus. Sie wollen wissen, wie? Dann halten Sie sich an Übungen wie zum Beispiel die gedrehten Klappmesser auf Seite 188 oder das schnelle Rumpfdrehen mit Bodenberührungen auf Seite 192.
Mehr als 60 Sekunden: Wow, das ist wirklich sehenswert! Und tatsächlich sogar noch ausbaufähig: Zunächst schauen Sie, welche Seite die schwächere bei Ihnen ist, und pushen sie auf denselben Level wie die starke Seite. Dann toben Sie sich mit Übungen wie dem schrägen Beinheben im Hang (Seite 197) oder den Seitstütz-Varianten auf Seite 206 aus.

Test 10: Kraft im unteren Rücken
Legen Sie sich auf den Bauch. Strecken Sie Beine und Arme jeweils parallel zueinander aus und halten Sie sie parallel zum Boden in der Luft. Jetzt drücken Sie Arme und Beine gestreckt etwa 10 bis 20 Zentimeter nach oben. Halten Sie kurz die Spannung, dann lösen Sie sie in die Ausgangsposition auf, ohne aber Arme oder Beine abzulegen. Wie viele Wiederholungen schaffen Sie?

Auswertung
Weniger als 12 Wiederholungen: Schnell den Mantel des Schweigens über dieses Ergebnis gelegt: Raffen Sie sich auf und leisten Sie Ihrem schwachen Rücken Erste Hilfe, bevor er Ihnen zu schaffen macht. Zum Beispiel mit den Übungen auf den Seiten 210 und 212.
13 bis 20 Wiederholungen: Sie können damit zufrieden sein – müssen es aber nicht. Auf geht's, Ihr Rückenstrecker kann noch eine Extraportion Power gebrauchen! Probieren

EINLEITUNG

Sie es einmal mit den Übungen auf den Seiten 207 bis 208.
Mehr als 20 Wiederholungen: Sagenhaft, was Ihr Kreuz hergibt! Geben Sie ihm etwas zurück: noch mehr Stabilität. Das geht wunderbar mit komplexen Übungen wie den Liegestütz-Ausfallschritt-Kombinationen auf Seite 249, den Liegestütz-Rumpfstreck-Kombinationen auf Seite 252 oder dem Rumpfaufdrehen im Vierfüßlerstand auf Seite 267.

Test 11: Kraft in Beinen und Gesäß

Stellen Sie sich etwa hüftbreit hin. Legen Sie die Hände locker an den Hinterkopf, die Ellbogen zeigen nach außen. Drücken Sie jetzt das Gesäß zurück und gehen Sie mit geradem Rücken in die Knie, bis die Oberschenkel ungefähr waagerecht stehen. Springen Sie nun explosiv so hoch, wie Sie nur können. Landen Sie in der Ausgangshocke und springen Sie sofort wieder hoch. Wie häufig bekommen Sie das Ganze direkt nacheinander ohne jegliche Pause hin?

Auswertung
Bis zu 20 Wiederholungen: Gehüpft wie gesprungen: Das war ein schwacher Auftritt. Zum Glück können Sie sofortige Abhilfe schaffen. Schauen Sie sich zum Beispiel einmal das Kraft-Workout mit Schwerpunkt Beine und Gesäß auf Seite 306 (Tag 3) an.
21 bis 30 Wiederholungen: Durchaus überzeugend, aber noch kein Grund für Freudensprünge. Das ändert sich bald: Sie müssen sich lediglich intensiver eines Trainingsprogramms wie dem HIIT-Workout auf Seite 297 (Tag 3) annehmen.
Mehr als 30 Wiederholungen: Was für bärenstarke Beine! Und dennoch: Im Verbund mit Ihrem Gesäß können sie tatsächlich noch mehr Leistung bringen. Wie wär's mit Übungen, die auch die Waden fordern – wie denen auf Seite 224 oder den einbeinig ausgeführten Kniebeuge-Varianten ab Seite 227?

Test 12: Power im ganzen Körper

Gehen Sie unterhalb einer Klimmzug-Möglichkeit in eine Liegestützposition. Führen Sie einen sauberen Liegestütz aus, springen Sie dann dynamisch in die Hocke, drücken Sie sich zügig hoch, greifen Sie im Obergriff (die Daumen nach innen) an die Stange und ziehen Sie sich hoch, bis das Kinn die Stange passiert hat. Auf gleichem Weg zurück in die Liegestütz-Ausgangsposition (das ist eine Wiederholung). Wie viele Durchgänge dieser Kombi-Übung schaffen Sie?

Auswertung
Bis zu 5 Wiederholungen: Nun ja, da ist nicht viel zu beschönigen – dafür jede Menge zu verbessern! Und zwar so: Absolvieren Sie das „Big 5"-Workout auf Seite 295 und schauen Sie sich die Übungen zum ganzen Körper ab Seite 246 einmal genau an.
6 bis 15 Wiederholungen: Die breite Masse schafft diese Werte. Aber Sie wollen doch sicher kein Durchschnitt sein? Greifen Sie an – und zu diesen Übungen: Burpees und dazugehörige Varianten ab Seite 106, Liegestütze mit Tritten zur Seite (Seite 247) oder Hockstütz-Handstand-Kombinationen (Seite 259).
Mehr als 15 Wiederholungen: Perfekte Performance! An Ihrem Körper ist nichts mehr zu verbessern. Kleiner Scherz: Luft nach oben gibt es immer. Schnuppern Sie sie – und versuchen Sie sich an Profi-Übungen wie der Körperfahne (Seite 270) oder dem Muscle-up (Seite 271). Ebenfalls atemberaubend effektiv ist übrigens der 8-Wochen-Rumdum-fit-Trainingsplan für Fortgeschrittene auf den Seiten 300 bis 301.

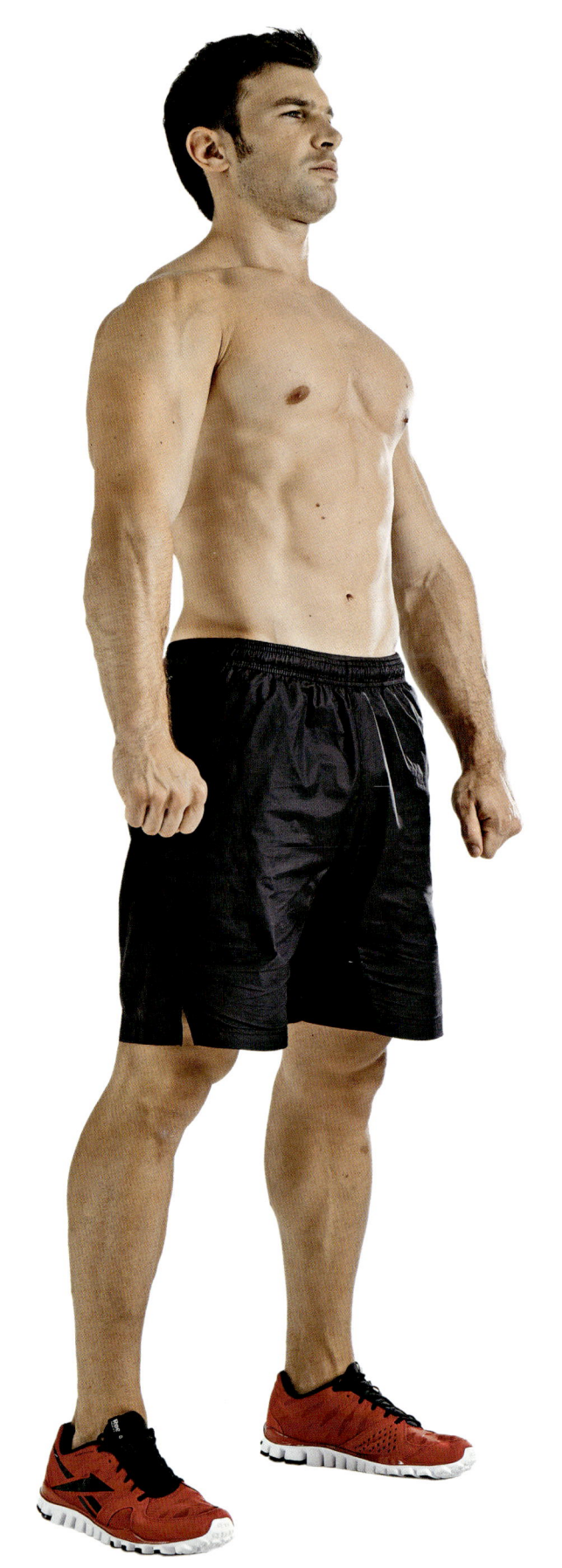

Kapitel 1

Anatomie des menschlichen Körpers: Lernen Sie Ihr Trainingsgerät kennen

Ihnen gehört das effektivste Trainingsgerät der Welt! Und bald vielleicht auch das attraktivste? Ihr Körper ist – auch wenn Sie es vielleicht (noch) nicht spüren – ein Wunderwerk an Leistungsfähigkeit! Er macht Sie kräftiger, schneller, ausdauernder oder beweglicher. Er kann Muskeln zum Wachsen und Fett zum Schmelzen bringen. Er schützt vor Beschwerden und Verletzungen. Er ist immer zur Stelle und wird immer einsatzfähiger, je mehr Sie sich bewegen. Kurz: Ihr Körper ist das komplexeste Trainingstool, das Sie sich vorstellen können. Höchste Zeit, dass Sie es richtig kennenlernen – und dann optimal anwenden.

Aus diesem Grund soll dieses Kapitel wahrlich unter die Haut gehen: Erfahren Sie, wie in Ihrem Körper mehrere komplexe Systeme ineinandergreifen, um Ihnen jede Art von Bewegung zu ermöglichen. Lesen Sie, was den menschlichen Bewegungsapparat antreibt, für welche Bewegungsabläufe er geschaffen ist und welche er gar nicht mag. All diese anatomischen Informationen, in komprimierter Form vorgestellt, werden Ihnen helfen, Bewegungen im Alltag genauso wie Übungen im Training korrekt auszuführen. Sie unterstützen Sie dabei, Ihr Training optimal zu gestalten und auf diese Weise Ihre Bestform auf schnelle und beschwerdefreie Weise zu erreichen. Unabhängig von dem Ziel, das Sie sich setzen. Los geht's!

ANATOMIE DES MENSCHLICHEN KÖRPERS

Die Körpersysteme

Der Blick ins Innere Ihres Trainingsgeräts offenbart ein spannendes Mit- und Nebeneinander verschiedener Systeme, die alle zunächst einmal dafür notwendig sind, um Sie am Leben zu erhalten. Einige dieser Systeme sind zudem unmittelbar beteiligt an Bewegungen, was sie zu essenziellen Trainingspartnern macht.

Was ist ein Körpersystem? Vereinfacht steht der Begriff für zusammengehörige Organe oder Gewebeformen, die in Ihrem Körper gemeinsam bestimmte Funktionen erfüllen, zum Beispiel die Atmung ermöglichen oder Nervenimpulse übertragen. In diesem Trainingsbuch interessieren vorrangig die Systeme, die Bewegungen wahrnehmen beziehungsweise zur Ausführung von Bewegungen erforderlich sind oder die maßgeblich Einfluss auf Ihre Leistungsfähigkeit nehmen.

Zwei Puls, bitte!
Der Ruhepuls wird durch Training beeinflusst. Die Faustregel dazu: Je trainierter, desto niedriger. Sie ermitteln ihn am besten direkt nach dem Aufwachen im Bett. Dazu legen Sie Mittel- und Zeigefinger unterhalb des Daumengelenks auf den Unterarm.

Der Maximalpuls ist nicht „trainierbar" und individuell verschieden. Pro Lebensjahr nimmt er etwa einen Schlag pro Minute ab – genau das berücksichtigt die einfachste Ermittlungsformel: 220 minus Lebensalter = Maximalpuls. Genauere Werte liefert ein Check beim Sportmediziner oder ein Belastungstest, wie ihn Pulsuhren beispielsweise vorgeben.

Das Herz-Kreislauf-System

Das Herz-Kreislauf-System versorgt den gesamten Körper rund um die Uhr mit Blut. Dieses wiederum befördert lebenswichtige Stoffe wie Sauerstoff, Eiweiße oder Kohlenhydrate dorthin, wo sie gebraucht werden, und transportiert gleichzeitig nicht mehr benötigte Stoffwechselprodukte ab. Einleuchtend, dass das Herz-Kreislauf-System damit nicht nur lebensnotwendig ist, sondern auch großen Einfluss auf die Leistungsfähigkeit hat. Denn je besser es Ihren Körper inklusive der Muskeln versorgt, desto mehr können Sie leisten.

Zentrale Elemente des Herz-Kreislauf-Systems sind neben dem Blut (von dem Sie etwa 70 bis 80 Milliliter pro Kilogramm Körpergewicht in sich tragen) vor allem das Herz als Motor des Lebens sowie die Blutgefäße, über die das Blut in alle Teile des Körpers transportiert wird. Hier unterscheidet man zwischen Arterien und Venen. Arterien sind Blutgefäße, die das in der Lunge mit Sauerstoff angereicherte Blut vom Herzen weg in alle Teile des Körpers bringen. Erstaunlicherweise befindet sich immer nur etwa ein Fünftel des gesamten Blutes in den Arterien. Die Venen wiederum bringen das sauerstoffentleerte Blut zurück zum Herzen und dann zur Lunge, wo es erneut Sauerstoff aufnimmt.

Entscheidende Faktoren zur Bestimmung Ihrer Leistungsfähigkeit sind im Herz-Kreislauf-System der Puls (als Gradmesser allen voran der Ruhe- sowie der Maximalpuls), der Blutdruck und der Laktatgehalt im Blut. Auch die Fähigkeit der Aufnahme von Sauerstoff, welcher über das Blut verteilt wird, hat großen Einfluss auf Ihre Power. Je besser Sie trainiert sind, desto mehr Sauerstoff können Sie aufnehmen und verwerten. Wichtige Werte sind hier der Hämoglobingehalt im Blut sowie die sogenannte maximale Sauerstoffaufnahmekapazität. In Sachen Sauerstoff kommt natürlich das Atmungssystem ins Spiel.

Das Atmungssystem

Der Atemapparat ist optimal auf die Lebensbedingungen eingestellt, die die Erde und deren Atmosphäre für Sie bereithält. Er ist vorrangig damit beschäftigt, den Körper mit Sauerstoff zu versorgen und auf der anderen Seite von Kohlendioxid zu befreien: Mit dem Einatmen nehmen Sie Sauerstoff auf, mit dem Ausatmen geben Sie Kohlendioxid ab. Bestandteile des Atmungssystems sind abgesehen von der Lunge auch die Versorgungswege für die Luft, also Nase, Mund und Rachen, der Kehlkopf und schließlich die Luftröhre.

Der über die Atmung aufgenommene Sauerstoff ist nicht nur unverzichtbar für den Erhalt Ihrer Körperfunktionen, sondern trägt auch wesentlich zu Ihrer Leistungsfähigkeit bei, denn Sauerstoff wird in der Muskulatur zur Energiegewinnung benötigt (siehe Seite 45 f.). Hätten Sie's gewusst? In der Regel verbraucht der Mensch nur etwa ein Viertel des eingeatmeten Sauerstoffs. Auf der anderen Seite gibt es einen kleinen Teil der eingeatmeten Luft, die Sie beim besten Willen nicht wieder ausatmen können – dies ist die sogenannte Residualkapazität.

Entscheidende Faktoren zur Bestimmung Ihrer Leistungsfähigkeit gibt es hier nicht direkt, da die zu ermittelnden Sauerstoffwerte im Blut zu finden sind. Dementsprechend wirken sie sich eher auf das Herz-Kreislauf-System aus. Wenn Sie einen Lungenfunktionstest beim Arzt machen, interessieren vor allem drei Werte: die forcierte Ausatmung in einer Sekunde, die sogenannte Vitalkapazität (mit der die Lungengröße ermittelt wird) und das Atemminutenvolumen, also die Menge an Luft, die Sie pro Minute veratmen können. Mit diesen Werten sind Sie oben dabei: 80 Prozent bei der forcierten Ausatmung, fünf Liter im Rahmen der Vitalkapazitätsmessung und 150 Liter Atemminutenvolumen. Aber wie gesagt: Mit diesen Zahlen lassen sich kaum Rückschlüsse auf den Grad Ihrer Leistungsfähigkeit ziehen. Sie werden eher im Krankheitsfall oder beim Gesundheits-Check-up als zur Leistungsbestimmung herangezogen.

Das Nervensystem

Gehirn, Rückenmark und Nervenbahnen bilden das Nervensystem des Menschen. Es hat die Aufgabe, Informationen von außen, also aus der Umwelt, sowie von innen, also aus dem Körper, zu erfassen, zu verarbeiten und die zur jeweiligen Situation passenden Reaktionen des Körpers einzuleiten. Zwei Bereiche arbeiten zusammen: das Zentralnervensystem, in dem das Hirn und das Rückenmark zentrale Steuerungsfunktionen einnehmen, sowie das aus Nervenzellen bestehende periphere Nervensystem. Das gesamte Nervensystem wird auch in das somatische (oder willkürliche) und das vegetative (oder unwillkürliche) Nervensystem unterteilt. Über das willkürliche Nervensystem können Sie Reize aus der Umwelt wahrnehmen und Bewegungen willkürlich (auch als Reaktion auf den wahrgenommenen äußeren Reiz) ausführen. Dazu werden die entsprechenden Muskeln angesteuert und zur Bewegung animiert. Wenn Sie gleich Ihre Finger an die rechte Buchkante führen, um umzublättern, gibt Ihr Gehirn mit dem Vorhaben „Umblättern" die entsprechenden Impulse an die notwendige Muskulatur.

Das unwillkürliche vegetative Nervensystem arbeitet autonom und steuert unter anderem das Herz und die weiteren inneren Organe. Sie können sich nicht vornehmen, in einem Moment eine bestimmte Darmschlinge zu bewegen, den Blutdruck zu senken oder das Herz zu einer Kontraktion zu animieren – das geschieht alles automatisch. Das vegetative Nervensystem selbst lässt sich in den Sympathikus, den Parasympathikus sowie das Eingeweidenervensystem unterteilen. Während Letzteres vorrangig für die Verdauung verantwortlich ist, arbeiten der Sympathikus und der Parasympathikus als Gegenspieler mit unterschiedlicher Zielsetzung: Grob gesagt aktiviert der Sympathikus Ihren Körper. Er kann zum Beispiel den Blutdruck erhöhen, die Atemwege weiten oder den Puls schneller werden lassen, um dem Körper mehr Leistungsfähigkeit zu geben. Der Parasympathikus ist dagegen immer auf der Suche nach Entspannung für

Ganz schön nervig
- Nerven können bis zu 1,50 Meter lang werden.
- Sie übertragen Impulse mit einer Geschwindigkeit von etwa 56 Metern pro Sekunde.
- Der größte Nerv Ihres Körpers ist der Nervus ischiadicus, kurz Ischias. Er kann bis zu zwei Zentimeter Durchmesser haben.

ANATOMIE DES MENSCHLICHEN KÖRPERS

Die Schilddrüse gibt den Ton an
Es gibt zwei Hormone, die sich quasi über alle anderen stellen: die Schilddrüsenhormone Triiodthyronin und Thyroxin. Wenn Sie davon zu wenig haben, so wirken fast alle anderen Hormone nicht richtig. Wie Sie das merken? Wenn Sie sich schlapp fühlen, Konzentrationsstörungen haben oder unerklärlich an Gewicht zunehmen, lassen Sie die Werte der Schilddrüsenhormone am besten beim Arzt überprüfen.

den Körper. Er steuert automatisch ablaufende innere Körperfunktionen, reguliert Stoffwechselvorgänge und kümmert sich um Aufbauprozesse im Körper, zum Beispiel in der Regenerationsphase nach einem harten Training.

Beide Teile des Nervensystems, der willkürliche sowie der unwillkürliche Part, arbeiten Hand in Hand – auch dann, wenn es um Bewegung geht. Wenn Sie beispielsweise Liegestütze ausführen, sorgt das willkürliche Nervensystem dafür, dass die betreffenden Muskeln aktiviert werden. Das unwillkürliche Nervensystem erhöht parallel zum Beispiel Puls und Blutdruck, um die Versorgungslage im Muskel zu verbessern, und stellt andere Vorgänge im Körper wie zum Beispiel die Verdauung etwas zurück, um maximale körperliche Leistung zu ermöglichen. Daher arbeitet der aktivierende Sympathikus bei Belastung also deutlich mehr als der Parasympathikus.

Auch wenn es beim Nervensystem keinen selbst ermittelbaren Faktor zur Bestimmung Ihrer Leistungsfähigkeit gibt, so ist doch unbestreitbar, dass regelmäßiges Training auch die Funktionsweise des Nervensystems verbessert. Vor allem natürlich die des somatischen Nervensystems: Die Ansteuerung der Muskulatur erfolgt in einer immer feineren Abstimmung, häufig wiederholte Bewegungsmuster werden zudem im Gehirn in ihrer Gesamtheit abgespeichert und können so viel leichter abgerufen werden. So müssen Sie zum Beispiel nicht immer wieder neu das Radfahren lernen, wenn Sie auf den Sattel steigen.

Das vegetative Nervensystem wird durch Bewegung ebenfalls beeinflusst und verbessert. Wenn Sie beispielsweise dauerhaft vom Job gestresst sind, kann dadurch das Gleichgewicht zwischen Sympathikus und Parasympathikus gestört werden. Die Folgen sind zahlreich: Unter anderem kann es zu Unruhegefühlen, Schlafstörungen, bis hin zum Burn-out kommen. Hier kann Bewegung regulierend entgegenwirken, Sie kommen im wahrsten Sinne wieder runter von Ihrem Stresslevel. Entscheidend für all diese Prozesse im vegetativen Nervensystem sind Hormone, also Botenstoffe wie Adrenalin und Acetylcholin.

Das Hormonsystem

Im Zentrum des Hormonsystems stehen mehrere Drüsen: zum Beispiel die Zirbeldrüse im Gehirn, die Schilddrüse oder die Nebennieren. Insgesamt tummeln sich mehr als 30 verschiedene Hormone in Ihrem Körper, die von diesen Drüsen produziert werden. Doch was sind Hormone überhaupt? Es handelt sich um Botenstoffe, die Informationen übermitteln und dadurch Abläufe im Körper beeinflussen. Einige Hormone wie Adrenalin oder Testosteron wirken anregend und beschleunigen körperliche Vorgänge, andere wie Melatonin wirken eher bremsend auf körperliche Prozesse. Insgesamt erfüllen Hormone vielfältigste Aufgaben in Ihrem Körper. Insulin zum Beispiel reguliert unter anderem den Blutzuckerspiegel, Serotonin hat Einfluss auf die Blutgerinnung (und die Gemütslage), Gastrin regt die Produktion von Magensäure an, Vasopressin beeinflusst die Urinmenge und das bereits genannte Acetylcholin greift bei der Aktivierung von Muskelzellen durch die Nerven ein.

Da einige der Hormone Einfluss auf Funktionen des Herz-Kreislauf- und des Nervensystems sowie der Atmung haben, bestimmen sie auch in dieser Hinsicht maßgeblich den Grad Ihrer Leistungsfähigkeit – eine Wirkweise, die etwa beim Einsatz von Dopingmitteln ausgenutzt wird. Eine Verbesserung des Hormonsystems können Sie aber auch auf legale Weise herstellen: durch Training. Denn auch Ihr Hormonsystem funktioniert effizienter, wenn es erst einmal daran gewöhnt ist, unter Leistungsdruck zu arbeiten.

KAPITEL 1

Das System der Sinnesorgane

Ohne Wahrnehmung Ihrer Umgebung wären Sie nicht in der Lage, auf diese zu reagieren, etwa zielgerichtete Bewegungen auszuführen. Doch auch das Gefühl für die Körperausrichtung im Raum spielt eine große Rolle für Ihre Fähigkeit, Bewegungen auszuführen. Vielen fällt es beispielsweise schwer, bei geschlossenen Augen mit ihrem Zeigefinger auf die Nasenspitze zu tippen oder einfach auf einem Bein zu stehen. Keine Frage: Über die fünf Sinnesorgane Augen, Ohren, Nase, Zunge und Haut sammelt Ihr Körper jede Menge Informationen von außen, die er zur Orientierung benötigt. Und im Inneren sorgen diverse Rezeptoren dafür, dass Sie rund um die Uhr Herr Ihres Körpers sind.

Die Sinnesorgane sind Teil der sogenannten Analysatoren: Darunter versteht man ein jeweils ganzes System, das einen Sinnesreiz nicht nur wahrnimmt (über die Sinnesorgane), sondern auch weiterleitet und verarbeitet (über Nervenbahnen bis hin zur Hirnrinde).

Der optische Analysator mit dem Sinnesorgan Augen nimmt mit Abstand die wichtigste Rolle ein. Er hat direkten Einfluss auf sportliche Leistungen, vor allem dort, wo es auf schnelle Reaktionen und im wahrsten Sinne vorausschauendes Handeln ankommt, bei Ball- oder Kampfsportarten beispielsweise. Und im Eigengewichtstraining müssen Sie sich auch optisch orientieren, zum Beispiel bei Sprüngen auf eine Parkbank. Auch der akustische Analysator mit den Ohren als Sinnesorgan liefert wichtige Informationen, beispielsweise in Teamsportarten. Der taktile Analysator arbeitet über die Haut und ist immer ein wichtiger Ratgeber – er hilft beispielsweise bei der Bewegungssteuerung, wenn Sie Liegestütze auf einem Baumstamm oder im Sand ausführen.

Richtig bedeutsam ist der kinästhetische Analysator, auch Muskelsinn genannt: In ihm werden Rückmeldungen von den sogenannten Propriorezeptoren verarbeitet. Diese Rezeptoren stecken in allen Muskeln, Sehnen und Gelenken und sammeln unter anderem Informationen über Längen- und Spannungsverhältnisse im Muskel oder die Winkelstellung eines Gelenks. So ist jederzeit gewährleistet, dass eine Bewegung tatsächlich so ausgeführt wird, wie sie das Hirn vorgesehen hat.

Der vestibulare Analysator schließlich ist das, was landläufig als Gleichgewichtssinn bezeichnet wird. Hier ermitteln die Gleichgewichtsorgane in den Innenohren beständig Informationen über die Lage des Kopfes im Raum – das hält Sie aufrecht.

Das Training mit dem eigenen Körpergewicht verbessert in besonderem Maße die „sinnliche" Orientierung im Raum. Wer dabei regelmäßig auf wackeligen oder unebenen Untergründen trainiert, häufiger Bewegungen auf einem Bein absolviert oder zum Beispiel auch mal rückwärts läuft, schult seinen Gleichgewichtssinn ungemein. Gleiches gilt auch für die anderen Systeme: Vor allem der Muskelsinn wird durch regelmäßiges Training perfektioniert – Sie lernen so Ihren Körper unterbewusst immer besser kennen.

Das Muskel-Skelett-System

Genauso wenig, wie ein Liter Hochleistungsbenzin oder eine Autobatterie allein von der Stelle kommen, können die genannten Systeme sich selbst bewegen. Sie benötigen etwas, das sie antreiben können: den aktiven und passiven Bewegungsapparat. Um den soll es in der Folge ausführlicher gehen, denn er stellt ja unter anderem Ihre Muskulatur – die Grundlage schlechthin für körperliche Bestleistungen und eine attraktive Erscheinung.

Leistung hat System(e)
Auch andere Körpersysteme können Einfluss auf Ihre Leistungsfähigkeit haben, wenngleich auch in geringerem Maße. Dennoch ist es nützlich zu wissen, dass es sie gibt und dass ihre Beteiligung am Gesamtsystem Ihres Körpers nicht außer Acht gelassen werden sollte. Allen voran sind hier das Verdauungs- sowie Harnsystem zu nennen, über die Nährstoffe zur Versorgung des Körpers verarbeitet werden. Auch das Immunsystem kann die Leistungsfähigkeit beeinflussen, denn es schützt den Körper gegen Krankheitserreger. Schließlich hat auch die Haut als das vielseitigste Organ des Menschen Auswirkungen auf Ihre Leistungen: Sie übernimmt Stoffwechselaufgaben, unterstützt das Immunsystem und reguliert die Temperatur beim Sport, zum Beispiel über das Schwitzen.

ANATOMIE DES MENSCHLICHEN KÖRPERS

Knochen und Muskeln: Der menschliche Stütz- und Bewegungsapparat

Was bewegt Sie, wenn Sie in Bewegung sind? Was setzen die beschriebenen Systeme, die als steuernde Software fungieren und äußerlich selbst nicht in Erscheinung treten, eigentlich in Gang? Die Antwort ist einfach: den aktiven und passiven Bewegungsapparat.

Der aktive Part besteht vor allem aus den Muskeln, der passive aus den Knochen Ihres Körpers. Während das Skelett, also die knöcherne Stützstruktur, im wahrsten Sinne das Grundgerüst für die menschliche Körperform bildet, zerren die Muskeln an den einzelnen Knochen und setzen sie so unter Spannung beziehungsweise in Bewegung. Dieses Konstrukt ist die mechanische Grundlage jeder Bewegung und Körperhaltung. Die Tabelle auf Seite 22 zeigt die Elemente des aktiven und passiven Bewegungsapparats.

Der passive Bewegungsapparat: Das Skelettsystem des Körpers

Die knöcherne Stützstruktur Ihres Körpers hat es in sich: Das Skelett eines erwachsenen Menschen besteht aus über 200 Knochen. Rund 180 davon sind direkt an Bewegungen beteiligt. Neben den Knochen gehören auch die Bänder sowie die Gelenke samt Kapsel und Knorpel zum passiven Bewegungsapparat. In der Gesamtheit ergibt sich so ein verkettetes System von Hebeln und Achsen, das durch Muskelkraft bewegt wird. Es verarbeitet zum einen alle Kräfte, die aus dem Körper heraus durch Muskelarbeit entstehen. Zum anderen stellt es sich allen Belastungen von außen, insbesondere der Schwerkraft, die eine zentrale Rolle beim Training mit dem eigenen Körpergewicht spielt. Weitere äußere Kräfte können Gewichte beim Krafttraining sein, Gegner bei Kampfsportarten oder Gegenspieler im Mannschaftssport, aber auch Schwung- und Fliehkräfte, beispielsweise bei Drehbewegungen.

Das menschliche Skelett bringt nur rund 12 Prozent des gesamten Körpergewichts auf die Waage. Bei einem 80 Kilogramm schweren Mann sind das nicht einmal 10 Kilogramm. Die individuellen Unterschiede sind gering – das ist eine schlechte Nachricht für alle, die ihr Übergewicht gerne mit „schweren Knochen" begründen.

Unterteilen lässt sich das Skelett in das Achsenskelett, das Kopf, Hals und Rumpf einschließt, sowie das Extremitätenskelett, das nicht nur Arme und Beine, sondern auch den Schultergürtel sowie das Becken umfasst. Die Grafik auf der folgenden Seite gibt einen Überblick über das Knochensystem des Körpers.

Verschiedene Knochentypen
Vom größten Knochen, dem Oberschenkelknochen, bis zum kleinsten knöchernen Vertreter in Ihrem Körper, dem Gehörknöchelchen im Ohr, ist die Formenvielfalt Ihrer Knochen schier grenzenlos. Jahrmillionen der Evolution haben jeden einzelnen auf das für seine Lage und Funktion optimale Maß eingeschliffen. Okay, an manchen Stellen hat die Natur Raum für Verbesserungen gelassen, zum Beispiel in der Lendenwirbelsäule, deren knöcherne Struktur für den aufrechten Gang (noch) nicht optimal ausgerichtet ist. Aber im Großen und Ganzen können Sie sich doch über

Knochenschwund ist überall
Nicht erschrecken: Sie haben schon über 100 Knochen verloren! Wie konnte das bloß passieren? Ein Säugling ist, wenn er auf die Welt kommt, mit rund 350 Knochen ausgestattet. Davon wachsen viele im Laufe der Zeit zusammen. Am Fortschritt dieser Verschmelzungsprozesse lässt sich das Alter eines heranwachsenden Kindes abschätzen. Vollständig entwickelt ist das Skelett erst im Alter von etwa 20 Jahren – dann sind immerhin noch etwas mehr als 200 Knochen übrig.

eine meisterliche Konstruktion freuen – zumindest als Trainingsgerät macht dem Körper keiner etwas vor.

Grundsätzlich lassen sich vor allem zwei Knochentypen unterscheiden: platte Knochen und Röhrenknochen. Die platten Knochen sind vorrangig damit beschäftigt zu halten oder zu schützen. Beispiele sind das Schulterblatt oder das Becken: Letzteres hält den gesamten Oberkörper und schützt dabei noch lebenswichtige Organe. Platte Knochen sind verhältnismäßig schwer, haben eine hohe Dichte sowie einen hohen Mineralgehalt – so können sie optimal den vielfach statisch einwirkenden Kräften begegnen.

Die Röhrenknochen sind hauptsächlich als perfekte mechanische Hebel konzipiert. Sie sind besonders stabil, um großen Hebelkräften widerstehen zu können. Dabei sind sie dank der Röhrenstruktur sehr leicht – eine geringe Masse und Trägheit wirken sich positiv auf die Hebelkraftverhältnisse aus. Prägnante Beispiele sind die langen Knochen der Beine und der Arme.

Der Aufbau der Knochen

Im Detail unterscheidet sich der Aufbau von Knochen je nachdem, wo sie im Körper liegen und welche Funktion sie erfüllen. Dennoch haben alle Knochen einige Gemeinsamkeiten. Zunächst einmal sind Knochen keine tote Materie, sondern eine lebende Substanz, und zwar waschechtes Zellgewebe, das grob gesagt aus zwei Bausteinen besteht. Einerseits sind feste anorganische Substanzen wie Mineralien (zum Beispiel Kalzium) im knöchernen Zellgewebe eingelagert und machen etwa 60 Prozent der Knochenmasse aus. Andererseits besteht der Knochen zu gut einem Viertel aus „weichen" organischen Substanzen, die ihn zusammen mit dem geringen Wasseranteil von etwa zehn Prozent elastisch machen. Diese Verteilung verändert sich im Laufe des Lebens: Während im Knochen eines Klein-

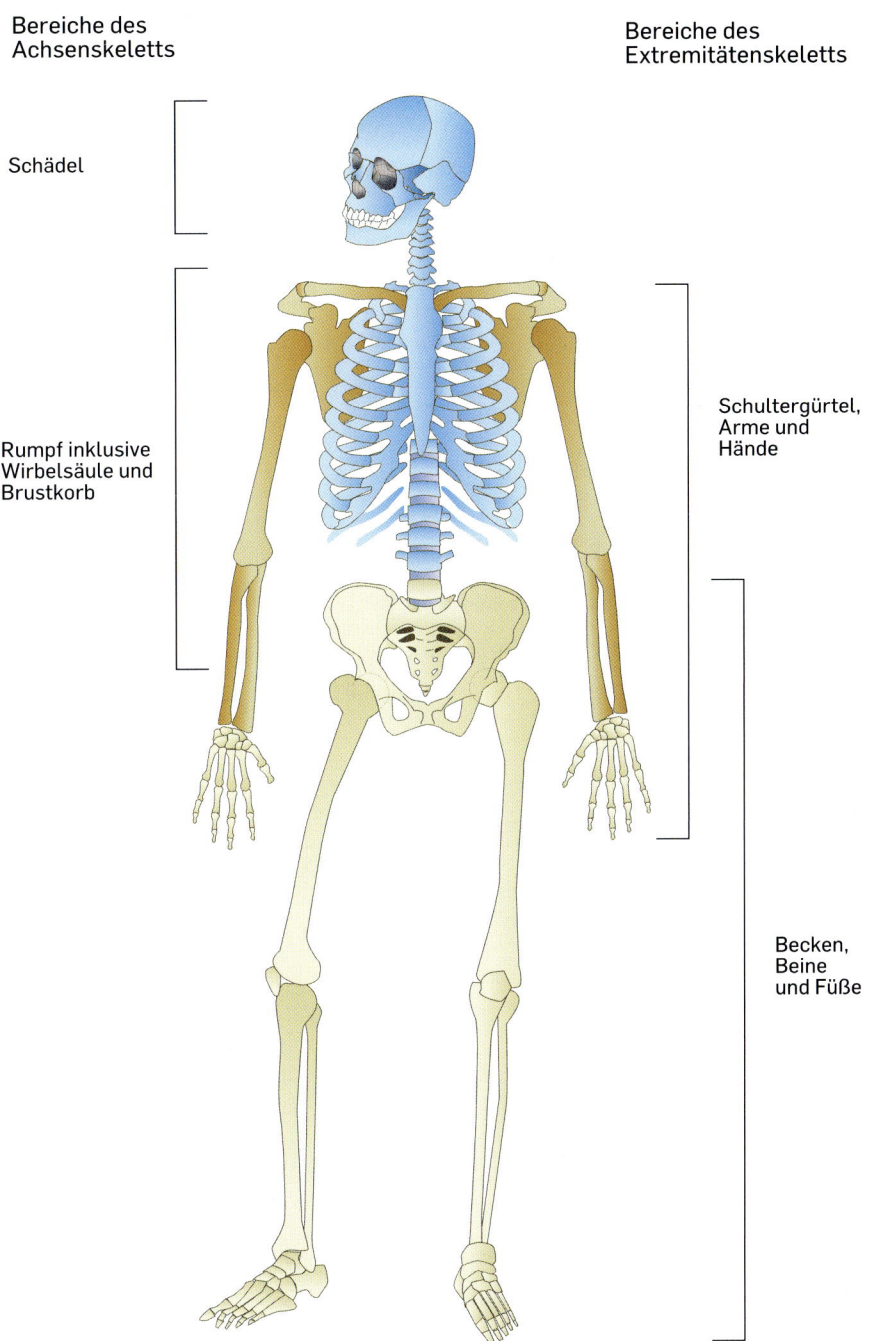

Das menschliche Skelett

Bereiche des Achsenskeletts

Schädel

Rumpf inklusive Wirbelsäule und Brustkorb

Bereiche des Extremitätenskeletts

Schultergürtel, Arme und Hände

Becken, Beine und Füße

ANATOMIE DES MENSCHLICHEN KÖRPERS

\multicolumn{3}{c}{**DIE ELEMENTE DES STÜTZ- UND BEWEGUNGSAPPARATS**}		
Einheiten	**Aufgaben**	**Beispiele**
Knochen	• bilden das Stützgerüst des Körpers • bieten Ansatzpunkte für Muskeln • schützen innere Organe • ermöglichen lebenserhaltende Abläufe wie die Atmung (dazu ist der Brustkorb nötig) • bilden verschiedenste Arten von Blutzellen (im Knochenmark) • speichern Mineralsalze wie Kalzium und Phosphat	Jeder der mehr als 200 Knochen in Ihrem Körper erfüllt eine oder mehrere der genannten Aufgaben
Gelenke	• verbinden knöcherne und knorpelige Elemente im Körper • sorgen für Beweglichkeit • übertragen Kräfte von einem Knochen auf den anderen	Schultern, Ellenbogen, Fingergelenke, Knie, Wirbel der Wirbelsäule
Bänder	• sichern Gelenke • verbinden Knochen • lenken die Zugrichtung der Muskeln beziehungsweise Sehnen • schützen Muskeln vor Überdehnung	Kreuz- und Seitenbänder im Knie, Bänder des Schultergelenks
Muskeln	• ermöglichen jede Art von Haltung und Bewegung • versorgen den Körper mit Wärme • schützen innere Organe • notwendig für lebenserhaltende Abläufe wie Atmung (Atemhilfsmuskeln) oder Pulsschlag (das Herz) • verringern eine zum Beispiel durch Stöße verursachte Zugspannung in den Knochen und schützen diese	Jeder der über 650 Muskeln im menschlichen Körper erfüllt eine oder mehrere dieser Aufgaben
Sehnen	• bilden das Befestigungsgewebe zwischen Muskeln und Knochen • übertragen Kräfte von Muskeln auf die Knochen und umgekehrt • ermöglichen durch ihre Elastizität Rückgewinnung von Energie • helfen Kraftspitzen zum Beispiel bei Stößen zu mindern und schützen so die Muskulatur	an jedem der über 650 Muskeln des Körpers
Sehnenscheiden	• schützen besonders lange Sehnen und an Stellen mit hoher Sehnenspannung, zum Beispiel in Knochennähe und auch da, wo eine Sehne ihre Verlaufsrichtung ändert • helfen dabei, dass dicht beieinanderliegende Muskeln reibungsfrei arbeiten können	Sehnenscheiden im Unterarm oder im Fußgelenk
Schleimbeutel	• Diese mit Gelenkflüssigkeit gefüllten Säckchen befinden sich in und um die Gelenke und dämpfen dort Reibungen und Stöße	zum Beispiel im Ellenbogen und in der Schulter
Sesambeine	• Diese kleinen, in Sehnen eingelagerten Knochen verstärken die Hebelwirkung und erhöhen so die Kraftübertragung von Muskeln	Kniescheibe, Erbsenbein in der Handwurzel
Faszien	• Das weiche bis filzig-harte Bindegewebe verbindet und umhüllt wie ein Netzwerk alles im Körper • sind Träger von Rezeptoren, die entscheidende Daten zur Bewegungsausführung ermitteln und weitergeben	Muskelfaszie um jeden Muskel, jeden Muskelfaserstrang und jede einzelne Muskelfaser

kindes das Verhältnis von Mineralien zu Knochenzellen und Blutgefäßen noch bei 1:1 liegt, ist der Mineralienanteil im Knochen eines 70- bis 80-Jährigen sechs- bis siebenmal höher als der Anteil an Zellgewebe. Sie versteinern sozusagen im Laufe Ihres Lebens.

Jeder Knochen ist von einer dünnen Bindegewebsschicht umhüllt, die das Knochengewebe versorgt: der Knochenhaut. Darunter befindet sich die feste Knochenrinde, die dem Knochen einen Teil seiner Festigkeit verleiht. Den Rest seiner Stabilität bekommt er von den unter der Rinde liegenden Knochenbälkchen. Dieses locker-luftige Füllmaterial ist wie ein Schwammgewebe aufgebaut, das gleichzeitig leicht und stabil ist. Mit dieser Gewebekombination sind Knochen nicht nur besonders fest, stabil und bruchsicher, sondern auch flexibel und elastisch. Kaum zu glauben, aber Ihr Knochengewebe ist gleichzeitig so elastisch wie heimisches Eichenholz, biegefest wie hochwertiger Stahl, zugfest wie harte Aluminiumlegierungen und dabei etwa doppelt so hart wie Granit!

Unter diesem Panzer geschützt liegt im Inneren großer Knochen das Knochenmark, das täglich Milliarden Blutzellen produziert, und zwar die Blutplättchen (Trombozyten), die für die Blutgerinnung essenziell sind, die roten Blutkörperchen (Erythrozyten), die den Sauerstoff transportieren, und die weißen Blutkörperchen (Leukozyten), die unter anderem das Immunsystem unterstützen.

Verbindungen zwischen Knochen: Die Gelenke

Ein Knochen allein macht noch keine Bewegung, und auch mehrere Knochen wären ohne eine passende Verbindung zueinander unbrauchbar. Dieser funktionale Übergang zwischen zwei (oder mehreren) Knochen ist das Gelenk. Je nachdem, welche Bewegungen wiederkehrend auftreten oder welcher Grad an Stabilität zwischen zwei Knochen benötigt wird, kommen an verschiedenen Stellen des Körpers verschiedene Gelenktypen zum Einsatz. Wenn Ihr Training nicht nur maximalen Erfolg bringen, sondern zudem möglichst beschwerdefrei verlaufen soll, kann es nicht schaden, wenn Sie über die Beschaffenheit wichtiger Gelenke Bescheid wissen.

Der Aufbau eines Gelenks

Mehr als 100 Gelenke verteilen sich über Ihren gesamten Körper und verrichten dort ihren Dienst. Abgesehen von den sogenannten unechten Gelenken, denen der Gelenkspalt fehlt (wie zum Beispiel den Wirbeln der Wirbelsäule, zwischen denen die Bandscheiben für ein schonendes Mit- und Gegeneinander sorgen), ist allen echten Gelenken des Körpers folgender Aufbau gemeinsam:

- Ein Gelenkspalt trennt die Gelenkflächen beziehungsweise Knochen voneinander.
- Das Gelenk ist umschlossen von einer zumeist empfindlichen Gelenkkapsel. Die äußere Schicht dieser Kapsel besteht aus straffem Bindegewebe, die das Gelenk schützt. Die innere Schicht der Kapsel besteht aus weniger festem Gewebe, das die Synovia, die Gelenkflüssigkeit, absondert. Mit dieser Flüssigkeit wird das Gelenk geschmeidig gehalten. Ihre Produktion wird durch Bewegung unmittelbar angeregt, weshalb zum Beispiel ein aktivierendes Warm-up beim Training unerlässlich ist.
- Die dem Gelenk zugewandten Knochenenden sind mit Gelenkknorpel überzogen, der die Reibung im Gelenk vermindert. Er ist für die Gesundheit und Funktionsfähigkeit eines Gelenks essenziell und nährt sich aus der Gelenkflüssigkeit.
- Je nach Anforderung ist das Gelenk durch Bänder mehr oder weniger fest abgesichert.
- Die gelenkumgebende Muskulatur bewegt das Gelenk nicht nur, sondern schützt es auch.

So bringen Sie Ihre Knochen zum Wachsen

Sie haben gelesen, dass Knochengewebe lebt. Dementsprechend reagiert es auf Einflüsse von außen. So kann regelmäßiges Training das Dickenwachstum des Knochens und auch das Wachstum der Bälkchenstruktur im Inneren positiv beeinflussen – er wird stabiler! Bewegung ist damit ein gutes Mittel gegen die häufigste Krankheit des Skelettsystems: den alterungsbedingten Abbau von Knochenmasse, der Knochenschwund oder Osteoporose genannt wird.

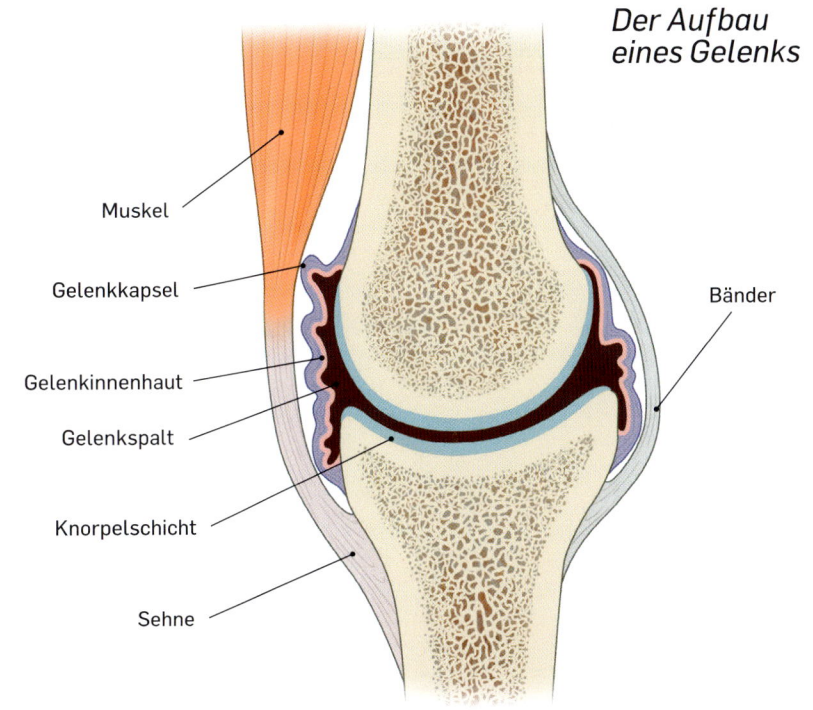

Der Aufbau eines Gelenks

ANATOMIE DES MENSCHLICHEN KÖRPERS

GELENKTYPEN IM MENSCHLICHEN KÖRPER

Gelenkform	Bewegungsrichtungen	Trainingsempfehlungen
KUGELGELENK *Das Kugelgelenk ist das beweglichste aller Gelenke. Der kugelförmige Gelenkkopf eines Knochens wie dem Oberarmknochen liegt in einer mehr oder weniger ausgeprägten Gelenkpfanne (in diesem Beispiel: des Schulterblatts) und ermöglicht Drehbewegungen in alle Richtungen. Neben der Schulter ist auch die Hüfte mit einem Kugelgelenk ausgestattet.*		• *Nutzen Sie im Training den vollen Aktionsradius des Gelenks, damit es beweglich bleibt.* • *Gehen Sie aber insbesondere bei der Schulter vorsichtig vor, denn so beweglich das Schultergelenk ist, so verletzungsanfällig ist es auch.* • *Achten Sie darauf, die gelenkbewegende und stabilisierende Muskulatur ausgewogen zu trainieren. Vernachlässigen Sie keine Seite, sonst kann es zu muskulären Verkürzungen oder knöchernen Verschiebungen im Gelenk kommen, die Beschwerden verursachen können.*
SCHARNIERGELENK *Das Scharniergelenk ist die einfachste Gelenkform und ermöglicht – wie das Scharnier einer Tür – nur eine Drehrichtung. Klassische Beispiele sind Ellbogen- und Fingergelenke. Auch das Kniegelenk wird oft als Scharniergelenk gehandelt. Das sollten Sie sich aus Sicherheitsgründen merken und es auch nur so, das heißt auf dieser einen Ebene, zur Beugung und Streckung des Beins einsetzen. Anatomisch korrekt beschrieben ist das Kniegelenk allerdings ein zusammengesetztes Gelenk: Es besteht aus dem Kniescheibengelenk und dem Kniekehlengelenk. Letzteres ist das eigentliche Beugegelenk des Knies. Es ist eine Mischung aus Scharnier- und Drehgelenk.*		• *Stellen Sie sich bei jeder Bewegung, die Sie machen, das Scharnier und die vorgegebene Bewegung auf einer Ebene vor. So arbeiten Sie daran, Ihre Knie zu schützen. Denn Drehbewegungen im belasteten Bein mag das Knie gar nicht – oder was meinen Sie, warum so viele Fußballer Bänderrisse im Knie bekommen?* • *Lassen Sie diese Gelenke unter Belastung nicht „einrasten", denn dann fehlt die muskuläre Absicherung und die Knochenflächen kommen sich gefährlich nahe. Wer schon einmal mit gestrecktem Bein unerwartet in ein Loch im Boden getreten ist, kennt das schmerzhafte Gefühl, das erahnen lässt, wie wichtig der muskuläre Halt für das Gelenk ist.*
SATTELGELENK *Einzig die Grundgelenke der Daumen sind Sattelgelenke. Sie lassen sich sowohl zu den Seiten als auch auf und ab bewegen. Eine Drehung des Daumens ist nicht möglich – versuchen Sie es auch bitte nicht.*		• *Das Daumengrundgelenk wird selten starken Kräften ausgesetzt. Wenn doch (zum Beispiel bei einem Liegestütz auf drei Fingern), sollten Sie sich sicher sein, dass Ihre Kraft für diese Belastung ausreicht.* • *Sie sollten den Daumen nicht unnatürlich überstrecken oder gewaltsam nach innen krümmen. Das kann zum Beispiel dann passieren, wenn Sie unaufmerksam an einen höher gelegenen Ast springen und die Hand nicht richtig öffnen.*

KAPITEL 1

GELENKTYPEN IM MENSCHLICHEN KÖRPER

Gelenkform	Bewegungsrichtungen	Trainingsempfehlungen
EIGELENK *Das Eigelenk ähnelt dem Kugelgelenk, ist in seinem Bewegungsspielraum aber eingeschränkter, da nur rudimentäre Drehbewegungen möglich sind. Es ist ellipsenförmig aufgebaut, wobei je eine konkav und eine konvex geformte Oberfläche aufeinandersitzen und Beuge- sowie Streck- und Seitbewegungen zulassen. In der Kombination sind kreisende Bewegungen möglich. Ein Beispiel für ein Eigelenk ist das körpernahe Handgelenk zwischen der Speiche und dem Handwurzelknochen.*		• *Die zumeist filigranen Gelenke wie das an Ihrer Handwurzel sollten wirklich nur auf den Hauptbewegungsachsen gefordert werden. Ein guter Schutz für das Handgelenk ist es, wenn Sie die (Unter-)Armmuskulatur während einer Übung stets unter Spannung halten, ohne zu verkrampfen. Beispiel Klimmzug: Hier lassen Sie sich in der Ausgangsposition nicht einfach schlaff hängen, sondern halten Rumpf und Arme unter Spannung – das schont auch die Schultern.*
DREHGELENK *Es gibt zwei Varianten des Drehgelenks im Körper: Beim Radgelenk dreht sich eine konkav gewölbte Gelenkpfanne um ein fest stehendes, zapfenähnliches Gegenstück. So zum Beispiel am Hals zwischen dem ersten Halswirbel (auch Atlas genannt) und dem zweiten Halswirbel (auch Axis genannt). Bei der zweiten Drehgelenkvariante, dem Zapfengelenk, ist es der Zapfen, der sich in einer konkav gewölbten Gelenkpfanne bewegt. So zum Beispiel beim Speichen-Ellen-Gelenk zwischen den Unterarmknochen, das es Ihnen ermöglicht, Unterarm und Hand zu drehen.*		• *Diese Gelenkformen sollten unbedingt nur in den vorgesehenen Bewegungsrichtungen belastet werden. Unter Belastung sollten Sie diese Gelenke nicht oder nur vorsichtig bewegen. So führen Sie bei einem Kopfstand bitte keine Kopf(dreh)bewegungen aus! Insgesamt sollten Sie darauf achten, dass Ihr Halsbereich keinen Scherkräften ausgesetzt ist. Und auch beim Auswringen eines Lappens beispielsweise sollten Sie die Handgelenke nicht zu sehr abkippen.*

ANATOMIE DES MENSCHLICHEN KÖRPERS

Zentraler Zauberstab: Die Wirbelsäule

Es gibt einen Bereich Ihres Skelettsystems, der rund um die Uhr in Aktion ist – beim Training, im Alltag und selbst im Schlaf: Die Wirbelsäule spielt in vielfacher Hinsicht eine zentrale Rolle. Sie besteht aus einem starren und einem beweglichen Teil. Der starre Teil ist der Sockel und schließt das Kreuz- und Steißbein ein. Der darüberliegende bewegliche Teil besteht aus insgesamt 24 Wirbeln: den sieben Wirbeln der Halswirbelsäule, den zwölf Wirbeln der Brustwirbelsäule sowie den fünf Wirbeln der Lendenwirbelsäule.

Die Wirbelsäule hält Ihren Körper aufrecht, fängt Kräfte aus Armen und Beinen ab und ermöglicht Bewegungen im Rumpf. Dabei steht sie unter Dauerbelastung von allen Seiten: Die Schwerkraft zieht das Körpergewicht unerbittlich und pausenlos nach unten und selbst bei kleinen Bewegungen treten starke Kompressions-, Scher- und Torsionskräfte auf. So staucht schon ein einfacher Joggingschritt die Wirbel mit einem Druck zusammen, der etwa dem Dreifachen Ihres Körpergewichts entspricht. Bei der Sprunglandung eines Kunstturners kann die Belastung bis zum 24-Fachen des Körpergewichts ansteigen.

Damit die Wirbelsäule derartigen Beanspruchungen standhalten kann, werden die Wirbelkörper von kräftigen Bindegewebsplatten, den Bandscheiben, abgefedert. Zudem halten unzählige Bänder die Wirbelkörper zueinander in Position. Das erledigen auch viele kleinere und größere Muskeln, die an und zwischen den einzelnen Wirbeln an der ganzen Wirbelsäule entlang verlaufen und in ihrer Gesamtheit als Rückenstrecker bezeichnet werden. Sie schaffen es zusammen mit der federnd-elastischen doppelten S-Form der Wirbelsäule, diesen knöchernen Stab beweglich zu halten. So komplex das Wirbelsystem ist, so anfällig ist es leider auch, weshalb jedes Training so gestaltet und jede Übung so ausgeführt werden sollten, dass sie den Rücken nicht unnötig belasten. Wie das geht, entnehmen Sie zum Beispiel den Sicherheitstipps ab Seite 69.

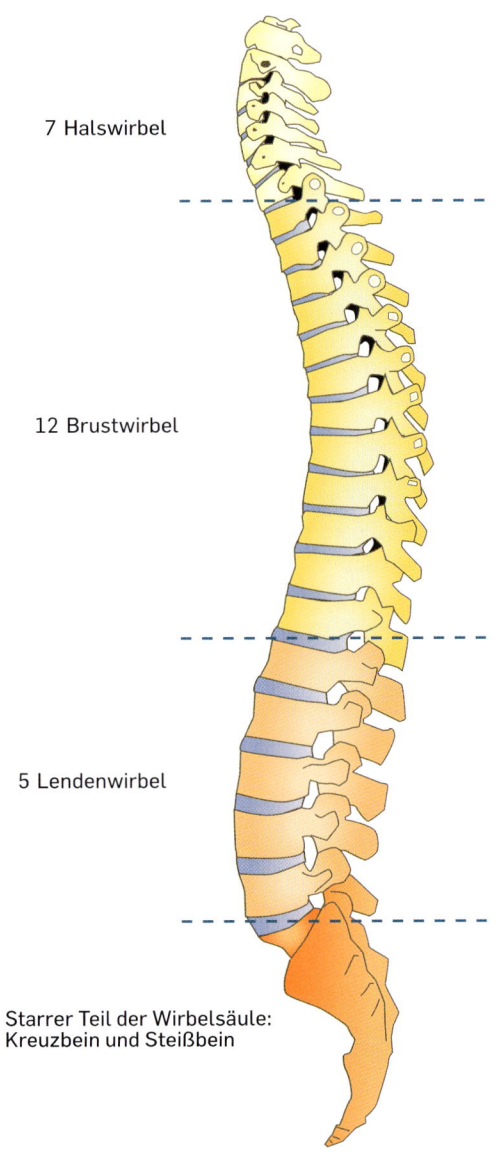

Die Wirbelsäule

7 Halswirbel

12 Brustwirbel

5 Lendenwirbel

Starrer Teil der Wirbelsäule: Kreuzbein und Steißbein

Aus dem Leben einer Bandscheibe

Der Bindegewebeteller namens Bandscheibe lebt unter permanentem Hochdruck. Tagaus, tagein wird sie gestaucht, gezerrt, einseitig gepresst. Damit sie diesem Dauerdruck gewachsen bleibt, hat sich die Natur für sie eine intelligente Konstruktion ausgedacht: Die Bandscheibe besteht aus zwei Teilen, einem festen Faserring außen sowie einem gallertartigen Kern innen. Dieser Kern enthält eine Flüssigkeit, die einseitige Druckverhältnisse ausgleichen kann und dem ansonsten eher starren Faserring eine gewisse Flexibilität verleiht. Durch den Druck, der durch Gehen, Stehen und Sitzen auf die Bandscheibe ausgeübt wird, drängt diese Flüssigkeit aus dem Kern nach außen. So sinken die Bandscheiben in sich zusammen – und das jeden Tag: Das ist der Grund, warum Sie abends ein paar Zentimeter kleiner sind als morgens. Während der Schlafphase können sich die im Liegen entlasteten Bandscheiben wieder wie ein Schwamm mit Flüssigkeit vollsaugen. Auf diese Weise werden sie gleichzeitig auch mit wichtigen Nährstoffen versorgt, damit das Fasergewebe möglichst lange jung und knackig bleibt. Wenn Sie dann am nächsten Tag wieder aufstehen, beginnt das ganze Spiel von vorn.

Der aktive Bewegungsapparat: Die Muskeln des Körpers

Jetzt gibt's was auf die Knochen: und zwar Muskeln! Denn auch das attraktivste Skelett bleibt ohne aktives Muskelgewebe leblos und bewegungsunfähig. Muskeln bilden zusammen mit ihren sogenannten Hilfseinrichtungen (das sind die Muskelfaszien, die Sehnen inklusive der eingelagerten Sesambeine, die Sehnenscheiden sowie die Schleimbeutel) den aktiven Part des Bewegungsapparats.

Zudem stehen sie natürlich im Zentrum Ihrer Trainingsabsichten, denn egal, ob Sie an einem Adoniskörper arbeiten, kräftiger, rundum leistungsfähiger oder einfach gesund, schlank und fit werden möchten: Ihre Muskulatur ist der Schlüssel zu jedem Trainingsziel. Sie verbrennt Kalorien, führt jede erdenkliche Bewegung aus und reagiert auf Belastungsreize, zum Beispiel im Training, indem sie kräftiger, größer oder beweglicher wird. Damit ist sie auch zentral für die Körperoptik verantwortlich. Die nachfolgenden Illustrationen zeigen die größten Muskeln und Muskelgruppen des Körpers. Außerdem erklären sie, welche Muskeln zur Abschwächung neigen und daher grundsätzlich gekräftigt und welche dagegen durch regelmäßiges Stretching vor Verkürzung bewahrt werden sollten.

Die Grafiken können nur einen kleinen Teil der Muskelvielfalt wiedergeben, die Sie mit Ihrem Körper herumtragen. Insgesamt sind es mehr als 600 Muskeln, die stützen, halten, pumpen und Bewegungen jeder Art ausführen und Sie ganz nebenbei am Leben halten. Alle Muskeln zusammengenommen bringen im Übrigen ungefähr 40 Prozent Ihres Körpergewichts auf die Waage.

Verschiedene Muskeltypen

Bizeps, Brust oder Beinstrecker: Der „klassische" Muskel, den Sie vor Augen haben und der Ihre Trainingsziele prägt, gehört in die Kategorie der sogenannten quer gestreiften Muskulatur (diesen Namen verdankt sie ihrem Aussehen unter dem Mikroskop), die auch als Skelettmuskulatur bezeichnet wird. Damit sind die rund 400 Muskeln zusammengefasst, die Sie willkürlich steuern können.

Was aber ist mit den restlichen 200 Muskeln in Ihrem Körper? Dabei handelt es sich um die sogenannte (das Mikroskop zeigt es deutlich) glatte Muskulatur, die auch als viszerale oder Eingeweidemuskulatur firmiert. Diese vorrangig innere Organe und Prozesse antreibende Muskulatur können Sie nicht willkürlich steuern. Das ist auch ganz gut so, oder hätten Sie Lust, sich rund um die Uhr um die Kontraktion Ihres Darms zu kümmern?

Eine entscheidende Ausnahme von den beiden Muskeltypen gibt es noch: das Herz. Es ist ebenso wie die Skelettmuskulatur quer gestreift, lässt sich aber nicht willkürlich steuern. Trainieren lässt es sich natürlich dennoch (siehe Seite 16).

Der Aufbau der Skelettmuskulatur

Der Blick in einen Skelettmuskel offenbart eine Wunderwelt, die aus Tausenden von Muskelfasern und Abertausenden von Zellelementen aufgebaut ist. So filigran diese Strukturen sind, so viel Kraft geben sie Ihnen im Alltag und beim Training. Nehmen Sie einen Muskel wie den Bizeps: Er besteht aus einer Vielzahl an Muskelbündeln, die jedes für sich wieder eine Menge Muskelfasern beherbergen. Der Muskel als Ganzes, jedes Bündel und jede einzelne Muskelfaser wird von der sogenannten Muskelfaszie umhüllt. Dabei handelt es sich um Bindegewebe, das (im Falle einer Muskelfaser) hauchdünn ist, aber auch zu dicken Bindegewebsplatten zusammenwachsen kann. So sind zum Beispiel die „Rillen" eines Sixpacks nichts weiter als die stramm einschneidenden Verfestigungen von Bindegewebe, die der Bauchmuskulatur ihre Festigkeit geben als

---

Muskeln heizen Ihnen tüchtig ein

Das Muskelgewebe ist das größte Stoffwechselorgan Ihres Körpers! Denn: Es ist aktiv und verbraucht rund um die Uhr Energie. Egal ob ein Muskel etwas zu tun hat oder nicht, steht er permanent unter Spannung. Diese Grundspannung, auch Grundtonus genannt, verbraucht zusammengenommen rund ein Viertel der Energie, die Ihr Körper insgesamt umsetzt. Der Grundtonus hält die Muskulatur nicht nur in Bereitschaft, sondern erzeugt auch Körperwärme – eine weitere wichtige Eigenschaft der Muskulatur, die Sie als Warmblüter am Leben hält, denn in den seltensten Fällen bewegen Sie sich in einer Umgebungstemperatur von rund 36 Grad, der durchschnittlichen benötigten Körpertemperatur. Diese Aufgabe der Muskeln wird für Sie spürbar, wenn es sehr kalt ist: Sie fangen an zu zittern. Dieses Zittern entsteht durch viele kleine, schnelle Kontraktionen in der Muskulatur mit dem Ziel, Ihrem Körper einzuheizen.

ANATOMIE DES MENSCHLICHEN KÖRPERS

Die Muskulatur des Körpers in der Vorderansicht

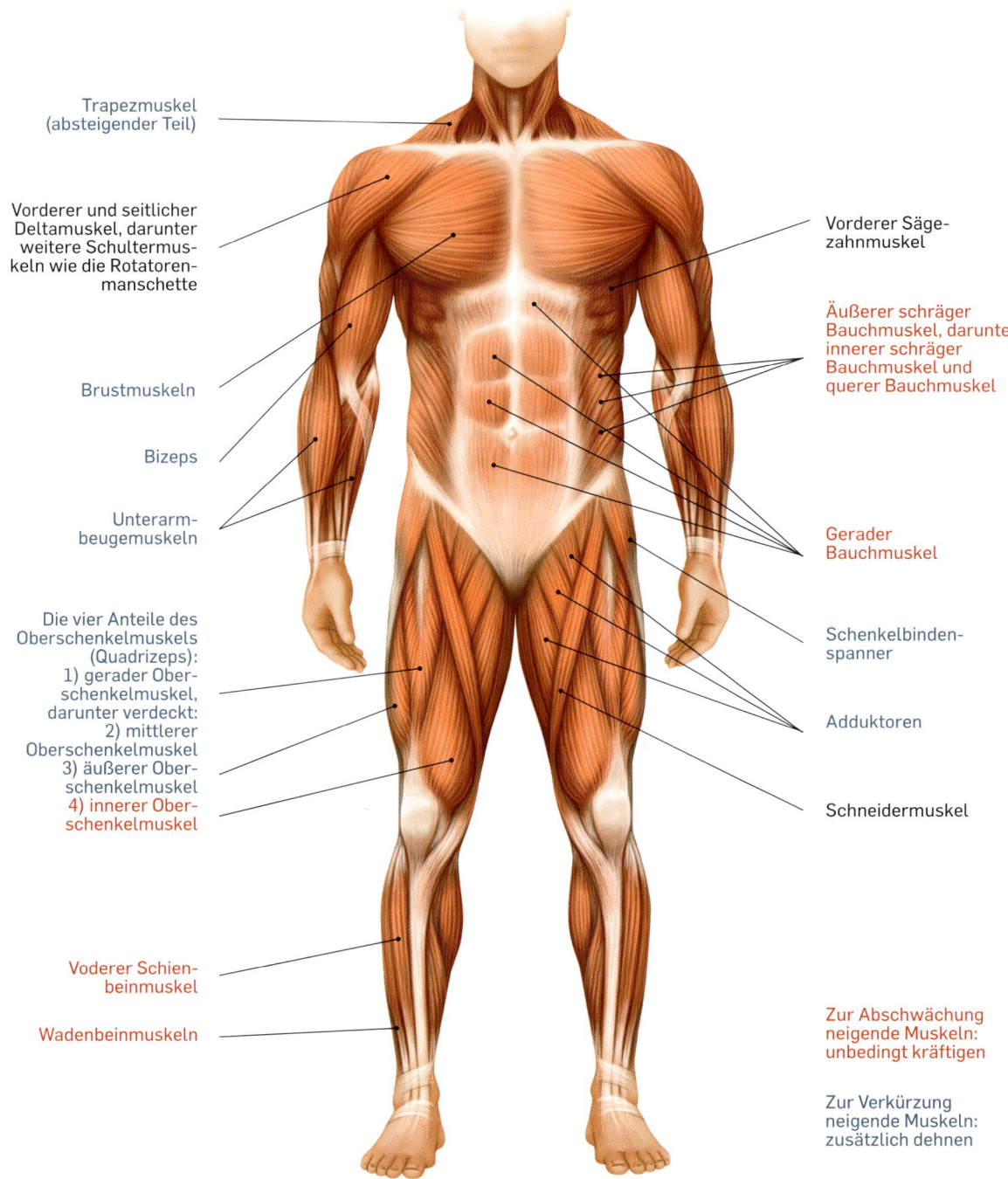

KAPITEL 1

Die Muskulatur des Körpers in der Rückansicht

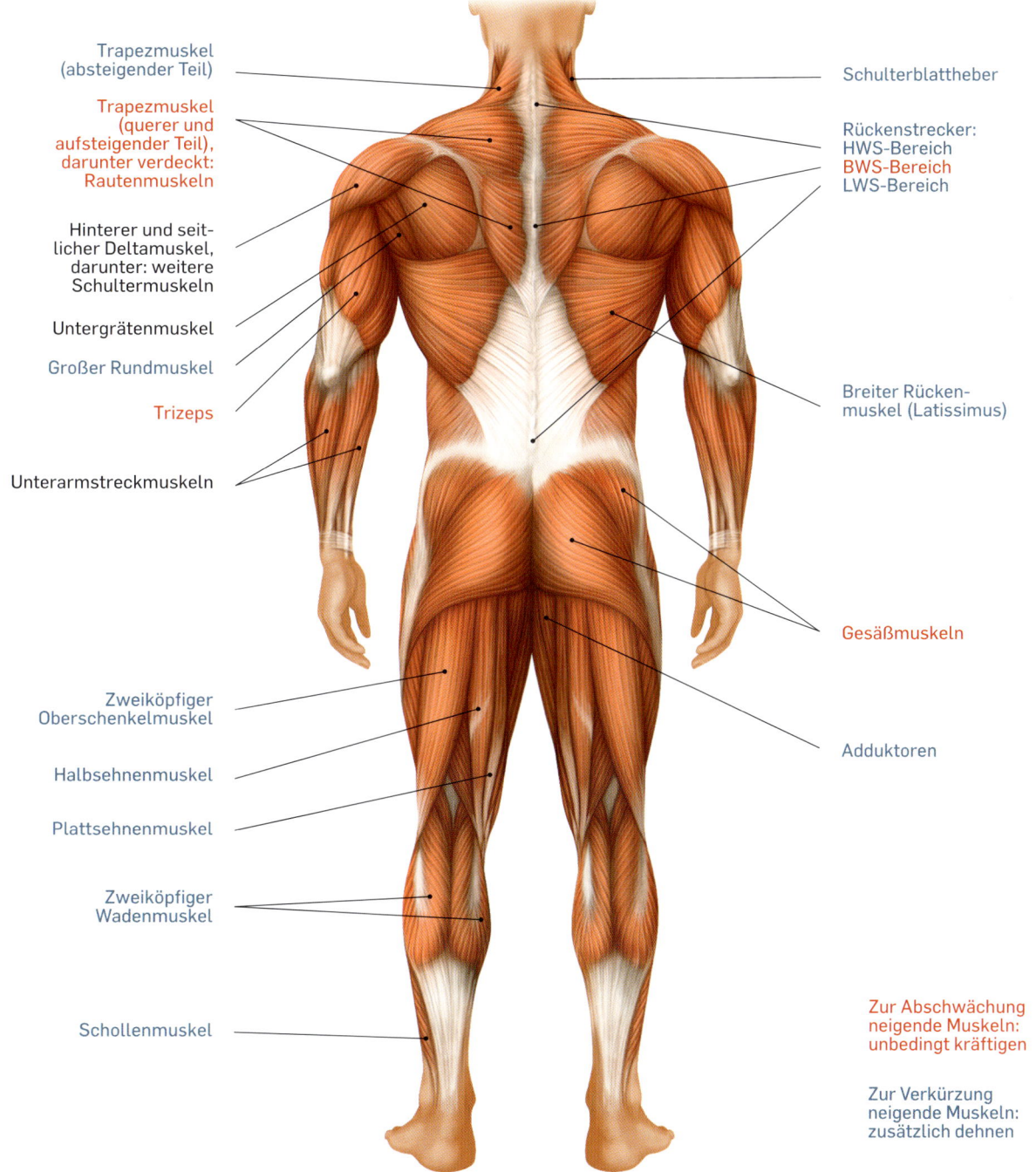

ANATOMIE DES MENSCHLICHEN KÖRPERS

Der Aufbau der Skelettmuskeln

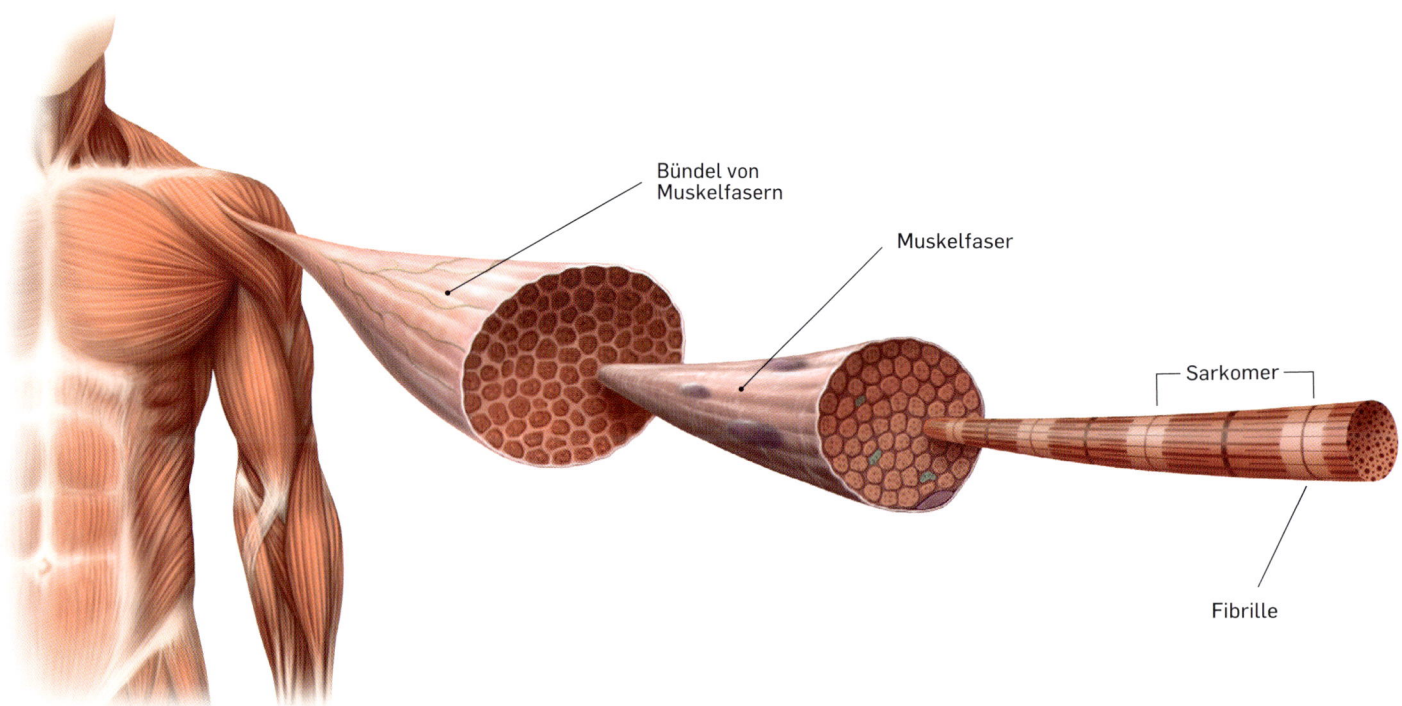

Ersatz für den fehlenden knöchernen Schutz der inneren Organe an der Körpervorderseite.

Dieses Fasziensystem durchzieht den gesamten Körper und verbindet alles miteinander, nicht nur die Muskeln. Es ist reich an Reizrezeptoren, die Zustandsmeldungen des Muskels, Bewegungsimpulse, Schmerzempfinden und vieles mehr aufnehmen beziehungsweise weitergeben. Ohne diese Informationen wären Sie nicht in der Lage, sich zu bewegen, und Ihre Muskulatur wäre grundsätzlich arbeitsunfähig. Die Faszie spielt zudem eine entscheidende Rolle bei der Abstimmung mehrerer Muskeln im Rahmen einer Bewegung – jeder Bewegung, denn nie ist ein Muskel allein für eine Bewegung verantwortlich!

Kraftentwicklung im Muskel

Wie kann ein Muskel nun dafür sorgen, dass Sie Liegestütze ausführen oder auf den Fernbedienungsknopf drücken können? Ein Blick in die einzelne Muskelfaser klärt auf, denn dort wird (die) ganze Arbeit geleistet: In der Muskelzelle schwirren einige Zellkerne herum, zudem die sogenannten Mitochondrien. Das sind die Kraftwerke der Muskelzelle, denn sie gewinnen Energie durch Einsatz und Verwertung von Kohlenhydraten und Fett.

Den meisten Platz in der Muskelzelle nehmen die Myofibrillen ein. Hierbei handelt es sich um schier endlos lange Faserelemente, die aus Hunderten von aneinandergesetzten gleichen Bauteilen bestehen: den Sarkomeren, in denen die kontraktilen Elemente schlummern, das sind kleinste nebeneinander angeordnete Proteinfasern. Diese sind letztlich für die Kontraktion des Muskels verantwortlich, denn sie gleiten auf Befehl quasi ineinander und ziehen dabei das Sarkomer unmerklich zusammen. Da dies in allen anderen Sarkomeren einer Faser gleichzeitig geschieht, und eben nicht nur in einer, sondern in vielen Muskelfasern, ist das Ergebnis eine waschechte Muskelkontraktion – wie das anschauliche Wölben des Bizeps.

Damit es überhaupt zu einer Kontraktion kommt, müssen die kontraktilen Elemente beziehungsweise die Muskelfaser ein Signal vom Gehirn bekommen. Dieser Nervenimpuls aus dem Gehirn wird Aktionspotenzial genannt. Die Stärke der Kontraktion einer Muskelfaser hängt unter anderem von der Übertragungsfrequenz des Aktionspotenzials ab. Der Nervenimpuls gelangt über die sogenannte motorische Endplatte in das Muskelgewebe. Dies ist ein komplexer Übergang zwischen dem Nerven- und dem Muskelsystem, der auf jeder Muskelzelle sitzt.

Egal wie viel Kraft Sie aufwenden müssen: Nie werden alle Muskelfasern eines Muskels gleichzeitig angesprochen. Dies ist einerseits ein Schutzmechanismus, andererseits eine simple Energiesparmaßnahme des Körpers, die Sie länger leistungsfähig macht. Ihr Muskel schafft es, während einer Kontraktion erschöpfte und frische Muskelfasern gegeneinander auszutauschen, ohne dass Sie davon etwas mitbekommen.

Drei Wege zur maximalen Leistung

Das Muskelgewebe kennt insgesamt drei Wege, Kraft zu entwickeln:

Positiv dynamisch

Wenn sich die kontraktilen Elemente zusammenziehen, sich der Bizepsbauch beim Beugen des Arms also aufbaut und die Muskelfasern so verkürzen, arbeitet der Muskel **positiv dynamisch** oder **konzentrisch**.

Negativ dynamisch

Wird ein kontrahierter Muskel wieder gestreckt und wirken dabei Kräfte auf ihn ein, arbeiten die Muskelfasern **negativ dynamisch** oder **exzentrisch**. Beispiel Klimmzug: Wenn Sie sich aus der obersten Position langsam wieder herablassen, geben die Fasern der beteiligten Muskeln wie die des Latissimus nach und werden gestreckt. Aber eben nicht auf einen Schlag, sonst würden Sie wie ein nasser Sack nach unten schießen, was nicht nur blöd aussähe, sondern Verletzungen zur Folge haben

Darstellung eines Sarkomers

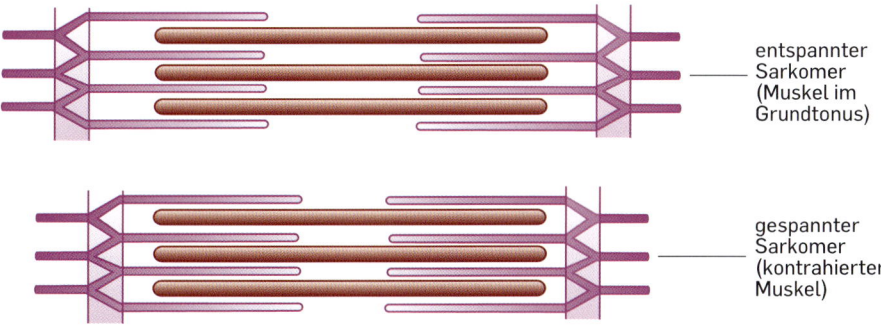

entspannter Sarkomer (Muskel im Grundtonus)

gespannter Sarkomer (kontrahierter Muskel)

ANATOMIE DES MENSCHLICHEN KÖRPERS

könnte. Also muss ein Muskel auch auf dem Weg zurück arbeiten, um Kraft zum Bremsen zu entwickeln und damit der in diesem Fall einwirkenden Schwerkraft zu begegnen. In der exzentrischen Belastungsphase kann ein Muskel übrigens die größte Kraft entfalten. Um beim Klimmzug zu bleiben: Jemand könnte Ihnen in der obersten Position ein Gewicht anhängen, mit dem Sie sich immer noch kontrolliert herablassen könnten. Sich damit aber wieder hochzuziehen, wird Ihnen ungleich schwerer fallen, vielleicht gar nicht gelingen.

Statisch

Eine weitere Möglichkeit, wie Muskelfasern Kraft entwickeln können, ist die Haltearbeit. Wenn Sie beim Klimmzug für einige Sekunden in der obersten Position verharren, ist keine über einen Bewegungsweg wahrnehmbare Kontraktion zu erkennen. Dennoch können die Muskeln Sie oben halten. Diese Kontraktionsform nennt man **statisch** beziehungsweise **isometrisch**: Der Muskel ist angespannt, ohne seine Länge zu verändern.

Ob Crunch, Klimmzug oder Bizeps-Curl: All diese Übungen provozieren und beinhalten jede der angeführten Kontraktionsformen. Beim Klimmzug etwa ziehen Sie sich hoch (konzentrische Phase), halten die Position kurz (isometrische Phase) und lassen sich langsam herab (exzentrische Phase).

Muskuläre Rollenspiele

Im Team erfüllen Muskeln verschiedene Aufgaben, die zusammengenommen zu einer sauberen Bewegung führen:

1) Muskeln, die die primäre Kraft zu einer Bewegung aufbringen, werden Agonisten oder Spieler genannt. Im Klimmzugbeispiel ist der Latissimus einer der Agonisten: Er erfüllt seine Aufgabe, die gehobenen Arme zum Körper zu führen (und Ihren Körper so hochzuziehen).

2) Muskeln, die in eine aus Sicht des Agonisten entgegengesetzte Richtung arbeiten und eine Bewegung nicht ausführen, sondern bremsend-kontrollierend wirken, werden Antagonisten oder Gegenspieler genannt. Im Klimmzugbeispiel sind das Teile des Deltamuskels, dessen Aufgabe unter anderem im Anheben der Arme besteht.

3) Muskeln die eine Bewegung zwar nicht primär ausführen, aber sich an der Ausführung aktiv beteiligen, werden Synergisten genannt. Im Klimmzugbeispiel (vor allem, wenn er im Untergriff ausgeführt wird) ist das unter anderem der Bizeps, der für die Beugung des Arms verantwortlich ist. Denn der Klimmzug ist eine kombinierte Bewegung aus dem Heranführen zum Körper sowie einer gleichzeitigen Beugung der erhobenen Arme.

Die folgende Tabelle zeigt die Spieler-Gegenspieler-Beziehung ausgewählter Muskeln und Muskelgruppen. Die Gegenüberstellung dient beispielhaft der Veranschaulichung und nennt nicht alle infrage kommenden Muskeln.

Power gibt's nur mit vereinten Kräften

Das Leben ist komplex, die Ausführung einer Bewegung auch. Zum Beispiel, wenn Sie den Rumpf anspannen, die Hüftbeuger betätigen, einen Oberschenkel anheben, dann das dazugehörige Knie strecken, den Fuß im Raum etwas weiter vorn aufsetzen – und so einen Schritt machen. Oder wenn Sie aus der Kraft der Schulter einen Arm heben, den Ellbogen beugen, die Hand in Richtung Gesicht bewegen, den Unterarm drehen, den Zeigefinger ausstrecken und, im Nasenloch angekommen, dort durch Drehung des Handgelenks bohrend kreisen lassen.

Jede dieser und auch alle anderen Bewegungen brauchen Agonisten, Antagonisten und Synergisten. Warum?

KAPITEL 1

AGONISTEN-ANTAGONISTEN-PAARE IM MUSKELSYSTEM	
Diese Muskeln sind Agonisten, ...	**... diese ihre Antagonisten (und umgekehrt)**
Armbeuger (Bizeps)	Armstrecker (Trizeps)
Handbeugemuskeln	Handstreckmuskeln
Breiter Rückenmuskel (Latissimus)	Delta- und großer Brustmuskel
Vordere Deltamuskelanteile	hintere Deltamuskelanteile
Großer Brustmuskel	u. a. die hinteren Deltamuskelanteile
Gerader Bauchmuskel	Rückenstrecker
Schräge Bauchmuskeln rechts	schräge Bauchmuskeln links
Gesäßmuskeln	Hüftbeuger
Beinstrecker (Quadrizeps)	Beinbeuger
Adduktoren	Abduktoren
Wadenmuskeln	Schienbeinmuskulatur

Erstens ist kein Muskel in der Lage, sich selbst zu dehnen. Ein kontrahierter Muskel braucht also einen Gegenspieler, der ihn wieder in die nicht verkürzte Form zurückführt. Spieler und Gegenspieler, zum Beispiel Bizeps und Trizeps, arbeiten immer Hand in Hand. Der eine gibt so viel an Spannung nach, wie der andere aufbaut. Dieses wichtige Spieler-Gegenspieler-Prinzip gilt im Übrigen auch für ganze Muskelgruppen. Erst durch die ausgeglichene Spannung von Bauchmuskeln vorn sowie an der Seite und dem Rückenstrecker hinten am Rumpf können Sie eine aufrechte Körperhaltung einnehmen. Eine Störung dieses Zusammenspiels sorgt für Haltungsfehler oder auch „unkontrollierte" (also nicht optimal ausgeführte) Bewegungen, die beispielsweise darüber entscheiden, ob ein Tennisaufschlag zum Ass wird oder ins Netz geht. Schlimmstenfalls führt eine (dauerhafte) Dysbalance in einer Spieler-Gegenspieler-Beziehung wie im genannten Rumpfbeispiel zu körperlichen Beschwerden. Deshalb der dringende Appell an Sie: Kümmern Sie sich immer ausgewogen um Spieler und Gegenspieler gleichermaßen (siehe dazu auch die Trainingsprinzipien auf Seite 50).

Zweitens kann jede noch so simple Bewegung in Teilbewegungen unterteilt werden, an der immer zahlreiche Muskeln beteiligt sind. Das macht viele (auch die in diesem Buch vorliegenden) Übungen mit dem eigenen Körpergewicht so effektiv, denn sie beinhalten komplexe, natürliche Bewegungen, für die Ihr Körper geschaffen ist und die Sie auch im Alltag ausführen. Sie schulen das funktionelle Zusammenspiel der beteiligten Muskeln, machen sie „intelligenter". Diese Muskelintelligenz legt letztlich fest, wie kräftig, beweglich oder schnell Sie sind. Die Kraft, Beweglichkeit oder Schnelligkeit eines einzelnen Muskels tritt in den Hintergrund, die Leistungsfähigkeit der gesamten arbeitenden Muskelkette ist entscheidend. Ein erster Schritt, seinen Körper umfassend zu trainieren, ist also, auch das Training umfassend zu gestalten und immer im Blick zu haben, für welche Bewegungsabläufe Ihr Körper geschaffen ist.

Voll von der Rolle
Jeder Muskel hat zwar eine primäre Aufgabe, kann aber alle drei genannten Rollen einnehmen. Wenn Sie die normale Klimmzugbewegung umdrehen und zum Beispiel Schulterdrücken im Handstand ausführen (siehe Seite 149), verändert sich die Arbeitsteilung: Die Deltamuskulatur wird zum Agonisten, der den Körper herablassen und gegen die Schwerkraft wieder hochdrücken muss. Ihr steht der (stark geforderte) Trizeps als Synergist zur Seite, der die Armstreckung durchführt. Der Latissimus nimmt die Rolle des Gegenspielers ein, der das Absenken des Körpers bremsend begleitet – so weit, wie das die Schwerkraft zulässt.

ANATOMIE DES MENSCHLICHEN KÖRPERS

Die Funktionskreise des menschlichen Bewegungsapparats

Die beschriebene Komplexität von Bewegungen legt nahe, die Wirkung von Übungen nicht einzelnen Muskeln zuzuschreiben, sondern größeren Muskelgruppen. Genau dies soll in diesem Buch geschehen: Anstelle von Bizeps-, Latissimus- oder Wadenmuskel-Übungskapiteln finden Sie eine Einteilung der Übungen in sogenannte Funktionskreise, die sich an bewegungstypischen funktionellen Gesichtspunkten orientiert. Funktionskreise beschreiben und berücksichtigen die unterschiedlichen Ebenen, auf denen sich der Körper bewegt. Zudem bündeln sie bestimmte lebenswichtige Aufgaben.

Die sichtbaren Schnittmengen in der Grafik gegenüber verdeutlichen, dass die vorgestellten Funktionskreise nicht losgelöst jeder für sich stehen. Sie greifen vielmehr ineinander, arbeiten Hand in Hand und hängen ungeachtet ihrer jeweils individuellen Hauptaufgabe auch funktionell zusammen. Das wird augenfällig, wenn Sie sich beispielsweise einen Speerwerfer beim Abwurf, einen Tennisspieler beim Aufschlag oder einen Fußballspieler im Zweikampf vorstellen. Dann arbeiten funktionskreisübergreifend ganze Muskelketten gemeinsam daran, die jeweils gewünschte Bewegung auszuführen.

Das sind komplizierte Bewegungsformen – doch selbst einen simplen Schritt (Sie erinnern sich an die detaillierte Darstellung des Nasenbohrens) können Sie nur ausführen, wenn

- der Funktionskreis Kopf durch Planung der Bewegung im Gehirn, Kontrolle des Bewegungswegs mithilfe der Augen etc. und durch Impulsübertragung an die Muskeln die Richtung vorgibt,
- der Funktionskreis Beine den Schritt aktiv ausführt,
- der Funktionskreis Arme dieselben in einer Gegenbewegung zu den Beinen steuert und so eine gradlinige Bewegung nach vorn ermöglicht und
- der Funktionskreis Rumpf die Arm-Bein-Koordination steuert, Kräfte überträgt und den Körper insgesamt aufrecht hält.

In diesem Buch sind die Funktionskreise Kopf und Arme zusammengefasst. Kopf und Arme? In der Regel wird der Kopf mit seiner muskulären Basis, der Nackenmuskulatur, aufgrund seiner Position in der Verlängerung zur Wirbelsäule eher dem Rumpf zugeschrieben. Argument für die Zuordnung zum Funktionskreis Arme ist die starke muskuläre Überschneidung von Nacken und Schultermuskeln. Viele Übungen für den Nackenbereich sind Schulterübungen – doch natürlich ist der Übergang zum Rumpf und der Muskulatur des oberen Rückens fließend. Aber das sollten Sie ja den bisherigen Ausführungen inzwischen entnommen haben: alles gehört mit allem zusammen.

Letztlich ist das Ganze kein großes Thema, denn der Funktionskreis Kopf ist zwar als Sitz der Kommandozentrale äußerst bedeutsam, muskulär aber eher unbedeutend, und die auf Hals- und Kopfbereich zugespitzten muskulären Trainingsmöglichkeiten sind begrenzt. Ein eigenes Kapitel für Kopfnicken, Kopfdrehen oder Kopfkippen (diese Übungen finden Sie alle auf Seite 175) wäre zu viel des Guten. Wohlgemerkt: mit Blick auf das trainingsorientierte Ziel dieses Buchs – unter gesundheitlichen Aspekten in der Rehabilitation beispielsweise kann das ganz anders aussehen.

Das Ineinandergreifen der Funktionskreise und damit aller knöchernen und muskulären Strukturen im Zuge einer beliebigen Bewegung sollten Sie immer im Hinterkopf behalten. Und ganz grundsätzlich kann es sicher nicht schaden, wenn Sie sich immer mal wieder im Training Fragen stellen wie: Ist

Die passenden Übungen für einzelne Muskeln
Funktionskreise hin oder her: Sie wollen lieber genau wissen, welche Übung welche Muskeln anspricht beziehungsweise mit welchen Übungen Sie einen bestimmten Muskel trainieren können? Kein Problem! Die primär geforderten Muskeln werden bei fast allen Übungen genannt (der Rest ist so effektiv, dass weite Teile des Körpers trainiert und auf eine weitere Aufsplittung verzichtet wird), und ab Seite 310 finden Sie ein Verzeichnis aller Übungen, das nach Muskelgruppen geordnet ist. Aufmerksame Leser wird es nicht wundern, dass in diesem Register Übungen doppelt auftauchen. Es kann schließlich nicht oft genug betont werden: Viele Übungen sprechen nicht nur einen, sondern mehrere Muskeln oder ganze Muskelgruppen an.

meine Bewegung möglicherweise zu einseitig? Und wenn ja, wie kann ich sie umfassender gestalten? Ganz im Sinne der funktionellen Schulung übergreifender Muskelgruppen mit maximalem Alltagsnutzen, zusätzlicher Leistungsfähigkeit und optimaler Verletzungsprävention.

Mit dieser funktionellen Betrachtung der Arbeitsweise Ihrer Muskulatur geht es nahtlos weiter mit dem Kapitel über die Trainingslehre. Dort bekommen Sie alles Wissenswerte mit auf den Weg, um Ihren Körper als Trainingsgerät zukünftig zielgerichtet und optimal zum Einsatz bringen zu können.

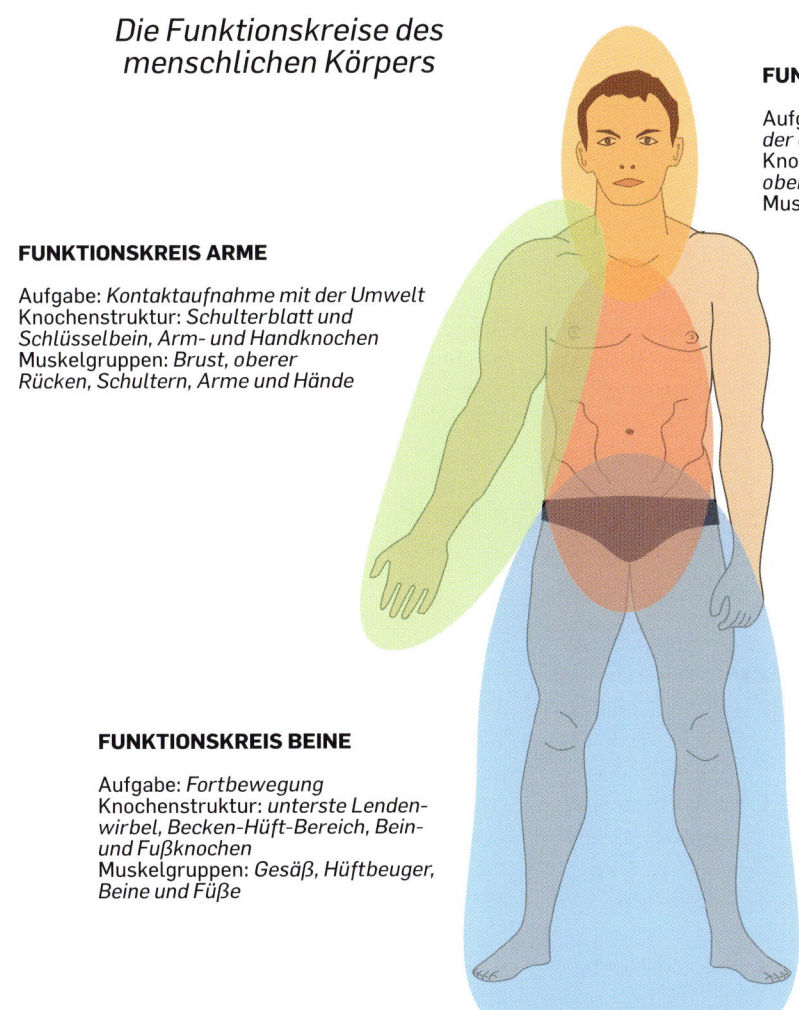

Die Funktionskreise des menschlichen Körpers

FUNKTIONSKREIS KOPF

Aufgaben: *Steuerzentrale (Gehirn), Erfassung der Umwelt (Augen, Ohren)*
Knochenstruktur: *Kopf, Halswirbelsäule, oberste Brustwirbel*
Muskelgruppen: *Hals- und Nackenmuskulatur*

FUNKTIONSKREIS ARME

Aufgabe: *Kontaktaufnahme mit der Umwelt*
Knochenstruktur: *Schulterblatt und Schlüsselbein, Arm- und Handknochen*
Muskelgruppen: *Brust, oberer Rücken, Schultern, Arme und Hände*

FUNKTIONSKREIS RUMPF

Aufgabe: *Stabilisierung*
Knochenstruktur: *Brust- und Lendenwirbelsäule, Brustkorb mit den Rippen, Becken-Hüft-Bereich*
Muskelgruppen: *Bauch, Rückenstrecker, weitere rumpfstabilisierende Muskeln*

FUNKTIONSKREIS BEINE

Aufgabe: *Fortbewegung*
Knochenstruktur: *unterste Lendenwirbel, Becken-Hüft-Bereich, Bein- und Fußknochen*
Muskelgruppen: *Gesäß, Hüftbeuger, Beine und Füße*

Illustration nach Karl-Peter Knebel: Funktionsgymnastik; Reinbek bei Hamburg, 1985

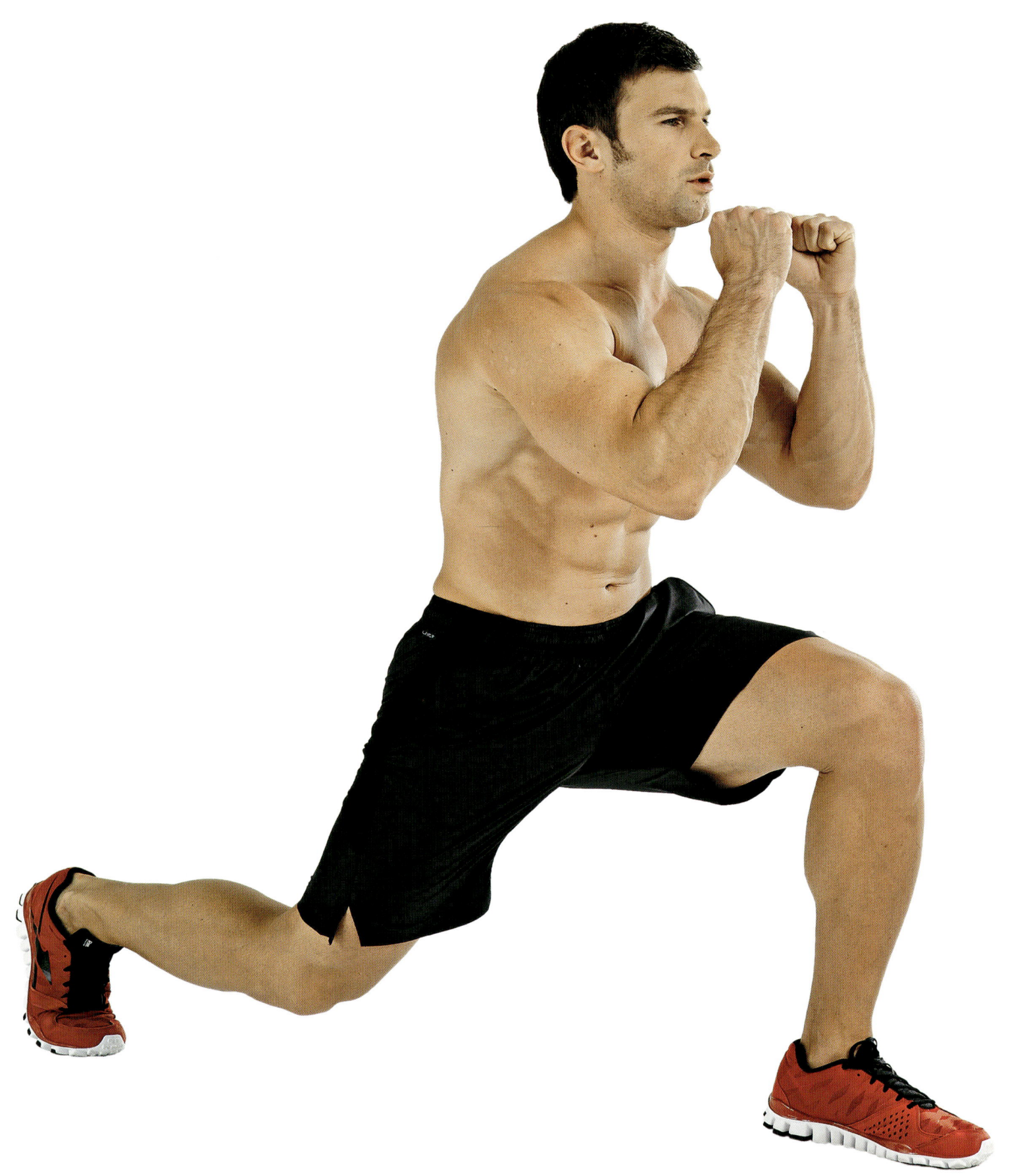

Kapitel 2

Trainingslehre: So erreichen Sie jedes Körperziel

Okay, Sie wissen jetzt alles über Ihr wertvollstes Trainingstool. Fast alles. Denn ein paar nicht ganz unerhebliche Fragen schließen sich an die anatomische Aufklärungsarbeit an: Wie setzen Sie Ihren Körper als Trainingsgerät am besten ein? Wie viel, wie oft und wie lange sollen Sie eigentlich trainieren? Und wie erreichen Sie Ihr Traumziel so schnell und einfach wie möglich?

Ganz gleich, ob Sie stärker, muskulöser, schlanker oder einfach nur rundum fitter werden wollen: Zu jedem Ziel führen viele Wege. Einige wenige davon sind optimal, verbinden also den größten Nutzen mit minimalem Aufwand. Diese optimalen Wege zu beschreiben, darum soll es in diesem Kapitel gehen. Denn warum sollten Sie sich das Leben unnötig schwer machen? Erfahren Sie also auf den folgenden Seiten, wie Training auf den Körper wirkt, wie Sie es zielgerichtet und individuell organisieren, gestalten und intensivieren. Eignen Sie sich alle wichtigen Informationen darüber an, wie Sie sich jede Art von Trainingsplan selbst zusammenstellen können. Das ist hiermit versprochen: Passende Lösungen gibt es für jedes Trainingsziel, für jedes Leistungslevel, für jedes Zeitbudget und für jeden Lebensstil!

TRAININGSLEHRE

Was ist Fitness?
Ein Blick auf die motorischen Fähigkeiten

Eigentlich ist es ganz einfach: Wer gesund und beschwerdefrei sowie rundum leistungsfähig sein will, sollte seinen Körper ausgewogen trainieren. Klingt einleuchtend? Stimmt, doch fast niemand hält sich daran.

Viele tun gar nichts für ihren Körper. Die meisten anderen trainieren zu einseitig: Der eine geht regelmäßig im Studio pumpen (und trainiert dort immer dieselbe Handvoll Muskeln, den Großteil des Körpers außer Acht lassend), ein anderer geht ausschließlich joggen. Beides ist in jedem Fall besser, als nichts zu tun, keine Frage! Aber Kraft oder Ausdauer sind nicht alles, was in Ihr körperliches Leistungsvermögen einfließt. Selbst wenn Sie joggen *und* Krafttraining machen, sind Sie höchstwahrscheinlich unter funktionellen Gesichtspunkten immer noch nicht ausgewogen trainiert. Und Sie haben nicht den Traumkörper, den Sie haben könnten.

Fitness lässt sich definieren als ein ausgewogenes Maß an optimaler, nicht maximaler Leistungsfähigkeit (so der Sportmediziner Gottfried Schönholzer schon 1971). Das unterscheidet demnach Fitness vom Leistungssport (und Ihren Ansprüchen?), wo es um maximale, zumeist einseitige Leistungen geht.

Die fünf motorischen Fähigkeiten

Die Sportwissenschaft unterscheidet fünf Bausteine zur Bestimmung der körperlichen Leistungsfähigkeit. Dabei handelt es sich um die sogenannten motorischen Fähigkeiten Kraft, Ausdauer, Schnelligkeit, Beweglichkeit sowie Koordinationsvermögen. Zusammengenommen geben diese Fähigkeiten den Grad Ihrer Fitness wieder.

Zentrale Säulen Ihrer Fitness sind Kraft und Ausdauer. Im Verbund mit der Schnelligkeit handelt es sich um konditionelle Fähigkeiten, die vorrangig von der Energiebereitstellung im Körper abhängig sind. Hier ist also entscheidend: Wie lange oder wie schnell kann der Körper ausreichend Energie aufbringen? Wie viel Kraft kann das Muskelgewebe entwickeln, wie schnell kann es agieren?

Schnelligkeit spielt insofern für die allgemeine Fitness eine eher untergeordnete Rolle, als sie situationsbedingt und häufig sehr spezifisch ist: Ein Sprinter beispielsweise braucht eine andere Schnelligkeit als ein Tischtennisspieler. Zudem ist Schnelligkeit keine rein konditionelle Eigenschaft, sondern eine komplexe Angelegenheit, die mit Wahrnehmung, Reaktionsvermögen und anderen Faktoren zusammenhängt. Schließlich sind hier im Verhältnis zwischen Trainingsaufwand und Leistungssteigerung die geringsten Verbesserungen zu erwarten.

Beweglichkeit ergibt sich aus der Flexibilität des Bewegungsapparats: Inwieweit sind Muskeln, Knochen und Gelenke mechanisch in der Lage, die vorgenommene Bewegung tatsächlich auszuführen und Kräfte zu übertragen?

Kraft, Ausdauer, Schnelligkeit, Beweglichkeit: Diese vier Fähigkeiten werden auch konditionelle Fähigkeiten genannt – das ist das, was Sie im Allgemeinen unter Kondition verstehen.

Hinzu kommt schließlich die fünfte motorische Fähigkeit, das Koordinationsvermögen. Dieses wird im Gegensatz zu den anderen Fähigkeiten nicht nur in Abhängigkeit vom

KAPITEL 2

Bewegungsapparat gesehen, sondern auch von den steuernden Systemen im Körper, vor allem vom Zentralnervensystem. Ihre koordinativen Fähigkeiten hängen also von folgenden Fragen ab: In welcher Form hat Ihr Gehirn Bewegungsabläufe gespeichert? Wie exakt und zielgerichtet kann Ihr Gehirn Bewegungssignale übermitteln? Wie effizient werden diese Signale übertragen? Und wie zielgerichtet und harmonisch werden sie vom Bewegungsapparat umgesetzt?

Die Tabelle auf der folgenden Seite zeigt die Ausprägungen und Bedeutung der einzelnen motorischen Fähigkeiten.

Ausdauer ist mehr als nur Laufen oder Radfahren
Vielleicht haben Sie beim Kauf dieses Buchs gar nicht daran gedacht, aber mit den Übungen und Trainingsanleitungen, die Sie hier finden, können Sie tatsächlich auch Ihre Ausdauer verbessern! Denn die gewinnen Sie nicht nur, wenn Sie laufen oder Rad fahren. Im Gegenteil: Studien zeigen, dass hochintensives Intervalltraining mit Geräten oder dem eigenen Körpergewicht auf überdurchschnittliche Weise die Ausdauer fördern kann. Werfen Sie dazu einen Blick auf die intensiven Trainingskonzepte rund um HIIT, Tabata & Co. ab Seite 60.

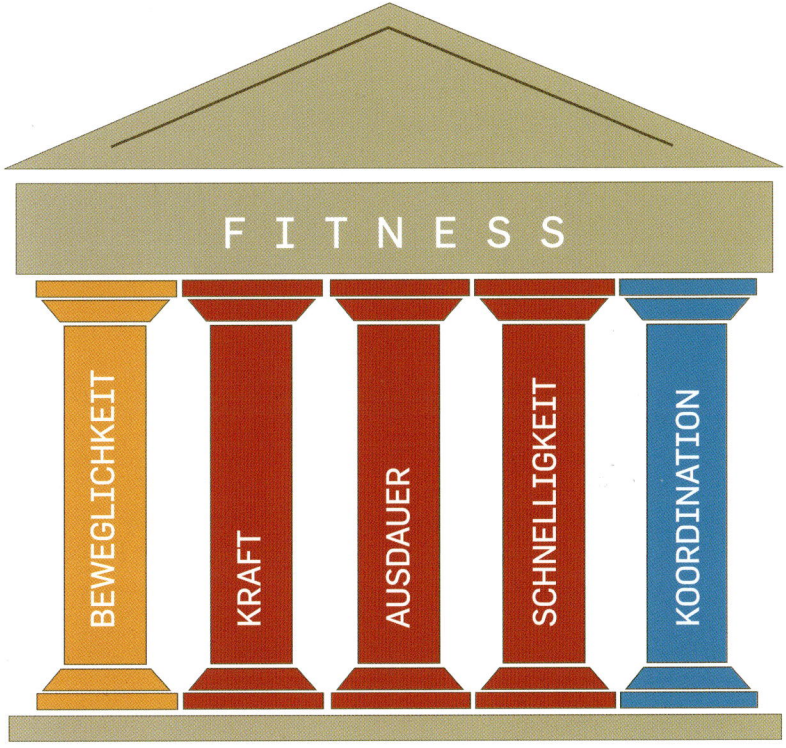

Die fünf motorischen Fähigkeiten

Eine gute Nachricht: Alle angeführten Fähigkeiten lassen sich durch Eigengewichtstraining – und mit den Übungen und Anleitungen dieses Buchs – verbessern! Egal ob Sie kräftiger werden, Muskeln aufbauen, rundum leistungsfähiger werden oder abnehmen wollen, sind die zentralen Elemente für diese Ziele zum einen wie erwähnt Kraft und Ausdauer, zum anderen Beweglichkeit und Koordinationsvermögen. Ist eine der beiden Letzteren eingeschränkt, wirkt sich das auch negativ auf die anderen aus. Die in diesem Buch vorgestellten Übungen, Workouts und Trainingspläne verbessern Sie auf all diesen Ebenen. Viele Übungen fordern die jeweiligen Muskeln maßgeblich auf dem gesamten Bewegungsweg (mit einem englischen Begriff auch „range of motion" genannt), der ihnen zur Verfügung steht.

TRAININGSLEHRE

ERSCHEINUNGSFORMEN DER MOTORISCHEN FÄHIGKEITEN

	Beweglichkeit	Kraft	Ausdauer	Schnelligkeit	Koordination
Definition	Fähigkeit, Bewegungen in einem oder in mehreren Gelenken mit vollem Bewegungsumfang auszuführen	Maximalkraft: höchste einmalig realisierbare Kraft gegen einen Widerstand. Schnellkraft: Fähigkeit, einen Widerstand mit schnellstmöglicher Kontraktion zu überwinden. Kraftausdauer: Fähigkeit, möglichst lange einem Widerstand entgegenzuwirken	Widerstandsfähigkeit gegen Ermüdung bei lang andauernder Belastung	Fähigkeit, auf einen Reiz schnellstmöglich zu reagieren und/oder Bewegungen in höchstem Tempo durchzuführen	das harmonische Zusammenwirken aller an einer Bewegung beteiligten Muskeln. Integrativer Bestandteil sind hier unter anderem auch die Sinnesorgane des Kopfes
Vorteile	• mehr Bewegungsfreiheit • bessere Körperhaltung • verringertes Verletzungsrisiko • Senkung des Muskeltonus, dadurch verringerter Druck auf Knochen und Gelenken • verbesserte Durchblutung	• starke, ausgeprägte Muskulatur • bessere Durchblutung • insgesamt verbesserte Leistungsfähigkeit • bessere Körperhaltung	• bessere Durchblutung und somit bessere Versorgung von Organen und Muskeln • effektivere Energiebereitstellung • stärkeres Immunsystem • verbesserte Lungenfunktion • puls- und blutdrucksenkend	• verbessertes Reaktionsvermögen • erhöhte Leistungsfähigkeit, auch in anderen motorischen Fähigkeiten	• effektivere Bewegungen • besserer Gleichgewichtssinn • wirkt Haltungsschwächen entgegen • verringertes Verletzungsrisiko • fördert Denkfähigkeit und Hirnaktivitäten
Trainierbar u. a. durch	• Eigengewichtstraining (Mobilisationsübungen, Dehnübungen) • Yoga • Pilates • Turnen	Krafttraining (auch Eigengewichtstraining)	• Ausdauersport • Intervalltraining (auch Eigengewichtstraining) • Sequenzentraining (Mix aus Kraft und Ausdauer, auch Eigengewichtstraining)	• explosive Übungen (auch: Eigengewichtstraining) • schnelle Ball- und Mannschaftssportarten • Sprintsportarten	• Komplexe Übungen (auch: Eigengewichtstraining) • propriozeptives Training (auch: Eigengewichtstraining) • Spielsport • Kampfsport • Tanz
Formen (und Beispiele)	• Gelenkbeweglichkeit und Dehnungsfähigkeit (Spagat beim Turnen, Armstreckung beim Kraulschwimmen)	• Maximalkraft (Gewichtheben) • Schnellkraft (Boxschlag) • Kraftausdauer (Getränkekisten vier Stockwerke hochtragen) • Reaktivkraft (Absprung beim Hochsprung)	• Schnelligkeitsausdauer (Läufe bis etwa 30 Sekunden) • Kurzzeitausdauer (Läufe zwischen 30 Sekunden und 2 Minuten) • Mittelzeitausdauer (Läufe zwischen 2 und 10 Minuten) • Langzeitausdauer (Läufe über 10 Minuten)	• Reaktionsschnelligkeit (Startschuss beim Sprintlauf) • Beschleunigungsschnelligkeit (Startphase beim Sprintlauf) • Bewegungsschnelligkeit (schnellstmögliche Durchführung einer Lauf- oder Schwimmbewegung)	• räumlich-zeitliche Orientierung (im Fußballspiel auf dem Platz) • Gleichgewichtsfähigkeit (Stehen auf einem Bein mit geschlossenen Augen) • Reaktionsfähigkeit (Torhüter beim Elfmeter) • Rhythmisierungsfähigkeit (Schritte beim 100-Meter-Sprint) • sensorische Differenzierungsfähigkeit (Steuerung des Krafteinsatzes beim Basketball-Korbleger) • Kopplungsfähigkeit (Beinschlag und Armzug beim Kraulschwimmen)

Bei einer ausgewogenen Auswahl und korrekter Ausführung trainieren Sie mit diesen Kraftübungen Ihre Beweglichkeit und die Elastizität Ihrer Muskeln automatisch mit. Einige Übungen können Sie zudem explosiv ausführen (vor allem die aus dem Kapitel „Aufwärmen & Agilität" ab Seite 98), was dann auch Ihrer Schnellkraft zugutekommt.

Das Zusammenspiel Ihrer motorischen Fähigkeiten

Das zuvor gezeigte Säulenmodell unterstreicht, dass der Körper als Ganzes zu sehen ist: Ebenso, wie eine Bewegung immer die Leistung mehrerer Muskeln und verschiedener Körpersysteme ist, so funktioniert Ihr Körper auch unter motorischen Aspekten nur als Einheit. Sie können als Delfin-Schwimmer noch so ausdauernd sein: Wenn Sie den Bewegungsablauf nicht beherrschen, werden Sie leistungsmäßig baden gehen. Ihre Reaktionsschnelligkeit beim 100-Meter-Sprintstart kann noch so gut sein: Wenn Sie nach 50 Metern schlappmachen, bleiben Sie auf der Strecke. Ihre Schulter kann noch so wunderbar muskulös und definiert sein: Wenn Ihnen Bewegungsspielraum oder Gleichgewichtssinn fehlen, werden Sie zum Beispiel beim Handstand keine gute Figur machen.

Fitness ist, wie bereits angedeutet, also mehr, als die ein oder andere Muskelgruppe aufzupumpen. Und die Tatsache, dass einige Muskeln in Ihrem Körper gut ausgebildet sind, bedeutet noch lange nicht, dass Sie damit besonders leistungsfähig, gesund und attraktiv sind. Auch für Ihre Muskeln gilt frei nach Aristoteles: Das Ganze ist mehr als die Summe seiner Teile. Auch wenn wir ihn heute nicht mehr dazu befragen können, hat der griechische Philosoph dabei ganz bestimmt an Ihren Körper und dessen Leistungsfähigkeit gedacht.

Eigengewichtstraining ist funktionelles Training

Eine vermeintlich junge „Fitnessbewegung", die tatsächlich schon zu Turnvater Jahns Zeiten in Mode war, ist das sogenannte funktionelle Training. Funktionelles Training ist ein auf die natürliche Funktionsweise des Körpers ausgerichtetes, ausgewogenes Training, das Bewegungen des täglichen Lebens beinhaltet und Sie somit in allen Lebenslagen leistungsfähiger macht. Ein Rundum-sorglos-Training sozusagen.

Das klingt gut? Ist es auch. Eigengewichtstraining ist funktionelles Training (und funktionelles Training ist in den meisten Fällen Eigengewichtstraining)! Mit diesem Buch sind Sie also hervorragend gerüstet, um Ihren Körper funktionell zu fordern und zu fördern – mit all den Vorteilen, mit denen Sie in der Einführung bekannt gemacht worden sind. Dabei sind viele der in der Folge vorgestellten Übungen unter funktionellen Gesichtspunkten ausgewählt und, wo immer möglich, mit sinnvollen, komplexen Bewegungsabläufen und Kombinationen angereichert worden.

So bündeln zum Beispiel die Burpees (siehe Seite 106) oder die Ausfallschritte mit Rumpfdrehung (siehe Seite 217) mehrere Bewegungsabläufe und sprechen so viele große Muskelgruppen gleichzeitig an. Diese Muskelgruppen lernen gemeinsam, immer besser zusammenzuarbeiten. Neben der Kraft fördern diese Übungen auch Ihre Beweglichkeit und Ihr Koordinationsvermögen. All das kann eine reduzierte Bewegung wie etwa die Beinpresse aus dem klassischen Studiotraining nicht leisten. Für alle, die vergessen haben, welche Vorteile (funktionelles) Bodyweight-Training mit sich bringt: Werfen Sie noch einmal einen Blick auf die Seiten 6 und 7.

TRAININGSLEHRE

Allgemeine Trainingsprinzipien

Im ganzen Dutzend zum Erfolg: Die folgenden zwölf universellen Gebote gelten für jedes Training. Unabhängig davon, welches Ziel Sie verfolgen, und unabhängig davon, welche motorischen Fähigkeiten ins Spiel kommen. Egal ob Sie Kraft, Ausdauer oder Schnelligkeit trainieren: Wenn Sie sich nur an eine der Regeln nicht halten, können Leistungseinbußen und Umwege auf dem Weg zum Trainingsziel die Folge sein. Doch keine Angst, diese Prinzipien werden Sie nicht überfordern. Einiges ist Ihnen vielleicht schon bekannt, der Rest alsbald verständlich.

Trainingsprinzip 1:
Fordern Sie Ihren Körper heraus

Die gute Nachricht: Ihr Körper macht, was Sie wollen. Wenn Sie joggen gehen, werden Sie ausdauernder. Wenn Sie Sprints trainieren, werden Sie schneller. Wenn Sie Liegestütze durchführen, wächst der Brustmuskel. Die Kehrseite: Wenn Sie nichts tun oder wieder aufhören, passiert nichts oder es geht alles wieder verloren.

Ihr Körper ist ein Wunderwerk der Anpassung. Sie müssen ihm nur Anlass dazu geben, sich in die richtige Richtung zu entwickeln. Dieser Anlass wird in der Sportwissenschaft Trainingsreiz genannt. Dieser Reiz ist dann wirkungsvoll, wenn er den Körper auf ungewohnte Weise fordert und so vor neue Herausforderungen stellt: Sie trainieren länger, intensiver oder überhaupt das erste Mal etwas, das Sie von Ihrem Körper noch nie gefordert haben. Der reagiert mit Anpassung, also mit mehr Kraft, mehr Ausdauer oder je nachdem, was Sie durch den Reiz abgerufen haben. Okay, und vorher vielleicht noch mit Muskelkater. Dieser Anpassungsprozess ist ein Überlebensgrundsatz, der in unserer heutigen Zeit überholt scheint (vor allem deshalb, weil ein Großteil der Bevölkerung auf dem Sofa sit-

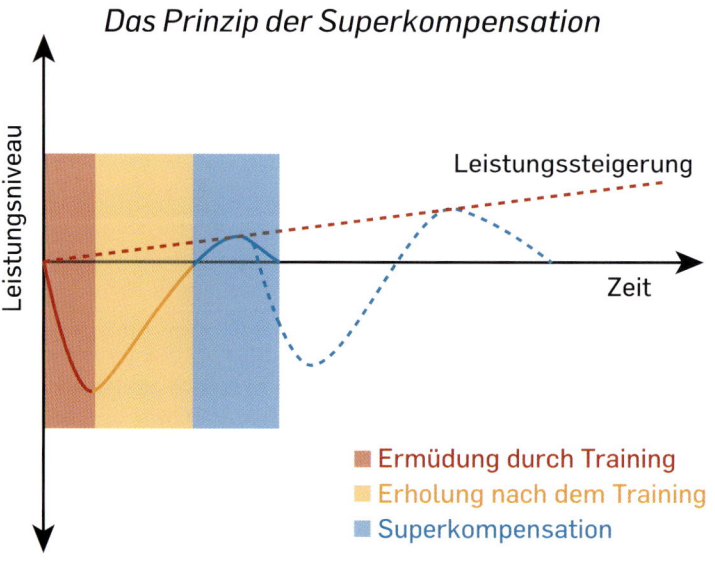

Das Prinzip der Superkompensation

■ Ermüdung durch Training
■ Erholung nach dem Training
■ Superkompensation

zend und Naschkram kauend alles dafür tut, ihn vergessen zu machen), aber in grauer Vorzeit darüber entschieden hat, wer dem Säbelzahntiger entkommen konnte und wer nicht. Und er funktioniert immer noch, denn Ihre Gene unterscheiden sich kaum von denen des ersten Zweibeiners.

Trainingswissenschaftlich beschreibt man diese Anpassungsprozesse mit dem Modell der Superkompensation (siehe Grafik). Zu erkennen ist, wie der Körper durch die Belastung (den Trainingsreiz) ermüdet und die Leistungsfähigkeit in den Keller geht (rot). Wenn er sich danach erholt, dann tut er alles dafür, um anschließend leistungsfähiger zu sein. Hier setzt die Superkompensation ein: Nachdem die Leistungsfähigkeit wiederhergestellt ist (gelb), steigt sie über das Ursprungsniveau hinaus an (blau). Jetzt sind Sie wieder am Zug: Sie nutzen die erhöhte Leistungsfähigkeit für ein erneutes Training, schaffen mehr, setzen so einen intensiveren Trainingsreiz und Ihr Körper reagiert mit noch mehr Anpassung. Im Idealfall schrauben Sie so Ihre Leistungskurve nach oben – und kommen Ihrem Ziel schnell näher.

Trainingsprinzip 2:
Geben Sie Ihrem Körper Zeit zur Erholung

Dieses Gebot steckt im ersten: Damit der Körper auf ein neues Leistungsniveau kommen kann, braucht er Zeit, um sich zu regenerieren. Diese Zeit ist ebenso wichtig wie das Training selbst! Denn wenn Sie das nächste Training zu früh ansetzen (in der gelben Phase der gegenüberliegenden Grafik), profitieren Sie nicht von mehr, sondern leiden unter weniger Leistung. Wer das immer wieder so macht, wird über kurz oder lang Leistung verlieren. Wenn Sie das Training hingegen zu spät ansetzen (nach dem Scheitelpunkt der Leistungskurve oder sogar nach der blauen Phase), sind Sie im günstigsten Fall auf dem alten Leistungsniveau (das gilt bis etwa eine Woche nach der Einheit). Wahrscheinlich aber haben Sie auch dann schon wieder Power oder Muskelmasse verloren und Ihr Trainingsziel bleibt in weiter Ferne.

Deshalb: Regenerieren Sie bewusst! Die entscheidenden Fragen sind: Wie lange müssen Sie Ihren beanspruchten Muskeln Ruhe gönnen? Und wann ist der optimale Zeitpunkt fürs nächste Training?

Die Antworten hängen von verschiedenen Faktoren ab, vor allem von Ihrem aktuellen Leistungsniveau und dem Umfang sowie der Intensität des Trainings, das vorausgegangen ist. Gut Trainierte erholen sich etwa doppelt so schnell wie untrainierte Personen. Andere Faktoren wie die Versorgungslage in Ihrem Körper (durch Essen und Trinken), Ihre Schlafmenge, mögliche Vergiftungserscheinungen durch Nikotin oder Alkohol, klimatische Bedingungen und vieles mehr spielen ebenfalls eine Rolle.

Nach 24 bis 72 Stunden ist die Regeneration normalerweise abgeschlossen. Faustregel: Je intensiver das Training, desto länger die benötigte Regenerationszeit. Grobe Richtwerte liefert die Tabelle auf der Folgeseite. Die dort angegebenen Zeiten beziehen sich auf die Muskeln beziehungsweise Körperstrukturen, die trainiert worden sind. Andere Muskeln oder motorische Fähigkeiten können Sie schon vor Ablauf der Regenerationszeit wieder in Angriff nehmen. Der nebenstehende Zeitplan zeigt, was in der Regenerationsphase im Einzelnen passiert.

Trainingsprinzip 3:
Bleiben Sie am Ball

Sie haben vom Trainingsreiz gelesen und der Bedeutung der Erholungsphase nach der Belastung. Damit ist ein Trainingszyklus erfolgreich abgedeckt. Doch ein Training ist kein Training: Ein erneuter Reiz muss her, damit sich Ihr Körper weiterentwickeln kann. Und die gezeigte Grafik macht deutlich: Nach

Chronologie der Regeneration
Diese Aufstellung zeigt wichtige Schritte der körperlichen Wiederherstellung:

Nach wenigen Minuten:
Die Kreatin-Phosphat-Speicher, die schnellste Energiequelle im Körper, werden aufgefüllt.

Nach einer halben Stunde:
Die Konzentration des bei der Energiegewinnung im Muskel entstandenen Laktats erreicht wieder Normalwerte.

Nach etwa einer Stunde:
Zunahme der Proteinbiosynthese: Eine verstärkte Neubildung und Programmierung von Proteinen setzt ein.

Nach etwa 90 Minuten:
Wechsel in die anabole (aufbauende) Stoffwechsellage: Der Körper baut neue Strukturen in der Muskulatur auf.

Nach etwa zwei Stunden:
Die Steuerungsmechanismen der trainierten Muskeln normalisieren sich.

Ab etwa sechs Stunden:
Das Blut wird wieder dünner, insgesamt normalisiert sich der Flüssigkeitshaushalt.

Nach etwa einem Tag:
Die durch das Training leer gesaugten Glykogenspeicher der Leber werden wieder gefüllt.

Ab etwa zwei Tagen:
Die im Training aufgebrauchten Glykogenspeicher der Muskeln werden wieder gefüllt.

Ab etwa drei Tagen:
Das Immunsystem ist wieder so leistungsfähig wie vorher. Im Muskel verbrauchte Fette werden wieder eingelagert.

TRAININGSLEHRE

REGENERATIONSZEITEN NACH BESTIMMTEN BELASTUNGEN	
Trainingsform	**Benötigte Mindestregenerationszeit**
Lockeres Fitnesstraining (Aktivierung des Körpers ohne große Belastung)	*Trainierte: –* *Untrainierte: 12 Stunden*
Kraftausdauertraining (Krafttraining mit mittleren Gewichtsbelastungen)	*Trainierte: 24 Stunden* *Untrainierte: 48 Stunden*
Maximalkrafttraining (Krafttraining mit hoher Gewichtsbelastung)	*Trainierte: 48 Stunden* *Untrainierte: 72 Stunden*
Grundlagenausdauertraining (zum Beispiel 1 Stunde Laufen, 2 Stunden Radfahren)	*Trainierte: 12 Stunden* *Untrainierte: 24 Stunden*
Intensives Ausdauertraining (schnelle Lauftrainingseinheiten, Intervalltraining)	*Trainierte: 24 Stunden* *Untrainierte: 48 Stunden*

dem Training ist vor dem Training und eine gewisse Regelmäßigkeit notwendig. Grundregel: Wenigstens zweimal pro Woche sollten Sie einen Bereich oder eine Fähigkeit trainieren, damit Sie sich dort verbessern oder Ihrem Ziel insgesamt näherkommen. Besser sind drei oder mehr Einheiten – natürlich unter Einhaltung der Regenerationszeiten.

Trainingsprinzip 4:
Wärmen Sie sich vor jeder Belastung auf

Ein Warm-up-Programm vor Ihrer Workout-Einheit ist nicht nur dann angesagt, wenn es draußen kalt ist: Aufwärmen ist immer Pflicht bei jeder Art von Training! Warum? Es ist der Schutz schlechthin vor Verletzungen! Und es macht Sie um einiges leistungsfähiger im nachfolgenden Training!

Der wichtigste Effekt ist eine verbesserte Durchblutung. Wenn Sie das Warm-up durchführen, steigt mit dem Puls auch der Blutdruck und die Leber setzt zusätzliches Blut frei. Dadurch verbessert sich die Versorgungslage enorm, der Körper wird vermehrt mit Nährstoffen und Sauerstoff versorgt. Ein mehr an Blut lässt zudem die Muskelfasern reibungsloser kontrahieren und entspannen, was zu einer erhöhten Flexibilität und letztlich Dehnfähigkeit der Fasern führt. In diesem aktivierten Zustand sinkt der Energieverbrauch der Muskulatur, sie arbeitet effektiver, was Sie leistungsfähiger macht.

Das Warm-up wirkt aber nicht nur über das Blutsystem. Es beschleunigt zugleich chemische Prozesse in den Muskeln sowie die Übertragung von Nervenimpulsen. Auch der Stoffwechsel wird aktiviert, was die Energiebereitstellung verbessert. Schließlich werden auch gelenkschützende Prozesse eingeleitet: Es entsteht mehr Gelenkflüssigkeit und die Bildung von Gelenkknorpel als wichtiger Puffer im Gelenk wird angeregt. Insgesamt wächst der Bewegungsspielraum der Gelenke und das gelenkübergreifende Zusammenspiel mehrerer Muskeln verbessert sich. Alles in Ihrem Körper ist also auf den Punkt optimal eingestimmt, wenn schließlich das Training beginnt. Nicht zuletzt fördert Aufwärmen maßgeblich psychomotivatorische Eigenschaften wie Konzentration, Aufmerksamkeit und Lernvermögen. Verantwortlich dafür sind vor allem in der Aufwärmphase ausgeschüttete Hormone wie Dopamin, Adrenalin und Noradrenalin.

Das perfekte Warm-up-Programm
Gönnen Sie Ihrem Körper wenigstens zehn Minuten, um in Schwung zu kommen. In dieser Zeit können Sie verschiedene Elemente

kombinieren (komplette Warm-up-Programme finden Sie auf Seite 292):

- Ideal ist zum einen lockeres Kardiotraining, also Laufen (auch auf dem Laufband), Radfahren (auch auf dem Ergometer) oder Aufwärmen an Geräten wie dem Crosstrainer oder der Rudermaschine. Fünf Minuten sind bereits ausreichend.
- Dazu können Sie (kraft)ausdauerbetonte lockere Übungen durchführen, Seilspringen zum Beispiel oder eine der effektiven Übungen im Aufwärm-Übungskapitel ab Seite 98. Versuchen Sie, möglichst alle Bereiche des Körpers zu aktivieren – in jedem Fall aber die zu trainierende Muskulatur. Es hilft eher wenig, wenn Sie zum Aufwärmen 50 Liegestütze machen, um dann ein komplettes Bein-Programm durchzuziehen.
- Aktivieren Sie noch ein paar Minuten lang alle Gelenke im Körper, zum Beispiel durch lockeres Armkreisen, Rumpfdrehungen, einen Kniehebelauf etc.
- Zu diesem allgemeinen Warm-up kann es bei intensivem Training und komplexen Übungen hilfreich sein, ein zusätzliches spezielles Warm-up durchzuführen, also einen lockeren Satz vor den eigentlichen Sätzen einer Übung. Das schult auch gleich den Bewegungsablauf.

Drei wichtige Regeln rund ums Warm-up:
- Das Aufwärmprogramm soll aktivieren, nicht erschöpfen. Sie dürfen Ihren Körper ruhig schonend fordern, aber entziehen Sie ihm nicht die Power, die er in der eigentlichen Einheit bringen soll.
- Das Training sollte unmittelbar ans Warm-up anschließen. Schon nach fünf Minuten nähern sich die eben noch aktivierten Systeme wieder dem nicht aufgewärmten Zustand, auch wenn die Körpertemperatur noch fühlbar erhöht ist.
- Wenn Sie unter Zeitdruck stehen, dann lassen Sie lieber eine Übung Ihres Workouts ausfallen als das Warm-up oder auch nur Teile davon.

Trainingsprinzip 5:
Versorgen Sie Ihren Körper mit Energie

Ohne Energie in Form von Nahrung werden Sie weder leistungsfähiger noch muskulöser. Punkt. Merken Sie sich diese goldene Regel: Am Erfolg Ihres Trainings sind zu gleichen Teilen das Training selbst, die Regeneration danach sowie die Energieversorgung beteiligt. Training alleine genügt nicht! Ihre Muskeln und alle anderen Systeme und Zellen im Körper brauchen Futter, damit sie wachsen oder mehr Power bringen können. Vor, während und nach dem Training. Es kommt nicht nur darauf an, was Sie essen, sondern auch, wie viel und wann Sie Energie zu sich nehmen.

Alle, die abnehmen wollen, werden sich jetzt vielleicht fragen, warum sie essen sollen, wo sie doch mit weniger essen schneller abnehmen. Diese Rechnung kann kurzfristig aufgehen. Für anhaltende Abnehmerfolge brauchen Sie aber eine Muskulatur, die nicht nur den Körper strafft, sondern auch als Stoffwechselgewebe Energie verzehrt und Körperfett-Depots den Platz wegnimmt (Letzteres passiert im Muskelgewebe, in dem auch Fette eingelagert sind). Zudem macht kein Training auf Dauer Spaß, in dem Sie permanent unterversorgt sind und immer schlechtere Ergebnisse erzielen. Im Sinne der Fitness gilt also: Wer trainiert, isst und trinkt auch mehr – und verliert dennoch Körperfett! Die wichtigsten Informationen zur trainingsbegleitenden Ernährung finden Sie ab Seite 75.

Trainingsprinzip 6:
Versorgen Sie Ihren Körper mit Sauerstoff

Luft und der darin enthaltene Sauerstoff halten Sie nicht nur am Leben, sondern sind auch fürs Training essenziell. Denn Sauerstoff wird

TRAININGSLEHRE

in vielen Belastungssituationen benötigt, um Energie zu gewinnen. Dazu wird er in den Mitochondrien Ihrer Muskelzellen zusammen mit Fetten und Kohlenhydraten verfeuert.

Sie denken, Sie atmen schon immer richtig? Mag sein. Dennoch gibt es viele Übungen gerade beim Eigengewichtstraining, bei denen die Versuchung groß ist, nicht optimal zu atmen. Grundsätzlich gilt: Sie atmen aus, wenn Sie einen Widerstand überwinden, Ihre Muskulatur also in der konzentrischen Belastungsphase kontrahiert – zumeist der Weg von der Ausgangs- in die Endposition einer Übung. Dann atmen Sie wieder ein, wenn Sie dem Widerstand nachgeben, Ihre Muskulatur also in der exzentrischen Belastungsphase wieder auseinandergezogen wird. Das ist zumeist der Weg zurück in die Ausgangsposition.

Bei komplexen Übungen mit längeren Bewegungsabläufen, die über einen Atemzyklus hinausgehen, ist oft nicht ganz klar, wie Sie atmen sollen. Letztlich müssen Sie es für sich ausprobieren, doch beherzigen Sie eine Regel: Sorgen Sie in jedem Fall dafür, dass der Atem durchgehend fließt! Das gelingt zum Beispiel bei statischen Halteübungen nicht immer. Da ist die Versuchung groß, mit der Spannung auch den Atem anzuhalten. Die Folge ist eine sofortige Unterversorgung der Muskulatur einschließlich des Herzens. Gleichzeitig steigt der Blutdruck – eine unschöne Folge für all diejenigen, die eben damit Probleme haben. Die bei den meisten statischen Übungen eingebundene Bauchmuskulatur verschärft die Situation, denn sie fungiert gleichzeitig als Atemhilfsmuskulatur. Diesem Luftanhalten folgt zumeist ein stoßweises, heftiges und kurzes Ausatmen, bei dem nicht die ganze verbrauchte Luft aus den Lungen gedrückt wird, sodass beim nächsten Einatmen weniger Sauerstoff zur Verfügung steht – ein Teufelskreis bei der Sauerstoffversorgung. Vermeiden Sie diese ungünstige Pressatmung in jedem Fall. Eine Möglichkeit bei den angesprochenen Halteübungen ist es, „hechelnd" zu atmen, aber ohne zu hyperventilieren, bitte! Experten sprechen auch davon, „hinter" die Bauchspannung zu atmen. So vermeiden Sie zumindest einen Anstieg des Blutdrucks.

Trainingsprinzip 7:
Trainieren Sie mit passender Intensität

Die im ersten Trainingsgebot beschriebenen Anpassungsprozesse funktionieren nur, wenn der Trainingsreiz ausreichend groß ist. Das bedeutet: Wer Trainingserfolge feiern will, muss seinen Körper auf ungewohnte Weise fordern – durch mehr Gewicht, zusätzliche Wiederholungen, neue Bewegungsabläufe, kürzere Übungspausen, weitere Strecken und so weiter. Nur dann sieht er die Notwendigkeit, sich im Sinne der Superkompensation anzupassen und zu verbessern. Entspricht der Trainingsreiz genau Ihrem Leistungsstand, werden Sie diesen halten. Ist der Trainingsreiz so schwach, dass sich der Körper unterfordert fühlt, verpufft die Wirkung. Doch woher sollen Sie wissen, ob Ihr Trainingsreiz groß genug ist? Ganz einfach: Sie werden es schon merken. Wenn Sie beim Training ins Schwitzen oder außer Atem kommen, wenn Ihre Muskeln anfangen zu brennen, wenn Sie Probleme bekommen, eine weitere Wiederholung auszuführen – dann machen Sie alles richtig. Wenn sich anschließend Muskelkater bemerkbar macht, ist das auch ein gutes Zeichen, dass Sie Ihren Körper ausreichend gefordert haben – was aber nicht bedeutet, dass Sie es nun jedes Mal auf einen Muskelkater anlegen müssen (siehe auch den Kasten gegenüber). Wer seine Belastungsgestaltung genauer steuern will, führt ein Trainingstagebuch. Dort halten Sie Ihre Bestleistungen beziehungsweise die Leistungen der letzten Trainingseinheit einfach fest. Und sehen so auf einen Blick, was Sie zusätzlich leisten müssen, um neue adäquate Reize zu setzen. Übrigens: Für jedes Trainingsziel gibt es einen optimalen Belas-

DIE BORG-SKALA ZUR BELASTUNGSBESTIMMUNG				
Borg-Wert	Entspricht etwa einer Belastung von (Pulswert)	Entspricht etwa einer Belastung von (Watt)	Belastungsempfinden	Atemnotempfinden
6	60	20–30		
7	70	30–50	sehr, sehr leicht	keins
8	80	40–70		
9	90	50–90	sehr leicht	keins
10	100	65–110		
11	110	80–130	leicht	gering
12	120	95–150		
13	130	110–170	etwas anstrengend	spürbar
14	140	125–190		
15	150	140–210	anstrengend	stark
16	160	155–230		
17	170	170–250	sehr anstrengend	sehr stark
18	180	185–270		
19	190	200–290	sehr, sehr anstrengend	sehr, sehr stark
20	200	210–310 und mehr	zu stark, Aufgabe	

tungsbereich. Von Ziel zu Ziel fällt der Trainingsreiz also anders aus. Wenn Sie wissen wollen, wie Sie fürs Abnehmen, für den Muskelaufbau oder für mehr Kraft optimal trainieren, werfen Sie einen Blick auf die Trainingszieltabelle auf Seite 64.

Hören Sie auf Ihren Körper

Da Sie Ihre Leistungsentwicklung beim Training mit dem Körpergewicht nicht anhand von Gewichtseinheiten (wie an Maschinen im Studio) dokumentieren können, ist es hilfreich, eine andere Möglichkeit zu finden, mit der sich die Intensität bestimmen lässt. Lassen Sie zum Beispiel Ihr Gefühl entscheiden, wie Sie trainieren. Vorreiter für die Trainingssteuerung nach subjektivem Belastungsempfinden ist der schwedische Sportwissenschaftler Gunnar Borg. Er hat eine Einteilung geschaffen, die das persönliche Empfinden bewertet und sich zugleich an einem echten körperlichen Belastungsparameter orientiert: dem Puls.

Wirksames Training beginnt mit Borg 11 und endet für Fitnesssportler etwa bei Borg 17. Borg 11 bis 14 entspricht etwa dem Ausdauer- und Kraftausdauer-, Borg 15 bis 17 dem Hypertrophie- und Borg 17 und mehr dem Maximalkrafttraining. Die letzten drei Belastungsstufen sind zumeist nur für Leistungssportler geeignet.

Auch wenn es anfangs ein wenig ungewohnt erscheint, „einfach nur" in sich hineinzufühlen: Diese Methode der Trainingssteuerung ist von Leistungssportlern wie von Rehapatienten

Katerstimmung
Muskelkater wird durch Minirisse in Bindegewebsanteilen der kontraktilen Elemente, also auf kleinster Zellebene, hervorgerufen. Er sagt Ihnen: Bravo, der Trainingsreiz war ausreichend – auch wenn Muskelkater an sich kein direktes Indiz für Muskelwachstum oder anderweitigen Trainingserfolg ist. Die beschriebenen Risse gehören zu den Anpassungsprozessen der Muskulatur und sind zunächst einmal nichts Schlimmes. Sie sollten nur aufpassen, dass Sie die betroffenen Muskeln nicht zu früh wieder zu heftig fordern. Ansonsten können aus den kleinen Rissen größere Verletzungen entstehen. Trainieren Sie also nie gegen stärkere Schmerzen an, sondern warten Sie, bis diese abgeklungen sind. Moderates Training bei Muskelkater ist aber erlaubt – und sogar sinnvoll.

TRAININGSLEHRE

MÖGLICHKEITEN DER BELASTUNGSANPASSUNG	
Was Sie anpassen können	**Beispiele**
Trainingshäufigkeit	• mehr Einheiten pro Woche (Regenerationszeiten beachten)
Trainingsdauer	• längere Einheiten (etwa 3 x 40 Minuten statt 3 x 30 Minuten)
Trainingsumfang	• mehr Wiederholungen pro Satz • mehr Übungen für eine Muskelgruppe
Trainingsintensität	• komplexere Varianten (etwa einbeinige statt beidbeinige Kniebeugen oder breite statt enge Klimmzüge)
Trainingsdichte	• kürzere Pausen zwischen Übungen oder Sätzen

erprobt. Sie hat den Vorteil, dass Sie sich und Ihren Körper besser kennenlernen und somit auch ein besseres Gefühl für Ihre Tagesform bekommen. Außerdem trainieren Sie auf diese Weise zumeist intensiver. Studien zeigen, dass Sie mehr Power entwickeln, wenn Sie sich auf das Training sowie die geforderten Muskelgruppen voll konzentrieren.

Trainingsprinzip 8:
Entwickeln Sie die Belastungen weiter
Sie wissen: Ihr Körper ist ein Meister der Anpassung. Möglicherweise spüren Sie es auch schon am eigenen Leib und feiern die ersten Trainingserfolge. Die logische Konsequenz zunehmender Leistungsfähigkeit: Was für Ihren Körper heute noch anstrengend ist, wird ihm bald schon keine Mühe mehr machen. Aus diesem Grund sollten Sie die Belastungen im Training regelmäßig immer weiter steigern. Dazu gibt es verschiedene Möglichkeiten, die sogenannten Belastungsnormative zu verändern – das sind die Faktoren, die die Belastung beeinflussen. Der oben stehenden Tabelle können Sie entnehmen, wie Sie Ihr Eigengewichtstraining steuern können – ganz ohne Hantelscheiben oder Gewichtsblöcke.

Bitte übertreiben Sie es nicht, wenn Sie Ihr Training anpassen. Gerade bei Einsteigern stellen sich schnell Erfolge ein, die dazu verleiten, zu viel auf einmal zu machen. Ein grober Richtwert für die maximal erlaubte Ausweitung Ihres Trainings: Zehn Prozent pro Woche, wobei diese Zahl immer nur für jeweils eine der genannten Stellschrauben gilt. Nehmen Sie sich auch bitte nicht vor, jede Woche zehn Prozent mehr leisten zu wollen, ansonsten sind Rückschläge oder Verletzungen programmiert.

Es ist im Übrigen sinnvoll, zunächst die Trainingshäufigkeit zu erhöhen, soweit das Ihr Terminkalender und die benötigten Regenerationszeiten zulassen. Dann dürfen Sie die Dauer oder den Umfang eines Trainings ausbauen, erst zum Schluss sollten Sie die Intensität bei einer Übung erhöhen beziehungsweise die Pausen eindampfen.

Trainingsprinzip 9:
Bringen Sie Vielfalt ins Training
Gut, Sie wissen inzwischen, dass sich Ihr Körper an Belastungen gewöhnt. Deswegen absolvieren Sie auch fleißig immer mehr Wiederholungen oder Sätze. Doch warum führen Sie stets den gleichen Crunch, die gleiche Liegestütze oder den gleichen Ausfallschritt aus? Am Mangel an Alternativen kann es nicht liegen, wie das umfangreiche Übungskapitel beweist. Selbst wenn Sie immer mehr Wiederholungen von diesem einen Crunch machen: Ihre Muskulatur stellt sich auf den Bewegungsablauf ein, arbeitet immer effizienter –

was ein schöner Trainingserfolg mit Blick auf die Leistungsfähigkeit bei dieser einen Bewegung ist, Sie aber weder in Sachen Muskelaufbau zum Ziel führt noch zu einem optimalen allgemeinen Leistungsschub verhilft. Und soll der immer gleich trainierte Muskel plötzlich andersartige Bewegungen durchführen, ist er schnell überfordert.

Merken Sie sich diese Regel: Je mehr Sie Ihren Körper mit neuen Herausforderungen überraschen, desto effektiver ist das Training mit Blick auf die generelle Leistungsfähigkeit – gerne auch in jeder Übung oder gar in jeder Wiederholung. Das schult die Muskulatur rundum und kitzelt neben zusätzlicher Kraft noch Verbesserungen in Sachen Beweglichkeit und Koordination heraus. Zudem wirkt viel Abwechslung motivierend, denn nichts ermüdet so sehr wie Routine.

Auch gesundheitlich gibt es nur Vorteile, wie ein Beispiel mit der tiefen Rückenmuskulatur zeigt: Wenn diese im Training schon Dutzende Abweichungen von einer normalen Bewegung wie dem geraden Aufrichten des Körpers durchgeführt hat, ist sie weniger überrascht, wenn eine solche abweichende Bewegung plötzlich im Alltag auftritt. So lässt sich auch ein Hexenschuss verhindern, der schon beim Anheben eines Autoreifens in Kombination mit einer unglücklichen kleinen Rotation im Rumpf entstehen kann.

Hier sind zwölf Vorschläge, wie Sie Ihr Training immer wieder neu gestalten können. Mehr Ideen liefern die Trainingskonzepte und Intensivierungstechniken ab Seite 55 – und mehr Sicherheit die Tipps ab Seite 69:

- Wechseln Sie nach etwa sechs bis acht Wochen einige der Übungen aus.
- Betonen Sie die exzentrische Phase, also das Zurückführen. Bei Liegestützen beispielsweise kann es sehr effektiv sein, den Körper betont langsam in Richtung Boden absinken zu lassen.
- Variieren Sie die Bewegungsgeschwindigkeiten in Übungen oder Sätzen.
- Führen Sie „Stotterbewegungen" aus, bei denen eine komplette Bewegung nicht flüssig, sondern mit kleinen, gern auch immer wechselnden Zwischenstopps ausgeführt wird.
- Ändern Sie die Abfolge der Übungen in einem Workout oder führen Sie Zirkeldurchgänge aus, anstatt Übung für Übung abzuschließen.
- Führen Sie Übungen einseitig aus.
- Absolvieren Sie Übungen isometrisch anstatt dynamisch oder umgekehrt.
- Verändern Sie die Körperhaltung. Bei Crunches zum Beispiel können Sie die Intensität justieren, indem Sie einfach die Armposition verändern.
- Ändern Sie den Bewegungsablauf – beispielsweise bei einem Klimmzug, bei dem Sie sich nicht gerade nach oben, sondern schräg zu einer Hand hochziehen.
- Variieren Sie Grifftechniken (Beispiel Klimmzug: Ober- statt Untergriff) oder Stütztechniken (Beispiel Liegestütz: auf Fäusten anstatt auf flachen Händen).
- Nutzen Sie das, was Ihre Umgebung hergibt, als Trainingsgerät: Wasserflaschen, Bücher, Papierkörbe, Absperrbügel, Kantsteine und so weiter. Eine Auflistung der praktischsten Alltagsgegenstände zum Training finden Sie auf Seite 96.
- Wechseln Sie die Trainingsumgebung: Führen Sie zum Beispiel Liegestütze im Sand aus oder Kniebeugen am schrägen Hang.

Trainingsprinzip 10:
Trainieren Sie rundum ausgewogen

Wer immer nur dieselben Muskeln oder Fertigkeiten trainiert, wird früher oder später an seine Grenzen stoßen – und möglicherweise unter Beschwerden zu leiden haben. Sie wissen ja: Alles in Ihrem Körper hängt zusammen. Das haben Sie schon dem Modell der

TRAININGSLEHRE

Funktionskreise entnehmen können. Doch die körperliche Einheit geht über muskuläre Funktionskreise hinaus. So kann zum Beispiel die Kopfhaltung beim Laufen Auslöser für Beschwerden an der Achillessehne sein. Und ein linkshändiger Tennisspieler, dem rechts der Blinddarm herausoperiert wurde, wird danach möglicherweise nicht mehr so hart aufschlagen können, da das Narbengewebe die Bogenspannung im Körper stört. Warum das für Sie interessant ist? Schwachstellen und selbst minimale Haltungsfehler im Körper sorgen für Dysbalancen, die die Leistungsfähigkeit senken, sich im Laufe der Zeit zu handfesten Beschwerden entwickeln und schließlich zu Verletzungen führen können.

Eins steht fest: Jeder hat solche Dysbalancen im Körper, die sich allerdings nicht immer zwingend negativ bemerkbar machen müssen. Es geht schon damit los, was landläufig als Schokoladenseite bezeichnet wird. Wenn Sie Rechtshänder sind, wird ihr rechter Arm sicher kräftiger sein als der linke (von den Armverhältnissen eines Tennisspielers ganz zu schweigen). Zudem wird es Ihnen wahrscheinlich schwerfallen, mit links zu schreiben – die Bewegungsabläufe sind im Gehirn nur für die rechte Seite abgespeichert. Das alles ist per se nicht schlecht, kann nur dazu führen, dass die ausführende Seite einer Bewegung immer kräftiger und geschulter wird, während die andere zusehends verkümmert.

Seine Fitness zu verbessern bedeutet also auch, diesen Dysbalancen auf die Spur zu kommen und sie dann auszugleichen. Das geht ganz einfach:

- Führen Sie die ab Seite 9 vorgestellten Tests regelmäßig alle zwei bis drei Monate durch und achten Sie bei einseitigen Prüfungen darauf, ob eine Seite schwächer ist als die andere.
- Seien Sie grundsätzlich wachsam für eine fehlende Ausgewogenheit im Körper. Achten Sie bei allen Übungen, die einseitig ausgeführt werden, darauf, dass die Belastung und der Umfang im Training auf beiden Seiten stets gleich groß sind.
- Dysbalancen können auch zwischen Agonisten und Antagonisten auftreten, also zwischen Bizeps und Trizeps, zwischen Bauch- und Rückenmuskulatur etc. Achten Sie auch hier darauf, dass Sie die jeweiligen Muskelgruppen gleich trainieren und keine vernachlässigen.
- Sollte bei Ihnen eine Seite deutlich schwächer sein als die andere (zum Beispiel nach einer Verletzung), kümmern Sie sich verstärkt um diese Seite, bis sie mit der anderen wieder mithalten kann. Dann trainieren Sie wieder ausgewogen.

Trainingsprinzip 11:
Planen Sie Ihr Training mit Methode

Schnell kann es passieren, dass Sie in einem gewohnten, immer wiederkehrenden oder ziellosen Trainingstrott stecken, ohne es zu merken. Sie denken, Sie tun etwas für sich. Stimmt. Aber Sie könnten es deutlich besser machen. Denn mehr Erfolg verspricht es, sein Training mittel- und langfristig zu planen. So können Sie Schwerpunkte festlegen, von vornherein für geplante Abwechslung sorgen, saisonale Gegebenheiten berücksichtigen, Übertraining vermeiden und vieles mehr. Was fast noch wichtiger ist: Wer plant, hat ein Ziel vor Augen (siehe nächstes Trainingsprinzip). Sie glauben gar nicht, wie viele Menschen „planlos" trainieren. Ab Seite 52 erfahren Sie, wie Sie einen für Sie passenden Trainingsplan erstellen. Und ab Seite 291 finden Sie vorgefertigte Trainingspläne, mit denen Sie sofort loslegen können.

Trainingsprinzip 12:
Setzen Sie sich Trainingsziele

Ihr Einsatz im Training wird nur dann maximale Erfolge erzielen, wenn Sie zunächst überlegen, was Sie eigentlich wollen. Denn von Ihrem konkreten Ziel hängt die Gestaltung des passenden Trainings ab. Die Betonung liegt auf „konkret": Ihre Zielformulierung sollte so klar wie möglich umrissen sein. „Zehn Kilo weniger bis zum Urlaub am 1. August", das ist nachvollziehbar, messbar, unterteilbar und damit realistisch und motivierend. „Ein bisschen abnehmen bis zum Sommer" ist dagegen Wischiwaschi und zum Scheitern verurteilt.

Halten Sie Ihr Ziel schriftlich fest, machen Sie einen Zeitplan und bauen Sie dann alle sechs bis acht Wochen ein Zwischenziel ein, zum Beispiel so was wie: „Die ersten zwei Kilo sind bis zum 1. März weg", „50 Crunches am Stück bis zum 30. November schaffen" oder „Sportabzeichen am ersten Maiwochenende ablegen". Diese Zwischenziele motivieren ungemein – auch und gerade in den Zeiten, in denen sich nach anfänglicher Euphorie der Trainingsalltag einstellt und Tage mit sich bringt, an denen sich jede Übung zäh und mühsam anfühlt. Zudem helfen sie dabei, Ihre Trainingsentwicklung abzuprüfen und dafür zu sorgen, dass sich Ihr ambitioniertes Ziel jederzeit realistisch anfühlt. Sollten Sie dann aus irgendwelchen Gründen ein Zwischenziel nicht ganz erreichen, können Sie frühzeitig gegensteuern und entsprechend mehr Gas geben oder aber gegebenenfalls Ihr großes finales Ziel anpassen. All das ist besser, als erst gegen Ende festzustellen, dass Sie Ihr Ziel niemals erreichen werden.

	ALLE TRAININGSPRINZIPIEN AUF EINEN BLICK
Trainingsprinzip 1	*Fordern Sie Ihren Körper heraus – indem Sie Trainingsreize setzen.*
Trainingsprinzip 2	*Geben Sie Ihrem Körper Zeit zur Erholung – indem Sie regenerieren.*
Trainingsprinzip 3	*Bleiben Sie am Ball – indem Sie regelmäßig trainieren.*
Trainingsprinzip 4	*Wärmen Sie sich vor jeder Belastung auf.*
Trainingsprinzip 5	*Versorgen Sie Ihren Körper mit Energie – durch Essen und Trinken.*
Trainingsprinzip 6	*Versorgen Sie Ihren Körper mit Sauerstoff – mit der richtigen Atmung.*
Trainingsprinzip 7	*Trainieren Sie mit passender Intensität – und hören Sie dabei auf Ihren Körper.*
Trainingsprinzip 8	*Entwickeln Sie die Belastungen weiter – indem Sie sich stetig steigern.*
Trainingsprinzip 9	*Bringen Sie Vielfalt ins Training – indem Sie sich abwechslungsreich fordern.*
Trainingsprinzip 10	*Trainieren Sie rundum ausgewogen – indem Sie Dysbalancen vermeiden.*
Trainingsprinzip 11	*Planen Sie Ihr Training mit Methode – auch mittel- und langfristig.*
Trainingsprinzip 12	*Setzen Sie sich Trainingsziele – konkret und realistisch.*

TRAININGSLEHRE

So gestalten Sie Ihr eigenes Training

In diesem Kapitel lernen Sie, Ihren eigenen Trainingsplan anzulegen und mit Leben zu füllen. Freuen Sie sich auf die wichtigsten Zeitplanungsinstrumente, die besten Trainingsformen, die passenden Belastungswerte und die effektivsten Intensivierungstechniken. Das Ganze optimal zugeschnitten auf das Training mit dem eigenen Körpergewicht. Kurz: Planen Sie Ihren Traumkörper!

Der Trainingsplan

Soeben haben Sie erfahren, dass ein Ziel in vielfacher Hinsicht notwendig ist, wenn Sie Erfolg und Spaß beim Training haben wollen. Das klingt fast selbstverständlich, doch viele Menschen haben tatsächlich kein konkretes Trainingsziel. Und damit haben sie auch keinen Plan. Ihnen passiert das in Zukunft sicher nicht mehr.

Ziel festlegen und Zeiteinsatz definieren

Überlegen Sie sich zunächst, wie Ihre Zielsetzung aussieht. Das kann alles sein: X Kilos loswerden, den Körperfettanteil um X Prozent reduzieren, X Kilo Muskelmasse aufbauen, neue Bestzeiten in jeder denkbaren Disziplin erreichen, zum Strandurlaub ein Sixpack vorweisen, den Bizeps um fünf Zentimeter wachsen lassen, ein Sportabzeichen ablegen usw. Bleiben Sie bitte realistisch: Ein Sixpack beispielsweise ist nicht in wenigen Wochen zu haben. Auch zehn Kilo in zehn Tagen abzunehmen wird niemand auf gesunde Weise schaffen. Ihr Wunschziel gibt somit dem Trainingsplan schon eine entscheidende Komponente auf den Weg: die realistische Zeitspanne. Falls Sie keinen feststehenden Zeitpunkt für Ihr Ziel (einen Wettkampf, einen Urlaub, eine Prüfung o. Ä.) haben, planen Sie ruhig ein wenig Puffer ein. Sie müssen sich das Leben ja nicht unnötig schwer machen.

Zu einer realistischen Planung gehört es, Ihre Lebensgewohnheiten mit einzubeziehen. Ihr Kalender gibt vor, wann und wie viel Sie trainieren können. Ausnahmen sind hier natürlich erlaubt: Wenn Ihnen Ihr Training so wichtig ist, dass Sie dafür den Kinoabend mit der Liebsten sausen lassen, wird niemand (außer ihr) etwas dagegen haben. Am besten überschlagen Sie zwei Dinge: wie viele Stunden Sie ungefähr pro Woche für das Training investieren können und an welchen Tagen und zu welcher Uhrzeit Sie Ihre Workouts einbauen können.

Training in Zyklen

Eine effektive Methode der Planung, die auch Profi-Sportler anwenden, ist die Trainingsperiodisierung, die auf einem zyklischen Aufbau des Trainings beruht. Dabei wird ein Zeitraum (wie zum Beispiel ein Kalenderjahr oder die Frist bis zur Erfüllung eines konkreten Ziels) in mehrere Zyklen unterteilt, die ebenfalls aus mehreren Zyklen bestehen. Diese Elemente sind zur Trainingsperiodisierung üblich:

- Der Makrozyklus ist die längste Zeitspanne des Trainingsplans und dauert in der Regel drei bis zwölf Monate.
- Der Mesozyklus ist ein mittelfristiger Zyklus von zumeist vier bis zwölf Wochen.
- Der Mikrozyklus ist eine Zykluseinheit auf Wochenebene und umfasst normalerweise ein bis drei Wochen.
- Die Trainingseinheit, (hier) auch Workout genannt, stellt die unterste Ebene des Trainingsplans dar (abgesehen natürlich von den Elementen eines Workouts, den Übungen und Wiederholungen).

KAPITEL 2

Kalendarische Beispielplanung mit Belastungsintensitäten

Makrozyklus 1: Winterspeck loswerden und überall Muskeln aufbauen

Fett runter — JANUAR

	Mo	Di	Mi	Do	Fr	Sa	So
1. Woche Belastung 11-13	A 11	–	A&K 12	–	K 13	A 11	–
2. Woche Belastung 12-14	A&K 12	–	K 13	–	A 14	A&K 12	–
3. Woche Belastung 13-15	K 13	–	A 14	–	A 15	K 13	–
4. Woche Belastung 11-12	Schwimmen regenerativ	–	A 11	–	K 12	Laufen regenerativ	–

Kraftausdauer — FEBRUAR

	Mo	Di	Mi	Do	Fr	Sa	So
1. Woche Belastung 12-14	Schwerpunkt Oberkörper ...						
2. Woche Belastung 13-15	Schwerpunkt Beine ...						
3. Woche Belastung 14-16	Schwerpunkt Rumpf ...						
4. Woche Belastung 12-13	Ganzkörper						

Muskelaufbau — MÄRZ

	Mo	Di	Mi	Do	Fr	Sa	So
1. Woche Belastung 13-15	Schwerpunkt Beine	-					
2. Woche Belastung 14-16	Schwerpunkt Oberkörper, Intensivierungstechniken						
3. Woche Belastung 15-17	Ganzkörper Intervalltraining						
4. Woche Belastung 13-14	Ganzkörper Zirkeltraining						

Makrozyklus 2: Sixpack für die Strandfigur antrainieren

Karftausdauer — APRIL

Mo	Di	Mi	Do	Fr	Sa	So
1.						
2.						
3.						
4.						

Karftausdauer — MAI

Mo	Di	Mi	Do	Fr	Sa	So
1.						
2.						
3.						
4.						

Muskelaufbau — JUNI

Mo	Di	Mi	Do	Fr	Sa	So
1.						
2.						
3.						
4.						

Makrozyklus 3: Training für den Halbmarathon Anfang Oktober

Grundlagenausdauer — JULI

Mo	Di	Mi	Do	Fr	Sa	So
1.						
2.						
3.						
4.						

Lauftechnik & Intervalle — AUGUST

Mo	Di	Mi	Do	Fr	Sa	So
1.						
2.						
3.						
4.						

Wettkampftempo & Tapering — SEPTEMBER

Mo	Di	Mi	Do	Fr	Sa	So
1.						
2.						
3.						
4.						

Makrozyklus 4: Bein- und Rumpfkräftigung für den Snowboard-Urlaub

Rumpfkräftigung — OKTOBER

Mo	Di	Mi	Do	Fr	Sa	So
1.						
2.						
3.						
4.						

Beinkräftigung — NOVEMBER

Mo	Di	Mi	Do	Fr	Sa	So
1.						
2.						
3.						
4.						

Kraftausdauer Rumpf & Beine — DEZEMBER

Mo	Di	Mi	Do	Fr	Sa	So
1.						
2.						
3.						
4.						

Makrozyklen, hier je 3 Monate mit 2+1 Mesozyklen

Mesozyklen, hier je 1 Monat mit 3+1-Mikrozyklen

Mikrozyklen, hier je 1 Woche mit 3+1 Einheiten

A = Ausdauer
K = Kraft
Belastung nach Borg (siehe Seite 47)

TRAININGSLEHRE

Erprobte Periodisierungszyklen sind der 3:1-Zyklus und der 2:1-Zyklus, die in der Praxis miteinander kombiniert werden. Diese kryptischen Zahlen beschreiben den Ablauf der Einheiten: Auf drei beziehungsweise zwei Zykluseinheiten mit steigender Belastung folgt eine regenerative Einheit. Grundsätzlich können Sie in diesen Einheiten Trainingsschwerpunkte, Workout-Formen, Belastungsintensitäten oder Trainingsumfänge variieren – alles unter dem Aspekt, das jeweilige Trainingsziel bestmöglich zu erreichen.

Klingt kompliziert? Ist aber kinderleicht! Werfen Sie einen Blick auf das Beispiel-Kalenderjahr auf der vorherigen Seite, in dessen Verlauf mehrere Trainingsziele erreicht werden sollen. Ein paar erläuternde Anmerkungen dazu:

- Dieses Jahr schließt vier Makrozyklen (mit vier unterschiedlichen Zielen) ein.
- Jeder Makrozyklus besteht aus drei Mesozyklen von je einem Monat Länge. Diese drei Mesozyklen haben sinnvoll aufeinander abgestimmte Schwerpunkte mit Blick auf das finale Trainingsziel. Beispiel: Januar (Fett runter), Februar (Kraftausdauer) und März (Muskelaufbau). Eine strategische Planung wie diese ist ideal für fast jede Art von Trainingsziel.
- Die Meso- und Mikrozyklen bestehen jeweils aus 3+1 Einheiten mit unterschiedlicher Trainingsintensität, verdeutlicht über die Borg-Werte (siehe dazu Seite 47): drei Wochen (Mesozyklus) beziehungsweise drei Workouts (Mikrozyklus) mit wachsender Belastung, danach jeweils eine Woche beziehungsweise ein Workout zur Regeneration. Diese Strategie ist für die meisten Fitnessziele empfehlenswert.
- Die Zyklen sind hier der Anschaulichkeit halber alle gleich lang. Das ist aber keine Bedingung. Es kann vielmehr gut sein, dass Sie sich zum Abnehmen ein halbes Jahr Zeit nehmen wollen, für ein sportliches Wettkampfziel (zum Beispiel 100 Liegestütze am Stück zu schaffen) aber nur acht Wochen. Das ist okay – selbst die untergeordneten Mesozyklen müssen nicht wie hier alle immer die gleiche Länge haben.

Probieren Sie es am besten gleich einmal mit einem eigenen Trainingsplan aus – hier noch einmal in einer Schritt-für-Schritt-Anleitung:

1) Legen Sie ein erstes grobes Ziel fest. Zum Beispiel: „Sixpack bekommen".
2) Konkretisieren Sie das Ziel und legen Sie den Zeitraum bis dahin fest. Zum Beispiel sechs Monate – das ist Ihr Makrozyklus.
3) Unterteilen Sie den Makrozyklus in Mesozyklen. Zum Beispiel: drei Mesozyklen à zwei Monate Dauer.
4) Legen Sie für die Mesozyklen sinnvolle Schwerpunkte auf dem Weg zum Ziel fest. Zum Beispiel: „erst Fettabbau", „dann Muskelaufbau", „dann Feinschliff".
5) Ihre Mesozyklen sind je zwei Monate lang. Unterteilen Sie sie in 3+1 Mikrozyklen von jeweils zwei Wochen Dauer oder wahlweise in 2mal 3+1 Mikrozyklen von einer Woche Dauer. Diese Mikrozyklen unterscheiden sich wie oben beschrieben in der Intensität.
6) Überlegen Sie, wie oft Sie pro Woche trainieren können. Zum Beispiel: viermal, das macht vier oder acht Workouts pro Mikrozyklus. Führen Sie diese nach dem 3+1-Schema durch.
7) Legen Sie Trainingswochentage fest und überlegen Sie sich, welche Trainingskonzepte und Intensitätstechniken Sie anwenden wollen – dazu gleich mehr.

Der abgespeckte Zyklus: Training mit Schwerpunktphasen

Für alle, denen die Zyklusplanung zu kompliziert ist, gibt es eine einfachere Methode, die den Weg zum Trainingsziel strukturieren hilft. Es geht darum, sinnvoll aufeinander aufbauende Phasen mit bestimmten Schwerpunkten festzulegen. Für Ausdauersportler etwa ist es hilfreich, eine Zeit lang erst Grundlagentraining (eben für mehr Ausdauer) durchzuführen, bevor sie an ihrer Wettkampf-Tempohärte arbeiten. Anderes Beispiel: Sie wollen abnehmen und gleichzeitig Muskeln aufbauen. Dieses „gleichzeitig" ist ein Problem und in der Realität nicht so einfach umsetzbar. Planen Sie besser zwei Schwerpunktphasen nacheinander: Zuerst nehmen Sie zwei Monate lang gezielt ab – mit einer schönen Kombination aus Kraft- und Ausdauertraining, wobei Sie auch ein wenig sparsamer essen dürfen. Dann stellen Sie in den folgenden zwei Monaten die Weichen auf Muskelaufbau, mit intensivem Krafttraining, nur wenig (oder besser keinem) Ausdauertraining und ausreichender Energieversorgung. Diese einfache Methode ist vergleichbar mit der Festlegung der Mesozyklen im oben gezeigten Beispiel der Trainingsperiodisierung.

Die besten Trainingskonzepte für jedes Ziel

Es gibt viele Möglichkeiten, Ihren soeben aufgestellten Trainingsplan mit Leben zu füllen. Mehr als 20 der gängigsten – und mit Blick auf das Eigengewichtstraining sinnvollsten – Trainingskonzepte bekommen Sie auf den folgenden Seiten vorgestellt. Diese Konzepte unterscheiden sich grundsätzlich in der Abfolge der Übungen, mit Blick auf die trainierten Muskelgruppen, nach zeitlichen Vorgaben oder sie zeichnen sich durch besondere Intensitätsgestaltungen innerhalb eines Workouts aus. Mischformen aus diesen verschiedenen Ansätzen kommen häufig vor. Ein Beispiel: Das Zirkeltraining kann sowohl als Ganzkörpertraining als auch als Split-Training durchgeführt werden.

Auf Seite 63 erfahren Sie im Überblick, welches Konzept für welches Trainingsziel besonders geeignet ist. Noch ein Tipp: Die vorgestellten Trainingsformen sind zwar zur Gestaltung kompletter Workouts gedacht, lassen sich aber auch gut auf nur einzelne Übungen einer Trainingseinheit anwenden. Das gilt insbesondere für diejenigen der folgenden Konzepte, bei denen spezielle Intensitätstechniken zum Einsatz kommen. So können Sie mit lediglich einer Handvoll Übungen nach dem Superslow- oder Pyramidenkonzept beispielsweise bestimmte Muskelbereiche gezielt fordern. Probieren Sie es doch einfach mal aus!

Trainingsformen nach Übungsabfolge
Stationstraining

Der Klassiker im (Studio-)Fitnesstraining: Sie führen eine Übung in zwei oder mehr Sätzen zu Ende, erst dann geht es zur nächsten Übung. Durch die häufigen Satzpausen müssen Sie etwas mehr Zeit investieren, dafür werden die Muskeln auch intensiv gefordert. Beispieleinheiten finden Sie auf den Seiten 294, 297 und 308.

Zirkeltraining

Dieser Ansatz ist ebenfalls sehr beliebt und insbesondere für Einsteiger geeignet: Beim Zirkeltraining führen Sie von jeder Übung nur einen Satz durch und gehen ohne Pause zur nächsten Übung über. Wenn alle Übungen direkt nacheinander absolviert sind, können Sie eine kurze Pause einlegen und im Anschluss einen oder mehrere Durchgänge anhängen. Im Zirkeltraining sparen Sie die Satzpausen. Da diese dem Körper zur Erholung fehlen, steigt der Puls, die Trainingswirkung bekommt einen größeren Ausdaueranteil. Eine Auswahl an Beispieleinheiten dazu gibt es auf den Seiten 296, 298 und 300.

TRAININGSLEHRE

Trainingskonzepte mit Muskelgruppenbezug
Ganzkörpertraining
Der Name ist Programm: In einer Trainingseinheit fordern Sie alle großen Muskelgruppen des Körpers. Daher kommen Sie mit zwei bis drei Einheiten pro Woche schon aus, müssen aber in den jeweiligen Workouts länger ran.

Split-Training
Beim Split-Training verteilen Sie die Muskelgruppen auf verschiedene Trainingstage. Das lohnt sich besonders, wenn Sie mehr als dreimal pro Woche, täglich oder sogar mehrmals täglich trainieren wollen. Die Split-Möglichkeiten sind quasi unbegrenzt: Es gibt 2er-, 3er-, 4er-, 5er-Splits etc. und dazu auch noch viele Varianten, wie Sie die Muskelgruppen aufteilen können. Effektiv und am leichtesten zu handhaben sind 2er- oder 3er-Splits, bei denen die Muskelgruppen auf zwei beziehungsweise drei Trainingstage verteilt werden (Split-Trainingsprogramme siehe auf Seite 299). Ein paar Beispiele:

2er-Split, drei Einheiten pro Woche:
Mo A, Mi B, Fr A, (Mo B etc.)
2er-Split, vier Einheiten pro Woche:
Mo A, Di B, Do A, Fr B
3er-Split, drei Einheiten pro Woche:
Mo A, Mi B, Fr C
Dies sind praktikable Möglichkeiten, die Muskelgruppen aufzuteilen:

1) Aufteilung in Ober- und Unterkörper
Das ist einfach: In der Einheit A trainieren Sie den Oberkörper, in Einheit B den Unterkörper (Beine und Gesäß).

2) Aufteilung mit muskulärer Vorermüdung
Hier schließt eine Einheit Muskeln ein, die als Synergisten zusammenarbeiten. Beispiel: Trizeps, vordere Schulter und Brust – diese Muskeln sind gemeinsam an Drückbewegungen vom Körper weg beteiligt, etwa beim Liegestütz. Alle angesprochenen Muskeln werden im Training von Anfang an gefordert. Auch die kleineren wie die Schultermuskeln und der Trizeps im genannten Beispiel. Wenn diese schließlich mit gezielten Übungen selbst an der Reihe sind, sind sie vorermüdet – das macht das Training so intensiv.
Diese Split-Aufteilung wird auch Push-pull-Methode genannt („to push": englisch für „drücken", „to pull": englisch für „ziehen"), denn sie trennt hauptsächlich Übungen, die vom Körper weg arbeiten (drücken), von solchen, die zum Körper hin arbeiten (ziehen).

3) Aufteilung ohne Vorermüdung
Eine andere Möglichkeit: Trainieren Sie Spieler und Gegenspieler gemeinsam in einer Einheit. So kann der eine Muskel entspannen, wenn der andere arbeitet. Klingt leicht, macht diese Variante aber noch intensiver, denn durch die Ruhepausen können alle Muskeln noch härter arbeiten. Beispiel-Kombinationen in einer Einheit können sein: vordere und hintere Schultermuskulatur, Oberschenkelstrecker und -beuger, Brust und oberer Rücken inklusive der hinteren Schulter.

Antagonisten-Training
Vom Konzept der Spieler und Gegenspieler haben Sie bereits gelesen (falls nicht: siehe Seite 32). Diese Trainingsform orientiert sich an der Beziehung zwischen Muskeln oder Muskelgruppen: Sie trainieren immer Spieler (Agonist) und Gegenspieler (Antagonist) direkt nacheinander ohne Pause in einem Verbundsatz aus zwei Übungen (siehe Seite 64). Ein paar erprobte Beispielkombinationen: Liegestütze plus umgekehrtes Rudern oder Klimmzüge, Dips plus Bizeps-Curls, Kniebeugen plus Hüftheben. Sie können mit einer Antagonisten-Trainingseinheit den ganzen Körper abdecken. Aufgrund der hohen Intensität durch die Verbundsätze bietet sich aber eher ein übergeordneter Split-Trainingsplan an, in dem Sie die Muskeln des Körpers auf verschiedene Trai-

ningstage aufteilen. Pausen zwischen den Verbundsätzen: 90 bis 120 Sekunden. Beispiel-Trainingspläne finden Sie auf der Seite 298.

Training nach zeitlichen Vorgaben
15-Minuten-Workout
Die 15 Minuten stehen nur als ein Beispiel, sind aber in der Trainingsliteratur beliebt. Sie können auch 20- oder 30-Minuten-Workouts kreieren. Die Idee dahinter ist zum einen, jede Art von „Ich habe keine Zeit"-Ausrede zu verbannen und eine Viertelstunde überhaupt als Trainingszeitraum wahrzunehmen. Zum anderen geht es darum, in einer kurzen Zeitspanne den Körper möglichst intensiv zu fordern. Beispiel-Workouts für 15 Minuten finden Sie auf Seite 294.

Trainingsformen mit besonderen Intensitätsgestaltungen
HIT
HIT steht für „High Intensity Training" – als findiger Leser werden Sie ahnen, was das bedeutet … Bei dieser Trainingsform bearbeiten Sie den ganzen Körper in einer Einheit, die maximal 60 Minuten dauert. Was passiert in dieser Zeit? Für jede (größere) Muskelgruppe absolvieren Sie ein bis zwei Übungen. Jede Übung besteht aus einem Satz, jeder Satz aus sechs bis acht langsamen, je sechs bis zehn Sekunden dauernden Wiederholungen. Sie können auch zwei Übungen zu einem Verbundsatz zusammenfügen. Das Geheimnis dieser und vieler folgender Trainingsformen ist die Intensität: Die letzte Wiederholung eines Satzes muss Sie maximal fordern und richtig brennen. Direkt danach holen Sie mit einer Intensitätstechnik wie den Teilbewegungen oder Reduktionssätzen (siehe Seite 65 und 67) das Allerletzte aus dem Muskel heraus. Dann erst kommt die nächste Übung an die Reihe. Pausieren Sie zwei Tage nach einer HIT-Einheit. Im Laufe der Zeit steigern Sie immer nur die Intensität, aber nicht die Wiederholungs- oder Satzzahlen. Dadurch ist die Methode vorrangig für die Eigengewichtsübungen geeignet, von denen es eine Vielzahl verschieden schwerer Varianten gibt (wie Liegestütze, Knieheben, Crunches etc.).

Kombinationen aus explosiven und langsamen Elementen
Bei dieser Art von Training führen Sie bei jeder Übung und Wiederholung die konzentrische Phase möglichst explosiv, aber unbedingt sauber und ohne Schwung aus. Dann halten Sie einige Sekunden in der Endposition inne, bevor Sie sich in der exzentrischen Phase möglichst langsam bewegen. So soll die Kontraktionsarbeit im Muskel maximiert werden. Zudem werden schnell und langsam arbeitende Muskelfasern angesprochen. Beispieleinheiten: siehe Seite 307.

Superslow-Training
Kaum zu glauben, aber dieses Training geht superschnell vorbei. Es soll maximal 30 Minuten dauern. Dennoch ist der Name Programm: Sie führen jede Wiederholung in etwa 15 bis 20 Sekunden extrem langsam aus, 10 Sekunden konzentrisch, 5 bis 10 Sekunden exzentrisch. Pro Übung machen Sie einen Satz. Dieser dauert zwischen 60 und 120 Sekunden, je nachdem, wie lange Sie durchhalten. Wenn Sie über 2 Minuten schaffen, intensivieren Sie den Bewegungsablauf. Verschnaufpausen sind verboten, die Bewegung geht immer über den vollen Bewegungsradius. Wenn Sie eigentlich nicht mehr können, versuchen Sie noch zusätzliche 10 bis 15 Sekunden weiterzumachen. Pausenvorgaben: 1 Minute zwischen Übungen, 2 Minuten zwischen Verbundsätzen. Beispieleinheiten: siehe Seite 310.

High-Tension-Training
Dieses Training ist besonders geeignet für Eigengewichtsübungen, denn es intensiviert jede noch so leichte Übung und kommt ohne

TRAININGSLEHRE

Spannung für den Alltag
Nutzen Sie freie Minuten für kleine Extra-„Trainingseinheiten". Denn Sie können das Prinzip des High-Tension-Trainings auch im Alltag einsetzen. Dazu spannen Sie einen oder mehrere Muskeln für etwa fünf Sekunden an, lösen kurz und wiederholen das Ganze mehrmals. Sie können auch ruhig mehrere solcher „Einheiten" täglich durchführen. Versuchen Sie, im Laufe einer Woche alle Muskeln des Körpers auf diese Weise zusätzlich zu fordern. Das Ganze lässt sich übrigens auch prima bei normalen Übungsausführungen in Ihrer Trainingseinheit anwenden, indem Sie gezielt auf eine dauerhafte Muskelspannung achten.

Gewichte aus. Unter „Hochspannung" stehen Sie dabei im wahrsten Sinne des Wortes. Der Trick: Spannen Sie auch bei leichterer Belastung Ihre Muskulatur in jeder Sekunde maximal an. Ein wenig Übung gehört dazu, denn ganz so simpel, wie es klingt, ist es nicht. Es geht nicht darum, im Körper zu verkrampfen, sondern alle Muskeln in einer Kette zu mobilisieren und quasi ineinandergreifen zu lassen. Dazu können Sie Ihre Vorstellungskraft nutzen: Fühlen Sie in den Körper hinein, wie sich die Kraft aufbaut und hält. Stellen Sie sich bei Bedarf einen imaginären Widerstand vor, zum Beispiel einen Trainingspartner auf dem Rücken bei einem Liegestütz. Sie können auch eher unbeteiligte Muskeln ins Spiel bringen: Stellen Sie sich zum Beispiel vor, dass Sie sich bei einer Kniebeuge aus der hinteren Beinmuskulatur in Richtung Boden „ziehen". Beispielprogramme: siehe Seite 302.

Training mit Pausenreduktion
Bei dieser Trainingsform werden die Pausen zwischen den Sätzen und Übungen im Verlauf eines Workouts immer weiter gekürzt. Das geht auch über mehrere Workouts hinweg. So hat die trainierte Muskulatur weniger Zeit zur Erholung, die Belastung wird intensiver. Deshalb kann die Pausenanpassung als Ersatz für eine Belastungssteigerung durch Gewichte, die beim Eigengewichtstraining nicht zur Verfügung stehen, angesehen werden. Beispieleinheiten gibt es auf Seite 301.

Einzelwiederholungstraining
Die Idee dieses Ansatzes ist es, den Muskel während eines Satzes leistungsfähig zu halten und auf diese Weise möglichst oft möglichst viel (Körper-)Gewicht zu bewegen. Dazu legen Sie nach jeder (!) Wiederholung eine kurze Pause ein, die zu Beginn nur ein bis zwei Sekunden beträgt und mit steigender Wiederholungszahl bis zu 20 Sekunden dauern kann. Auf diese Weise sollen Sie in die Lage versetzt werden, eine Bewegung, die Sie in einem normalen Satz vielleicht zehnmal nacheinander schaffen würden, 20- bis 25-mal durchzuführen.

Wie das geht? Die Pausen schieben die Unterversorgung und Übersäuerung der Muskulatur hinaus, sie bleibt länger leistungsfähig. Bei dieser Trainingsform können Sie ganz besonders den Blutfluss in den Muskeln, den sogenannten „Pump", spüren, da dann die Gefäße enorm geweitet sind. Pro Übung absolvieren Sie in der oben genannten Form einen Satz.

Pyramidentraining
Bei dieser Form der Trainingsgestaltung nimmt die Wiederholungszahl von Satz zu Satz ab, dabei steigern Sie gleichzeitig das Gewicht, den Widerstand oder die Intensität – zum Beispiel so: zwölf Wiederholungen (60 Prozent der Maximalkraft oder Borg 12), zehn Wiederholungen (70 Prozent der Maximalkraft oder Borg 13), acht Wiederholungen (80 Prozent der Maximalkraft oder Borg 15), sechs Wiederholungen (85 Prozent der Maximalkraft oder Borg 16). In der Regel bieten sich pro Übung drei bis fünf Sätze an. Pausen: 60 Sekunden zwischen den Sätzen, 90 Sekunden zwischen den Übungen.

Das beschriebene Beispiel nennt man eine abgestumpfte Pyramide: Sie landen dabei auf einem „Plateau" von (hier) sechs Wiederholungen. Demgegenüber gibt es auch spitze Pyramiden, bei denen der letzte Satz in eine einzige Wiederholung mündet. Diese Version ist eher für Fortgeschrittene geeignet, die gezielt an ihrer Maximalkraft arbeiten wollen. Weitere Pyramidenformen sind zum einen die umgekehrte Pyramide, bei der von Satz zu Satz die Intensität ab- und die Wiederholungszahl zunimmt. Hier ist das Aufwärmen besonders wichtig, da gleich im ersten Satz die größte Belastung herrscht. Des Weiteren gibt es die doppelte Pyramide, bei der eine der genannten

Pyramidenstaffelungen in umgekehrter Abfolge angehängt wird, zum Beispiel mit zwölf, zehn, acht, sechs, sechs, acht, zehn und zwölf Wiederholungen – eine sehr intensive Variante, mit der Sie Muskeln regelrecht ausbrennen können.

Eine weitere Möglichkeit aus dem funktionellen Training: Ihre Pyramide beginnt mit einer Wiederholung. Nach einer kurzen Pause von etwa 10 bis 20 Sekunden folgt der zweite Satz mit zwei Wiederholungen, dann der dritte Satz mit drei und so weiter, bis Sie keinen vollständigen Satz mehr schaffen. Diese Pyramide können Sie dann in umgekehrter Abfolge wieder zurücklaufen lassen, bis Sie bei einer Wiederholung angelangt sind. Beispiel: 1+2+3+4+5+6+7 Liegestütze, dann 7+6+5+4+3+2+1.

Weitere Varianten: Sie führen die Pyramide entweder zwei- bis dreimal vollständig aus oder schauen in den nächsten Durchgängen, bis zu welcher Wiederholungszahl Sie kommen. Beispiel: 1+2+3+4+5+6+7 Liegestütze, dann nacheinander 1+2+3+4+5+6, 1+2+3+4+5, 1+2+3+4 und so weiter, bis nichts mehr geht. Beispieleinheiten finden Sie auf Seite 309. Noch ein Hinweis für alle, die ihre Ausdauer trainieren wollen: Auch im Ausdauersport sind Pyramiden beliebt, als Intervalltraining mit abwechselnd geringen und intensiven Belastungen.

Training bei fixer, kleiner Wiederholungszahl

Ausgangspunkt dieses Workout-Konzepts: Sie legen übungsübergreifend eine bestimmte, eher niedrige Wiederholungszahl fest, zum Beispiel fünf (intensive) Wiederholungen pro Satz. Im Laufe der Zeit nimmt wie bei der umgekehrten Pyramide die Belastung (durch den Einsatz immer leichterer Varianten der Ursprungsübung) zunächst ab, bleibt dann aber auf einem relativ hohen Niveau stehen. Machen Sie so viele saubere Sätze mit fünf Wiederholungen, bis nichts mehr geht – dann kommt die nächstleichtere Variante dran. Ein Beispiel für Fortgeschrittene (gutes Aufwärmen ist bei dieser Methode Pflicht!): fünf Wiederholungen Handstand-Schulterdrücken, zweimal fünf Wiederholungen einarmiger Liegestütz (für jede Seite ein Satz), fünf Liegestütz-Kombinationen mit Rumpfstrecken (siehe Seite 252), fünf explosive Liegestütze mit Klatschen, in den restlichen Sätzen machen Sie Liegestütze mit hochgestellten Beinen, bis Sie keinen sauberen Satz mehr schaffen. Die Pausenlänge zwischen den Sätzen beträgt 60 Sekunden. Weitere Einheiten gibt es auf den Seiten 305 bis 306.

Diese Trainingsform eignet sich fürs Gewichtstraining, aber auch für Bodyweight-Übungen wie die beschriebenen Liegestütze, dazu auch für Crunches, Ausfallschritte und andere Übungsklassiker, die über eine große Bandbreite unterschiedlich intensiver Varianten verfügen.

Training mit fixer, hoher Wiederholungszahl

Diese Form ist besonders für schwierige Übungen geeignet, bei denen Sie normalerweise schnell schlappmachen: Klimmzüge, schwere Liegestütze, einbeinige Kniebeugen und so weiter. Im Gegensatz zum vorherigen Ansatz legen Sie eine relativ hohe Widerholungszahl fest, die Sie pro Übung insgesamt schaffen wollen, zum Beispiel 25 Wiederholungen. Nach umfassenden Warm-up führen Sie im ersten Satz so viele saubere Wiederholungen wie möglich (zum Beispiel sechs) durch. Dann machen Sie abwechselnd 30 Sekunden Pause und einen nächsten Satz mit maximal möglichen Wiederholungen (zum Beispiel vier). Durch die Ermüdung der Muskulatur werden Sie von Satz zu Satz immer weniger Wiederholungen schaffen. Selbst wenn es schließlich nur eine Wiederholung pro Satz ist: Führen Sie so viele Sätze durch, bis Sie alle 25 Wiederholungen beendet haben. Ziel ist es, diese Zahl im Laufe der Zeit in

TRAININGSLEHRE

immer weniger Sätzen zu erreichen. Wenn Sie die 25 Wiederholungen in drei Sätzen schaffen, erhöhen Sie die Anzahl oder intensivieren Sie die Belastung (zum Beispiel durch einen anderen Griff bei Klimmzügen). Beispieleinheiten: siehe Seite 295.

10-Satz-Training

Hier geht es nur um eins: so oft wie möglich so viel Muskelmasse wie möglich in Bewegung zu setzen. Das Prinzip ist simpel, die Umsetzung schweißtreibend. Absolvieren Sie von einer Übung zehn Sätze mit jeweils bis zu zehn Wiederholungen. Damit Sie die Wiederholungszahl schaffen und jederzeit sauber arbeiten können, sollte der Bewegungsablauf nicht zu komplex sein, Sie aber dennoch über den gesamten Zeitraum des Trainings fordern. Wenn Sie von einer Übung zehnmal zehn Wiederholungen schaffen, erhöhen Sie die Belastungsintensität. Pausenzeit zwischen den Sätzen: 60 bis 90 Sekunden. Workout-Beispiele siehe Seite 303.

„Grease the groove"-Training

In Kurzform auch GTG genannt. Die Idee hinter dieser kryptischen Bezeichnung: Wenn Sie über den Tag verteilt so viele saubere Wiederholungen wie möglich ausführen, laufen die körperlichen Prozesse für bestimmte Bewegungsformen schließlich wie geschmiert („to grease", englisch für „schmieren"). Dadurch schaffen Sie ein großes Trainingsvolumen und lehren Ihren Körper durch immer wiederkehrende saubere Ausführungen, eine Bewegung perfekt zu reproduzieren. Ganz nebenbei ist das GTG-Prinzip ein guter Weg, Pausen zum Beispiel am Arbeitsplatz sinnvoll zu nutzen. So funktioniert es: Wann immer es geht (wenigstens alle zwei Stunden), führen Sie eine Übung, zum Beispiel Liegestütze, aus. Machen Sie immer nur so viele Wiederholungen, wie Sie wirklich sauber absolvieren können, ohne sich (völlig) erschöpft zu fühlen.

Denn im Gegensatz zu anderen Trainingsformen soll die Muskulatur in diesem Fall so lange wie möglich leistungsfähig gehalten werden. Wenn Sie über den Tag verteilt zehnmal acht bis zehn Liegestütze schaffen, haben Sie ein ordentliches Pensum erledigt, ohne dass tief greifende Regenerationsprozesse nötig sind. Sie können also täglich trainieren – aber bitte nicht am nächsten Tag dieselben Muskelgruppen fordern. Das GTG-Prinzip ist ideal, um schwierige Eigengewichtsübungen wie das Handstand-Schulterdrücken oder einbeinige Kniebeugen einzustudieren.

Hochintensitäts-Intervalltraining

Schon der Name dieser Trainingsform, kurz HIIT (nicht zu verwechseln mit dem HIT-Training!), lässt Ihr Herz höherschlagen: Es geht darum, sich in kurzer Zeit vollständig auszupowern. Eine HIIT-Einheit dauert höchstens 20 Minuten. Zum Einsatz kommen Intervalle im Verhältnis 2:1: Die intensive Belastungsphase ist doppelt so lang wie die anschließende Phase niedriger Belastung. Ein Beispiel mit Kniebeugen: achtmal abwechselnd eine Minute Vollgas und 30 Sekunden in entspanntem Tempo. Nach diesen zwölf Minuten werden Sie „Hochintensitäts-Intervalltraining" garantiert nicht mehr in einem Atemzug aussprechen können.

Mit HIIT können Sie natürlich auch mehrere Übungen kombinieren – zum Beispiel nach dem Leiterprinzip: Führen Sie vier ausgewogen zusammengestellte Übungen Ihrer Wahl direkt nacheinander ohne Pause aus, im ersten Durchgang für jeweils 60 Sekunden, im zweiten für je 50 Sekunden, dann für je 40, 30, 20 und im letzten Durchgang für je 10 Sekunden. Zwischen den Durchgängen dürfen Sie jeweils nur 20 Sekunden pausieren.

So oder so ausgeführt: HIIT treibt Ihren Puls gnadenlos in die Höhe bis in Bereiche der maximalen Herzfrequenz. Die zu kurzen Pausen reichen nicht, um die wachsende Sauer-

---

Umgang mit hochintensiven Trainingsformen
Wenn Sie sich für das 10-Satz-Training oder eine der später folgenden Hochintensitäts-Intervallprogramme entscheiden, dann sollten Sie diese Trainingsform zunächst maximal sechs bis acht Wochen durchführen. Schließen Sie ein „normales" Krafttraining über einen ähnlich langen Zeitraum an, ehe Sie mit einer weiteren Phase einer hochintensiven Belastung fortfahren.

stoffschuld auszugleichen. Dementsprechend hat HIIT auch einen hohen Ausdauertrainingseffekt. Sie verbessern damit Ihre maximale Sauerstoffaufnahmekapazität (siehe Seite 16 bis 17) und heben mit der Zeit die anaerobe (Laktat-)Schwelle Ihres Körpers an, können also große Belastungen immer länger aushalten. HIIT ist vielseitig einsetzbar: Sie können in HIIT-Manier laufen, Rad fahren, schwimmen oder mit dem Springseil springen, Sie können aber auch Burpees, Liegestütze oder Wechselsprünge ausführen. Beispiel-HIIT-Programme gibt es unter anderem auf den Seiten 295 und 308 bis 309.

Hurricane-Workout

Eine spezielle Form des HIIT, bei der eine Einheit bis zu 30 Minuten dauern kann, ist das Hurricane-Workout-Konzept des Functional-Training-Experten Martin Rooney. Sein ursprünglich für Kampfsportler entwickelter Ansatz sieht vor, Fitnessübungen direkt mit hochintensiven Sprintfolgen zu kombinieren. Das geht so: Absolvieren Sie direkt nacheinander zwei Fitnessübungen mit je 10 bis 20 Wiederholungen sowie eine 30 Sekunden dauernde Sprintvariante Ihrer Wahl (Liniensprints, Dreieckslauf, Kniehebelauf o. Ä.). Das alles führen Sie dreimal nacheinander ohne Pause (!) durch, danach erst dürfen Sie für 90 Sekunden durchpusten. Es folgen zwei weitere Durchgänge, entweder mit den gleichen Übungen oder mit anderen. Da Sie durch die Sprints die Beine stark belasten, bieten sich Übungen mit starkem Oberkörperanteil an wie Liegestütze, Crunches, Klimmzüge, aber auch Ganzkörperübungen wie Burpees oder Wechselschritte im Stütz. Für Beispielprogramme siehe die Seiten 295 und 308.

Tabata-Training

Alles, was Sie zum HIIT-Training gelesen haben, trifft auch auf Tabata zu. Denn Tabata, benannt nach dem japanischen Sportwissenschaftler Izumi Tabata, ist eine komprimierte und damit superintensive Form von HIIT. Jede Tabata-Einheit dauert „nur" vier Minuten – die Ihr Leben verändern werden. In dieser Zeit absolvieren Sie acht Intervalle mit abwechselnd 20 Sekunden höchster Belastung (und in möglichst zügiger Ausführung) und 10 Sekunden Pause (siehe auch Seite 295). Versprochen: Danach sind Sie vollständig am Boden – und Ihr Körper wächst in Sachen Ausdauerleistung und Fettverbrennung über sich hinaus.

Ideal sind Übungen, die viele Muskeln gleichzeitig ansprechen. Einsteiger können zum Beispiel mit Hampelmannsprüngen oder halben Liegestützen, Profis dürfen mit Burpees, Kniebeugen-Sprüngen o. Ä. durchstarten. Sie können auch mehrere Übungen nacheinander durchführen. Mehr als vier sollten es aber nicht sein. Selbst für sportliche Disziplinen wie fürs Sprint-, Spinning- oder Boxtraining ist Tabata geeignet.

Metabolische Aktivierung

Blut, Schweiß und Tränen – das geht auch ohne Intervall. Die Trainingsform der sogenannten metabolischen Aktivierung (kurz: MAT) nutzt einen ebenso kurzen Zeitraum wie das Tabata-Training: nur drei bis fünf Minuten dauert eine MAT-Einheit. Das war's. In dieser Zeit trainieren Sie so intensiv wie möglich, ganz ohne Pausen! Suchen Sie sich einige nicht zu schwierige Übungen, die Sie häufiger in sauberer Form hinbekommen, zum Beispiel Wechselsprünge, Crunches, Liniensprints, Kniebeugen oder Liegestütze. Daraus basteln Sie sich ein MAT-Workout – so wie diese Vier-Minuten-Einheit: 30 Sekunden Wechselsprünge, 20 Sekunden Crunches, 20 Sekunden Liniensprints, 20 Sekunden Kniebeugen, 30 Sekunden Liegestütze – alles zweimal hintereinander ohne Pause. Die Zusammenstellung der Übungen ist beliebig und soll den Puls maximal in die Höhe treiben. Sie

Testen Sie Ihre Fitness
Das Prinzip der metabolischen Aktivierung lässt sich wunderbar dafür nutzen, den persönlichen Leistungsstand zu ermitteln und sich mit anderen zu vergleichen. Dazu nehmen Sie sich vor, in einem festgelegten Zeitraum von maximal fünf Minuten so viele saubere Wiederholungen einer Übung durchzuführen wie möglich. Ob Sie Pausen machen, bleibt Ihnen diesmal überlassen. Es zählt am Ende nur die Zahl der perfekten Wiederholungen. Üblich sind Vier-Minuten-Tests. Schaffen Sie es zum Beispiel, 100 saubere Liegestütze in dieser Zeit zu absolvieren? Das ist ein guter Wert!

TRAININGSLEHRE

können in der MAT-Einheit auch die ganze Zeit nur eine Übung ausführen (siehe dazu den Kasten auf der vorherigen Seite). Geeignet sind vor allem Übungen, die viel Muskelmasse in Bewegung setzen.

Bevor Sie sich an HIIT, Hurricane, Tabata oder MAT wagen, holen Sie im Zweifelsfall für ein Training in diesen Belastungsbereichen ein Okay vom Arzt ein. Dann gilt: Ein bis drei Einheiten pro Woche genügen (inklusive des hier besonders wichtigen Warm-ups).

Sequenztraining

Eine weniger intensive Trainingsform, die mit ihren moderaten Ausdauerelementen vor allem der gesundheitsorientierten Fitness zugutekommt, ist das Sequenztraining. Namensgebend sind abwechselnde Sequenzen aus Kraft- und Ausdauerelementen, die den Körper rundum aktivieren und vor allem für Trainingseinsteiger und Abnehmwillige geeignet sind. Ein Beispiel (siehe aber auch Seite 296):

- zehn Minuten Aufwärmen
- je ein Satz mit 20 Wiederholungen (pro Seite): Kniebeuge, Ausfallschritte, Bein-Curls im Stehen
- zehn Minuten joggen
- je ein Satz mit 20 Wiederholungen: Liegestütze, Frontheben, Seitheben, Schulterheben, Lat-Drücken in den Boden
- zehn Minuten joggen
- je ein Satz mit 20 Wiederholungen (pro Seite): gerade Crunches, schräge Crunches, Rumpfheben/Delfin-Schwimmen, Seitstütz mit Drehungen
- zehn Minuten auslaufen

Tipp: Wenn Sie draußen Ihre Runden drehen, ob in Laufschuhen oder auf dem Rad, halten Sie Ausschau nach den Stationen eines Trimmpfads oder Spielplätzen. Dort lassen sich viele weitere Eigengewichtsübungen machen, zum Beispiel Klimmzüge in allen Variationen oder umgekehrtes Rudern.

Für jedes Ziel genau das Richtige: Alle Trainingskonzepte im Überblick

Jetzt geht es zu wie auf dem Jahrmarkt: freie Auswahl! Die gegenüberliegende Tabelle zeigt, welche Trainingskonzepte für welches Trainingsziel besonders geeignet sind.

Ein paar Hinweise zu dieser Aufstellung: Diese Klassifizierung dient der Orientierung, die Übergänge sind teilweise fließend. Da sich dieses Buch nicht primär mit der Verbesserung von Ausdauer oder Schnelligkeit beschäftigt, finden Sie in diesen Bereichen am wenigsten geeignete Konzepte. Zudem sind Ausdauer und Schnelligkeit wesentlich speziellere Ziele als beispielsweise Abnehmen, sodass naturgemäß weniger allgemeine Trainingskonzepte passend sind. Natürlich können Sie in der Trainingsform Ihrer Wahl einfach länger und/oder schneller trainieren und damit diesen Konditionsfaktoren entgegenkommen. Beweglichkeit und Koordination sind im Übrigen in dieser Tabelle nicht angeführt, da ihre Verbesserung nicht vom Trainingskonzept abhängt, sondern primär von der Auswahl der Übungen sowie der Art und Weise, wie Sie diese durchführen.

Ihr Ziel gibt die Belastung im Training vor

Für die klassischen Trainingskonzepte wie Stations- und Zirkeltraining, Ganzkörper- und Split-Training sowie andere Ansätze liefert das Eigengewichtstraining viele Möglichkeiten, die Trainingsbelastung zielorientiert zu steuern (siehe dazu auch Seite 48): die Anzahl von Wiederholungen und Sätzen, das Bewegungstempo und die Pausenlängen beispielsweise. Hier soll die Tabelle auf Seite 64 ein Gefühl dafür vermitteln, welche Wirkung die

KAPITEL 2

Ausprägungen dieser Belastungsparameter haben. Der dargestellte Zusammenhang von Trainingsziel und Gestaltung des Trainings ist auch hier schematisch vereinfacht, denn jeder Körper reagiert anders auf einen Trainingsreiz. Wichtig ist auch der jeweilige individuelle Leistungsstand. So kann zum Beispiel eine leichte Belastung, die in die Kategorie des Gesundheitstrainings fällt, bei Einsteigern schon zum Muskelwachstum führen. Was die Tabelle zeigen soll, sind die optimalen Werte unter Berücksichtigung des jeweiligen Ziels.

DIE PASSENDEN KONZEPTE FÜR JEDES TRAININGSZIEL

Konzepte	Trainingsziele					
	Abnehmen	Rundum fit / Kraftausdauer	Muskelaufbau	Kraft	Ausdauer	Schnelligkeit
Station	geeignet	geeignet	geeignet	geeignet	geeignet	nicht optimal
Zirkel	optimal	optimal	geeignet	geeignet	optimal	geeignet
Ganzkörper	optimal	geeignet	geeignet	geeignet	geeignet	nicht optimal
Split	geeignet	geeignet	optimal	geeignet	geeignet	nicht optimal
Antagonisten	geeignet	optimal	optimal	geeignet	geeignet	geeignet
15 Minuten	geeignet	optimal	geeignet	geeignet	geeignet	geeignet
HIT	geeignet	geeignet	optimal	optimal	nicht optimal	nicht optimal
Explosiv-langsam	geeignet	geeignet	geeignet	geeignet	nicht optimal	optimal
Superslow	geeignet	geeignet	geeignet	geeignet	nicht optimal	nicht optimal
High-Tension	geeignet	geeignet	geeignet	optimal	nicht optimal	nicht optimal
Pausenreduktion	optimal	geeignet	geeignet	geeignet	geeignet	geeignet
Einzelwiederholung	geeignet	geeignet	geeignet	optimal	nicht optimal	geeignet
Pyramide	geeignet	geeignet	optimal	optimal	geeignet	geeignet
Fixe, geringe Wiederholungszahl	geeignet	geeignet	optimal	optimal	nicht optimal	geeignet
Fixe, hohe Wiederholungszahl	geeignet	optimal	geeignet	geeignet	geeignet	nicht optimal
10-Satz	geeignet	geeignet	optimal	geeignet	nicht optimal	nicht optimal
GTG	geeignet	optimal	geeignet	optimal	geeignet	nicht optimal
HIIT	optimal	optimal	geeignet	geeignet	optimal	geeignet
Hurricane	optimal	optimal	geeignet	geeignet	optimal	geeignet
Tabata	optimal	optimal	geeignet	geeignet	optimal	geeignet
MAT	optimal	optimal	geeignet	geeignet	optimal	optimal
Sequenz	geeignet	geeignet	nicht optimal	nicht optimal	geeignet	geeignet

LEGENDE   ■ = *nicht optimal*   ■ = *geeignet*   ■ = *optimal*

TRAININGSLEHRE

DIE PASSENDEN BELASTUNGSWERTE FÜR JEDES TRAININGSZIEL				
Allgemeine Belastungsgestaltung	**Trainingsziele**			
	Abnehmen	Rundum fit / Kraftausdauer	Muskelaufbau	Kraft
Intensität / Widerstand	niedrig bis hoch	mittel bis hoch	Hoch bis sehr hoch	sehr hoch
Wiederholungen	8–25	12–20	5–15	1–5
Sätze	1–5	1–3	1–3	3–8
Bewegungstempo	zügig-langsam (2–7 Sekunden)	zügig-langsam (2–7 Sekunden)	zügig-langsam (2–7 Sekunden)	zügig (1–3 Sekunden)
Satzpausen	0–30 Sekunden	30–60 Sekunden	60–90 Sekunden	1–5 Minuten
Übungspausen	nur Gerätewechsel	1–2 Minuten	1–3 Minuten	2–8 Minuten
Regenerationszeiten	1–2 Tage	1–2 Tage	2–3 Tage	3–4 Tage und mehr

Trainingsintensivierung in einem Workout

Die eben vorgestellten Trainingskonzepte eröffnen vielfältige Möglichkeiten, das eigene Training zu gestalten. Doch das ist bei Weitem noch nicht alles: Die folgenden Intensivierungstechniken erweitern das Spektrum, denn sie lassen sich in fast allen Konzepten anwenden. So können Sie durch geschicktes Arrangieren der Übungen schon jedes einzelne Workout noch individueller und noch intensiver gestalten – ohne jemals ein Gewicht in die Hand nehmen zu müssen.

Verbundsätze

Diese Technik ist Ihnen schon begegnet, zum Beispiel beim Antagonistentraining. Im Verbundsatz kombinieren Sie zwei oder mehr Übungen, die Sie direkt nacheinander ohne Pause durchführen. Das spart Pausenzeiten und setzt den Körper verstärkt unter Druck. Welche Übungskombinationen sinnvoll sind, sehen Sie hier. Kurz noch zur Begrifflichkeit: „Verbundsatz" soll in diesem Buch als Sammelbegriff verwendet werden für weitere Ausdrücke, die Ihnen im Internet oder Austausch mit anderen Trainierenden sicherlich schon begegnet sind: Supersatz, Trisatz, Mammutsatz oder Riesensatz – das alles sind Verbundsätze in verschiedenen Ausprägungen.

Kombination von Agonisten

Hier führen Sie zwei oder mehr Übungen für eine Muskelgruppe ohne Pause direkt nacheinander aus. Das Ergebnis ist eine deutliche Erschöpfung der trainierten Bereiche. Beispiel: Erst führen Sie Dips aus, direkt danach dann Trizepsstrecken gegen einen Widerstand, zum Beispiel auf dem Boden.

Kombination von Antagonisten

Führen Sie zwei oder mehr Übungen direkt nacheinander aus, bei denen im Wechsel Spieler und Gegenspieler gefordert sind. Beispiel: Liegestütze, direkt im Anschluss umgekehrtes Rudern im Untergriff. Diese Variante verbessert das Zusammenspiel der beteiligten Muskeln. Sie spart Pausen und damit sehr viel

---

Intensiver ohne Gewicht(e)
In Sachen Belastungsgestaltung fällt es bei Übungen mit dem eigenen Körpergewicht zumeist schwer, die persönliche Maximalkraft zu ermitteln – und somit entfällt auch die Belastungssteuerung nach Gewicht beziehungsweise Widerstand: Sie kennen zwar Ihr Körpergewicht, aber nur in den wenigsten Fällen bewegen Sie es ganz. Zudem lässt es sich auch nicht immer dosiert einsetzen. Dennoch können Sie sehen, wie intensiv eine Übung wirkt. Wer nach 20 Crunches immer noch gelangweilt ist, greift vielleicht zu einem Zusatzgewicht oder intensiviert die Übung anderweitig, indem er zum Beispiel die Zeit unter Anspannung (englisch: „time under tension", kurz TUT, genannt) erhöht und die Crunches betont langsam ausführt. Weitere Möglichkeiten, Übungen in Übereinstimmung mit den angeführten Belastungswerten zu intensivieren, finden Sie auf den folgenden Seiten.

Trainingszeit, weshalb sie als Antagonistentrainingskonzept beliebt ist.

Kombination von Synergisten
Fordern Sie hier Muskelgruppen direkt nacheinander, die gemeinsam Bewegungen ausführen. Beispiel: Liegestütze, direkt danach Dips. Das erschöpft die Muskeln ähnlich wie die Kombination von Agonisten.

Training nach dem Vorermüdungsprinzip
Bei vielen Übungen mit dem eigenen Körpergewicht sind es die kleineren Hilfsmuskeln, die Synergisten, die als Erste schlappmachen, während die großen Muskeln noch Reserven haben. Beispiel Klimmzüge: Hier brechen Arme und Schultern bereits ein, wenn die kräftige Rückenmuskulatur gerade erst in Fahrt kommt. Sorgen Sie mit dieser Intensivierungstechnik dafür, die betreffenden großen Muskeln vorab zu ermüden. Um beim Klimmzugbeispiel zu bleiben: Erst Lat-Drücken in den Boden für den breiten Rückenmuskel, anschließend dann die Klimmzüge.

Training nach dem Prioritätsprinzip
Entgegen der üblichen Regel, große vor kleinen Muskeln zu trainieren (siehe Seite 70), und entgegen dem eben genannten Vorermüdungsprinzip fordern Sie mit dieser Technik zunächst gezielt Ihre schwächeren Muskeln – damit diese das bald nicht mehr sind. Beispiel: Trainieren Sie gezielt den Trizeps, bevor Sie Liegestütze ausführen – Achtung: Das wird brennen! Der Nachteil ist, dass Sie nach dieser „umgekehrten" Vorermüdung die großen Muskelgruppen allerdings nicht mehr optimal fordern können.

Training mit gestaffelten Sätzen
Eine andere ausgefeilte Methode, kleinere und schwache Muskelgruppen aufzubauen: Schieben Sie Übungen für diese Muskeln in Ihr übliches Training ein, anstatt zu pausieren. Grundregeln für dieses „Staffeln" von Übungen: Die kleinen eingeschobenen Muskelgruppen dürfen nicht mit denen in Verbindung stehen, die eigentlicher Inhalt der Einheit sind. Und: Schieben Sie immer nur kleine Muskelgruppen als Staffelung ein, denn Sie ersetzen mit diesen Übungen ja die Erholungspausen. Gute Kombinationsbeispiele sind die Unterarm- oder Schulterkräftigung, eingeschoben in ein Bein-Workout, oder das Wadentraining, eingeschoben in eine Brust-Rücken-Einheit. So könnte das Ganze dann aussehen: Ausfallschritte, Seitheben, Ausfallschritte, Seitheben, Kniebeugen, Frontheben, Kniebeugen, Frontheben usw. Diese Methode ist in erster Linie sinnvoll, wenn Sie Split-Workouts durchführen, bei denen eben nur bestimmte Körperbereiche im Fokus stehen – sodass es noch andere Muskelgruppen gibt, die ungestört eingeschoben werden können.

Trainingsintensivierung in einzelnen Übungen

Sie wollen Ihren Muskeln den Rest geben? Sehr schön! Dann sind Sie mit diesen Intensivierungstechniken gut bedient. Sie werden Ihnen helfen, jeden einzelnen Satz, jede einzelne Wiederholung so zu gestalten, dass sie effektiver den je wirken. Das macht Ihr Training zusätzlich abwechslungsreicher – und sorgt auf diese Weise obendrein noch für eine Extraportion Motivation. Übertreiben Sie es aber bitte nicht. Setzen Sie nicht mehr als zwei bis drei dieser Methoden, und das auch nur bei zwei bis drei Übungen pro Trainingseinheit ein.

Teilbewegungen
Grundsätzlich sollten Sie bei jeder Übung, die Sie absolvieren, immer den vollen Bewegungsumfang ausnutzen.

TRAININGSLEHRE

Als gezieltes Mittel der Intensivierung kann es aber sinnvoll sein, entweder
a) die intensiveren Phasen einer Bewegung zu betonen oder
b) zum Ende eines Satzes, wenn der Muskel eigentlich erschöpft ist, kleinere Teilbewegungen anzuhängen, um die Muskulatur vollständig auszubrennen.
Beispiel Dips: Am intensivsten ist die Bewegung in der unteren Hälfte (passend für Punkt a), am leichtesten in der oberen Hälfte (die Lösung für Punkt b). Hilfreich sind Teilwiederholungen zudem bei sehr komplexen Eigengewichtsübungen wie dem Handstand-Schulterdrücken. Um sich an den Bewegungsablauf und die Intensität heranzutasten, können Sie erst einmal kleine Bewegungen ausführen, die Sie immer weiter ausbauen, bis hin zur kompletten Bewegungsspanne.

Stotterbewegungen
Eine andere Möglichkeit, Bewegungsabläufe zu unterbrechen und eine Übung intensiver zu gestalten, sind sogenannte Stotterbewegungen. Dazu teilen Sie den Bewegungsablauf in wenigstens drei Abschnitte. Beispiel Liegestütze: Senken Sie den Körper nur ein Drittel des Weges ab, halten Sie kurz inne, drücken Sie sich wieder minimal hoch, dann senken Sie den Körper um das zweite Drittel der Bewegung ab. Wieder halten und minimal hochdrücken, dann in die tiefste Position absenken. Genauso kehren Sie in die Ausgangsposition zurück. Sie glauben gar nicht, wie anstrengend damit normale Liegestütze werden können!

Geteilte Sätze
Und noch eine Möglichkeit der Aufsplittung einer Bewegung: Schon Arnold Schwarzenegger hat seinen Bizeps mit dieser Intensivierungsmetode, auch als 21er-Training bekannt, aufgebläht. Das Prinzip: Anstelle eines normalen Satzes führen Sie dreimal sieben Wiederholungen am Stück aus. Bei den ersten sieben Wiederholungen absolvieren Sie nur die erste Hälfte des Bewegungswegs, bei den zweiten sieben Wiederholungen die andere Hälfte. Die letzten sieben Wiederholungen führen Sie wie gewohnt über den gesamten Weg aus. Alle 21 Wiederholungen erfolgen direkt nacheinander. Aus diesem Grund sollten Sie den Widerstand oder den Schwierigkeitsgrad eher etwas niedriger wählen, damit Sie bis zum Schluss sauber arbeiten können.

Negativtraining
Hier betonen Sie die negative Belastungsphase – das ist der Weg von der End- zurück in die Ausgangsposition. Diese Methode spricht die Muskulatur intensiv an und ist einsetzbar, wenn Sie die komplette Übung nicht (mehr) schaffen. Beispiel Klimmzüge: Wenn Sie die Möglichkeit haben, sich an einen Ast oder eine Stange zu hängen und dabei mit den Füßen Bodenkontakt zu halten, dann begeben Sie sich mithilfe der Beine in die Endposition des Klimmzugs und lassen sich von dort langsam herab. Dann können Sie sich aus den Beinen wieder hochdrücken und weitere Negativwiederholungen anhängen. Praktisch: So können Sie auch eigentlich zu schwere Übungen trainieren, zum Beispiel einarmige Klimmzüge.

Abgefälschte Wiederholungen
Schummeln ist grundsätzlich nicht erlaubt – hier gibt es eine Ausnahme: Sie können den Trainingsreiz steigern, wenn Sie die Muskulatur arbeiten lassen, obwohl sie eigentlich nicht mehr kann. Wenn Sie also nicht mehr in der Lage sind, eine korrekte Wiederholung auszuführen, dann versuchen Sie zwei bis drei abgefälschte. Das funktioniert auch in dem Klimmzugbeispiel zuvor: Wenn Sie Bodenkontakt haben, dann helfen die Beine eben über den gesamten Bewegungsweg ein wenig nach. Diese „Technik" lässt sich bei noch mehr Übungen anwenden, sofern Sie einen Trainingspartner haben, der Ihnen bei der Ausführung

unter die Arme greift – und Sie beispielsweise bei Liegestützen oder bei einbeinigen Kniebeugen am Rumpf hochzieht. Aber Achtung: Sie dürfen mit abgefälschten Wiederholungen niemals die körperliche Struktur gefährden. Schützen Sie Ihre Gelenke und vor allem den Rücken. Vermeiden Sie unbedingt den Einsatz von unkontrolliertem Schwung.

Supramaximalkraft-Sätze

Bei dieser sehr intensiven Technik planen Sie von vornherein mit einer Belastung, die Sie allein nicht schaffen. Deswegen benötigen Sie einen Trainingspartner, der Ihnen bei der Ausführung jeder Wiederholung hilft – zum Beispiel bei so schwierigen Übungen wie einarmigen Klimmzügen. Hier ist Vorsicht, aber auch Feingefühl geboten: Ihr Trainingspartner muss auf der einen Seite wachsam sein, damit Sie nicht plötzlich in die Überlastung geraten. Auf der anderen Seite darf er Sie nur so wenig wie möglich unterstützen, sonst ist die Belastung nicht supramaximal.

Unterbrochene Sätze

Wie beim Einzelwiederholungstraining (siehe Seite 58) planen Sie hier mit einer größeren Belastungsintensität, die Sie normalerweise nicht für einen vollständigen Satz durchhalten würden. Im Gegensatz zur Technik zuvor sind Sie aber in der Lage, die komplette Bewegung allein zu bewältigen. Jetzt teilen Sie den Satz in Blöcke von ein bis drei Wiederholungen auf und machen dazwischen jeweils eine Pause von maximal 20 Sekunden. Führen Sie so viele saubere Wiederholungen wie möglich aus. Und entscheiden Sie vorher, ob Sie am Ende einen Trainingspartner benötigen.

Verlängerte Sätze

Bei dieser Abwandlung der unterbrochenen Sätze führen Sie zunächst einen normalen Satz aus. Dann machen Sie eine Pause: zwei bis fünf Sekunden bei nicht ganz so schweren Übungen oder Belastungen, etwa 20 Sekunden bei wirklich schweren Übungen. Danach absolvieren Sie so viele weitere Wiederholungen wie möglich. Anschließend wieder eine Pause, und weiter geht es – bis keine saubere Wiederholung mehr möglich ist. Auch hier stellen Sie sich bitte im Vorfeld die Frage, ob Sie einen Trainingspartner brauchen.

Reduktionssätze

Eine Weiterführung der verlängerten Sätze stellt diese Methode dar: Anstelle einer Verlängerung des Ursprungssatzes hängen Sie hier weitere Sätze mit einer leichteren Variante direkt an. Reduzieren Sie also nach dem normalen Satz sofort die Belastung, den Widerstand oder das Gewicht, dann führen Sie den nächsten Satz aus. Danach können Sie die Belastung immer weiter reduzieren, bis nichts mehr geht. Besser können Sie Ihre Muskulatur kaum ausbrennen. Beispiel: Wenn Sie einen Satz mit einer komplexen Liegestütz-Variante (zum Beispiel die Version mit Tritten zur Seite oder Spiderman-Liegestütze) ausgeführt haben, können Sie direkt danach einen weiteren Satz normale Liegestütze, anschließend einen noch leichteren mit Liegestützen auf den Knien absolvieren, bis Brust und Arme brennen.

Faszien-Stretch-Training

Dies ist eine Variante der Reduktionssätze, bei der die Muskulatur eine maximale Blutzufuhr bekommt. Hängen Sie an einen normalen Satz sofort fünf bis sieben weitere Sätze (mit jeweils 20 Sekunden Pause dazwischen) an, die aus so vielen Wiederholungen wie möglich bestehen. Die Belastung ist bei all diesen Sätzen gleich und von vornherein stark reduziert, etwa so wie der letzte mögliche Satz bei den Reduktionssätzen: Nach einem Satz Handstand-Schulterdrücken zum Beispiel absolvieren Sie fünf bis sieben weitere mit Liegestützen im Knien – oder schräg an einer Tischkante ausgeführt.

TRAININGSLEHRE

Höchstkontraktion

Diese Methode funktioniert wie das High-Tension-Training (siehe Seite 57). Sie spannen die arbeitenden Muskeln (bei Bedarf auch zusätzliche Muskeln wie den Rumpf) in der Position der stärksten Kontraktion (das ist zumeist der Moment vor der Bewegungsumkehr) für drei bis fünf Sekunden maximal an. „Quetschen" Sie die Muskeln regelrecht aus, dann geht es zurück in die Ausgangsposition. Sie können die Höchstkontraktion entweder in einem kompletten Satz oder nur bei den letzten Wiederholungen anwenden.

Endkontraktionen

Diese Technik ähnelt der Höchstkontraktion, hat aber ein kleines dynamisches Element und ist dadurch noch etwas effektiver: Wenn die Endposition einer Bewegung erreicht ist, spannen Sie die Muskeln wiederholt maximal an und führen Sie so mehrere winzige Endbewegungen aus, die sich auch aus den wiederholten Spannungsspitzen ergeben – egal ob in der tiefsten Position eines Liegestütz oder in der höchsten Position eines Klimmzugs. Diese Bewegungen sollen wirklich minimal ausfallen und sind im Idealfall kaum wahrnehmbar. Schwung ist absolut untersagt.

Zeitlupentraining

Auch das Bewegungstempo kann wunderbaren Einfluss auf die Intensität haben, wie das Superslow-Training (siehe Seite 57) zeigt. Das klappt auch in einer einzelnen Übung: Führen Sie deren Wiederholungen so langsam wie möglich aus. Dabei geht es also darum, nicht möglichst viele, sondern möglichst wenige Wiederholungen in einer vorgegebenen Zeit zu absolvieren. Setzen Sie sich zum Beispiel als Ziel, nur eine einzige Wiederholung in wenigstens 30 Sekunden durchzuführen. Die beinahe statische Arbeit spricht andere Muskelfaseranteile als eine schnellere Ausführung an, ist außerdem noch gelenkschonend.

Vollgastraining

Sofort wird klar, dass es dieses Mal in eine andere Richtung geht: Führen Sie bei dieser Intensivierungstechnik die sauberen Wiederholungen in maximalem Tempo aus. Das Ziel ist es, so viele Wiederholungen wie möglich in einem festgelegten Zeitraum (zwischen 30 und 60 Sekunden) zu schaffen. Eine ähnliche Belastungsgestaltung findet sich in hochintensiven Intervalltrainingsformen wie Tabata, Hurricane & Co. (siehe dazu die Seiten 60 bis 61). Ebenso wie dort gilt auch hier: Gehen Sie nur in gut aufgewärmtem Zustand an die Sache heran und trainieren Sie nur Übungen mit einfachem, Ihnen vertrautem Bewegungsablauf: schlichte Crunches, Kniebeugen oder Klimmzüge. Das hohe Bewegungstempo verbessert die koordinativen Fähigkeiten der beteiligten Muskulatur und spricht andere Muskelfasern an, die Leistungsverbesserungen bringen und für Muskelwachstum sorgen.

Verbundübungen

Diese abschließende Technik intensiviert eine Übung, indem sie mehrere Bewegungsabläufe kombiniert. Das Ergebnis sind zusammengesetzte Bewegungen, die Ihnen vielleicht schon als Compound Moves (englisch für „zusammengesetzte Übungen") über den Weg gelaufen sind. Ein Vorteil von derartigen Verbundübungen ist, dass ganze Muskelketten miteinander arbeiten müssen. Das schult auch alltägliche Bewegungsabläufe und verbessert die Beweglichkeit sowie das Koordinationsvermögen. Gut kombinieren lassen sich naturgemäß Übungen des Ober- und Unterkörpers: Führen Sie zum Beispiel Kniebeugen mit Seitheben aus, Ausfallschritte mit umgekehrten Flys und so weiter. Einige in diesem Buch vorgestellte Übungen sind bereits extra komplex als Verbundübung angelegt. Nutzen Sie sie als Anstoß für eigene Übungskreationen. Behalten Sie dabei aber immer die nun folgenden Sicherheitsregeln im Auge.

KAPITEL 2

Die wichtigsten Sicherheitstipps für Ihr Training

Das Training mit dem eigenen Körpergewicht ist an sich eine gesunde Sache: Sie laufen nicht Gefahr, mit zu viel fremdem Gewicht den Rücken auszuhebeln oder Gelenke ungünstig zu belasten, und eine Hantel kann Ihnen auch nicht auf die Füße fallen. Aber natürlich hat auch Ihr Körper Grenzen, innerhalb derer er sich gut und gerne bewegt. Alles, was darüber hinausgeht, mag er grundsätzlich nicht. Die Quittung für Fehlbelastungen können Beschwerden, im schlimmsten Fall auch Verletzungen sein.

Diese einfachen Sicherheitstipps ergänzen die Trainingsprinzipien ab Seite 42. Sie sind neben dem Aufwärmen, das wirklich jedem Training vorangehen sollte, ein Garant dafür, dass Sie problemlos und mit Spaß Ihrem Trainingsziel zügig näher kommen.

Allgemeine Sicherheitstipps fürs Training

Hören Sie auf Ihren Körper

Leistungsschwankungen sind normal, Ihr Körper ist schließlich keine Maschine. Gründe dafür gibt es genug: wenig Schlaf, viel Alkohol, viel Stress, eine beginnende Erkältung, hohe oder niedrige Temperaturen – derartige und weit subtilere Gründe haben Einfluss auf Ihr Befinden. Akzeptieren Sie das, schalten Sie bei Bedarf einen Gang zurück. Für die Trainingssteuerung ist nochmals das Borg-System hilfreich (siehe Seite 47). Damit trainieren Sie automatisch wohldosiert, denn an schlechten Tagen bewegen Sie bei einem gefühlten Anstrengungsgrad von beispielsweise Borg 15 einfach weniger als an guten.

Halten Sie sich bei Beschwerden zurück

Trainieren Sie nie gegen akute Schmerzen an (zum Muskelkater siehe Seite 47, zur Dehnspannung Seite 272)! Diese sind ein Warnsignal, Ihr Körper will Ihnen sagen, dass etwas nicht stimmt. Natürlich können Sie weiterhin trainieren, wenn Sie nicht gerade mit einem Bandscheibenvorfall o. Ä. gänzlich lahmgelegt sind. Nur die Bereiche, die schmerzen, sollten Sie immer schonen. Wenn Sie sich unsicher sind, gehen Sie lieber einmal mehr zum Arzt, als durch Unbedarftheit und Übermut noch Schlimmeres anzurichten.

Bewahren Sie Haltung

Vergewissern Sie sich stets, dass Ihre Körperhaltung korrekt ist. Eine lotgerechte Ausrichtung mit geradem Rücken schützt vor Überlastung. Stellen Sie sich vor, jemand würde Sie mit einem Faden am Scheitelpunkt des Kopfes sanft nach oben ziehen. Halten Sie sich auch schon vor Beginn einer Übung daran. Wenn Sie sich in einen Liegestütz begeben, dann krümmen Sie sich nicht unkontrolliert nach vorn, sondern gehen mit geradem Rücken in die Knie und stützen sich dann auf dem Boden ab. Wenn Sie stehen, richten Sie Ihre Wirbelsäule aus: Kippen Sie Ihr Becken ein wenig vor. Das richtet die Brustwirbelsäule auf, die Halswirbelsäule folgt mit einer lotgerechten Streckung. Zum Schluss ziehen Sie die Schulterblätter nach hinten unten – fertig ist die perfekte Körperhaltung. Mehr Hinweise zum Funktionskreis Rumpf gibt es ab Seite 72.

Qualität geht vor Quantität

Konzentrieren Sie sich bei jeder Wiederholung auf einen sauberen Ablauf. Das grenzt nicht nur das Verletzungsrisiko ein, sondern steigert auch die Effektivität einer Übung. Erst wenn Sie den Bewegungsablauf einer Übung sicher beherrschen, können Sie sich der nächstkomplexeren Variante widmen.

TRAININGSLEHRE

Vorsicht vor abrupten Bewegungen

Viele Verletzungen passieren durch überhastete Bewegungen. Gerade bei Übungen, die Sie noch nicht im Schlaf beherrschen, werden Muskeln oder Gelenke von einer plötzlichen Belastung überrumpelt. Wenn nicht ausdrücklich vorgeschrieben, vermeiden Sie abrupte Bewegungen. Grundregel: Bewegen Sie sich eher zu langsam als zu schnell. Insbesondere Schwung gefährdet gerade die passiven Elemente des Bewegungsapparates (Menisken, Bandscheiben, Bänder, Gelenkknorpel etc.).

Halten Sie sich an sinnvolle Übungsabfolgen

Die Reihenfolge von Übungen innerhalb eines Workouts ist nicht beliebig – abgesehen von gewollten Abweichungen (siehe das Prioritätsprinzip auf Seite 65). Basisregeln:

a) Führen Sie neue, unbekannte Übungen vor bekannten, einstudierten Übungen aus.

b) Führen Sie komplexe Bewegungsabläufe und schwere Belastungen vor leichteren aus.

Ihr Training wird zudem effektiver, wenn Sie große vor kleinen Muskelgruppen fordern. Beispiel: Erst die Brust, dann die Arme.

Spezielle Sicherheitstipps für den Funktionskreis Arme (einschließlich Kopf)

Im Zentrum des Sicherheitsinteresses steht hier das Schultergelenk. Dieses ist enorm beweglich, aber kaum knöchern abgesichert und somit anfällig für Verletzungen. Mit diesen Tipps sichern Sie die Schultern, aber auch Ellenbogen- und Handgelenke ab.

Arbeiten Sie sauber auf den Gelenkachsen

Dies betrifft vor allem Stützübungen wie den Liege- oder Seitstütz. Achten Sie darauf, dass die stützenden Arme senkrecht unter den Schultern positioniert sind. So liegen Schulter, Ellenbogen und Handgelenk auf einer Linie zur Schwerkraft. Übungsvarianten, die ausdrücklich etwas anderes vorschreiben, sind erlaubt. Ihnen sollte nur klar sein, dass dann mehr Druck auf den Gelenken lastet und somit Vorsicht bei Beschwerden geboten ist.

Sichern Sie den Schultergürtel bei Schultergelenksübungen

Dazu ziehen Sie die Schulterblätter nach hinten unten zusammen, schon ist der Schultergürtel fixiert. Warum das wichtig ist? Bei Schultergelenksübungen wie dem Seitheben entsteht ein hoher Druck in der Schulterpartie, der die Mithilfe der kräftigen Rumpfpartie erfordert. Die Kraftübertragung zwischen Rumpf und Armen erfolgt über den Schultergürtel – aber nur, wenn dieser fixiert ist. Das entlastet Schulter und Halswirbelsäule.

Sichern Sie das Schultergelenk bei Schultergürtelübungen

Umgekehrt sollte das Schulterhauptgelenk fixiert sein, wenn der Schultergürtel in Bewegung ist, zum Beispiel beim Schulterheben. Bei derartigen Bewegungen verändern sich die Verhältnisse im Schultergelenk, da das Schulterblatt ja auch die Gelenkpfanne für den Oberarmknochen stellt. Wer dann seine Oberarme bewegt, belastet das Schultergelenk in einem „ausgerenkten" Zustand unnötig.

Bleiben Sie unter Spannung

Insbesondere bei Zugübungen wie Klimmzügen ist es wichtig, dass Arm- und Schultermuskulatur dauerhaft in einer gewissen Grundspannung sind. Wenn Sie sich dagegen wie ein nasser Sack schlaff an einen Ast hängen, werden Schulter- und Ellenbogengelenke ungünstig auseinandergezogen. Die Schulter ist ungesichert, da das Gelenk vorrangig von Muskeln stabilisiert wird. Und das Ellenbogengelenk wird in eine extreme Scharnierposition gedrückt, was ihm nicht wirklich guttut.

KAPITEL 2

Zu viel Dynamik kann schaden
Wer Übungen wie Liegestütze oder Klimmzüge sehr dynamisch ausführt, belastet seine Schultergelenke enorm. Der Grund: Die schulterstabilisierende Muskulatur ist gleichzeitig mit für die Bewegungsausführung verantwortlich. Wenn Sie in der Endposition des Liegestützes abrupt die Richtung wechseln, kann die Muskulatur einen Moment lang überfordert sein, denn sie soll ja einerseits haltend fixieren, andererseits gleichzeitig die plötzliche Richtungsänderung mitgestalten. Wer seine Schultergelenke pflegen will, sollte also derartige Übungen in moderaterem Tempo oder mit Bedacht ausführen.

Halten Sie die Handgelenke stets gerade
Unterarme und Handgelenke sind bei den meisten Menschen muskuläre Schwachpunkte. Lassen Sie sich einmal so lange wie möglich bei fast (siehe zwei Tipps zuvor) gestreckten, angespannten Armen an einem Ast hängen. Wenn Sie aufgeben müssen, werden es die Unterarme sein, die brennen – beziehungsweise die Finger, die den Griff nicht mehr halten können. Bei vielen Belastungen können die Unterarmmuskeln, die die Handgelenke stabilisieren, lediglich eine vergleichsweise geringe Kraftleistung aufbringen. Zudem ist das Handgelenk ausgesprochen komplex und beherbergt unzählige Knochen, Muskeln, Sehnen etc. Schon die kleinste Abweichung von der optimalen Ausrichtung des Gelenks kann daher zu Reizungen und Beschwerden führen. Deshalb gilt: Halten Sie das Handgelenk möglichst immer gerade, also so, dass die Hand in Verlängerung zum Unterarm steht.

Rumpfnähe gibt Sicherheit
Schulterblätter und Ellenbogengelenke können Sie einfach schützen, wenn Sie körpernah arbeiten. Es ist gelenkverträglicher, wenn Sie zum Beispiel beim Liegestütz die Ellenbogen am Rumpf halten (die Hände zeigen parallel in Kopfrichtung) oder beim Klimmzug enger, etwa schulterbreit greifen, anstatt die Hände weit auszustellen.

Behalten Sie Ihre Hände im Auge
Eine einfache Sicherheitsregel, um zu verhindern, dass die Schultern ihren Bewegungsradius überschreiten: Bewegen Sie Ihre Arme nur so weit zur Seite, dass Sie Ihre Hände stets aus den Augenwinkeln noch sehen können.

Folgen Sie dem Daumen
Damit der Oberarmknochen immer optimal in der Gelenkpfanne sitzt und die Arm- und Schultermuskulatur sauber arbeiten kann, gilt: Wenn Sie die Arme unter Belastung drehen, sollte der Daumen die Bewegungsrichtung vorgeben. Das ist im Einklang mit den natürlichen Bewegungen, die die muskuläre und knöcherne Struktur des Körpers anbieten.

Schonen Sie Ihren Nackenbereich
Bei Übungen wie Klimmzügen beispielsweise ist es für die Schulter verträglicher, wenn Sie sich mit der Brust an die Stange ziehen, nicht mit dem Nacken. Warum? Die Belastung des Nackenbereichs drückt das Schultergelenk in eine ungünstige Position, in der das Gelenk quasi „ausgerenkt" wird. Zudem strecken Sie mit der Stange im Nacken den Kopf vor. Das reizt Bänder und Schleimbeutel und stört die Arbeit der gelenksichernden Muskulatur.

Bewegen Sie den Kopf bedächtig
Die Halswirbelsäule steht permanent unter hohem Druck, denn sie balanciert Ihren schweren Schädel. Kein Wunder, dass die verhältnismäßig kleinen Muskeln in diesem Bereich leicht reiz- und verspannbar sind. Zudem sind die Wirbelkörper in der Zone rund um den Hals klein und verletzlich. Aus diesem Grund sollten Sie Ihren Kopf langsam beugen, neigen oder drehen. Halten Sie den Kopf stets in Verlängerung zur Wirbelsäule.

Die Armstellung entscheidet

Je nach Positionierung des Arms muss die Schulter eine ganze Menge aushalten. Bleiben die Arme körpernah, ist die Schulter entspannt, selbst wenn Sie direkt am Körper eine 15 Kilo schwere Getränkekiste wuchten: Das übt etwa einen Druck auf die Schulter aus, der einem Fünftel Ihres Körpergewichts entspricht. Fünfmal so viel Druck lastet dagegen auf Ihrer Schulter, wenn Sie den Arm waagerecht ausstrecken und nur mit einem Bruchteil dieses Fremdgewichts belasten, beispielsweise mit einer Kaffeekanne.

TRAININGSLEHRE

Spezielle Sicherheitstipps für den Funktionskreis Rumpf

Ihr Rumpf beherbergt die Wirbelsäule, die ganz klare Vorstellungen davon hat, wie sie gerne bewegt werden möchte und wie nicht. Sie kennen das sicher: Eine unbedachte Bewegung, und plötzlich zieht es irgendwo im Rücken. In den meisten Fällen ist das nichts Schlimmes, aber es wäre doch schöner, wenn Sie beschwerdefrei trainieren könnten. Können Sie! Und zwar so:

Spannen Sie den Rumpf an

Am besten während der gesamten Übung. Auf diese Weise wird die filigrane Struktur der Wirbelsäule muskulär geschützt. Zudem ist diese Rumpfspannung ein wichtiger Teil der Ausführung: Zum Beispiel bei Liege- oder Seitstütz sollte der Körper von Kopf bis Fuß auf einer Linie sein. Das Becken dabei in Position zu halten schaffen Sie nur mithilfe der Rumpfmuskeln, also Bauch und Rückenstrecker. Eine simple Bewegungsidee, um den Rumpf sofort unter Spannung zu setzen: Ziehen Sie den Bauchnabel ein. Dann sollten Sie ihn dort halten, ohne dass Ihre Atmung ins Stocken gerät – schon haben Sie dauerhaft Spannung aufgebaut.

Kontrollieren Sie die Beckenstellung

In der natürlich vorgegebenen Haltung ist das Becken stets etwas vorgekippt. Das ist der perfekte Sockel für eine aufrechte Haltung, denn die Stellung des Beckens hat auch Einfluss auf die Ausrichtung der Wirbelsäule (siehe den allgemeinen Sicherheitsstipp zur Körperhaltung auf Seite 69). Wer die Tendenz hat, ins Hohlkreuz zu fallen, lässt sein Becken dagegen minimal zurückkippen – eine Bewegung, als wollten Sie sich setzen.

Bleiben Sie locker in den Knien

Viele Eigengewichtsübungen führen Sie im Stehen aus. Halten Sie dabei die Knie immer ein wenig gebeugt. Dadurch nimmt die Beinmuskulatur Druck von den Bandscheiben und entlastet außerdem Ihre Kniegelenke. Zur Unterstützung drehen Sie zusätzlich die Füße leicht nach außen.

Wahren Sie den Bewegungssektor

Im festen Stand ist Ihre Wirbelsäule nur begrenzt in der Lage, sich seitlich zu verdrehen. Vor allem die Lendenwirbelsäule ist dafür nicht geschaffen. Eine einfache Regel schützt: Stehen Sie so, dass die Füße nach vorn oder leicht nach außen zeigen. Dann stellen Sie sich vor, dass diese auf zwei Linien stehen. Innerhalb des von den imaginären Linien begrenzten Bereichs dürfen Sie Gegenstände anheben oder sich mit den Händen zum Boden niederlassen. Wollen Sie sich jedoch außerhalb dieses Sektors abstützen oder dort einen Gegenstand aufheben, stellen Sie erst die Füße in diese Richtung so auf, dass der Sicherheitssektor wieder gewahrt ist.

Stützen Sie sich beim Vorbeugen ab

Und zwar immer dann, wenn Sie sich aus der Hüfte mehr als 30 Grad vorneigen, zum Beispiel um sich auf eine Parkbank zu stützen. Wenn Sie tiefer nach unten müssen und keine Möglichkeit zum Abstützen haben, gehen Sie zunächst mit geradem Rücken in die Knie und schieben das Gesäß nach hinten, dann greifen Sie nach vorn (siehe den allgemeinen Sicherheitstipp zur Haltung auf Seite 69). Vielleicht ist es Ihnen bereits aufgefallen: Es gibt Übungen, die diese Regel missachten, zum Beispiel das Rumpfaufrichten im Stehen oder vorgebeugtes Seitheben. Solche Übungen dürfen Sie natürlich (vorausgesetzt, dass Sie beschwerdefrei sind) ausführen – und damit gezielt die betreffende Muskulatur stärken, die bei derart ungünstigen Haltungen unterstützend eingreift.

Halten Sie bei Hüftbeugebewegungen den Rücken gerade

Bei Crunches, Sit-ups oder beim Beinheben kann es passieren, dass im Laufe der Übung ein zunehmendes Hohlkreuz entsteht, das den Rücken belastet. Grund dafür sind die Hüftbeugemuskeln, die bei derartigen Bauchübungen mitmischen. Achten Sie hier darauf, dass die Bauchmuskulatur die Bewegung führt. Senken Sie beim Beinheben im Liegen also die Beine nur so weit ab und heben Sie bei Crunches den Oberkörper nur so weit an, dass Sie nicht in ein übermäßiges Hohlkreuz fallen und dass vor allem keine Schmerzen im unteren Rücken auftreten.

Zerren Sie nicht an der Halswirbelsäule

Vermeiden Sie einen weiteren Fehler, der häufig bei Crunch- und Sit-up-Bewegungen zu beobachten ist: das Zerren am Hinterkopf. Das mag die filigrane Halswirbelsäule gar nicht. Legen Sie die Fingerspitzen oder Fäuste lieber an die Schläfen oder kreuzen Sie die Arme vor der Brust.

Spezielle Sicherheitstipps für den Funktionskreis Beine

In diesem Körperbereich liegt das Hauptaugenmerk auf den Kniegelenken. Die finden aufgrund ihrer Bauweise leider nicht alle Bewegungen erquicklich, zu denen sie häufiger, als es Ihnen bewusst ist, gezwungen werden. Das ändert sich ab heute.

Halten Sie belastete Knie leicht gebeugt

Egal ob Ausfallschritte, Kniebeugen, oder Oberkörperübungen im Stehen: Die belasteten Knie müssen immer leicht gebeugt bleiben. Nur so kann die gelenkstabilisierende Muskulatur arbeiten und sichern. Ist das Gelenk erst eingerastet, wird es zusammengestaucht, denn die Muskeln können nicht mehr ihre Kraft entfalten. Zudem werden so Band- und Kapselstrukturen stärker belastet.

Drehen Sie sich nur auf entlasteten Beinen

Eigentlich sollte es jedem klar sein, aber im Eifer des Gefechts vergisst es doch der ein oder andere: Eine Drehung auf dem Standbein ist Gift für das Kniegelenk! Wenn Sie sich drehen, dann immer mit Schrittwechsel oder auf einem entlasteten Bein.

Die Füße geben die Bewegungsrichtung vor

Auch hier geht es darum, die Gelenkachsen zu wahren: Ihr Unterkörper ist so konzipiert, dass Hüft-, Knie- und Fußgelenke in eine Richtung arbeiten. Die Fußstellung gibt dabei die Bewegungsrichtung vor. Das heißt, dass das Knie immer zu den Zehen zeigen sollte. Wer sein Knie hingegen nach innen oder nach außen dreht und beugt, belastet die Bandstrukturen einseitig – Verletzungsgefahr!

Die Knie bleiben hinter den Fußspitzen

Bei Kniebeugen oder Ausfallschritten machen viele den Fehler, die Knie weit nach vorn über die Fußspitzen hinauszuschieben. Das verursacht einen ungünstigen Druck auf das Kniegelenk. Deswegen ist die Bewegungsidee bei Kniebeugen beispielsweise, das Gesäß weit nach hinten unten zu bringen. So bleibt das Knie hinten, der Gelenkdruck bleibt minimal und die Muskeln können den Körperschwerpunkt besser kontrollieren. Auch bei Ausfallschritten denken Sie lieber nach unten als nur nach vorn: Sie machen den Schritt und gehen dann mit dem Körper nach unten, anstatt ihn nach vorn hinterherzuschieben. Denn das wäre für das vordere Kniegelenk alles andere als ein Zuckerschlecken.

Apropos Zucker: Das nachfolgende Kapitel liefert alles Wissenswerte zu einer wirklich gesunden und auch für Ihr Trainingsziel passenden Ernährung. Es ist angerichtet …

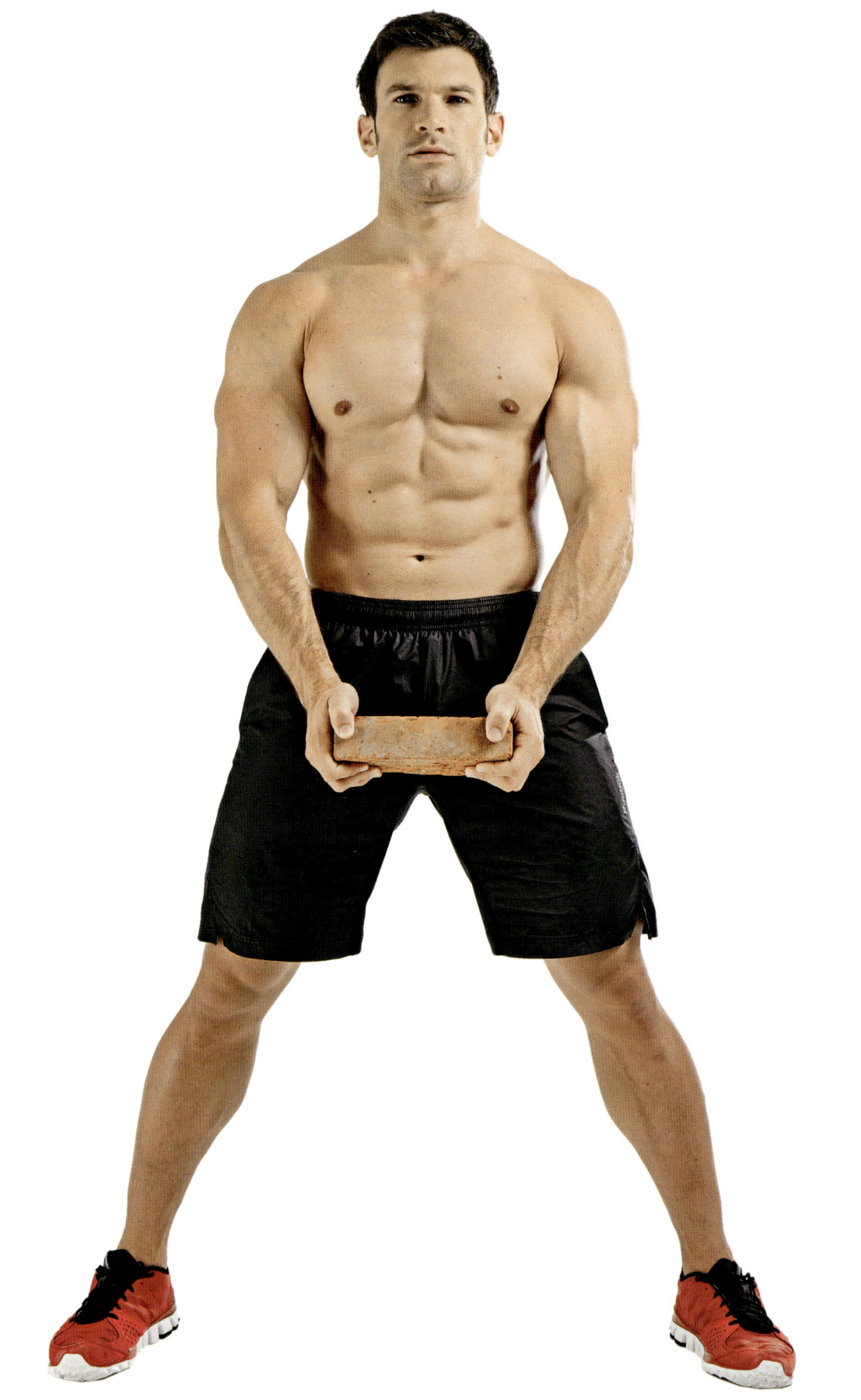

Kapitel 3

Ernährung: So füttern Sie Ihre Muskeln

Ob Fettabbau oder Muskelaufbau: Dieses Kapitel zeigt Ihnen, wie Sie mit der richtigen Ernährungsweise jedes Ziel erreichen. Denn nicht nur im Training kommt es auf den nötigen Biss an. Essen und Trinken tragen ebenso zum Trainingserfolg bei wie jede einzelne Wiederholung. Dabei ist nicht nur von Bedeutung, wie viel Sie essen, sondern auch, was, wann und in welcher Kombination. Zudem herrschen nicht für alle Menschen dieselben Ernährungsgesetze, denn es gibt unterschiedliche Stoffwechseltypen, die verschiedenartige Essensstrategien verlangen.

Vor diesem Hintergrund liefert Ihnen dieses Kapitel in kompakter Form die wichtigsten Informationen, welche Nährstoffe bei wem wie wirken und wie Sie persönlich Ihre Ernährung gestalten sollten. Sie werden zudem Wissenswertes über Kalorien, Grund- und Leistungsumsatz erfahren. Auch wenn Ihr Leben zukünftig nicht vom Kalorienzählen bestimmt sein soll, hilft das Wissen über die eigene Energiebilanz ungemein, Ihre Ziele noch schneller zu erreichen. Wohl bekomm's!

ERNÄHRUNG

Der Stoffwechsel: Motor von Leben und Leistungsfähigkeit

Ihr Körper verbraucht Energie, und zwar selbst im Schlaf. Zum Glück nehmen Sie jeden Tag derartige Energie zu sich mit dem, was Sie essen und trinken. Ihr Stoffwechsel verarbeitet die energietragenden Nährstoffe und verteilt sie im Körper. Sehen Sie ihn als eine Art Bankkonto an, auf das permanent Energie eingezahlt und von dem ständig Energie abgehoben wird. Ihr Körper investiert diese nicht nur für jede Art der Bewegung, sondern auch für lebenserhaltende Prozesse wie zum Beispiel die Atmung oder den Herzschlag. Wie viel Energie Sie tagtäglich vom Konto abbuchen, also verbrauchen, hängt einerseits davon ab, wie aktiv Sie sind, wie viel und wie intensiv Sie sich also bewegen. Andererseits bestimmen grundsätzliche Faktoren wie Geschlecht, Alter, Körpergröße und Gewicht den Bedarf. Dabei arbeitet jeder Stoffwechsel anders: Ihren Energiebedarf und Ihre Art der Energieverwertung hat sonst niemand.

Kilokalorien & Kilojoule: Die Energie-Währungen im Umlauf

Es gibt verschiedene Einheiten, mit der Energiewerte von Lebensmitteln ermittelt werden. Am gängigsten ist die Kilokalorie, die häufig vereinfacht Kalorie genannt wird. Demgegenüber steht eine neuere Währung für das Stoffwechselkonto, das Kilojoule. Der Wechselkurs zwischen diesen beiden Währungen: 1 Kilokalorie entspricht rund 4,2 Kilojoule. Wenn Sie also Energie im „Wert" von 100 Kilokalorien zu sich nehmen und so auf Ihr Stoffwechselkonto einzahlen, sind das automatisch 420 Kilojoule und umgekehrt.

Dasselbe gilt, wenn Sie 100 Kalorien durch Training abheben. Es ist egal, mit welcher Einheit Sie rechnen – in der Regel finden Sie auf Lebensmitteln beide Angaben, und der Energiewert ist in dem genannten Verhältnis natürlich immer gleich. Beide Einheiten geben Brennwerte an, die in Relation zur körperlichen Leistung gebracht werden können. Die Summe all dieser Leistungen ergibt den Leistungsumsatz.

Abbuchungen vom Energiekonto: Grund- und Leistungsumsatz

Ihr Körper verbraucht also permanent Energie, deren Menge sich in Kilokalorien oder Kilojoule ausdrücken lässt. Ein Großteil des Energiebedarfs wird benötigt, um Sie am Leben und alles im Körper in Betrieb zu halten.

Wie viel Sie für alle lebenserhaltende Prozesse benötigen, wird im sogenannten Grundumsatz angegeben. Wie hoch der bei Ihnen exakt ist, kann nur eine ausführliche Körperanalyse beim (Sport-)Mediziner zeigen. Derart exakte Werte brauchen Sie aber eigentlich gar nicht. Für eine grobe, aber aussagekräftige Einschätzung genügt eine einfache Formel: Rechnen Sie als Mann mit 1 Kalorie für jedes Kilogramm Körpergewicht pro Stunde. Wenn Sie 80 Kilogramm auf die Waage bringen, rechnen Sie also:

$$1 \times 80 \times 24 \text{ (Stunden)} =$$
$$1760 \text{ Kalorien/Tag Grundumsatz}$$

Wer stark übergewichtig ist und viel Körperfett mit sich herumträgt, muss von seinem Ergebnis etwa 10 bis 20 Prozent abziehen, da

Fettgewebe inaktiv ist. Es gibt übrigens viele andere, teils weit komplexere Formeln zur Ermittlung Ihres Grundumsatzes. Da sie alle ähnliche Ergebnisse liefern – die sowieso nur grobe Werte abbilden – können Sie sich das intensivere Rechnen sparen.

Nun liegen Sie nicht Ihr Leben lang rund um die Uhr unbeweglich im Bett. Selbst wenn Sie dieses Buch nur lesen und sonst keinen Handschlag machen, verbraucht das zusätzliche Energie – vor allem für die Konzentrationsarbeit des Gehirns. Ganz zu schweigen von der Energie, die Sie darüber hinaus beim Sitzen, Stehen, Gehen und jeder Art von Bewegung inklusive Training benötigen – das alles wird im Leistungsumsatz festgehalten. Um diesen grob zu ermitteln, nutzen Sie einen sogenannten Aktivitätsfaktor (siehe dazu die Tabelle unten), der bei der Aufzählung und Bewertung all Ihrer (körperlichen) Tätigkeiten hilft.

Als Erstes halten Sie mit dem Aktivitätsfaktor Ihre Tagesleistungen fest. Die Tageswerte einer typischen Woche (zur Not auch die eines typischen Arbeits- und eines normalen Trainingstags) reichen schon, um ein Gefühl dafür zu bekommen, wie viel Energie Sie benötigen.

Je genauer Sie Ihre Aktivitäten festhalten, desto exakter wird die Rechnung. Ein Beispiel:

Sie schlafen acht Stunden (Faktor 0,95), verbringen acht Stunden überwiegend sitzend am Arbeitsplatz (Faktor 1,6), sitzen weitere fünf Stunden zu Hause oder im Auto (Faktor 1,4), gehen eine Stunde einkaufen (Faktor 1,8), räumen eine Stunde lang die Wohnung auf (Faktor 1,8) und trainieren eine Stunde intensiv (Faktor 2,4), dann addieren Sie:

8 x 0,95 plus 8 x 1,6 plus 5 x 1,4 plus 1 x 1,8 plus 1 x 1,8 plus 1 x 2,4 = 33,4

Diesen Wert teilen Sie durch 24 (Stunden) = 1,39. Dies ist Ihr Aktivitätsfaktor, mit dem Sie Ihren Grundumsatz multiplizieren. Beim genannten Beispiel mit 80 Kilo Körpergewicht sind das 1760 x 1,39 = 2446 Kalorien Leistungsumsatz an diesem konkreten Tag.

Diese Kalorien dürfen Sie etwa aufnehmen, um nicht zuzunehmen. Und Sie müssen sie zumindest an Trainingstagen zu sich nehmen, um nicht abzunehmen. Dieser Hinweis ist für den Aufbau von Muskeln entscheidend – und damit letztlich auch für alle, die nachhaltig abnehmen wollen: Denn Muskeln können nur dann gut wachsen, wenn Sie den Leistungsumsatz erreichen oder überschreiten.

À la carte aus über 1000 Rezepten wählen
Der ein oder andere hat vielleicht schon konkrete Rezeptvorschläge vermisst. Hier sind sie: Wählen Sie online aus über 1000 Gerichten das für Sie passende aus. Zu jedem Gericht finden Sie die Kalorienwerte sowie wichtige Nährwertangaben. Lassen Sie es sich schmecken unter: menshealth.de/food/rezepte

DER AKTIVITÄTSFAKTOR	
PAL-Wert*	**Entspricht diesen grundlegenden Tätigkeiten**
0,95	*Schlafen*
1,2	*ausschließliches Sitzen oder Liegen (z. B. bei Krankheit)*
1,3 – 1,5	*ausschließliches Sitzen mit minimalen Aktivitäten (z. B. Büroangestellte, in der Freizeit: Fernsehgucken)*
1,6 – 1,7	*überwiegendes Sitzen mit Geh- und Steh-Unterbrechungen (z. B. Bahnfahrer, in der Freizeit vielleicht: Grillen)*
1,8 – 1,9	*überwiegendes Stehen oder Gehen (z. B. Verkäufer, in der Freizeit: Hausarbeit)*
2,0 – 2,4 (bei hoher Intensität mehr)	*überwiegend körperlich anstrengende Arbeiten (z. B. Bauarbeiter, in der Freizeit: Sport und Training)*

* *PAL steht für: „Physical Activity Level"*

ERNÄHRUNG

Einzahlungen aufs Energiekonto: Essen und trinken

Auf der anderen Seite Ihrer Bilanz steht die Energie, die Sie über die Ernährung aufnehmen. Um zu sehen, ob Ihre Energiebilanz positiv (zu viele Kalorien auf dem Konto, Sie nehmen eventuell zu) oder negativ (zu wenig Kalorien, Sie nehmen eher ab) ausfällt, zählen Sie die Kalorien, die Sie zu sich nehmen. Auch hier reicht es, dies für eine typische Woche zu tun. Führen Sie eine Art Ernährungstagebuch und halten Sie alles (!) fest, auch Getränke, die Milch im Kaffee und jedes Gummibärchen. Auf diese Weise kommen Sie Ihren „Sünden" schneller auf die Spur – und Sie werden sich wundern, was sich bei Ihnen im Laufe eines Tages so alles ansammelt.

Wo kommen Kalorien in der Nahrung eigentlich her? Vier Energie-„Banknoten" sind im Umlauf: Das sind die drei Makronährstoffe Eiweiß, Kohlenhydrate und Fett – und dazu gesellt sich noch Alkohol. Alles, was Sie essen oder trinken und was Kalorien hat, enthält einen oder mehrere dieser Energieträger.

Ob Salat, Schwarzbrot oder Schokoriegel: Ein Gramm Kohlenhydrate oder Eiweiß hat immer vier Kalorien, ein Gramm Fett immer neun Kalorien (siehe Tabelle). Der Unterschied zwischen Salat und Schokolade rührt daher, dass Sie sich an Salat besinnungslos essen können, um auf die Kohlenhydratmenge des kleinen Schokoriegels zu kommen.

DIE ENERGIETRÄGER DER NAHRUNG	
Nährstoff	**Brennwert je Gramm (Zirkawert)**
Eiweiß	4 Kalorien
Kohlenhydrate	4 Kalorien
Fett	9 Kalorien
Alkohol	7 Kalorien

Der Steinzeitkörper in der Überflussgesellschaft

Seit der Steinzeit hat sich der menschliche Körper genetisch nicht viel verändert. Er ist konzipiert fürs Jagen, Kämpfen, Klettern, Springen, Laufen, Kriechen, Werfen – für alles außer Sitzen, Rolltreppefahren und Computermausbedienen. Und er ist auf Nahrungsmangel getrimmt. Er will Energie speichern und niemals vergeuden. Da sind Fast Food, Chips, Schokolade & Co. ein gefundenes Fressen für ihn. Und ein faules Leben im Sitzen und Liegen sowieso. Sie laufen also mit einem Steinzeitkörper herum. Der sollte nicht nur dementsprechend bewegt, sondern auch artgerecht gefüttert werden, wie es beispielsweise die Anhänger der (wieder) modernen Paleo-Ernährung vorleben. Sie gehen davon aus, dass der Körper am besten mit den Nahrungsmitteln zurechtkommt, die ihm in der Steinzeit, bevor Ackerbau und Viehzucht begannen, zur Verfügung standen: Fleisch, Fisch, Obst, Nüsse, teilweise Gemüse – ein Nährwert-Mix von etwa 20 bis 30 Prozent Kohlenhydraten, 20 bis 30 Prozent Fett und 40 bis 60 Prozent Eiweiß. Gegenüber diesem relativ radikalen Low-Carb-Konzept empfiehlt die Deutsche Gesellschaft für Ernährung (DGE) heute, etwa 50 Prozent Kohlenhydrate, 30 bis 35 Prozent Fett und rund 15 Prozent Eiweiß

KAPITEL 3

EIWEISSHALTIGE LEBENSMITTEL			
Lebensmittel	**Eiweiß-Gehalt**	**Weitere Eigenschaften**	**Empfehlung**
Fleisch	hoch	• Fettgehalt teils sehr unterschiedlich • enthält wertvolle Fettsäuren, zudem Vitamine, Mineralstoffe und Spurenelemente	• bei magerem Fleisch unbedingt zugreifen! • bei fetterem Fleisch eher zurückhalten • kohlenhydratreiche Panaden (z. B. Schnitzel) und gebackenes Fleisch meiden!
Fisch und Meeresfrüchte	hoch	• Fettgehalt variiert stark je nach Fischsorte • enthält wertvolle Vitamine, Mineralstoffe und Spurenelemente, ebenso wichtige essenzielle Fettsäuren	• bei magerem Fisch (z. B. Kabeljau, Seelachs, auch Thunfisch und Rotbarsch) zugreifen! • fettere Fische (z. B. Hering, Makrele, Lachs, Aal) in Maßen genießen • Panaden (z. B. Backfisch) meiden!
Sojaprodukte (Bohnen, Mehl etc.)	hoch	• sind reich an Vitaminen, Mineral- und Ballaststoffen • Achtung: teilweise hoher Fett- oder Kohlenhydratanteil	• zugreifen, aber Fett- und Kohlenhydratwerte beachten – vor allem bei Fertigprodukten
Nüsse und Samen	hoch	• enthalten wertvolle Vitamine, essenzielle Fettsäuren und Ballaststoffe • haben einen hohen Fettanteil	• zugreifen, aber an den Fettgehalt denken • Finger weg von gerösteten und/oder gesüßten Produkten!
Hülsenfrüchte	hoch	• sind reich an Vitaminen, Spurenelementen, Mineral- und Ballaststoffen • enthalten recht viele Kohlenhydrate	• zugreifen, aber die Kohlenhydratmenge im Blick behalten
Milch und Milchprodukte	mittel bis hoch	• liefern wichtige Vitamine und Mineralstoffe • Fertigprodukte wie Milchreis, (Sahne-)Joghurts, Eis etc. enthalten teils viel Fett und/oder Kohlenhydrate	• bei Milch und magerem Käse/Naturjoghurt zugreifen! • gezuckerte Produkte und solche mit hohem Sahne-Anteil meiden!
Eier	mittel	• sind reich an Fettsäuren und Vitaminen	• moderat zugreifen (wegen des Fettgehalts)
Gemüse	niedrig bis mittel	• liefern viele wichtige Vitamine, Mineralstoffe, Spurenelemente und sekundäre Pflanzenstoffe • enthalten zudem viel wertvolle Ballaststoffe	• zugreifen! • Rahmprodukte meiden

zu sich zu nehmen. Das ist gemäßigter, lässt sich aber noch mit Blick auf Körpertypen und Trainingsziele verfeinern. Welche Zusammensetzung für Sie passend ist, erfahren Sie im Abschnitt „Welcher Anlage-Typ sind Sie?" ab Seite 86.

Eiweiß: Grundbaustein des Lebens und der Muskeln

Rund 15 bis 20 Prozent des Körpers bestehen aus Eiweiß, auch Protein genannt. In jeder Körperzelle kommt es vor, und somit natürlich in jeder Muskelzelle. Es ist der entscheidende Stoff für Aufbau- und Erneuerungsprozesse im Muskelgewebe, aber auch in jeder anderen Zelle Ihres Körpers. Der nutzt Eiweiß nicht, wie Fett oder Kohlenhydrate, vorrangig als Energiequelle, sondern für den Erhalt und Ausbau der Zellen. Es gibt verschiedene Formen von Eiweiß und Eiweißbausteinen, zu denen die Aminosäuren gehören. Ihre Wirkung ist teilweise unterschiedlich und der Körper benötigt für ihre Verarbeitung unterschiedlich lange. Weitere Infos zu Aminosäuren und Eiweißformen finden Sie auf Seite 90. Für Sie von Interesse ist ein kleiner, gemeiner, aber wahrer Merksatz, der für jedes Trainingsziel gültig ist: Kein Eiweiß (in der Ernährung), keine Muskeln.

ERNÄHRUNG

DIE 24 BESTEN EIWEISS-LEBENSMITTEL ZUM MUSKELAUF- UND FETTABBAU

Hier dürfen Sie getrost zugreifen: Diese Top-Lebensmitttel versorgen Sie optimal mit Eiweiß (inklusive der besten Gemüsequellen!) und sind gute Begleiter für Ihre tägliche Ernährung. Bei hochkalorischen Lebensmitteln bitte den Fett- und Kohlenhydrategehalt im Auge behalten. Alle Angaben beziehen sich auf 100 Gramm.

Lebensmittel	Kalorien	Eiweiß	Kohlenhydrate	Fett
Brokkoli	25	3,5	2,5	<1
Buttermilch (natur)	35	3,5	4	<1
Corned Beef	140	22	0	6
Eier	150	12	<1	11
Erbsen, grün und frisch	80	6,5	12	<1
Erdnüsse, ohne Schale, ungeröstet	570	25	8	48
Garnelen, tiefgekühlt	98	18	1	1,5
Grünkohl	35	4	3	1
Haferflocken, kernige	370	13	60	7
Hartkäse, fettarm (30 % i.Tr., z. B. Edamer)	250	26	0	16
Harzer Käse, Sauermilchkäse	130	30	<1	<1
Hüttenkäse (20 % Fett in Tr.)	100	13	3	4
Lachsschinken	115	18	<1	4
Linsen, roh	300	24	52	2
Magerer Meerfisch (z. B. Kabeljau, Seelachs, Zander, Scholle)	80	18	<1	1
Mageres Fleisch (Geflügel, Rind, Schwein)	110–120	24	<1	2
Magerquark	80	15	3	<1
Rosenkohl	35	4,5	4	<1
Schinken (gekocht)	140	23	<1	4
Sojabohnen, getrocknet	440	36	30	20
Sojasprossen	50	5,5	5	1
Thunfisch aus der Dose (im eigenen Saft)	110	26	<1	<1
Tofu	100	11	2	5
Walnüsse	670	15	12	62

KAPITEL 3

Kohlenhydrate: Super-plus-Kraftstoff für den Körper

Sie sind in aller Munde und haben einen (teilweise berechtigt) schlechten Ruf als Dickmacher: Kohlenhydrate. Während man früher dachte, Fett mache fett, ist heute erwiesen: (Schlechte) Kohlenhydrate sind die Übeltäter. Doch der Reihe nach. Jedes Gramm Kohlenhydrate hat zwar denselben Energiegehalt, aber es gibt unterschiedliche Formen: Grob vereinfacht sind das schnell verwertbare und langsamer verwertbare Kohlenhydrate. Bei den schnell verwertbaren sagt der Name alles: Sie gehen schnell ins Blut, lassen den Blutzuckerspiegel schnell steigen und sind schnell verbrannt, wenn es drauf ankommt. Leider landen sie auch schnell in Ihren Fettdepots, wenn sie nicht verfeuert werden. An den langsam verwertbaren Kohlenhydraten knabbert der Körper dagegen länger. Sie lassen den Blutzuckerspiegel nur moderat steigen und liefern über einen längeren Zeitraum stetig Energie. Die unterschiedliche Verwertungsgeschwindigkeit hängt von der Struktur des jeweiligen Kohlenhydrats ab. Solche mit einem kurzkettigen Aufbau sind schnell, diejenigen mit einem langkettigen Aufbau langsamer verwertbar. Eine Idee davon, wie schnell die Kohlenhydrate eines Lebensmittels verwertet werden, liefert der glykämische Index (kurz Glyx oder GI). Mit diesem wird ermittelt, wie stark ein Lebensmittel nach dem Verzehr den Blutzucker- beziehungsweise Insulinspiegel steigen lässt. Dieser Effekt hat einen maßgeblichen Einfluss darauf, ob Sie Körperfett zulegen oder nicht. Ein hoher Insulinspiegel begünstigt das Einlagern von Fetten in den Körperdepots. Schwirren viele unverbrauchte Kohlenhydrate in Ihrem Blut herum, landen diese dann leider schnell in Ihrer Speckrolle. Wer Körperfett loswerden will, sollte also nicht nur auf die Kalorienmenge achten, sondern auch auf die Nährstoffmischung und Kohlenhydratezusammensetzung seiner Nahrung.

Auf der anderen Seite benötigen Sie bei intensiven Belastungen möglichst schnellen Energienachschub – hier sind schnell verwertbare Kohlenhydrate also wertvoll. Insgesamt sind Kohlenhydrate in Sachen Krafttraining der wichtigste Energiespender für Ihre Power im Training. Und auch bei Ausdauerleistungen sind sie nicht wegzudenken. Mehr zum Einsatz von Kohlenhydraten rund ums Training finden Sie ab Seite 88.

Sie können von Glyx reden

Der glykämische Index verdeutlicht den Einfluss der Kohlenhydrate eines Lebensmittels auf den Blutzuckerspiegel. Er hilft aber kaum dabei, Lebensmittel gezielt zu vergleichen, da er nicht die Kohlenhydratdichte berücksichtigt. So haben Weißbrot und gekochte Möhren einen ähnlich hohen GI, obwohl das Weißbrot rund siebenmal so viel Kohlenhydrate enthält. Hier hilft der Wert der sogenannten glykämischen Last (GL), der alle Lebensmittel auch von der Menge her vergleichbar macht. GL-Werte unter 10 sind gut, zwischen 11 und 20 okay, über 20 schlecht. Beide Werte, der glykämische Index und die glykämische Last, können übrigens von dem Zubereitungszustand beeinflusst werden. Die oben erwähnten gekochten Möhren haben einen deutlich höheren GI als rohe, da durch die Erhitzung vermehrt GI-hohe Zuckermoleküle entstehen. Deshalb schmecken Möhren gekocht auch süßer als roh. Ebenso kann sich der GI- oder GL-Wert eines Lebensmittels in Kombination mit anderen verändern. Je mehr Ballaststoffe wiederum im Magen landen, desto langsamer wird der Verdauungsprozess, was den Blutzuckerspiegel langsamer steigen lässt.

ERNÄHRUNG

KOHLENHYDRATHALTIGE LEBENSMITTEL				
Lebensmittel	**Kohlenhydrat-gehalt**	**GL-Wert**	**Weitere Eigenschaften**	**Empfehlung**
Gemüse	gering	niedrig	• enthält wertvolle, essenzielle Vitamine und Mineralstoffe • liefert „gute" langsame Kohlenhydrate, zudem reichlich Ballaststoffe	• unbedingt zugreifen! • Rahmprodukte weglassen
Milch und Milchprodukte	gering bis hoch	niedrig bis hoch	• liefern wichtige Vitamine, Mineralstoffe und Eiweiß • Milchzucker lässt den Blutzuckerspiegel eher moderat ansteigen	• bei fettarmen Produkten (Hüttenkäse, Harzer Käse, Magerquark etc.) zugreifen! • Hartkäse, Milch, fettarmen (Natur-) Joghurt etc. in Maßen genießen • fette Produkte wie Sahne, Weichkäse, Rahmprodukte und gezuckerte (Fertig-) Produkte wie Milchreis meiden!
Obst	mittel	mittel	• liefert wertvolle Vitamine, Mineralstoffe, Spurenelemente plus Ballaststoffe • Der Fruchtzucker lässt den Blutzuckerspiegel nur langsam ansteigen	• zugreifen!
Hülsenfrüchte	relativ hoch	niedrig	• enthalten wichtige Vitamine, Mineralstoffe und Ballaststoffe • liefern zudem reichlich pflanzliches Eiweiß	• zugreifen, aber Kalorienmenge beachten
Kartoffeln und Kartoffel-produkte	relativ hoch	hoch	• liefern gute Vitamine und Ballaststoffe • Bei vielen Kartoffelprodukten fällt leider eine Menge Fett bei der Zubereitung an	• bei frischen Kartoffeln in Maßen zugreifen • Finger weg von fetthaltigen Produkten wie Bratkartoffeln, Kartoffelsalat, Kartoffelchips oder Pommes!
Teigwaren	hoch	hoch	• enthalten eher wenige zusätzliche Nährstoffe	• reduziert essen • Vollkornpasta bevorzugen
Reis	hoch	hoch (weißer Reis), mittel (Wild-, Langkornreis)	• liefert außer Ballaststoffen nicht viel mehr als Kohlenhydrate	• in Maßen essen • Wild- oder Langkornreis bevorzugen
Brot und Backwaren	hoch	hoch (Weißmehl), niedrig (Vollkorn)	• Weißmehlprodukte enthalten kaum zusätzliche Nährstoffe und haben einen sehr hohen GI-/GL-Wert • Vollkornprodukte haben einen geringeren GI-/GL-Wert, enthalten etwas mehr Vitamine & Co. plus Ballaststoffe	• bei Vollkornprodukten in Maßen zugreifen • Weißmehlprodukte (Weißbrot, Salzstangen, Kräcker, Kekse, Kuchen etc.) meiden! • besondere Vorsicht vor fettigen Waren (Croissants, Torten, Kuchen, Gebäck etc.)
Müsli und andere Zerealien	hoch	hoch	• Frühstücksflocken enthalten zumeist eine Menge schlechten Einfachzucker • Müsli enthält zumeist gute Vitamine, Mineral- und Ballaststoffe	• Müsli in Maßen essen und unbedingt auf die Qualität des Produkts achten • zusätzlich gezuckerte Müslis (dazu zählen auch Knusper- und Schoko-Mischungen) ebenso wie Flockenprodukte meiden!
Süßigkeiten (Schokolade, Fruchtgummi etc.)	hoch	hoch	• liefern enorm viel Einfachzucker ohne jegliche weitere Nährstoffe • Schokoladenprodukte, Marzipan etc. sind zudem sehr fettreich	• Finger weg!
Fruchtsäfte	hoch	mittel bis hoch	• haben einen hohen Zuckergehalt durch die Frucht, teilweise durch zusätzlichen Zucker (wie im Nektar)	• nur 100-prozentigen Fruchtsaft und dann reduziert trinken, am besten als Schorle • gezuckerte Säfte und Nektar meiden!
Limonaden	hoch	hoch	• enthalten einfach nur Einfachzucker ohne weitere Nährstoffe	• Finger weg!

KAPITEL 3

Fett: Dieselkraftstoff und Energiespeicher

Dieser Nährstoff ist ein Spitzen-Energiespeicher! Deshalb klammert er sich auch so gern an Ihre Hüften. Ihr Körper nutzt Fett als Speichermedium auch dank seines enorm hohen Energiewertes. Deshalb macht natürlich auch Fett fett, wenn Sie zu viel davon zu sich nehmen – selbst wenn die wahren Dickmacher die Kohlenhydrate sind. Im Gegensatz zu diesen braucht Ihr Körper vergleichsweise lange, um Fett in Energie umzuwandeln. Deshalb spielen Fette und der Fettstoffwechsel bei Ausdauerbelastungen eine große Rolle, da sie über einen relativ langen Zeitraum relativ viel Energie zur Verfügung stellen können. Eine weitere wichtige Aufgabe der Fette: Sie helfen dem Körper, fettlösliche Vitamine (A, D, E und K) aufzunehmen und zu verarbeiten.

Auch von den Fetten gibt es unterschiedliche Arten: Neben denen mit gesättigten Fettsäuren finden sich solche mit einfach ungesättigten und andere mit mehrfach ungesättigten Fettsäuren. In vielen Lebensmitteln stecken mehrere dieser Fetttypen.

Gesättigte Fettsäuren sind weitverbreitet und finden sich zum Beispiel in Fleisch- und Käseprodukten. Einfach ungesättigte Fettsäuren kommen unter anderem in Oliven- oder Rapsöl vor. Mehrfach ungesättigte Fettsäuren schließlich sind als Lebensmittelbestandteil essenziell, denn der Körper kann sie nicht alle selbst produzieren. Bekannte Beispiele dafür sind die Omega-3-Fettsäuren (in Fischen wie Hering oder Lachs) sowie die Omega-6-Fettsäuren (in Walnüssen und in Sonnenblumen-, Maiskeim- und Sojaöl). Diese wertvollen Fette sind an Erneuerungsprozessen von Körperzellen beteiligt und somit auch für das Muskelwachstum von Bedeutung.

Damit Sie Ihre Zeit nicht unnötig mit dem Auszählen von Fettsäuren vergeuden, merken Sie sich folgende einfache Regel: Ihre tägliche Fettversorgung sollte etwa zu jeweils einem Drittel aus den drei genannten Fettsäure-Arten bestehen. Das schaffen Sie mit links, wenn Sie wenig Fertigprodukte und Knabbereien essen, vorrangig kalt gepresse Öle verwenden und Speisen eher fettarm zubereiten. Zudem sollten etwa die Hälfte der Fette, die Sie zu sich nehmen, „sichtbare" Fette sein (Öle, Butter etc.), die andere Hälfte „versteckte" Fette (Fleisch, Fisch, Wurst, Käse, Nüsse etc.).

Fett – das Gold in Ihren Anlagedepots

Sie haben alle drei energiereichen Nährstoffe kennengelernt. Das könnte davon gerade in Ihrem Körper stecken:

- Die Eiweiß-Speichermöglichkeiten des Körpers sind äußerst gering. Natürlich ist Ihr Körper voll davon (bis zu einem Fünftel von Ihnen besteht aus Eiweiß, Sie erinnern sich – falls nicht, siehe Seite 79), aber eben nicht als Energiequelle.
- Etwas mehr Platz haben die Kohlenhydrate. Sie befinden sich als Blutzucker im Blut und als gespeichertes, schnell verfügbares Glykogen in der Leber sowie im Muskelgewebe. Insgesamt liegt der Brennwert der so gespeicherten Kohlenhydrate nicht über 1000 bis 2000 Kalorien.
- Bekommt das Eiweiß keinen Zutritt zur Anlagebank und müssen die Kohlenhydrate mit einem mickrigen Schließfach auskommen, stehen den Fetten riesige Tresorräume zur Verfügung. Angenommen, Sie wiegen 80 Kilo, sind gut trainiert und haben somit einen niedrigen Körperfettanteil von zehn Prozent, dann kommen Sie auf acht Kilogramm Fettgewebe. Da dieses auch aus Bindegewebe besteht, liegt der Kalorienwert eines Kilos Körperfett etwa bei 7000 Kalorien, also unter dem eines „echten" Kilos Fett. In Ihren Fett-Tresoren schlummern dann feiste 56 000 Kalorien!

ERNÄHRUNG

		FETTHALTIGE LEBENSMITTEL	
Lebensmittel	**Fettgehalt**	**Weitere Eigenschaften**	**Empfehlung**
Fleisch	*gering bis hoch*	• *Der Fettgehalt variiert stark je nach Tier und Körperteil* • *liefert viel wertvolles Eiweiß* • *enthält wichtige Vitamine, Mineralstoffe und Spurenelemente*	• *bei magerem Fleisch zugreifen!* • *fetteres Fleisch reduzieren oder meiden* • *Panaden (z. B. Schnitzel) und gebackenes Fleisch meiden!*
Fisch und Meeresfrüchte	*gering bis hoch*	• *Je nach Fischsorte ist der Fettgehalt sehr unterschiedlich* • *enthalten viel wertvolles Eiweiß* • *liefern wichtige Vitamine, Mineralstoffe und Spurenelemente, zudem essenzielle Fettsäuren*	• *bei fettarmen Fischsorten unbedingt zugreifen!* • *bei fetterem Fisch maßvoll zugreifen* • *Panaden (z. B. Backfisch, Fischfrikadelle) meiden*
Milch und Milchprodukte	*gering bis hoch*	• *liefern wichtige Vitamine, Mineralstoffe und Eiweiß* • *enthalten je nach Produkt sehr unterschiedlich viel Fett. Besonders fettreich sind: Weichkäse, Rahm- und Sahneprodukte, Schmelzkäse, Eiscreme* • *enthalten teilweise reichlich Kohlenhydrate (z. B. Fruchtjoghurt, Eiscreme etc.)*	• *bei Milch, Hütten- und Harzer Käse, magerem (Hart-)Käse und Naturjoghurt zugreifen!* • *Weichkäse sowie gezuckerte, vollfette und Rahm- oder Sahneprodukte meiden*
Eier	*mittel*	• *liefern gutes Eiweiß und Vitamine* • *das Fett steckt im Eigelb* • *sind besser als ihr Ruf, ihr Einfluss auf den Cholesterinspiegel hält sich in Grenzen*	• *wegen des Fettgehalts in Maßen zugreifen*
Nüsse und Samen	*hoch*	• *sind reich an pflanzlichem Eiweiß, zudem an Vitaminen, essenziellen Fettsäuren und Ballaststoffen*	• *wegen der Fettmenge moderat zugreifen* • *Finger weg von gerösteten und/oder gesüßten Produkten!*
Fette Backwaren	*hoch*	• *Kuchen, Torten, Kekse und Gebäck enthalten minderwertige Fette, oft in fataler Kombination mit „schlechten" Kohlenhydraten*	• *Finger weg!*
Schokolade & Marzipan	*hoch*	• *liefern überwiegend minderwertige Fette, Seite an Seite mit üblem Einfachzucker*	• *Finger weg!*
Knabberartikel	*hoch*	• *Chips, Erdnusslocken & Co. enthalten reichlich minderwertige Fette kombiniert mit „schlechten" Kohlenhydraten*	• *Finger weg!*
Soßen, Mayonnaise etc.	*mittel bis sehr hoch*	• *liefern ebenfalls eher minderwertige oder zu viel gesättigte Fette*	• *stark reduzieren*
Öle, Butter, Margarine	*sehr hoch*	• *insbesondere die Öle enthalten wertvolle, teils essenzielle Fettsäuren* • *Halbfettmargarine hat, der Name sagt es, einen reduzierten Fettgehalt*	• *in Maßen zugreifen, dabei unbedingt wertvolle Öle einbeziehen!*

KAPITEL 3

Wasser ist Leben – und wichtig für die Leistungsfähigkeit

Damit Ihr Körper all die schönen Nährstoffe überhaupt verarbeiten, verteilen und verwerten kann, braucht er Wasser. Je nach Alter, Geschlecht und Trainingszustand besteht Ihr Körper aus etwa 50 bis 70 Prozent davon. Und das schwappt nicht nur einfach in Ihnen herum, sondern ist die Grundlage aller Körperflüssigkeiten – und somit Ihres Lebens. Wasser wird benötigt, um alle zugeführten Nährstoffe (vor allem Eiweiß) zu verarbeiten und darüber hinaus alle anderen inneren Prozesse des Körpers in Gang zu halten.

Bei Anstrengung verlieren Sie Wasser – als Schweiß. Auch dann, wenn Sie es nicht merken, zum Beispiel beim Schwimmen. Je nach Intensität sind das im Training etwa ein bis eineinhalb Liter pro Stunde. Wird dieser Verlust nicht ausgeglichen, nimmt Ihre Leistungsfähigkeit rapide ab: Das Blut wird zähflüssiger, die Versorgung der Muskulatur stockt. Spürbar ist der Leistungsabbau schon bei einem Flüssigkeitsverlust in geringen Mengen von ein bis zwei Prozent. Das sind, wenn Sie mit etwa 60 Prozent Wasser im Körper eines 80 Kilogramm schweren Mannes rechnen, nur knapp 500 bis 1000 Milliliter. Umgerechnet machen Sie also schon nach 30 Minuten Training schlapp, wenn Sie nicht während des Workouts Flüssigkeit nachfüllen.

Am besten trinken Sie Mineralwasser. In vielen deutschen Städten hat auch das Leitungswasser in seiner Zusammensetzung die Qualität von Mineralwasser. Wasser zum Training sollte kohlensäurefrei sein, damit sich keine Luft im Bauch sammelt, die Ihnen dann im wahrsten Sinne unangenehm aufstößt. Wer es braucht (zum Beispiel, um zusätzliche Kohlenhydrate in den Körper zu spülen), kann auch zu elektrolythaltigen Getränken oder Saftschorlen greifen.

Für Abnehmwillige hält Wasser übrigens zusätzlich zwei angenehme Eigenschaften bereit: Es hat keine Kalorien. Und wenn Sie es trinken, verbraucht der Körper zusätzliche Energie – nur ganz wenig, aber immerhin. Prost!

Trinkempfehlung zur Deckung des Tagesbedarfs
An trainingsfreien Tagen trinken Sie wenigstens zwei bis drei Liter Wasser. An Trainingstagen schlagen Sie für jede halbe Stunde Training einen halben Liter auf. Trinken Sie in jedem Fall regelmäßig über den Tag verteilt. Vor, während und nach der Trainingseinheit sollten Sie wenigstens alle 15 Minuten einige Schluck Wasser trinken.

Schulden oder Eigenkapital: Die Energiebilanz

Sie wissen nun, welche Nährstoff-Devisen im Umlauf sind. Wie sieht die Bilanz auf Ihrem Energiekonto aus? Essen Sie zu viel oder zu wenig? Bei den meisten gilt: beides! Wer nicht dauerhaft gnadenlos hungert oder rund um die Uhr futtert, lebt in einem ewig wechselnden Zustand der Über- und Unterversorgung. Sie werden es nicht schaffen, Ihren Körper auch nur einen Tag rund um die Uhr mit genau der Energie zu versorgen, die er in den jeweiligen Momenten gerade benötigt. Das ist gar nicht schlimm, denn auch in Ihrem Körper ist alles stets im Wandel. Körperzellen werden permanent repariert, aufgebaut (vorzugsweise bei einem Energieüberschuss) oder abgetragen (vor allem während einer Unterversorgung).

Der anabole Stoffwechselzustand: Einzahlungen auf Ihr Energiekonto

Sie wollen Muskeln aufbauen? Dann brauchen Sie einen Energieüberschuss im Körper, auch positive Energiebilanz genannt. Steht Ihnen mehr Energie zur Verfügung, als der Körper verarbeitet, befinden Sie sich in der sogenannten anabolen Stoffwechsellage, die für den Muskelaufbau essenziell ist. Ein kleines Problem gibt es dabei: Die überschüssige Energie landet häufig nicht nur in den wachsenden Muskelsträngen, sondern auch in den Fettdepots. Deswegen ist es für Sie besonders wichtig, auf Qualität und Zusammensetzung der Lebensmittel zu achten, wenn Sie Muskelmasse aufbauen wollen.

ERNÄHRUNG

Der Spiegel der Wahrheit
Nutzen Sie zur Eigenbeobachtung weniger die Personenwaage als vielmehr den Spiegel. Nur er kann Ihnen – ebenso wie ein beherzter Griff in die Hüftregion zur Ermittlung des Speckpegels – eine ehrliche Rückmeldung dazu geben, wie Sie sich entwickeln. Die Waage kann hingegen immer nur Tendenzen aufzeigen, aber nichts über die Zusammensetzung (und Attraktivität) eines Körpers sagen. Denn: Muskelmasse ist deutlich schwerer als Körperfett. Das kann auch der viel zitierte Body-Mass-Index, kurz BMI, nicht wirklich abbilden. Personenwaage und BMI zeigen eben nicht, wie das Verhältnis von Muskelmasse und Körperfett in Ihrem Körper aussieht. So werden durchtrainierte Muskelpakete als fettleibig abgestempelt. Und auch Sie werden immer dicker, wenn Sie Muskelmasse zulegen – wenn es nach der Anzeige auf der Waage und dem BMI geht. Mal ehrlich: Das Einzige, was wirklich zählt, ist doch, wie Sie tatsächlich aussehen – und vor allem, wie Sie sich dabei fühlen.

Der katabole Stoffwechselzustand: Abbuchungen vom Energiekonto

Wollen Sie hingegen Körperfett loswerden, müssen Sie Ihren Körper eher unterversorgen, also eine negative Energiebilanz aufbauen. Auch hier gibt es ein kleines Problem: Der Körper baut mit Vorliebe Muskelmasse ab, und zwar viel lieber, als Fett aus den Depots abzuziehen. Wer etwa überzogen hungert, wie es in vielen Diäten propagiert wird, setzt diesen fatalen Muskelabbauprozess in Gang. Die Folgen: ein nach wie vor schlaffes Körperbild, ein gesunkener Grundumsatz gepaart mit starkem Leistungsabfall, einer Menge Entbehrungen und einem quasi traumatischen Hungergefühl. Alles zusammen garantiert zu 100 Prozent den gefürchteten Jo-Jo-Effekt: Sie setzen von Diät zu Diät immer mehr Körperfett an, verlieren gleichzeitig immer mehr Muskelmasse.

Zum Glück ist es mit diesen Regeln leicht, diesen Teufelskreis zu verhindern:

1) Übertreiben Sie es mit der Unterversorgung nicht. Lassen Sie sich zum Abnehmen Zeit, bleiben Sie geduldig.

2) Führen Sie regelmäßig Krafttraining durch, um die Muskelmasse zu erhalten.

3) In diesem Zusammenhang sollten Sie nach wie vor eine ausreichend hohe Eiweißversorgung sicherstellen.

Welcher Anlage-Typ sind Sie?

Die Prozesse, die dazu führen, dass Sie auf Ihrem Kalorienkonto Schulden machen oder Erträge anhäufen, laufen nicht bei jedem gleich ab, denn jeder Stoffwechsel geht individuell verschieden mit der zugeführten Energie um. Mit Blick auf die Qualität der Energieverwertung und der damit verbundenen Fettspeicherung lassen sich grob drei Stoffwechsel-Typen unterscheiden, die zumeist in Form von drei Körperbau-Typen in Erscheinung treten: dem ektomorphen, dem mesomorphen und dem endomorphen Typen. Auch wenn niemand zu 100 Prozent einem dieser Körpertypen entspricht, hilft Ihnen eine Zuordnung zu einer der drei Kategorien in jedem Fall weiter. So können Sie in etwa abschätzen, wie schnell oder langsam Ihr Körper Fett- und Muskelgewebe auf- bzw. abbauen kann, mit wie viel und welchen Nährstoffen Sie Ihren Körper also füttern sollten.

Merkmale des endomorphen Typs und Tipps zu Ernährung und Training:

- Dieser Typ hat in der Regel einen breiten Körperbau.
- Das massig wirkende Muskelgewebe ist mit Fett durchsetzt. Muskeln sind also durchaus vorhanden, aber nicht definiert.
- Sein Grundumsatz ist geringer als bei den anderen Typen, der Stoffwechsel ist eher träge: Er nimmt leicht zu, wird Körperfett aber leider nur schleppend wieder los.
- Deshalb sollte er sich grundsätzlich eher kohlenhydratärmer ernähren als andere.
- Will dieser Typ Körperfett loswerden, sollte er dazu auf jeden Fall Ausdauersport ins Training einbauen.

Merkmale des mesomorphen Typs und Tipps zu Ernährung und Training:

- Dieser Typ ist zumeist in der glücklichen Lage, einen athletischen, muskulösen Körper sein Eigen nennen zu können.
- Er nimmt relativ schnell zu, baut bei entsprechendem Training auch zügig Muskelmasse auf.
- Zugleich kann er im Gegenzug auch relativ schnell wieder abnehmen.
- Die Ernährung sollte ausgewogen sein, mit nicht zu viel und nicht zu wenig Kohlen-

hydraten, denn auch der mesomorphe Typ ist nicht sicher vor Fetteinlagerungen.
- Ausdauersport kann ergänzend hilfreich zum Abnehmen sein, ist aber kein Muss.

Merkmale des ektomorphen Typs und Tipps zu Ernährung und Training:

- Dieser Typ ist schlank bis mager gebaut und hat zumeist nur einen geringen Körperfettanteil.
- Er „kann essen, was er will", er nimmt nur schwerlich zu.
- Leider muss er auch um jedes Gramm Muskelmasse kämpfen, ist somit ein waschechter Hardgainer (abgeleitet aus dem Englischen: hard = schwer, to gain = zunehmen)!
- Der Stoffwechsel des ektomorphen Typs arbeitet auf Hochtouren, weshalb er einen relativ hohen Grundumsatz hat.
- Auch in Verbindung mit Muskelaufbautraining muss er verhältnismäßig viel essen, darunter auch mehr Kohlenhydrate.
- Ausdauertraining sollte er eher vermeiden, auch wenn es ums Abnehmen geht, denn Ektomorphe verstoffwechseln auch schnell vorhandene Muskelmasse.

Das Schema unten zeigt vereinfacht, wie die Zusammensetzung der Nährstoffe je nach Stoffwechseltyp etwa ausfallen sollte. Wer reichlich Körperfett mit sich herumschleppt oder sich eher zum endomorphen Stoffwechseltypen zählt, sollte mit Kohlenhydraten zurückhaltend sein. Anders herum sind all diejenigen, die partout nicht zulegen wollen oder das Gefühl haben, in die ektomorphe Fraktion zu gehören, gut beraten, wenn sie zu Kohlenhydraten greifen. Die Übergänge zwischen den einzelnen Typen sind fließend. Zudem gibt es nicht *die* richtige Ernährung für eine bestimmte Gruppe von Menschen. Es gibt nur *Ihre* passende Ernährung. Probieren Sie aus, bei welchen Mengen und Zusammensetzungen Ihr Körper so reagiert, wie Sie es wünschen. Beobachten Sie Ihre Entwicklung genau und steuern Sie bei Bedarf dagegen.

Gut versorgt mit Vitaminen & Co.
Bislang war viel die Rede von energietragenden Nährstoffen. Doch der Körper benötigt darüber hinaus auch Vitamine, Mineralstoffe und Spurenelemente, die alle keine Kalorien haben, von denen aber viele essenziell sind, also nur über die Nahrung aufgenommen werden können. Ein paar wichtige Vertreter, die auch mit Blick aufs Training bedeutsam sind:

Vitamin A
Fördert den Proteinstoffwechsel, die Bildung roter Blutkörperchen und damit die Sauerstoffversorgung der Muskeln.
Vorkommen unter anderem in Leber, Fisch, Möhren, Ei(gelb)

Vitamin B_2
Verbessert die sogenannte Zellatmung und damit die Umwandlung von Glucose in Energie.
Vorkommen unter anderem in Haferflocken, grünem Gemüse, Kohl, Milchprodukten

Kalzium
Ist gut für die Kontraktionsfähigkeit der Muskeln und die Fließeigenschaften des Blutes; häufigstes Mineral im Körper überhaupt (Knochen).
Vorkommen unter anderem in Gemüse, Nüssen, Milch- und Getreideprodukten

Eisen
Wertvoll für den Sauerstofftransport aus der Lunge in die (Muskel-) Zellen und damit für Ihre Leistungsfähigkeit.
Vorkommen unter anderem in Roter Beete, Fleisch und Wurst, Spinat, Hülsenfrüchten

Magnesium
Optimiert die Energie- und Sauerstoffversorgung sowie die Qualität der Muskelarbeit.
Vorkommen unter anderem in Nüssen, Geflügel, Obst, Reis

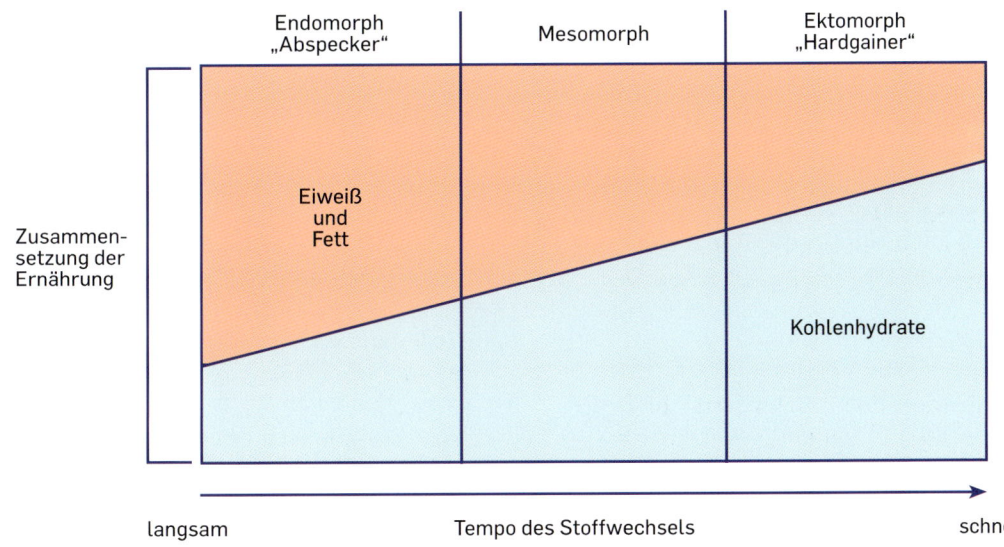

Empfohlene Nährstoffverteilung je nach Stoffwechseltyp

ERNÄHRUNG

Gewinnbringende Ernährungsstrategien zum Muskelaufbau und Fettabbau

Sie kennen sich nun mit Nährstoffen bestens aus und haben im Idealfall auch ein Gefühl dafür, welchem Stoffwechseltyp Sie am ehesten entsprechen. Nun geht es um die Wurst – und gesündere Alternativen zu ihr: In der Folge finden Sie die wichtigsten Tipps dazu, wie Sie Ihre Ernährung zielgesteuert gestalten und so Ihren persönlichen Traumkörper erlangen.

So futtern Sie sich mehr Muskeln an

Ein kurzer Hinweis, ehe Sie sich auf den ersten Tipp stürzen – damit erst gar keine Missverständnisse aufkommen: Alle Ernährungsratschläge fruchten natürlich nur, wenn Sie auch ordentlich trainieren. Dann werden sie ihre herrliche Wirkung entfalten – und Ihre Muskeln wachsen über sich hinaus.

Das Ende jeder Versorgungslücke

Zum Aufbau von Muskelmasse benötigt Ihr Körper Nährstoffe im Überfluss – der Ihnen bereits bekannte anabole Stoffwechselzustand. Wer partout nicht zulegen kann, also ein klassischer Hardgainer ist, sollte versuchen, 40 Kalorien pro Kilogramm Körpergewicht am Tag zu sich zu nehmen. Für den 80-Kilo-Mann sind das immerhin 3200 Kalorien. Hier gilt besonders: Beobachten Sie Ihren Körper! Setzen Sie Fett an, reduzieren Sie sofort die Gesamtkalorien. Tut sich in Sachen Muskelaufbau oder Massezuwachs hingegen immer noch nichts, steigern Sie die Kalorienmenge moderat, bis sich im Spiegel oder auf der Waage etwas bemerkbar macht.

Die optimale Nährstoffaufteilung

Unabhängig von den Richtlinien für die jeweiligen Stoffwechseltypen gibt es auch für das Ziel Muskelaufbau eine optimale Gewichtung der Nährstoffe: 50 Prozent Ihrer täglichen Nährstoffzufuhr sollte aus Kohlenhydraten, 25 Prozent aus Fett und 25 Prozent aus Eiweiß bestehen. Absolute Härtefälle wie die ektomorphen Stoffwechseltypen greifen zu etwa 60 Prozent Kohlenhydrate, 20 bis 25 Prozent Fett und 15 bis 20 Prozent Eiweiß. Gleichen Sie diese Nährstoffverteilung mit den Vorgaben zu Ihrem Stoffwechseltyp ab – und finden Sie so die für Sie passenden Werte.

Eiweiß: Gold für Ihre Muskel-Anlage

Jeder, der Muskeln erhalten will, sollte mindestens ein Gramm Eiweiß pro Kilogramm Körpergewicht am Tag zu sich nehmen. Für Muskelzuwächse ist das in der Regel zu wenig. Ein guter Wert für die begleitende Ernährung zum Muskelaufbau sind zwei Gramm Eiweiß pro Kilo Körpergewicht an jedem Tag, auch an Tagen ohne Training. Neuere Studien deuten darauf hin, dass noch mehr Eiweiß sogar noch besser für den Muskelaufbau zu sein scheint. Wissenschaftler fanden heraus, dass Muskeln dann besonders gut wachsen, wenn der Unterschied zwischen einer erhöhten, trainingsbegleitenden Eiweißaufnahme und Ihrer bisherigen normalen Eiweißaufnahme etwa 60 Prozent beträgt. Diese 60-Prozent-Regel scheint für alle zu gelten, egal ob Sie vorher einweißreich oder eiweißarm gegessen haben. Das bedeutet also: Wenn Sie bislang auf zwei Gramm Eiweiß pro Kilo Körpergewicht am Tag gekommen sind, so sind Sie nun mit 60 Prozent mehr bestens bedient, also einem Wert von 3,2 Gramm Eiweiß. Um auf diese Mengen zu kommen, benötigen Sie wahrscheinlich Unterstützung von Nahrungsergänzungspräparaten (siehe dazu auch Seite 90). Wenn Sie sich mit solchen Werten von mehr als zwei Gramm ernähren möchten, trinken Sie in jedem Fall mehr Wasser, da Ihre Nieren bei der Eiweißverwertung so leichteres Spiel mit der Entsorgung von „Abbauprodukten" haben.

Die zeitliche Verteilung von Energie und Nährstoffen

Bevor Sie anfangen, rund um die Uhr wie ein Scheunendrescher zu futtern, sollten Sie besser strategisch vorgehen: Es kommt darauf an, wann Sie wie viel von welchen Nährstoffen zu sich nehmen. Die Grundregeln für den Muskelaufbau lauten wie folgt:

1) Fünf bis sechs Mahlzeiten am Tag sind ideal. Auf diese Weise sorgen Sie alle zwei bis drei Stunden für Energienachschub und minimieren das Risiko, in katabole Stoffwechselzustände zu kommen. Dabei sollte jede Mahlzeit eiweißreich ausfallen und wenigstens 20 Gramm Proteine liefern.

2) An Trainingstagen bestimmt der Zeitpunkt des Workouts die Verteilung von Mahlzeiten und Nährstoffen. Wieso? Ganz einfach: Damit Sie Höchstleistungen vollbringen können, muss Ihr Körper mit ausreichend Energie versorgt sein. Und nach dem Training geht es darum, möglichst schnell alle durch die Anstrengung leer gefahrenen Akkus wieder aufzufüllen sowie den trainierten Muskeln sofort Bausteine zu liefern, die sie für den Ausbau der Faserstruktur benötigen. Die Grafik rechts liefert eine grobe Vorstellung von der idealen Nährstoffverteilung zum Muskelaufbau an einem Trainingstag.

Wenn Sie eher am Vormittag trainieren, stellen Sie den Plan so um, dass das Mittagessen etwa 60 bis 90 Minuten nach dem Training die nährstoffreichste Mahlzeit des Tages wird. Egal um welche Uhrzeit Sie trainieren, zur Vor- und Nachbereitung des Workouts gehören unbedingt folgende Dinge:

3) Trainieren Sie unter keinen Umständen nüchtern. Wer sich nicht ein bis zwei Stunden zuvor bereits bei Frühstück oder Mittagessen den Bauch vollgeschlagen hat, sollte vor dem Training etwas Eiweiß und wenigstens 10 bis 20 Gramm Kohlenhydrate zu sich nehmen. Etwa so: 60 Minuten vor dem Training ein Apfel und einen Joghurt, 15 Minuten vor dem Training ausnahmsweise (siehe Seite 81) ein Stückchen Schokolade, einen Trainingsenergiedrink oder etwas Süßes mit Glukose-(Zucker-)Anteil.

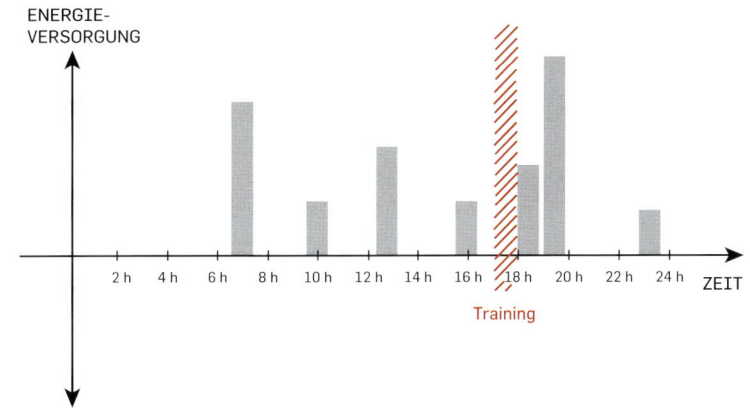

Tagesplan für die Muskelaufbau-Ernährung an Trainingstagen

ERNÄHRUNG

Hilfskraftstoff Kreatin

Kreatin ist eine Aminosäure, die in manchen Eiweiß- oder Energiepräparaten enthalten ist. Es ist einer der wenigen Inhaltsstoffe von Nahrungsergänzungsmitteln (abgesehen von Eiweißen und Kohlenhydraten natürlich), für dessen Wirksamkeit gesicherte wissenschaftliche Daten vorliegen: Kreatin hat einen positiven Einfluss auf die Muskelkontraktionsarbeit, fördert die Leistungsfähigkeit der Muskulatur insgesamt und greift dem Körper auch bei der Regeneration unter die Arme. Einen Großteil des Kreatinbedarfs decken Sie mit normaler Ernährung, vor allem mittels Fleischprodukten. Zudem produziert der Körper selbst Kreatin. Eine zusätzliche Zufuhr macht darüber hinaus vor allem vor intensiven Krafteinheiten Sinn. Mengen von drei bis vier Gramm am Tag gelten als unbedenklich. Besser nehmen Sie es nur an Trainingstagen oder bei größeren Mengen in Form sogenannter Kuren ein, in denen Sie die Aminosäure über einige Wochen zuführen und dann nach einem Ausschleichen der Dosis für einige Wochen aussetzen. Übertreiben Sie den Einsatz von Kreatin nicht, sonst beeinflussen Sie die körpereigene Kreatinherstellung negativ.

4) Direkt nach dem Training, noch vor dem Duschen, versorgen Sie den Körper mit einer großen Portion Eiweiß (etwa 30 Gramm), beispielsweise in Form eines Muskelaufbau-Eiweiß-Shakes (siehe dazu die folgenden Infos). Dazu nehmen Sie unbedingt etwa zehn Gramm schnell verwertbare Kohlenhydrate zu sich, zum Beispiel, indem Sie einen Löffel Honig in Ihren Shake geben, auch hier ausnahmsweise ein Stück Schokolade oder eine Handvoll Rosinen essen. Warum? Die Kohlenhydrate erhöhen den Insulinspiegel, was in diesem Fall wünschenswert ist, denn damit gelangt das Eiweiß schneller in die Muskelzelle. Ansonsten gilt: Je intensiver oder länger die Einheit, desto mehr Kohlenhydrate brauchen Sie zusätzlich zum Eiweiß. Bei intensiven Einheiten ab einer Stunde sollten das schon mehrere Dutzend Gramm sein.

5) Lassen Sie keine der täglichen Mahlzeiten ausfallen! Die Gefahr, dass Ihr Körper im katabolen Zustand vorhandene Muskelmasse angreift, ist zu groß. In jedem Fall verringern Sie so den Trainingserfolg und damit den möglichen Muskelaufbau.

Mixen für mehr Muskeln: Nahrungsergänzungsmittel zum Muskelaufbau

Die Mutter aller Essensregeln lautet: Ernähren Sie sich mit normalen Lebensmitteln möglichst ausgewogen (nach den mehrfach genannten Nährstoffkriterien). Dann sind Sie in der Regel ausreichend versorgt. In manchen Fällen kann es aber hilfreich sein, zu ergänzenden Produkten zu greifen – vor allem, wenn Sie Hardgainer sind oder in einer intensiven Trainingsphase zum Muskelaufbau stecken. Diese bringen Sie dann schneller an Ihr jeweiliges Trainingsziel.

Der Markt an Nahrungsergänzungsmitteln ist groß. Ebenso vielfältig ist die Wirkweise der einzelnen Inhaltsstoffe. Aus diesem Grund füllt das Thema problemlos ein eigenständiges Buch. Hier soll es in aller Kürze um Produkte gehen, die Sie bei der Umsetzung der beschriebenen Nährstoffplanungen unterstützen, um

a) die benötigte Eiweißmenge zu realisieren – ein wichtiger Punkt zum Beispiel für alle Vegetarier oder Veganer, denen die tierischen Eiweißquellen in der Ernährung fehlen – und

b) grundsätzlich auf die benötigte Energiemenge zu kommen – dies betrifft vor allem alle Hardgainer.

Eiweißprodukte

Mit stark eiweißhaltigen Produkten (wenigstens 70, besser 80 oder mehr Prozent Eiweißanteil), die sich in der Regel mit Wasser oder Milch zu einem Shake anrühren lassen, können Sie blitzschnell eine Eiweißmahlzeit zaubern, die Ihnen insbesondere direkt nach dem Training hilft, die Muskeln mit den für den Aufbau wichtigen Proteinen zu versorgen. Eine durchschnittliche Portionsgröße von etwa 30 Gramm Pulver auf einen Shake liefert Ihnen so rund 20 bis 30 Gramm Eiweiß.

Was sind die Quellen für das Eiweiß in den Pulverprodukten? Zum einen gibt es Erzeugnisse mit tierischen Eiweißen: das gängige Molkeneiweiß (auch Whey-Eiweiß oder einfach nur Whey genannt), Kasein (Milcheiweiß) und Eiproteine. Zum anderen gibt es Produkte aus pflanzlichen Sojaproteinen – diese können für Vegetarier interessant sein. Achten Sie aber unbedingt auf die Qualität und Herkunft des Sojas und setzen Sie Produkte mit diesem Inhaltsstoff nur in Maßen ein.

Oftmals finden sich verschiedene dieser Eiweiße in einem Produkt, denn die jeweiligen Eiweißformen haben unterschiedliche Eigenschaften. Entscheidend ist, wie schnell der Körper ein Eiweiß verarbeiten kann. Bei Molke- und Sojaeiweiß geht das ziemlich schnell, bei Kasein und Eiproteinen eher langsam. Die langsamen Proteine sind gut für eine anhaltende Grundversorgung. Kasein sorgt zudem für ein Sättigungsgefühl, was allen Abnehmwilligen zugutekommt.

Geht es um die rasche Bereitstellung rund ums Krafttraining, sind schnell verwertbare Eiweiße besser geeignet. Sojaeiweiß kann der Körper recht zügig verarbeiten. Etabliert haben sich aber vor allem Produkte mit einem hohen Whey-Eiweißgehalt. Dieses Eiweiß geht schnell in die Muskulatur und liefert zudem einen hohen Anteil an wertvollen Aminosäuren wie Leucin, das zu den essenziellen BCAA (englische Abkürzung für „branched chain amino acids", übersetzt etwa: „verzweigtkettige Aminosäuren") gehört. Diese scheinen für den Aufbau und Erhalt von Muskelgewebe besonders interessant zu sein. Zudem besitzt Whey von allen Eiweißen die höchste sogenannte biologische Wertigkeit. Dieses Maß klingt bedeutsamer, als es ist, gibt aber an, wie effizient der Körper ein zugeführtes Eiweiß in körpereigenes Eiweiß verwandeln kann. Demnach schöpft der Körper aus Whey-Eiweiß mit einer biologischen Wertigkeit von 104 bis 110 besonders viele eigene Proteine.

Masseaufbau-Produkte

Sie haben Probleme mit dem Zunehmen? Dann sind sogenannte Weight-Gainer-Produkte genau das Richtige für Sie. Dabei handelt es sich um hochkalorische Präparate, in denen neben Eiweißen auch schnell verwertbare

SPORTARTEN IM ENERGIEVERGLEICH	
Machen Sie doch, was Sie wollen – Bewegung ist immer gut. Hier finden Sie eine Auswahl an Sportarten mit Zirkaangaben, wie viel Kalorien Sie pro Stunde jeweils loswerden. Grundsätzlich gilt: Je intensiver Sie sich bewegen, desto höher der Energiebedarf. Die Durchschnittswerte gelten für einen 80 Kilo schweren, 1,80 Meter großen Mann bei spürbarer Intensität:	
Sportart	**Energieverbrauch / Stunde**
Fußball, Handball, Basketball	600 – 900 Kalorien
Inlineskaten, Schlittschuhlaufen	400 – 700 Kalorien
Laufen, Joggen	500 – 800 Kalorien
Nordic Walking, zügiges Wandern	400 – 600 Kalorien
Radfahren	400 – 700 Kalorien
Rudern	600 – 800 Kalorien
Schwimmen	500 – 700 Kalorien
Skilanglauf	500 – 1000 Kalorien
Tennis	400 – 600 Kalorien
Volleyball	300 – 500 Kalorien

Kohlenhydrate wie Zucker, Glukose oder Maltodextrin stecken. Diese pushen Ihren Insulinspiegel, liefern auf diese Weise schnell Energie und füllen die leeren Kohlenhydratspeicher wieder auf. Damit der Massezuwachs-Shake seinem Namen gerecht werden kann, ist es gut, wenn er Ihnen pro Portion wenigstens 40 Gramm Kohlenhydrate und 30 Gramm Eiweiß liefern kann.

So tragen Sie Ihre Speckpakete ab

Für alle, die abnehmen wollen, gelten naturgemäß ganz andere Gesetze als für Hardgainer. Abnehmen heißt allerdings nicht einfach nur, ein paar Kilos weniger auf die Waage zu bringen. Es geht vielmehr darum, auf intelligente Weise den Körper in die gewünschte Form zu bringen. Mit den nachfolgenden Strategien werden Sie mit Sicherheit auch auf lange Sicht von Training und Ernährung profitieren. Versprochen!

Immer mit der Ruhe

Erfolgreich und nachhaltig abzunehmen heißt, das schwabbelige Körperfett loszuwerden. Und zwar nur das. Ihre Muskeln sollten Sie dagegen vor dem Abbau schützen. Warum? Sie haben erfahren, dass Muskelmasse aktives Gewebe ist, also rund um die Uhr Energie verzehrt. Dieser Faktor ist wichtig fürs Abnehmen. Denn mit weniger Muskelmasse sinkt auch Ihr Energiebedarf – Sie setzen bei glei-

ERNÄHRUNG

cher Ernährung schneller Fett an und das Abnehmen fällt immer schwerer.

Wer gezielt dem Körperfett an den Kragen gehen will, braucht neben Muskeln vor allem eins: Geduld. Wie wäre es damit: Setzen Sie sich zum Ziel, ab sofort etwa 200 Gramm pro Woche abzunehmen. Das macht in einem halben Jahr mehr als fünf Kilo weniger! Wer sein Gewicht so sanft verliert, greift viel wahrscheinlicher gezielt das Körperfett an. Verboten ist dagegen jegliches Hungergefühl, und damit jede Form von radikalen Diäten. Diese sorgen zwar zunächst für einen relativ zügigen Gewichtsverlust, lösen im Körper aber von Anfang an Prozesse aus, die den Abbau von Körperfett in Zukunft deutlich erschweren und zusammen mit dem dabei auftretenden Muskelabbau in jedem Fall den befürchteten Jo-Jo-Effekt provozieren.

Bleiben Sie in Bewegung

Auch unabhängig vom Krafttraining ist jede Art von Bewegung gut fürs Abnehmen. Die Kombination aus mehr Bewegung und maßvollem Essen ist deutlich schneller und effektiver, als nur weniger zu futtern. So kommen Sie schneller in einen katabolen Stoffwechselzustand, in dem Ihr Körper mehr Energie verbrennt, als Sie aufnehmen – die Grundvoraussetzung fürs Abnehmen.

Bewahren Sie Ihre Muskelmasse

Damit Sie in der katabolen Abnehmsituation keine Muskelmasse verlieren, sollten Sie unbe-

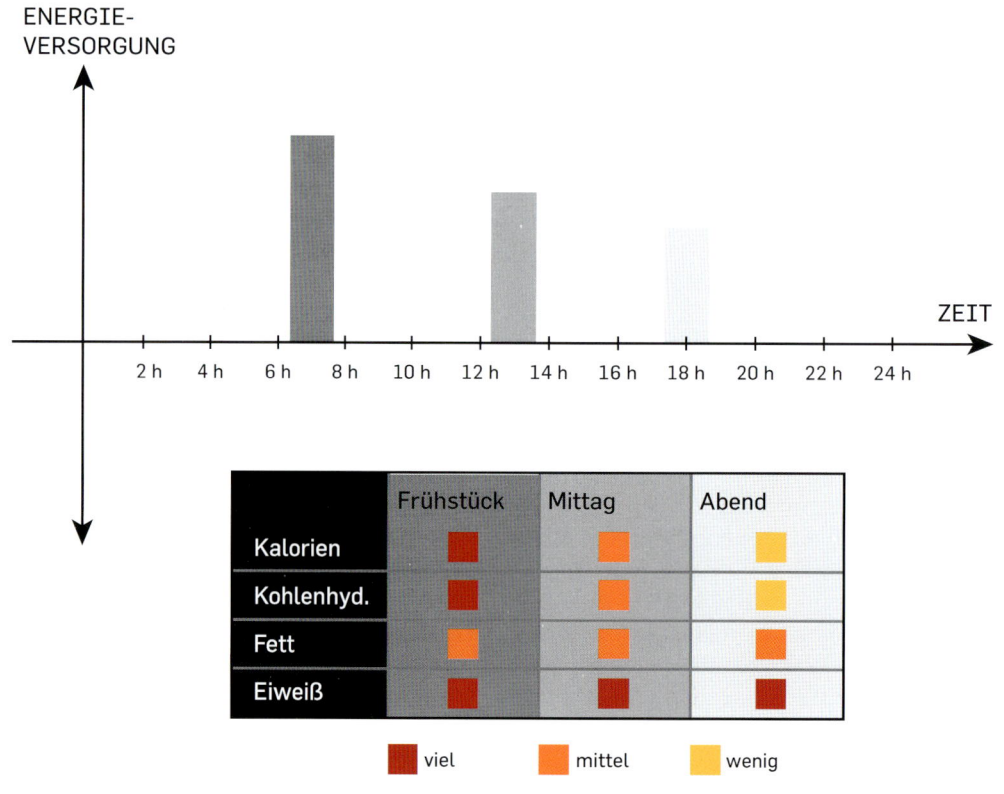

Tagesplan für die Speck-Abbau-Ernährung

dingt Krafttraining durchführen. Für Übergewichtige ist es hilfreich, Muskelmasse aufzubauen, da sie wie beschrieben zusätzliche Energie verbraucht. Wenn Sie das Abnehmen mit Krafttraining begleiten, sollten Sie Schwerpunkte setzen. Denn Muskelauf- und Fettabbau zusammen umzusetzen, ist kaum durchführbar, da Sie gleichzeitig im katabolen und anabolen Bereich sein müssten. Konzentrieren Sie sich lieber zum Beispiel für sechs bis acht Wochen gezielt auf das Abnehmen – mit reduzierter Ernährung und Kraft- sowie Ausdauertraining. Dann können Sie sechs bis acht Wochen Muskelaufbau in Angriff nehmen: mit intensivem Krafttraining und ausreichender, nicht ganz so reduzierter Energiezufuhr.

Die ideale Nährstoffaufteilung

Wenn Sie abnehmen wollen, sollten Sie die Kohlenhydrate reduzieren, dafür mehr Eiweiß und in Maßen auch Fett essen. Wer richtig viel abzuspecken hat, kann sich an diese Nährstoffaufteilung halten: 40 Prozent Kohlenhydrate, 30 Prozent Fett, 30 Prozent Eiweiß. Wer nur ein paar Kilo Fett loswerden will, ernährt sich etwas moderater und nimmt beim täglichen Essen und Trinken etwa 45 bis 50 Prozent Kohlenhydrate, 25 Prozent Fett und 25 bis 30 Prozent Eiweiß zu sich. Gleichen Sie diese Angaben wieder mit denen zum Körpertyp ab.

Der perfekte Speck-weg-Ernährungsplan

Auch beim Abnehmen führt strategisches Vorgehen zum Erfolg. Mit diesen Grundregeln:

1) Nehmen Sie besser drei größere als fünf oder mehr kleinere Mahlzeiten am Tag zu sich. So sinkt die Wahrscheinlichkeit, dass Sie mehr als erlaubt essen. Vor allem hält eine „pausenlose" Aufnahme von Nährstoffen den Insulinspiegel eher hoch. Das bremst den Fettstoffwechsel unnötig aus, der Körper wäre eher bereit, Fett einzulagern – genau das wollen Sie nicht. In der Grafik links sehen Sie vereinfacht, wie Sie Energie und Nährstoffe optimal verteilen.

2) Wer mit den drei Mahlzeiten nicht auskommt, sollte die Zeit dazwischen mit niedrigkalorischen, sättigenden Snacks überbrücken, zum Beispiel mit Rohkost wie Karotten, Paprika oder Gurken. Zur Not gehen auch rein eiweißhaltige Produkte wie Harzer Käse.

3) Ab dem späten Nachmittag reduzieren Sie die Kohlenhydratzufuhr. So senken Sie den Insulinspiegel zum Abend, Ihr Körper kann die Nacht dann zum Fettabbau nutzen.

4) Am nächsten Morgen beenden Sie die Phase der Unterversorgung mit dem Frühstück. Es sollte mit die nährstoffreichste Mahlzeit des Tages sein. Zum einen brauchen Sie die Energie für den Tag, zum anderen verbrennen Sie sie dabei auch. Das Mittagessen liefert dann noch einmal eine gute Portion Energie, das Abendessen fällt später eher moderat aus.

5) Für das unterstützende Training zum Abnehmen, vor allem aber für das begleitende Muskelaufbautraining benötigen Sie ausreichend Energie. Diese sollten Sie Ihrem Körper gezielt zuführen. Auch Abnehmkandidaten sollten vor dem Training eine kohlenhydrathaltige Kleinigkeit essen, etwa eine Banane, und direkt im Anschluss eine kleine eiweißreiche Mahlzeit mit ein wenig Kohlenhydraten, zum Beispiel einen Topf Hüttenkäse mit einem Löffel Honig.

Mit diesen Ausführungen zur idealen Versorgung Ihres Körpers sind Sie zu einem rundum ausgebildeten Experten dieses besten Trainingsgeräts der Welt aufgestiegen. Jetzt können Sie richtig loslegen – und mit dem Training beginnen. Das folgende Kapitel gibt Ihnen dazu Hunderte von Übungen mit auf den Weg. Jede Menge Futter also für Sie!

Treten Sie auf die Appetitbremse

Viele Menschen haben Probleme, ihren Appetit zu zügeln. Die Folge: Sie essen mehr als nötig. Sie auch? Dann lesen Sie diese Sättigungsbeiträge:

- Wer langsam isst, ist schneller satt. Kauen Sie deswegen jeden Bissen häufiger und langsamer. Es hilft auch, nach jeder Gabel das Besteck aus der Hand zu legen.
- Konzentrieren Sie sich aufs Essen. Nehmen Sie nichts zu sich, wenn Sie gerade fernsehen, lesen oder etwas anderes machen. Und machen Sie nichts anderes, wenn Sie essen – außer sich mit anderen am Tisch zu unterhalten.
- Das Auge isst mit. Wer den Teller nur halb füllt, bei dem setzt schneller ein Sättigungsgefühl ein, wenn der Teller leer ist.
- Greifen Sie immer wieder zu ballaststoffreichen Lebensmitteln wie Gemüse, Hülsenfrüchten und Vollkornprodukten. Die füllen den Magen, lassen ihn arbeiten und machen so eher satt.
- Ähnlich funktioniert das mit eiweißreichen Lebensmitteln, denn der Körper braucht relativ lange, diese zu verarbeiten. Auch Fleisch, Fisch oder magere Käseprodukte sättigen schnell.

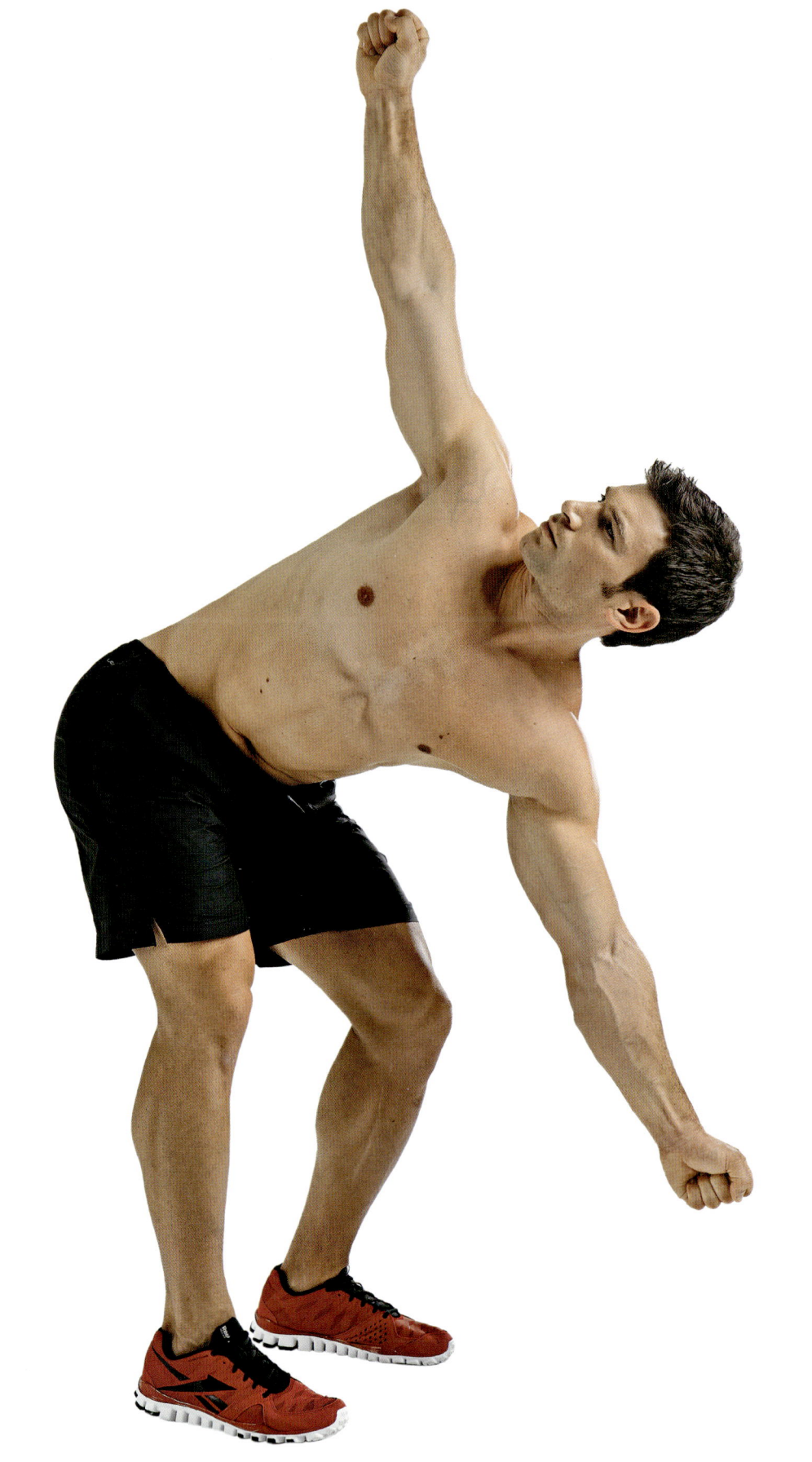

Kapitel 4

Die besten Eigengewichtsübungen aller Zeiten

Fast 200 Seiten geballte Übungs-Power: Freuen Sie sich auf über 300 Übungen mit dem eigenen Körpergewicht – für jedes Trainingsziel, jedes Leistungslevel und alle Körperpartien! Bei vielen Übungen finden Sie zusätzliche Einstiegs- oder Power-Varianten und Alternativen zur abgebildeten Version, sodass Sie aus einem schier unerschöpflichen Fundus Ihr Training gestalten können. Mehr Eigengewichtsübungen gibt's sonst nirgendwo!

Bevor es mit den Übungen losgeht, liefern die Folgeseiten noch ein paar hilfreiche Trainingshinweise: zur Ausführung der Übungen, zu den praktischsten Alltagsgegenständen, die Sie als Hilfsmittel nutzen können, und vieles mehr.

HINWEISE ZU DEN ÜBUNGEN

Praktische Alltagshilfsmittel

Mit den folgenden hilfreichen Tools sind Sie im Nu in der Lage, Ihr Training abwechslungsreicher und intensiver zu gestalten. Seien Sie ruhig kreativ und entdecken Sie Ihre Umgebung mit Blick auf den Trainingsnutzen neu! Diese Hilfsmittel haben sich bewährt:

- Kisten, Treppenstufen, Stühle, Betten, Sofas, Tische, Bänke, große Steine, Baumstämme, Zäune, Gartenmauern oder Motorhauben (Ihres eigenen Wagens, bitte!) als Erhöhung zum Abstützen, zum Draufsetzen oder -legen, zum Über-, Auf- und Absteigen etc.
- feste Äste, Türzargen, Balken, Geländer, Teppichklopfer- oder Klettergerüststangen auf dem Spielplatz zum Dranhängen
- Laternenpfähle, Metallbügel, Fahrradständer oder Verkehrsschilder zum Abstützen oder (seitlichen) Dranhängen
- Steine, (volle) Wasserflaschen, dicke Bücher, schwere Werkzeuge (wie ein Hammer o. Ä.) als kleinere Gewichtselemente für alle Übungen, bei denen Sie die Hände frei haben
- Wasserkisten, schwere Säcke (Blumenerde, Katzenstreu o. Ä.) oder auch Autoreifen als schwere Gewichtselemente für alle Übungen, bei denen Sie die Hände frei haben

Hinweise zu den Übungsbeschreibungen

Der Aufbau des Übungskapitels

Alle Eigengewichtsübungen sind in sechs Unterkapitel unterteilt, je nach ihrer Wirkweise oder nach den Körperpartien, die sie jeweils ansprechen:

1) Aufwärmen & Agilität mit nicht primär kräftigenden, sondern überwiegend aktivierenden Übungen, zum Beispiel fürs Warm-up-Programm und zur Förderung Ihrer Schnelligkeit und Wendigkeit
2) Kraftübungen für den Funktionskreis Arme (zu den Funktionskreisen siehe Seite 34)
3) Kraftübungen für den Funktionskreis Rumpf
4) Kraftübungen für den Funktionskreis Beine
5) Kraftübungen für den ganzen Körper
6) Stretching-Übungen

Aufteilung der Übungen

Nicht immer lässt sich eine Übung eindeutig einem dieser Bereiche zuordnen. So sind beispielsweise einige der Aufwärm- und Agilitätsübungen Ganzkörperübungen. Und auch ansonsten gilt: Nicht jede Übung fordert wirklich nur Muskeln eines Funktionskreises. Im Körper hängt alles mit allem zusammen – und nur in der Gemeinschaft können Muskeln ihre volle Kraft und Funktionalität entfalten. Insbesondere der Rumpf als wahrlich zentrales Muskelwiderlager zur Kraftübertragung ist fast immer mit von der Partie. Selbst wenn Sie nur sitzen und dabei zum Beispiel diese Zeilen lesen, arbeitet Ihr Rumpf permanent – denn die Bauch- und Rückenstreckermuskulatur hält Sie aufrecht.

Damit die Aufteilung der Übungen für Sie nachvollziehbar bleibt und Ihnen bei der Planung Ihres Trainings hilft, sind alle Kraftübungen (Kapitel 4.2 bis 4.5) anhand von übergeordneten Bewegungsabläufen sortiert, die Sie in der Einleitung des jeweiligen Unterkapitels aufgeführt finden. So sind zum Beispiel alle Übungen, bei denen der Rumpf gebeugt oder gestreckt wird, im Unterkapitel zum Funktionskreis Rumpf zu finden.

Bei allen Übungen (abgesehen von den Ganzkörperübungen) sind einzelne, primär trainierte Muskeln mit aufgeführt. Auf diese Weise können Sie sofort erkennen, wofür zum Beispiel die Übungen im Kapitel zum Funktionskreis Arme gut sind, welche Übung also für die Schulter-, welche für die Arm- und welche für die Brustmuskulatur effektive Ergebnisse liefert. Im Übungsverzeichnis nach Muskelgruppen ab Seite 310 können Sie gezielt nach Übungen für bestimmte Muskeln und Muskelgruppen auf die Suche gehen.

Alle „unklaren" Fälle, allen voran die Ganzkörperübungen, sind mit Blick auf die allgemeine Verteilung aller Übungen so eingeordnet, dass sie Ihnen bei der Trainingsplanung den größten Nutzen liefern. Sie finden sie in den beiden Kapiteln 4.1 und 4.5. Der Begriff „Ganzkörperübung" meint im Übrigen, dass eine Übung mehr als zwei Funktionskreise umfassend fordert. Es handelt sich also dabei nicht um Übungen, die wirklich jeden Muskel im Körper intensiv ansprechen – das ist letztlich auch nur in hochgradig kombinierten Bewegungsformen möglich, wie es sie beispielsweise beim Kunstturnen gibt.

Beschreibung der Übungen

Jede Übungsbeschreibung schildert den Ablauf einer Wiederholung von der Ausgangs- zur Endposition. Wenn Sie dort keine expliziten Hinweise zur weiteren Ausführung einer Bewegung finden, gehen Sie einfach auf gleichem Weg zurück in die Startposition. Damit ist dann eine Wiederholung beendet. Wie viele Wiederholungen Sie von einer Übung durchführen, hängt ganz von Ihrem Trainingsplan ab (siehe auch die Workouts in Kapitel 5).

Schwierigkeitslevel der Übungen

In diesem Buch gibt es Übungen für jeden Leistungsstand: Damit Sie für sich schnell eine passende Auswahl treffen können, ist jede Übung gekennzeichnet mit ein bis drei Hanteln, die den Grad der Komplexität einer Übung bezeichnen. Diese Einteilung hilft als grobe Orientierung, welche Übungen eher für Einsteiger, welche eher für Fortgeschrittene und welche eher für sehr erfahrene Trainierende geeignet sind. Wie schwer Ihnen persönlich ein bestimmter Bewegungsablauf fällt, kann diese Aufteilung natürlich nicht wiedergeben. Deshalb zeigt diese Dreiteilung des Schwierigkeitsgrads lediglich an, wie komplex ein Bewegungsablauf gegenüber anderen, eventuell ähnlichen Übungen ist.

Eine zusätzlich in Textform angegebene Einstiegsvariante sollte grundsätzlich leichter als die im Bild beschriebene Übung durchführbar sein. Eine Power-Variante dagegen erhöht in der Regel den Schwierigkeitsgrad. Eine Alternative schließlich will den Bewegungsablauf, nicht die Intensität verändern.

Die angeführten Hanteln haben folgende Bedeutung:

- ♺ = leichte Übung, vor allem für Einsteiger geeignet
- ♺♺ = mittelschwere Übung, vorrangig für Fortgeschrittene geeignet
- ♺♺♺ = schwere Übung, eher nur für erfahrene Trainierende geeignet

Grundregeln für die Übungsausführung

Dieses Kapitel liefert Ihnen Beschreibungen für korrekte Übungsausführungen. Das allein reicht jedoch nicht, um effektiv zielorientiert oder dauerhaft beschwerdefrei zu trainieren. Ebenso wichtig wie die korrekte Ausführung einer einzelnen Übung sind die Hinweise, die Sie im Kapitel zur Trainingslehre ab Seite 37 finden – also alles, was Sie zur übergeordneten Trainingsplanung und Ausrichtung benötigen. Nochmals besonders an Herz gelegt seien Ihnen die Sicherheitstipps fürs Training ab Seite 69. Wenn Sie sich an all diese Hinweise halten, steht dem Trainingserfolg nichts mehr im Weg.

Darstellung der Übungen

Auf einigen Übungsbildern finden Sie neben dem Model Moritz Tellmann einige wenige „Nebendarsteller": eine Gerüstbaustange, Holzkisten (die hier abgebildeten sind so genannte Plyo-Boxen, das sind Trainingsgeräte zum Rauf- und Runterspringen, Abstützen etc. – freundlich zur Verfügung gestellt von: www.pullsh.net), Handtücher und Ziegelsteine. Diese Dinge stehen stellvertretend für alles, was Sie in Ihrer Umgebung finden und gewinnbringend ins Training einbauen können:

- die Gerüstbaustange für jede Art von Hängevorrichtung, an der Sie Ihren Körper hinaufziehen können
- die Holzboxen für jede Art von Erhöhung
- das Handtuch als nützliches Trainingsgerät zur Erhöhung der Muskelspannung. Fast jede der mit Handtuch ausgeführten Übungen können Sie aber auch ohne absolvieren, wenn Ihnen mal wirklich keins zur Verfügung steht
- schließlich die Ziegelsteine stellvertretend für alles, was Sie in die Hand nehmen können und was Gewicht und/oder Widerstand liefert, um eine Übung intensiver zu machen. Wenn Sie gar nichts haben, dann führen Sie die Übung ohne Gegenstand, aber durchgängig mit maximaler Muskelspannung aus

In den Marginalspalten links und rechts finden Sie eine Zusammenstellung von praktischen Alltagsgegenständen, die Sie in der Regel immer in Reichweite haben. Und dann geht's wirklich los mit Übungen, Übungen, Übungen. Die erste lautet: umblättern!

- Taschen und Rucksäcke mit stabilen Griffen, die Sie nach Belieben füllen und so bei allen Übungen, bei denen Sie die Hände frei haben, als individuelle Trainingsgewichte nutzen können
- Rucksäcke für den Rücken, um beispielsweise Rumpf- und Beinübungen zu erschweren
- Handtücher als Unterlage zum Abstützen, zum Knien, als Zugband zum Spannungsaufbau, zum Dranhängen, zum Zusammenpressen oder Einklemmen usw.
- Kissen, Matratzen oder Decken zum Abpolstern und ebenso wie Trampolin, Strand (eine Sandkiste tut es auch), unebene Waldwege, Weiden etc. als instabile Untergründe für das sogenannte propriozeptive Training, das den Körper zu Ausgleichsbewegungen zwingt und damit intensiver sowie gleichgewichtsfördernder wirkt
- lose Äste, kleine Steine und liegende Baumstämme o. Ä. zur Markierung, zum Drauf- und Drüberspringen etc.
- Kreide und Malsteine (zum Aufmalen von Linien) oder verlegte Gehwegplatten für koordinative Schritt-Sprung-Kombinationen
- eine Schubkarre zum Schieben von hohen Gewichten
- einen herkömmlichen Schreibtischstuhl auf Rollen (als Alternative zu einer fest stehenden Erhöhung) – hier können Sie sich die durch die Rollen gegebene Instabilität zunutze machen und beispielsweise Hände oder Füße darauf ablegen

Aufwärmen & Agilität

Übungen fürs Warm-up und eine verbesserte Agilität

Dieses Unterkapitel startet durch mit einer Reihe von Aufwärmübungen und solchen, die Sie beim Ausbau Ihrer Agilität unterstützen. Eine Verbesserung der Agilität meint dabei, dass Sie Ihre Muskeln und Ihren Körper nicht primär kräftigen, sondern in Einklang mit anderen Konditionsfaktoren fördern, also beweglicher, schneller, gewandter und koordinativ leistungsvoller machen.

Insgesamt bringen die Übungen dieses Kapitels automatisch das Herz-Kreislauf-System in Schwung und haben zudem einen erhöhten Ausdauereffekt – ein lohnendes Investment zum Beispiel auch für alle Abnehmwilligen. Es handelt sich hier also nicht vorrangig um Kräftigungsübungen, sondern um Bewegungsformen, die einen Schwerpunkt auf die kardiovaskuläre Beanspruchung legen (wie beispielsweise die Hampelmänner ab der gegenüberliegenden Seite oder die Burpees ab Seite 106), und um Übungen, die beabsichtigt mit Schwung ausgeführt werden oder bei deren Ausführung es auf Schnelligkeit und Koordinationsvermögen ankommt (wie die Liegestütz-Hock-Kombinationen auf Seite 111). Ausgenommen sind an dieser Stelle Übungen, die durch eine explosive Ausführung den Krafteinsatz erhöhen (wie Liegestütze mit Klatschen zum Beispiel): Diese Übungen finden Sie in den entsprechenden Kräftigungskapiteln.

Rund die erste Hälfte der Übungen dieses Kapitels ist ideal für einen Einsatz im Warm-up-Programm. Sie können mit ihnen (und im Übrigen auch mit der anderen Hälfte) natürlich auch jedes normale Workout anreichern, um beispielsweise für Abwechslung zu sorgen oder um Ihre Trainingspausen mit den hier vorgestellten Bewegungsformen aktiv zu gestalten.

Die zweite Hälfte der Übungen in diesem Kapitel zielt verstärkt auf den Ausbau Ihrer Agilität ab. Diese Übungen helfen Ihnen also, schneller und wendiger zu werden. Hier finden Sie auch den ein oder anderen komplexen Bewegungsablauf, den Sie eher nicht zur Aufwärmung nutzen sollten – zum Beispiel die Bodenwippe auf Seite 117.

Beherzigen Sie ruhig eine einfache Regel, welche Übungen Sie ganz grundsätzlich in Ihr Warm-up-Programm aufnehmen dürfen: Es sollten ausschließlich Übungen sein, die Sie ohne Probleme und ohne darüber nachdenken zu müssen ausführen können. Alle anderen, die Sie körperlich überfordern oder deren Bewegungsablauf Fragezeichen hervorruft, anstatt ein Gefühl der Sicherheit zu geben, gehören nicht in die Aufwärmroutine. Zumindest noch nicht.

Hampelmann

TRAINIERT den ganzen Körper.

A

- Aufrecht mit geschlossenen Füßen hinstellen. Die Hände seitlich an die Oberschenkel legen.

B

- Explosiv die gestreckten Arme seitlich über den Kopf reißen. Gleichzeitig mit den Beinen abspringen und in breiter Grätschposition wieder aufkommen.
- Sofort in die Ausgangsposition zurückspringen und fortfahren mit dem Ziel, möglichst viele saubere Wiederholungen in der vorgegebenen Zeit (zum Beispiel 30 oder 60 Sekunden) zu schaffen.

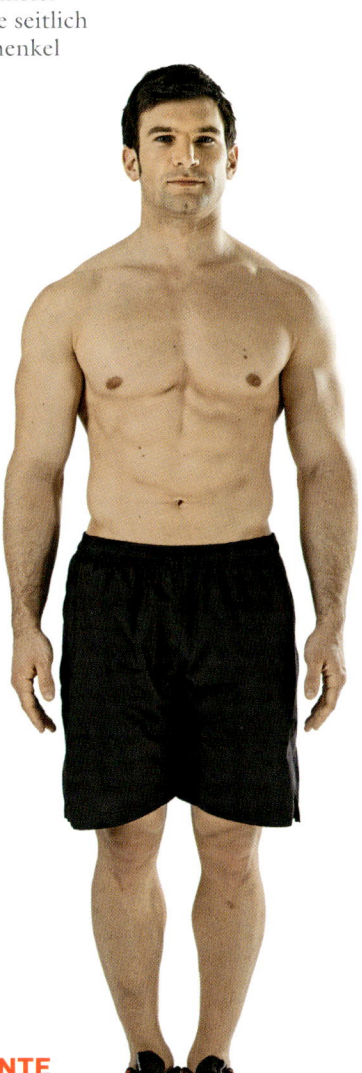

POWER-VARIANTE
Halten Sie in jeder Hand ein Gewicht (Buch, Stein o. Ä.).

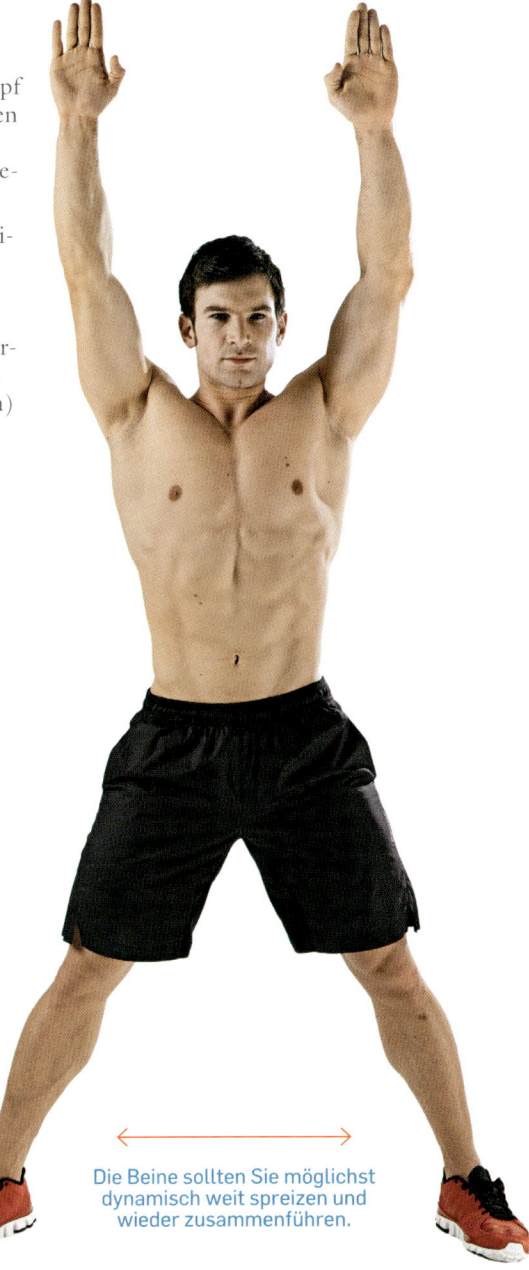

Die Beine sollten Sie möglichst dynamisch weit spreizen und wieder zusammenführen.

Aufwärmen & Agilität

Hampelmann in Schrittstellung nach vorn

TRAINIERT den ganzen Körper.

A

- Eine lange Schrittstellung einnehmen, der linke Fuß steht vor dem rechten. Den linken Arm schräg nach vorn oben, den rechten in Verlängerung dazu nach hinten unten strecken.

POWER-VARIANTE
Gehen Sie bei jedem Schritt in die Knie. Dadurch verlangsamt sich das Bewegungstempo, aber die Intensität steigt.

B

- Mit beiden Beinen abspringen und dabei den rechten Fuß nach vorn und den linken nach hinten bringen. Gleichzeitig die Armpositionen wechseln.
- Direkt wieder zurück in die Ausgangsposition springen und wechselweise fortfahren.

Achten Sie darauf, dass Knie und Fußspitzen gerade nach vorn zeigen.

Hampelmann mit seitlichem Armschwung und Beinüberkreuzen

TRAINIERT den ganzen Körper.

A

- Aufrecht hüftbreit hinstellen und die Arme auf Schulterhöhe gerade nach vorn strecken, sodass die Handflächen aneinanderliegen und die Daumen nach oben zeigen.

POWER-VARIANTE
Führen Sie die Übung mit geschlossenen Augen aus – das fordert den Gleichgewichtssinn enorm.

B

- Beidbeinig abspringen und die Füße aneinander vorbeiführen, sodass Sie mit überkreuzten Beinen aufkommen. Gleichzeitig die gestreckten Arme auf Schulterhöhe zur Seite führen.
- Sofort zurück in die Ausgangsposition springen und auf Zeit fortfahren.

Wechseln Sie die Position der Füße bei jeder Wiederholung: Mal ist der linke Unterschenkel vorn, mal der rechte.

KAPITEL 4.1

Explosive Kniebeugen mit umgekehrten Flys

TRAINIEREN den ganzen Körper.

A

- Aufrecht hinstellen, die Knie leicht beugen und die Füße schließen.
- Die Arme im 90-Grad-Winkel beugen und die Handflächen vor dem Körper aneinanderlegen.

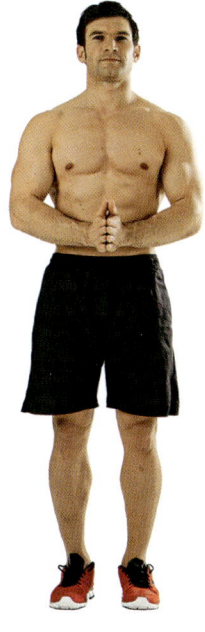

B

- Mit voller Power in einen breiten Stand springen und tief in den Knien stehen. Gleichzeitig den Oberkörper vorbeugen und die Arme ebenso explosiv auf Schulterhöhe zur Seite strecken.
- Locker in die Ausgangsposition zurückhüpfen, dort kurz verharren und für die nächste explosive Wiederholung sammeln.

Schieben Sie das Gesäß weit nach hinten – so bleibt auch der Rücken gerade.

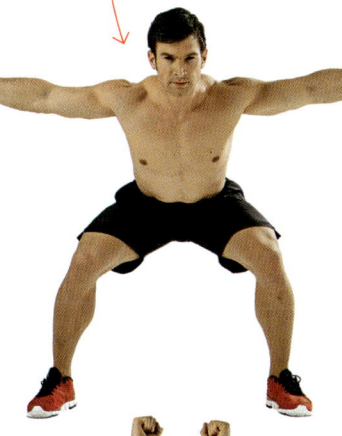

ALTERNATIVE
Springen Sie in einen Ausfallschritt.

Seitwärtsschritte mit Armschwung

TRAINIEREN den ganzen Körper.

A

- Breitbeinig hinstellen und in die Knie gehen. Den Oberkörper mit geradem Rücken vorbeugen. Die Arme zwischen den Beinen hängen lassen und Fäuste bilden.

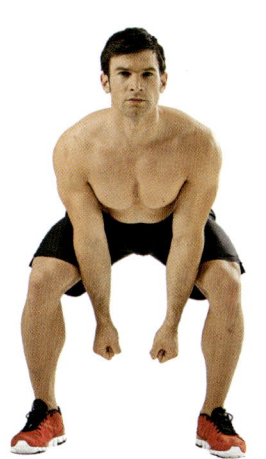

B

Ziehen Sie in der obersten Position die Schulterblätter aktiv zusammen.

- Den Oberkörper aufrichten und die gestreckten Arme über den Kopf heben. Dabei das rechte Bein schwungvoll zum linken heranziehen.
- Sofort zügig in die Ausgangsposition zurückschwingen, dann in der nächsten Wiederholung zur anderen Seite gehen. Wechselseitig ohne Pause auf Zeit fortführen.

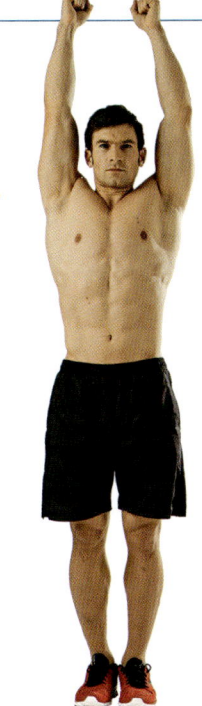

POWER-VARIANTE
Nehmen Sie einen schweren Gegenstand in die Hände.

Aufwärmen & Agilität

Hohe Tritte aus dem Ausfallschritt

TRAINIEREN Beine und Gesäß.

A

- In einen tiefen Ausfallschritt gehen, der linke Fuß steht vorn und das rechte Knie berührt fast den Boden. Den Oberkörper gerade und die Hände zu Fäusten geballt vor der Brust halten.

B

- Explosiv das linke Bein strecken und mit dem rechten kräftig nach vorn oben treten, sodass der Fuß etwa Kopfhöhe erreicht. Den Oberkörper dabei möglichst ruhig halten.
- Direkt wieder in der Ausgangsposition landen.
- Im nächsten Satz Seitenwechsel.

EINSTIEGSVARIANTE
Anstatt das freie Bein hochzuschwingen, tippen Sie mit dem Fuß nur leicht kurz vor dem Standbein auf den Boden und kehren dann blitzschnell in die Ausgangsposition zurück.

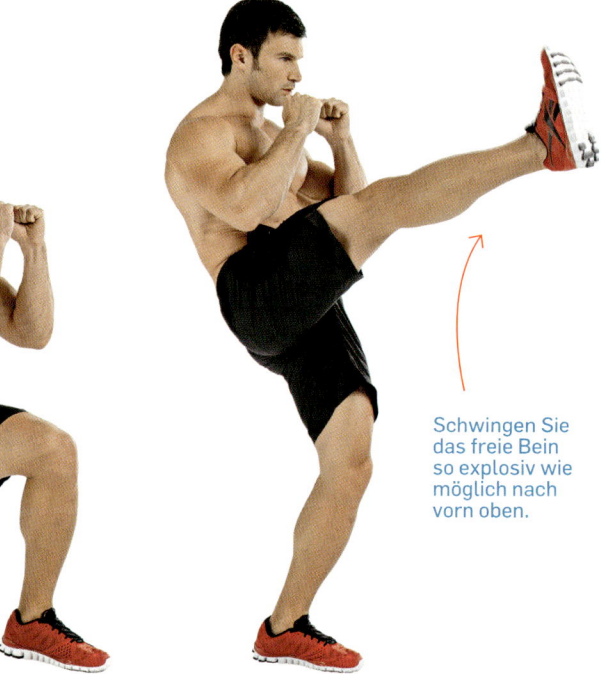

Schwingen Sie das freie Bein so explosiv wie möglich nach vorn oben.

Hohe Tritte aus dem Einbeinstand

TRAINIEREN Beine und Gesäß.

A

- Hüftbreit in die Hocke gehen und den geraden Oberkörper leicht vorneigen. Die Arme rechtwinklig beugen und die Hände zu Fäusten geballt vor der Brust halten.
- Das rechte Bein anheben und angewinkelt in der Luft halten.

B

- Explosiv den Oberkörper aufrichten, das linke Bein dabei durchstrecken. Gleichzeitig mit dem rechten Fuß kräftig nach vorn kicken, der Fuß des gestreckten Beins sollte etwa Schulterhöhe erreichen.
- Zügig das Bein wieder einziehen und in die Ausgangsposition zurückkehren, ohne das freie Bein abzusetzen (Einsteiger dürfen das zur Not).
- Im nächsten Durchgang Seitenwechsel.

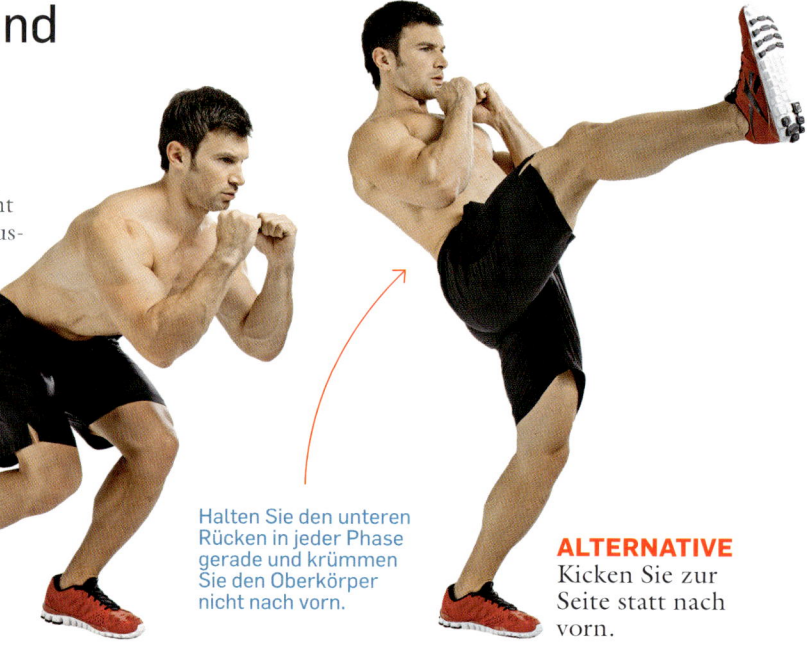

Halten Sie den unteren Rücken in jeder Phase gerade und krümmen Sie den Oberkörper nicht nach vorn.

ALTERNATIVE
Kicken Sie zur Seite statt nach vorn.

KAPITEL 4.1

Körperdrehungen mit Handtuch

TRAINIEREN den ganzen Körper.

A

- Mit beiden Händen ein Handtuch schulterbreit fassen und an gestreckten Armen vor dem Körper auf Schulterhöhe halten. Alternativ geht es auch ohne Handtuch, dann die Arme aktiv durchgängig anspannen.
- Mit links einen Ausfallschritt machen und die rechte Ferse vom Boden lösen. Den Körper ein wenig nach links eindrehen.

B

- Den Körper zügig um 180 Grad auf den Fußballen drehen, sodass nun der rechte Fuß nach vorn zeigt und die linke Ferse angehoben ist. Die gestreckten Arme bleiben unverändert in Position, auch der Oberkörper bleibt aufrecht.
- Ohne Pause wieder zurückdrehen und wechselweise auf Zeit fortfahren.

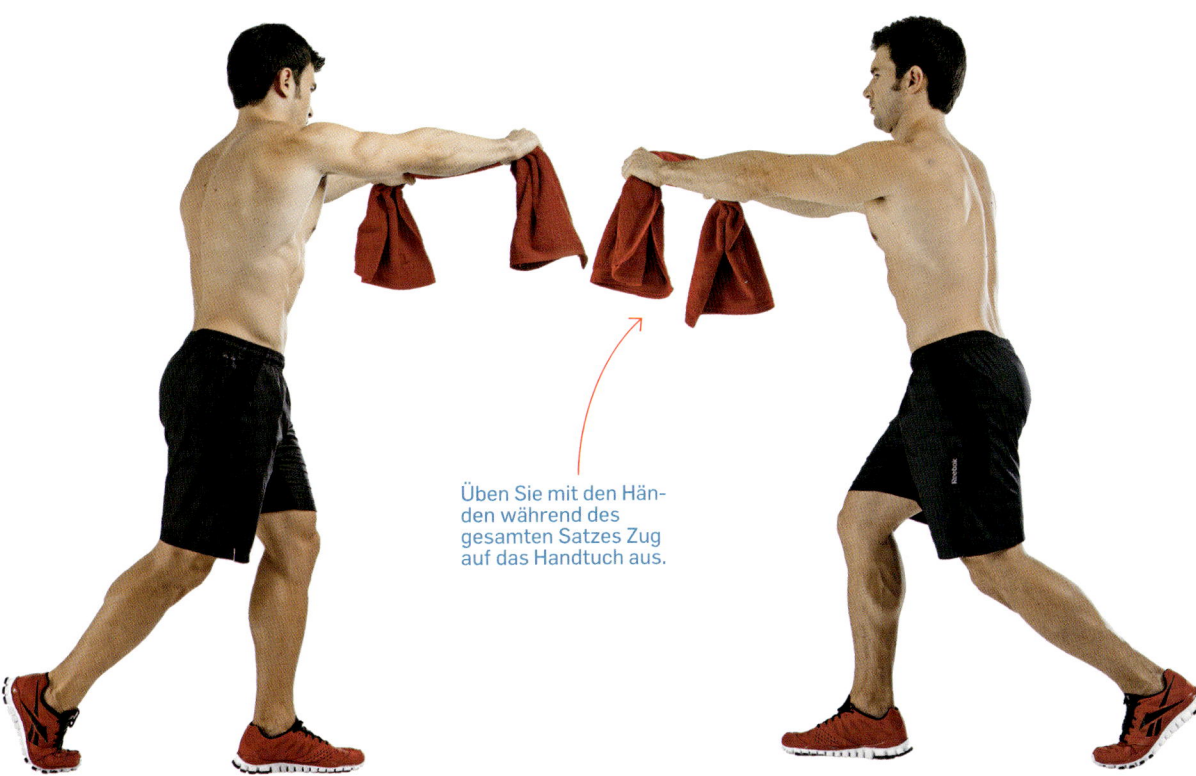

Üben Sie mit den Händen während des gesamten Satzes Zug auf das Handtuch aus.

POWER-VARIANTE
Führen Sie durchgängig leichte „Flatterbewegungen" mit den gestreckten Armen nach oben und unten aus.

ODE AN DAS HANDTUCH

Bei einigen Übungen in diesem Buch wird Ihnen ein Handtuch als Trainingsgerät begegnen. Zu Recht, denn es ist ein höchst intensivierendes und vielseitig verwendbares Tool, das zu Hause, im Urlaub oder auf Dienstreise immer verfügbar ist. Besonders effektiv ist das Handtuch, wenn Sie es wie in dieser Übung als Mittel für zusätzliche Muskelspannung nutzen, die gar nicht einmal etwas mit dem zentralen Bewegungsablauf einer Übung (hier: der Rumpfdrehung) zu tun haben muss. Crunches, Kniebeugen, Schulterdrücken, Kreuzheben – bei diesen und vielen weiteren Übungen lässt sich ein Handtuch einsetzen. Zudem können Sie es auf glatten Böden als „Gleitmittel" verwenden – indem Sie bei einem Liegestütz beispielsweise die Hände jeweils auf einem Handtuch platzieren und damit bei der Übungsausführung rutschen. Dasselbe Prinzip gilt für die Übungen auf Seite 188. Schließlich ist das Handtuch hervorragend zur Abpolsterung geeignet, beispielsweise bei Übungen im Knien oder bei Liegestützen auf Fäusten.

Aufwärmen & Agilität

Kugelstoß-Bewegungen

TRAINIEREN den ganzen Körper.

A

- Mit links in einen Ausfallschritt gehen. Das linke Knie so tief beugen, dass der Oberschenkel etwa waagerecht steht. Die rechte Ferse vom Boden lösen, dabei den Oberkörper gerade vorbeugen.
- Den rechten Arm vorstrecken, den linken anwinkeln und die Faust wie ein Kugelstoßer seine Kugel über der linken Brust halten.

POWER-VARIANTE
Erschweren Sie die Bewegung mit einem Gegenstand (den Sie nicht loslassen!).

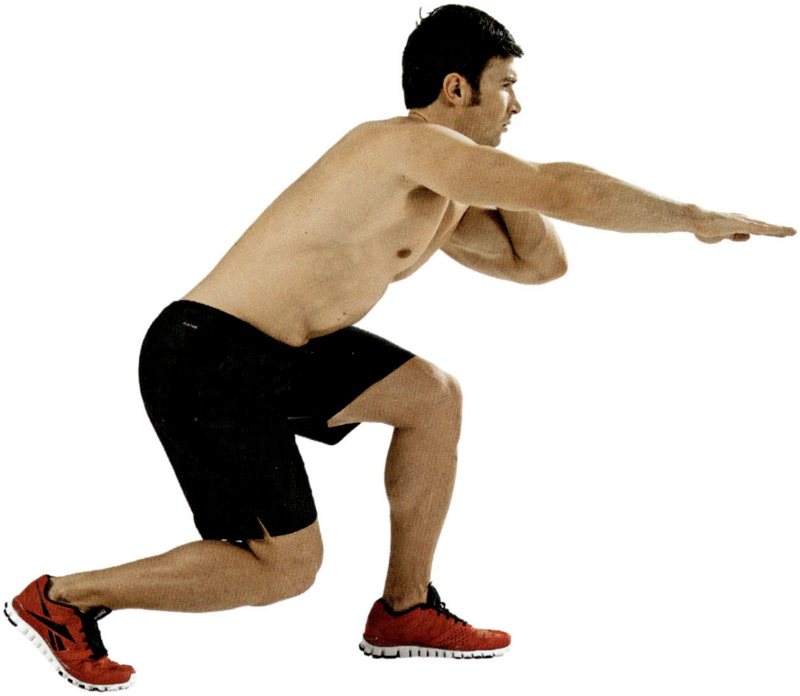

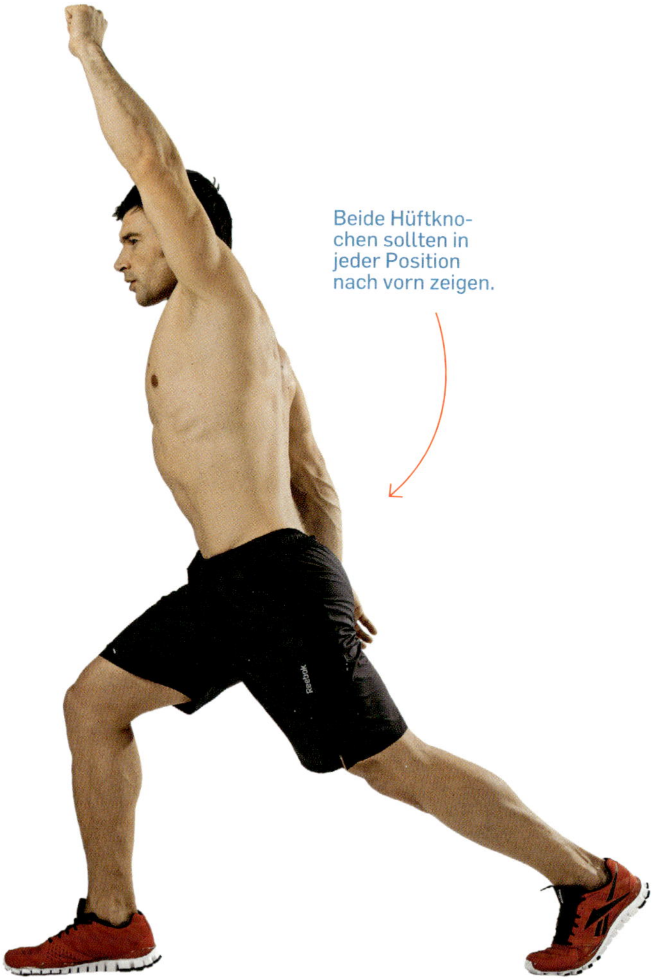

B

- Blitzschnell den Körper um etwa 180 Grad nach rechts drehen. Dabei den rechten Arm zum Schwungholen um den Körper herumziehen, den linken Arm mit der Faust wie beim Schulterdrücken (anders, als es Kugelstoßer machen würden) wuchtig nach oben stoßen.
- Kontrolliert zurück in die Ausgangsposition und die nächste Wiederholung starten.
- Im nächsten Satz die Seiten wechseln.

Beide Hüftknochen sollten in jeder Position nach vorn zeigen.

Schattenboxen

TRAINIERT oberen Rücken, Schultern, Trizeps, Rumpf.

A

- Aufrecht mit links in einen schulterbreiten kurzen Ausfallschritt gehen. Die Knie leicht beugen, dabei den Rücken gerade halten. Die Hände vor der Brust zu Fäusten ballen.

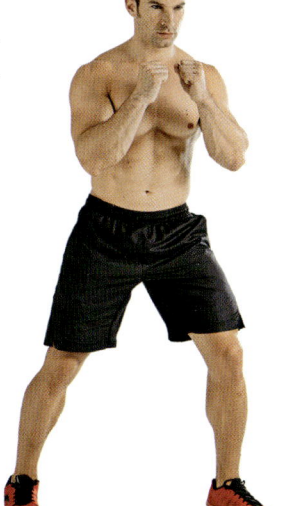

POWER-VARIANTEN
Absolvieren Sie die Übung mit Büchern, Wasserflaschen oder Steinen in den Händen oder führen Sie während der gesamten Übung blitzschnelle kleine Schritte auf der Stelle aus.

B

- Den rechten Arm auf Schulterhöhe explosiv gerade nach vorn stoßen, dabei das Gewicht etwas mehr auf das linke Bein verlagern und den Rumpf leicht nach links drehen. Der rechte Fuß geht locker mit.
- Den Arm blitzschnell zurück in die Ausgangsposition ziehen, dann mit links einen Schlag nach vorn durchführen. Wechselseitig mit den Schlägen fortfahren.
- Im nächsten Durchgang die Beinstellung wechseln.

Lassen Sie beim Schlag den Arm nach innen rotieren, sodass der Handrücken oben ist.

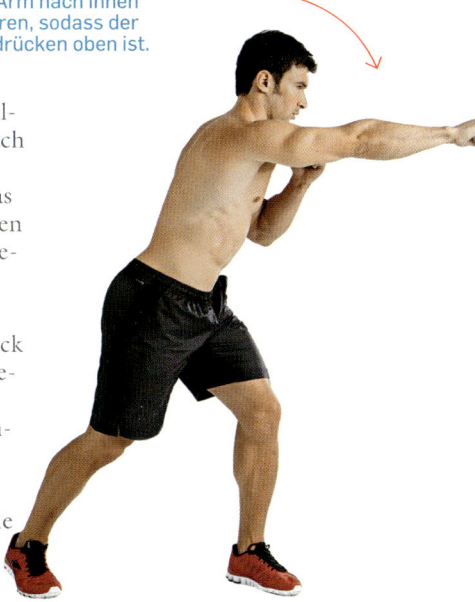

Boxen mit Handtuch

TRAINIERT Arme, oberen Rücken, Schultern, Rumpf.

A

- Aufrecht hinstellen und vor dem Körper ein Handtuch schulterbreit greifen. Die Knie leicht beugen.
- Das Handtuch mit links vor die Brust ziehen, die Handfläche zeigt nach oben. Mit rechts das andere Handtuchende am gestreckten Arm nach vorn drücken – hier zeigt die Handfläche nach unten.

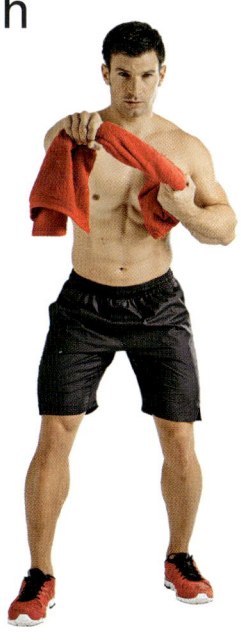

POWER-VARIANTE
Stellen Sie Ihre Füße auf einer imaginären Linie voreinander und versuchen Sie, die Füße in dieser Stellung auf dem Boden zu halten.

B

- Blitzschnell die Arm- und Handpositionen wechseln und mit links nach vorn boxen, während die rechte Hand zur Brust geht. Das Handtuch steht dabei immer unter Spannung. Ebenso schnell wechselseitig fortfahren.

Halten Sie den Oberkörper gerade und vermeiden Sie ein Vorkippen.

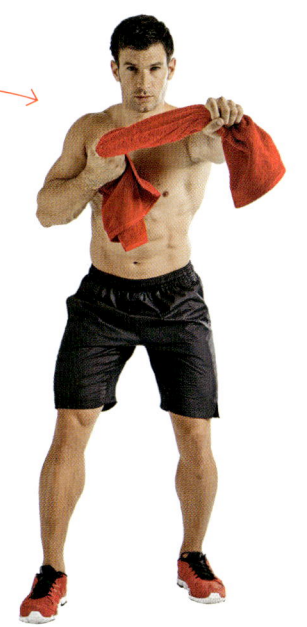

Aufwärmen & Agilität

Liegestütz-Strecksprung-Kombinationen (Burpees)

TRAINIEREN den ganzen Körper.

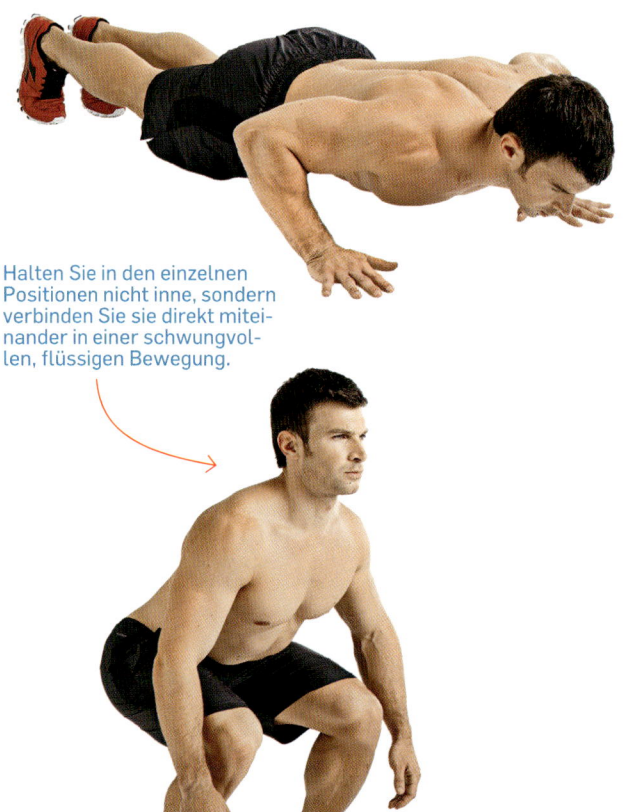
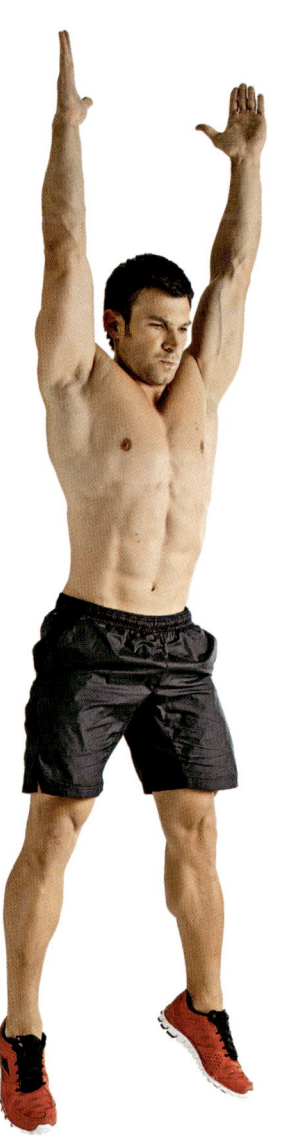

A

- In eine Liegestützposition gehen, den Körper auf einer Linie halten. Die Arme beugen, bis die Brust knapp über dem Boden ist.

> Halten Sie in den einzelnen Positionen nicht inne, sondern verbinden Sie sie direkt miteinander in einer schwungvollen, flüssigen Bewegung.

B

- Zügig wieder hochdrücken, dann die Füße vom Boden lösen und die Knie unter die Brust ziehen. Den Schwung nutzen, die Hände vom Boden lösen und das Körpergewicht nach hinten verlagern, sodass Sie in einer Hocke landen.

EINSTIEGSVARIANTE
Lassen Sie entweder den Strecksprung oder den tiefen Liegestütz weg.

POWER-VARIANTE
Legen Sie den Körper bei der Liegestützbewegung ganz auf dem Boden ab, dann ziehen Sie aktiv die Schulterblätter zusammen, sodass sich die Hände vom Boden wegbewegen. Dann nur aus der Kraft von Armen und Brust wieder in den hohen Liegestütz drücken und wie beschrieben zügig fortfahren.

C

- Die Beine kräftig durchdrücken und einen Strecksprung machen. Die Arme dabei nach oben schwingen. Landen und auf gleichem Weg zurück in die Ausgangsposition, von dort ohne Pause weiter fortfahren.

KAPITEL 4.1

Einarmige Burpees auf einer Erhöhung

TRAINIEREN den ganzen Körper.

A

- In einen Liegestütz gehen, dabei die linke Hand auf einer Erhöhung (etwa einer Bank, einem Stuhl o. Ä.) abstützen und den rechten Arm angewinkelt in der Luft halten. Der Körper bildet von Kopf bis Fuß eine gerade Linie.

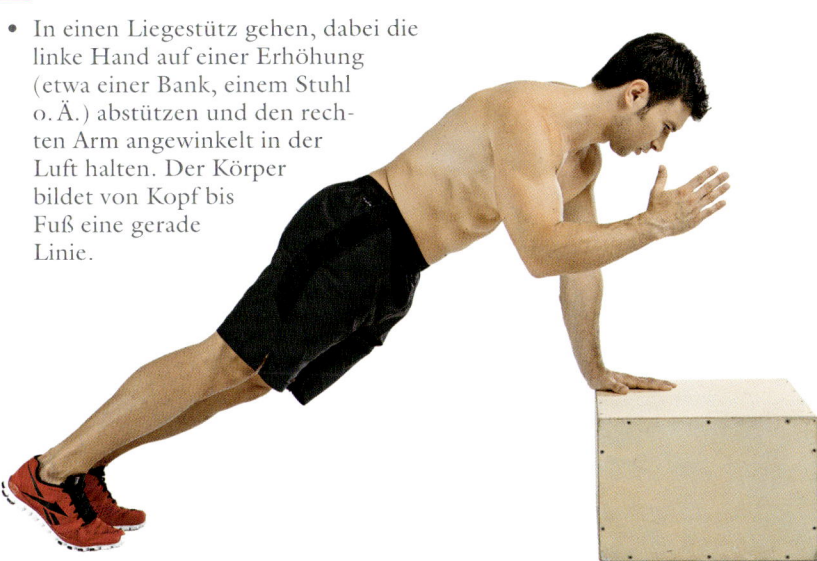

B

- Die Beine explosiv anziehen und mit den Füßen knapp vor der Erhöhung landen.

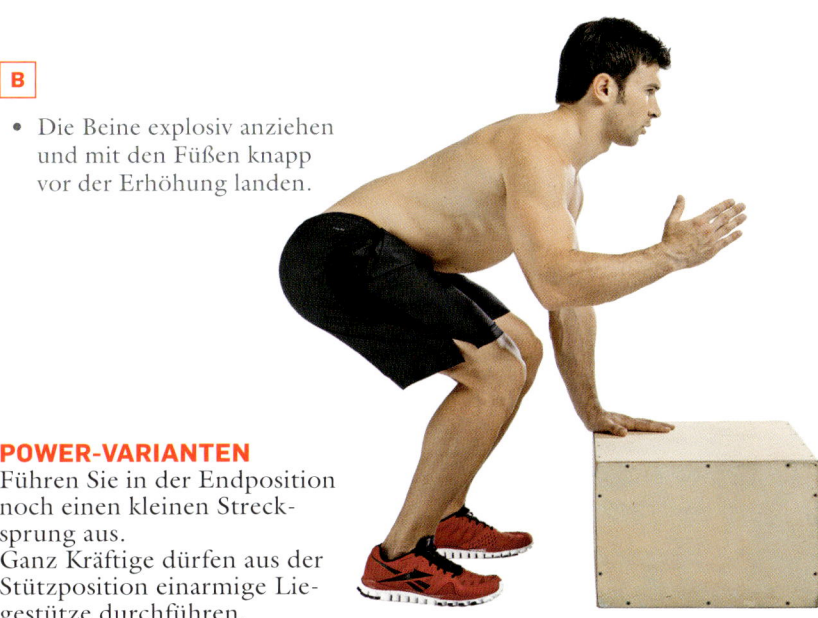

C

- Den Körper dynamisch aufrichten, bis Sie gerade stehen.
- Auf demselben Weg zurück in die Ausgangsposition.
- Im nächsten Satz Armwechsel.

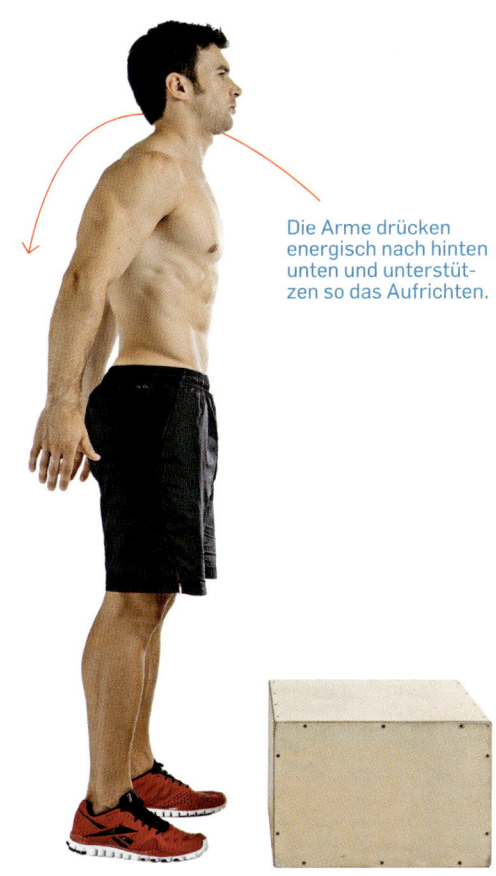

Die Arme drücken energisch nach hinten unten und unterstützen so das Aufrichten.

POWER-VARIANTEN
Führen Sie in der Endposition noch einen kleinen Strecksprung aus.
Ganz Kräftige dürfen aus der Stützposition einarmige Liegestütze durchführen.

107

Aufwärmen & Agilität

Seitliche Burpees mit Skater-Schritt

TRAINIEREN den ganzen Körper.

A

- Etwa einen Meter rechts neben eine Erhöhung (zum Beispiel einen Kasten) stellen. Mit dem gestreckten linken Arm auf der Erhöhung abstützen, sodass Hand und Schulter senkrecht übereinanderstehen. Der gesamte Körper bildet eine gerade Linie.
- Die Füße voreinanderstellen, den rechten Arm in die Hüfte stemmen.

B

- Mit den Füßen abdrücken und neben der Erhöhung in einer Hocke landen. Der Oberkörper ist dabei gerade nach vorn gebeugt.

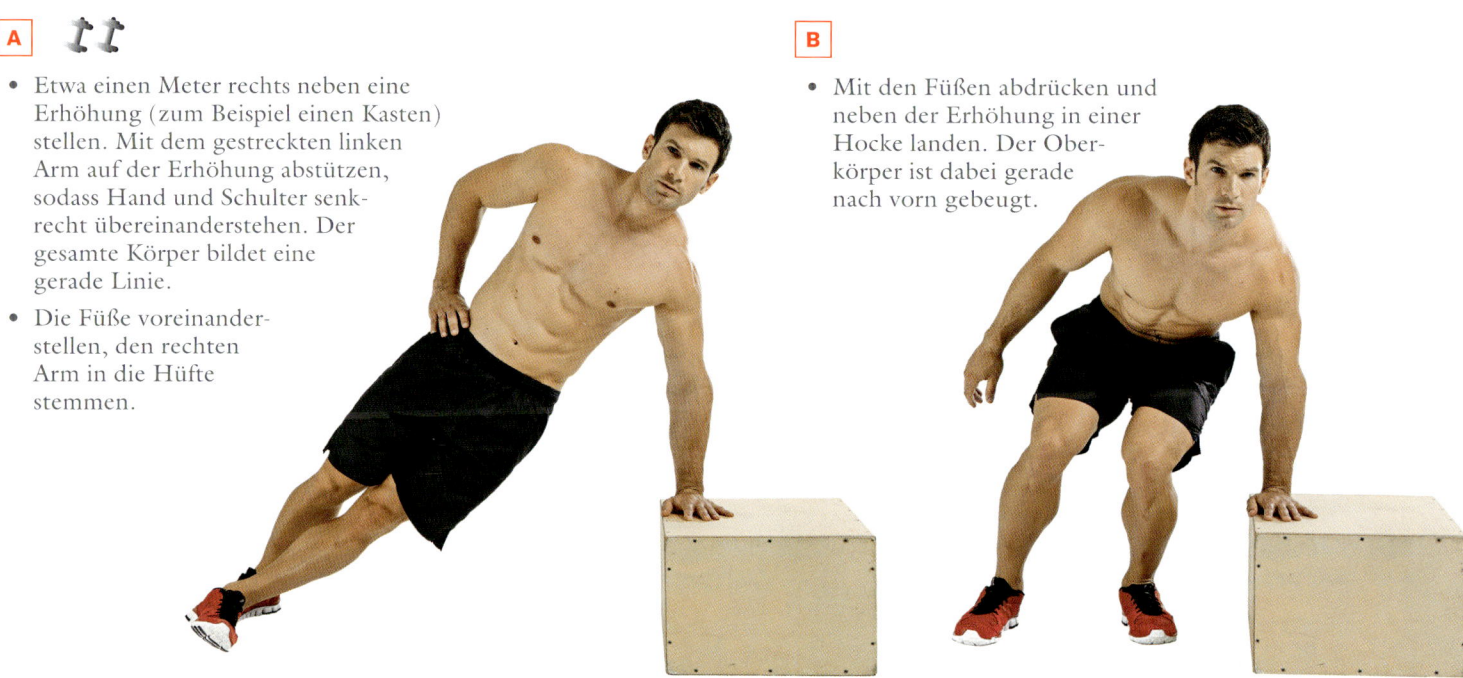

C

- Zügig die Beine durchdrücken und den Körper aufrichten. Mit dem linken Fuß kräftig nach rechts, weg vom Kasten abstoßen.
- Mit rechts in einer Art Kniebeuge landen, das linke Bein schwingt frei nach hinten durch. Direkt aus dem Impuls der Landung heraus mit rechts wieder abdrücken und mit links neben der Erhöhung landen.
- Auf gleichem Weg zurück in die Position A.
- Im folgenden Satz die Seiten wechseln.

POWER-VARIANTE
Beugen Sie im Seitstütz den Arm rechtwinklig und drücken Sie sich wieder hoch.

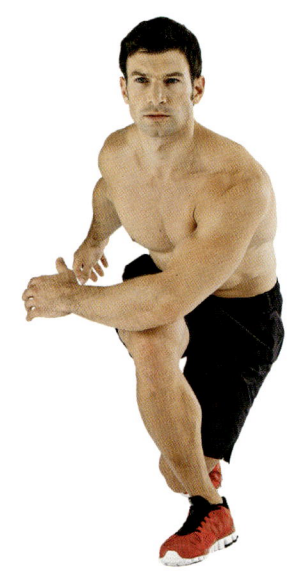

Je flacher die Erhöhung ist, desto anspruchsvoller wird die Übung. Die Höhe einer Treppenstufe sollte das Minimum sein.

KAPITEL 4.1

Kniestöße aus dem Liegestütz

TRAINIEREN den ganzen Körper.

A

- In eine Liegestützposition gehen: Die Arme sind unterhalb der Schultern, der Körper bildet eine gerade Linie.

B

- Mit Schwung beidbeinig die Knie anziehen, die Füße unter der Hüfte aufsetzen, den Körper zügig in den aufrechten Stand drücken und das rechte Knie kräftig zur Brust ziehen. Dabei die Arme beugen und die Hände vor der Brust zu Fäusten ballen.
- Auf gleichem Weg zurück. Bei der nächsten Wiederholung das linke Knie anziehen, dann wechselseitig fortfahren.

POWER-VARIANTE
Führen Sie in der unteren Position jeweils einen vollständigen Liegestütz aus.

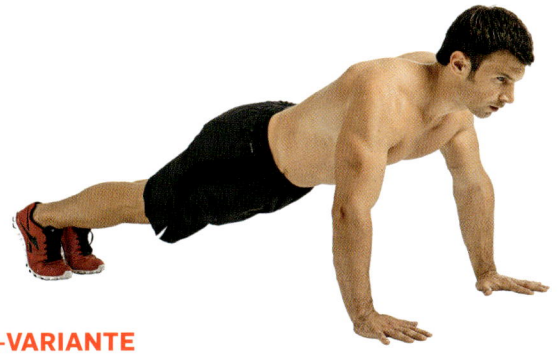

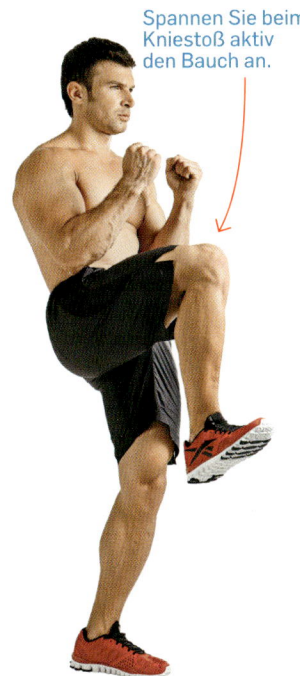

Spannen Sie beim Kniestoß aktiv den Bauch an.

Liegestütz-Skipping-Kombinationen

TRAINIEREN den ganzen Körper.

A

- Mit den Händen auf einer Erhöhung (zum Beispiel einer Parkbank oder einer Treppenstufe) in eine Liegestützposition gehen. Der ganze Körper bildet eine gerade Linie. Die Arme beugen, sodass sich die Brust dicht über der Erhöhung befindet.

ALTERNATIVEN
Führen Sie die Übung einarmig aus (auch ohne tiefe Liegestütze), variieren Sie Anzahl und Tempo der Schritte oder springen Sie beidbeinig rauf und runter.

B

- Aus den Armen hochdrücken, die Knie anziehen und mit den Füßen zur Erhöhung springen. Die Hände lösen, den Körper aufrichten und je einen Wechselschritt mit rechts und links auf die Erhöhung machen. Die Arme gehen betont mit der Bewegung mit.
- Auf gleichem Weg zügig zurück und ohne Pause fortfahren.

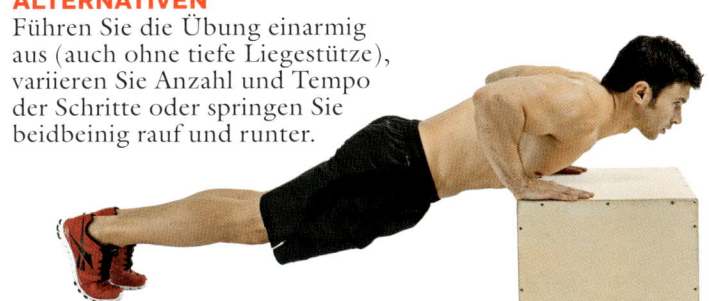

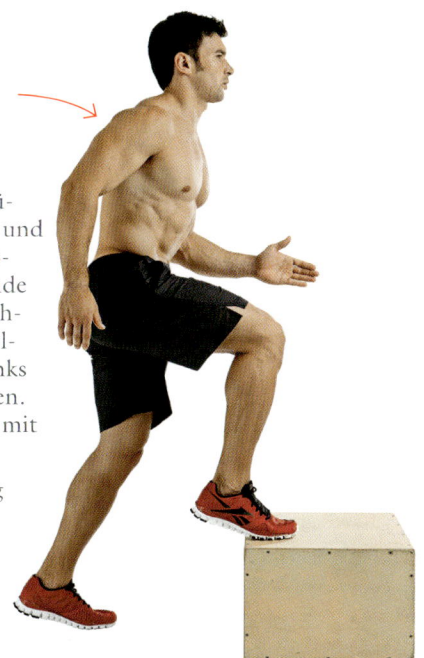

Halten Sie den Rücken während der gesamten Übung gerade.

109

Aufwärmen & Agilität

DER MIX MACHT'S EFFEKTIV

Alle hier vorgestellten Kombinationsübungen haben den Zweck, möglichst den gesamten Körper zu aktivieren – was viele Einzelübungen nicht schaffen. Fühlen Sie sich also ermutigt, Ihre eigenen Lieblingsübungen mit ins Spiel zu bringen und, sofern technisch möglich, mit anderen Übungen zu kombinieren. Damit diese Kombinationen auch umfassend auf den Körper wirken können, sollten zwei, besser alle drei großen Funktionskreise des Körpers abgedeckt werden – hierzu können Sie sich aus den jeweiligen Übungskapiteln bedienen. In der Regel werden Sie eine (annähernd) vollständige Aktivierung des Körpers erreichen, wenn Sie diesen in einer Kombi-Übung aus der Vertikalen in die Horizontale bringen (oder umgekehrt) und wieder zurück – wie in der Übung rechts oder bei den Burpee-Varianten.

Liegestütz-Box-Kombinationen

TRAINIEREN den ganzen Körper.

A

- In einen Liegestütz gehen, die Hände ungefähr unter den Schultern platzieren und die Fußspitzen nebeneinander aufstellen. Der ganze Körper bildet eine gerade Linie.

B

- Den Liegestütz ausführen: Die Arme beugen, bis das Gesicht fast den Boden berührt. Dann wieder in die hohe Stützposition drücken, die Knie schwungvoll anziehen, die Füße aufsetzen und den ganzen Körper aus den Beinen aufrichten.
- Sofort die Hände zu Fäusten ballen und vor die Brust ziehen, den Körper nach links aufdrehen und mit rechts einen kräftigen Schlag nach links ausführen. Die Füße drehen locker mit, der Rücken bleibt stets gerade.

C

- Ohne Pause wieder zurückdrehen und einen Schlag zur rechten Seite ausführen.
- Zurück in den geraden Stand und ohne Pause sofort in den Ausgangsliegestütz zurückspringen.

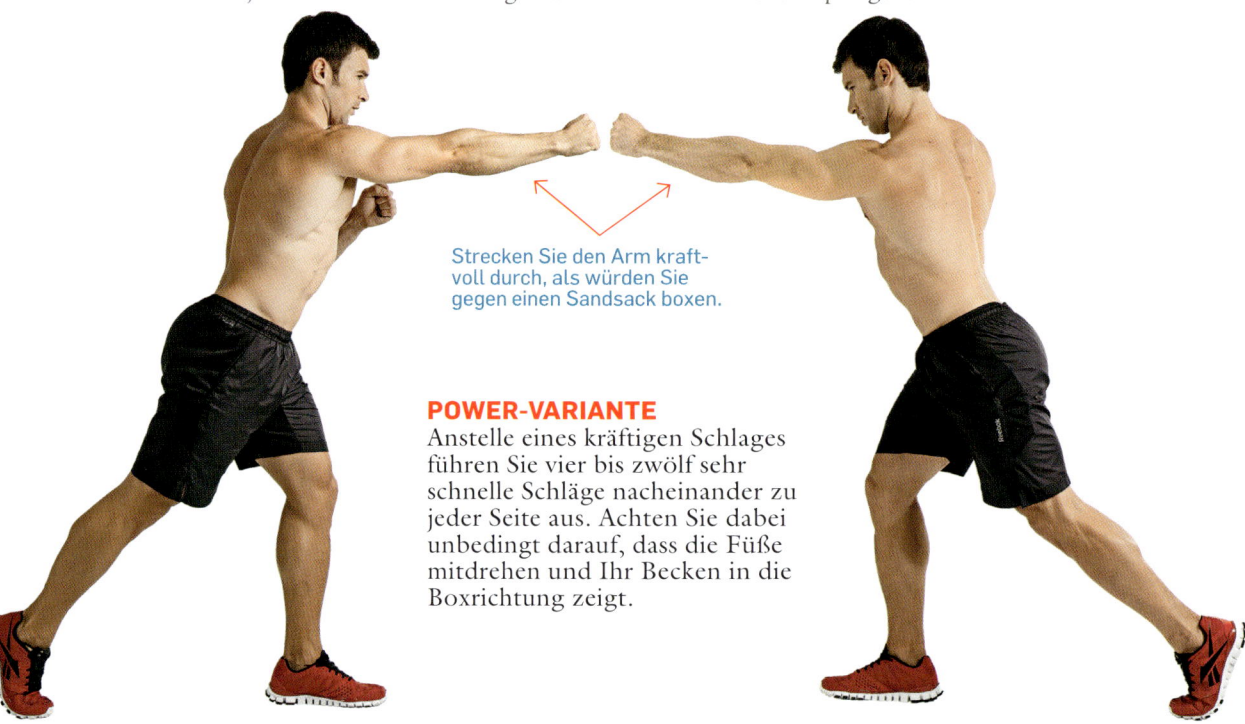

Strecken Sie den Arm kraftvoll durch, als würden Sie gegen einen Sandsack boxen.

POWER-VARIANTE
Anstelle eines kräftigen Schlages führen Sie vier bis zwölf sehr schnelle Schläge nacheinander zu jeder Seite aus. Achten Sie dabei unbedingt darauf, dass die Füße mitdrehen und Ihr Becken in die Boxrichtung zeigt.

KAPITEL 4.1

Liegestütze und Sumo-Kniebeugen

TRAINIEREN den ganzen Körper.

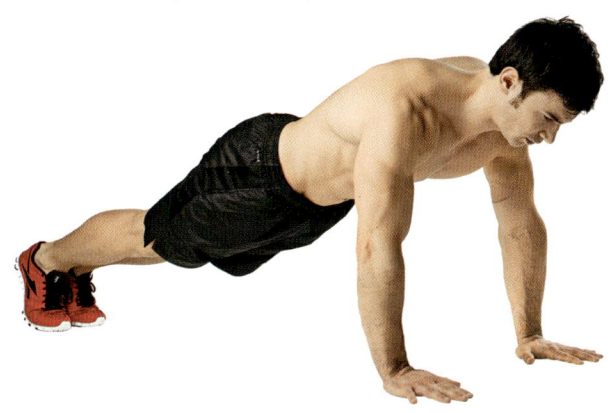

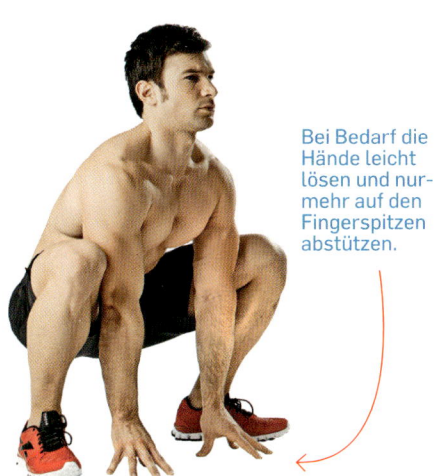

Bei Bedarf die Hände leicht lösen und nurmehr auf den Fingerspitzen abstützen.

A

- In eine Liegestützposition gehen, die Hände unter den Schultern platzieren und die Fußspitzen nebeneinander aufstellen.

B

- Dynamisch die Knie anziehen und mit den Füßen außen neben den Händen landen. Die Füße dabei mit voller Fläche aufstellen, auch die Fersen bleiben am Boden.
- Das Gesäß zeigt zum Boden, der Rücken ist gerade.
- Kurz innehalten und die Spannung im Körper spüren. Dann kraftvoll direkt in die Ausgangsposition zurückspringen, ohne dass der Rücken krumm wird oder der Körper nach unten durchhängt.

Liegestütz-Hock-Kombinationen

TRAINIEREN den ganzen Körper.

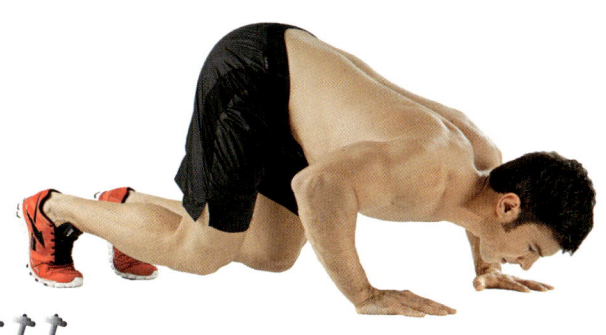

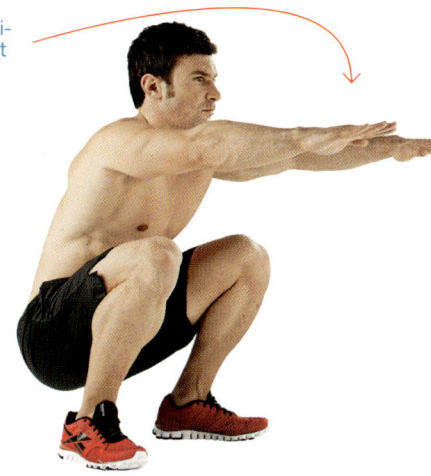

Die Hände zeigen gestreckt nach vorn.

EINSTIEGSVARIANTE
Beugen Sie die Arme in der Startposition nur ein wenig, ohne das Gesicht zum Boden abzusenken.

A

- In einen Vierfüßlerstand gehen, auf die Zehenspitzen drücken und so die Knie leicht anheben.
- Die Arme wie bei einem Liegestütz etwa rechtwinklig beugen, bis das Gesicht dicht über dem Boden ist.

B

- Aus dieser Position der Vorspannung heraus kräftig mit Händen und Füßen abdrücken, die Knie anziehen und auf den Füßen landen. Dabei den Oberkörper nach hinten in eine Hockposition aufrichten.
- Die Position kurz halten, dann mit den Füßen wieder abdrücken, den Körper vorbeugen und direkt auf allen vieren landen.

111

Aufwärmen & Agilität

Liegestütze mit beidseitigem Aufdrehen

TRAINIEREN den Oberkörper.

A

- Eine Liegestützposition einnehmen und den Körper in einer geraden Linie halten.

EINSTIEGSVARIANTE
Führen Sie die Übung im Unterarmstütz aus.

B

- Das Gewicht auf den linken Arm verlagern, den Rumpf nach rechts aufdrehen. Dabei den rechten Arm zur Decke strecken und das linke Bein unter dem rechten hindurch nach vorn strecken. Der linke Fuß ruht nun auf der Außenkante.
- Zurück in die Ausgangsposition, dann sofort zur anderen Seite drehen. Wechselweise fortfahren.

Der Körper sollte auch nach der Drehung eine gerade Linie bilden. Die Hüfte darf also nicht nach unten, vorn oder hinten ausbrechen.

POWER-VARIANTE
Versuchen Sie, die Übung in hohem Tempo sauber auszuführen.

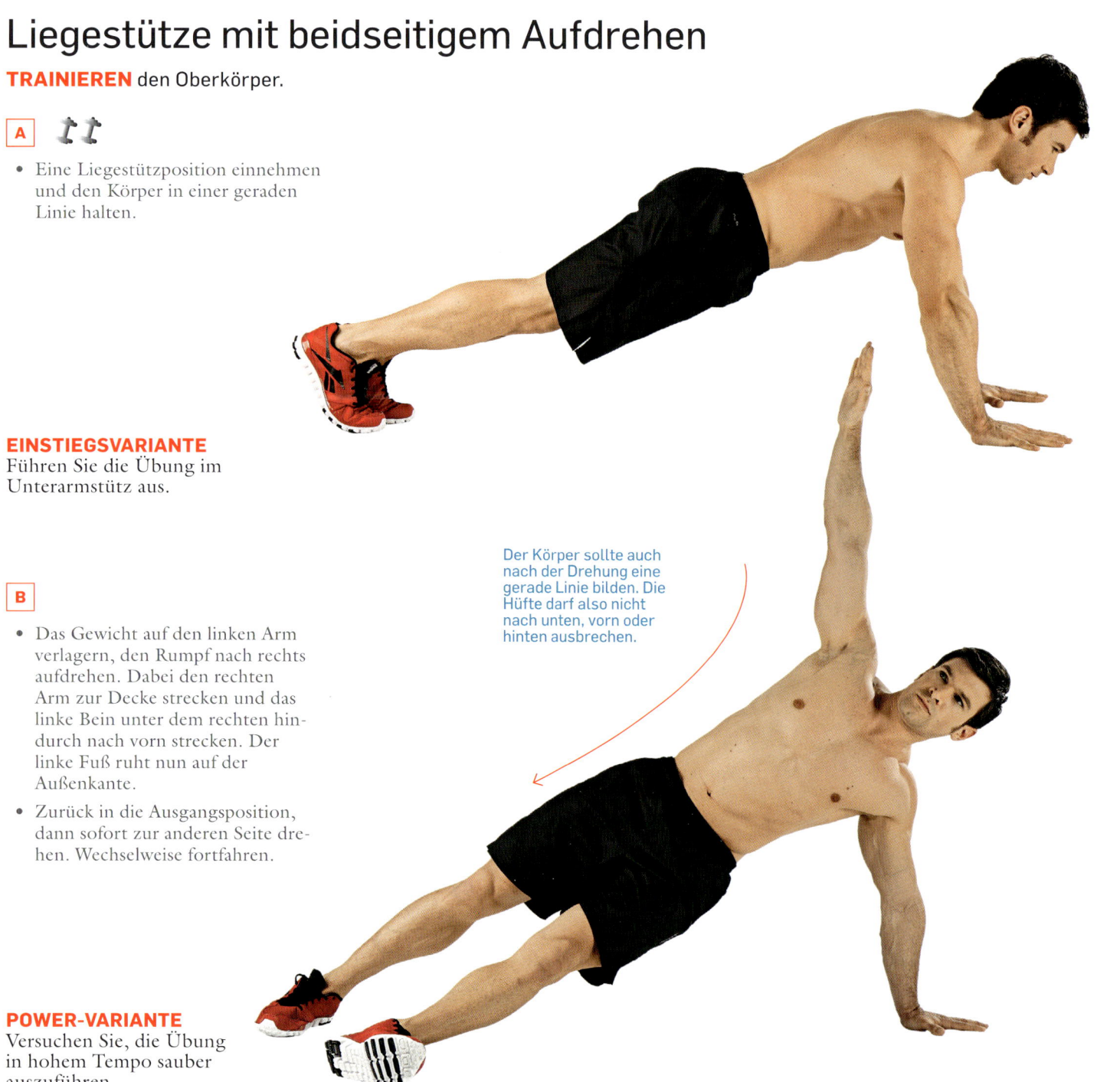

KAPITEL 4.1

Liegestütz-Wechselsprünge

TRAINIEREN den ganzen Körper.

A

- Eine Liegestützposition einnehmen, die Arme senkrecht aufstützen und die Beine geschlossen halten.
- Das rechte Knie anziehen und den Fuß unterhalb der Hüfte aufsetzen.

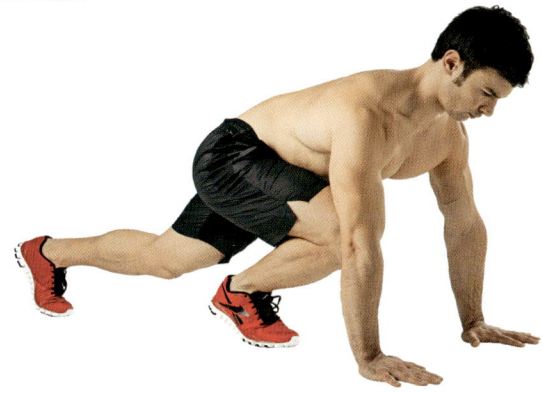

B

- Kraftvoll mit beiden Füßen abdrücken, das linke Knie anziehen und das rechte Bein strecken, sodass die Fußpositionen bei der Landung getauscht sind.
- Sofort wieder abdrücken und die Beine abermals umsetzen. Dynamisch wechselseitig fortfahren.

ALTERNATIVE
Springen Sie mit beiden Beinen gleichzeitig abwechselnd in eine Hock- und eine Liegestützposition.

Halten Sie den Rücken möglichst gerade und den Kopf in der Verlängerung zur Wirbelsäule.

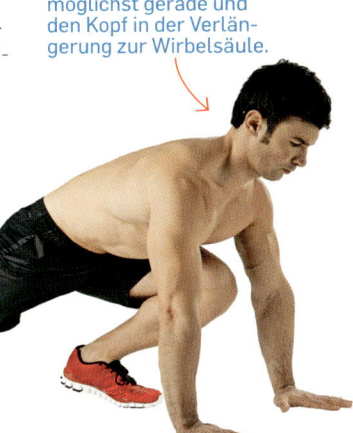

Einbeinige Liegestütz-Wechselsprünge

TRAINIEREN den ganzen Körper.

A

- In einen Liegestütz gehen und die Hände mit gestreckten Armen unterhalb der Schultern platzieren. Das rechte Knie in Richtung Brust ziehen und das Bein in der Luft halten.
- Überprüfen, ob der Körper eine gerade Linie bildet.

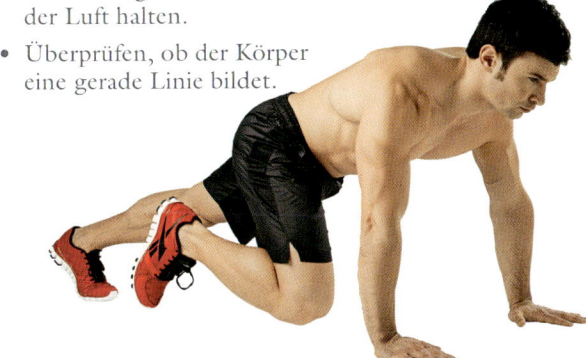

B

- Mit dem linken Fuß abdrücken, das linke Knie anziehen und den Fuß unterhalb der Hüfte aufsetzen.
- Sofort wieder mit links abdrücken und zurück in die Ausgangsposition springen.
- Im nächsten Satz die Seiten wechseln.

Das Bein bleibt während der gesamten Übung gebeugt in der Luft.

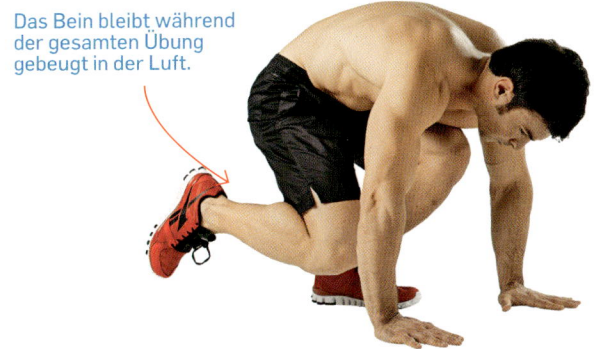

113

Aufwärmen & Agilität

Vierfüßlergang

TRAINIERT den ganzen Körper.

A

- In die Knie gehen, nach vorn beugen und die Hände auf dem Boden abstützen. Das Gesäß in die Luft drücken.
- Zunächst mit dem linken Arm und dem rechten Bein einen Schritt nach vorn machen, dann …

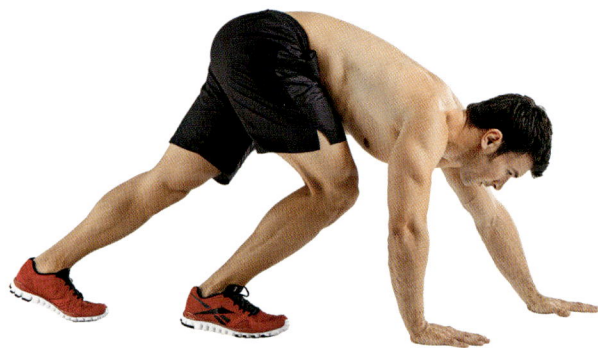

B

- … sofort die rechte Hand und den linken Fuß nach vorn bewegen und auf diese Weise durch den Raum marschieren.

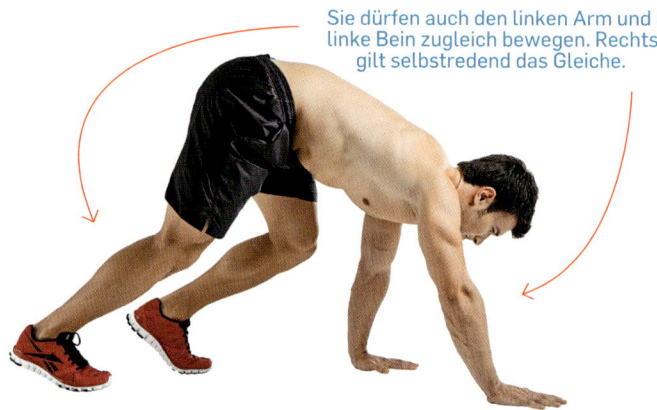

Sie dürfen auch den linken Arm und das linke Bein zugleich bewegen. Rechts gilt selbstredend das Gleiche.

ALTERNATIVE
Laufen Sie in dieser Körperhaltung auch rückwärts.

POWER-VARIANTE
Heben Sie einen Fuß durchgehend vom Boden ab und bewegen Sie sich nur mit dem anderen vorwärts.

Rückwärtiger Stützgang

TRAINIERT den ganzen Körper.

A

- Auf den Boden setzen, die Knie rechtwinklig beugen, die Füße aufstellen und die Hände neben dem Gesäß platzieren. Das Gesäß anheben und den Oberkörper etwas nach hinten lehnen.
- Erst mit rechts einen Schritt nach vorn machen, dann …

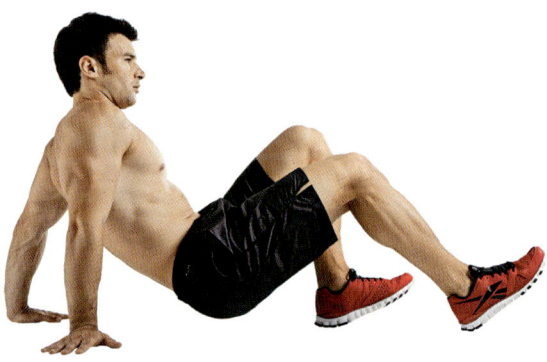

B

- … den linken Fuß nachziehen und auf diese Weise durch den Raum bewegen. Die Hände setzen Sie entweder gleichzeitig mit einem Fuß auf oder in der Phase, in der sich beide Füße auf dem Boden befinden.

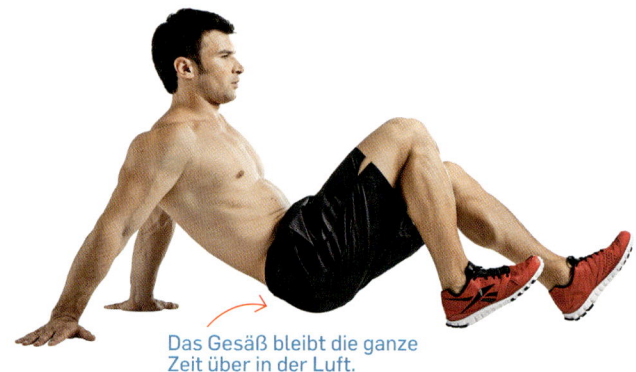

Das Gesäß bleibt die ganze Zeit über in der Luft.

ALTERNATIVEN
Probieren Sie verschiedene Bewegungsrichtungen aus: Bewegen Sie sich rückwärts, seitwärts oder drehen Sie sich auf der Stelle.

KAPITEL 4.1

Rückwärtiger Stütz mit schnellen Tritten

TRAINIERT den ganzen Körper.

A

- Auf den Boden setzen, die Füße aufstellen und die Hände nah am Körper unterhalb der Schultern platzieren. Die Hüfte nach oben drücken und das linke Bein nach vorn strecken.

B

- Den rechten Fuß kräftig vom Boden abdrücken, dann blitzschnell das rechte Bein strecken. Gleichzeitig das linke Bein beugen und den linken Fuß aufstellen. Schwungvoll im Wechsel fortfahren.

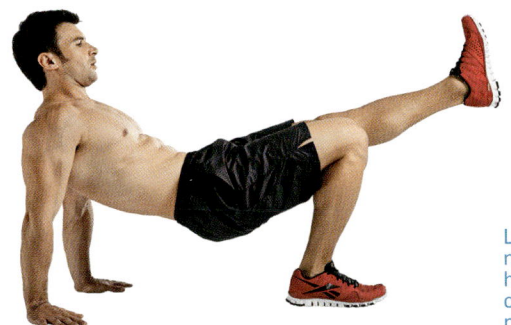
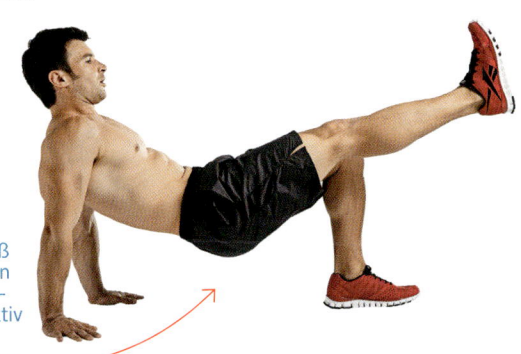

POWER-VARIANTE
Springen und landen Sie mit beiden Füßen gleichzeitig.

Lassen Sie das Gesäß nicht über dem Boden hängen, sondern drücken Sie die Hüfte aktiv nach oben.

Affengang

TRAINIERT den ganzen Körper.

A

- In eine tiefe Hocke gehen und den Rücken dabei gerade halten. Die Arme auf Schulterhöhe nach vorn strecken und den Blick geradeaus richten.

B

- Den Körper vorkippen und die Hände mit gestreckten Armen mehr als schulterbreit weiter vorn auf den Boden setzen. Mit den Füßen abdrücken …

C

- … diese dynamisch in Richtung der Hände bewegen und so landen, dass die Knie die Ellenbogen innen passiert haben. Auflösen zu Position A und mit der gleichen Bewegung weiter vorwärts hüpfen.

ALTERNATIVE
Sie können die Knie bei der Landung auch außen an den Armen vorbeiführen – dann setzen Sie die Hände nur schulterbreit auf.

Achten Sie darauf, dass eine flüssige Bewegung entsteht und drücken Sie sich kraftvoll nach vorn ab.

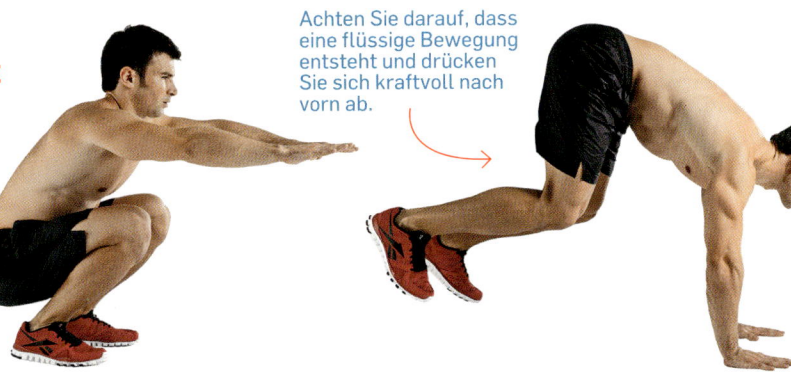
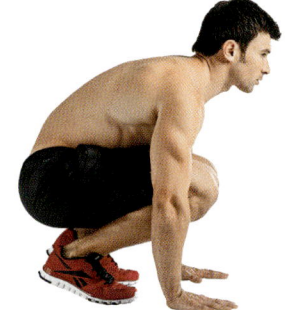

115

Aufwärmen & Agilität

Seitlicher Affengang

TRAINIERT den ganzen Körper.

A

- Aus dem aufrechten Stand einen Schritt mit links seitlich nach vorn machen. Den Körper vorbeugen und die Hände vor dem linken Fuß auf den Boden setzen.

B

- Das Gewicht auf die Arme verlagern, die Füße vom Boden lösen und in einem Sprung nach links bewegen.

C

- Die Füße wieder so aufsetzen, dass Sie sich nun in einer der spiegelbildlichen Haltung zur Ausgangsposition befinden: Der rechte Fuß steht hinter den Händen, das linke Bein ist gestreckt.
- Auf gleichem Weg zurück.

ALTERNATIVE
Mit dieser Übung können Sie sich auch durch den Raum bewegen. Dazu richten Sie sich in der Endposition auf, drehen sich um 180 Grad (wahrscheinlich gegen den Uhrzeigersinn – probieren Sie aus, was Ihnen mehr liegt) und machen dann mit rechts einen Schritt seitlich nach vorn, bringen die Hände links vor dem rechten Fuß auf den Boden usw.

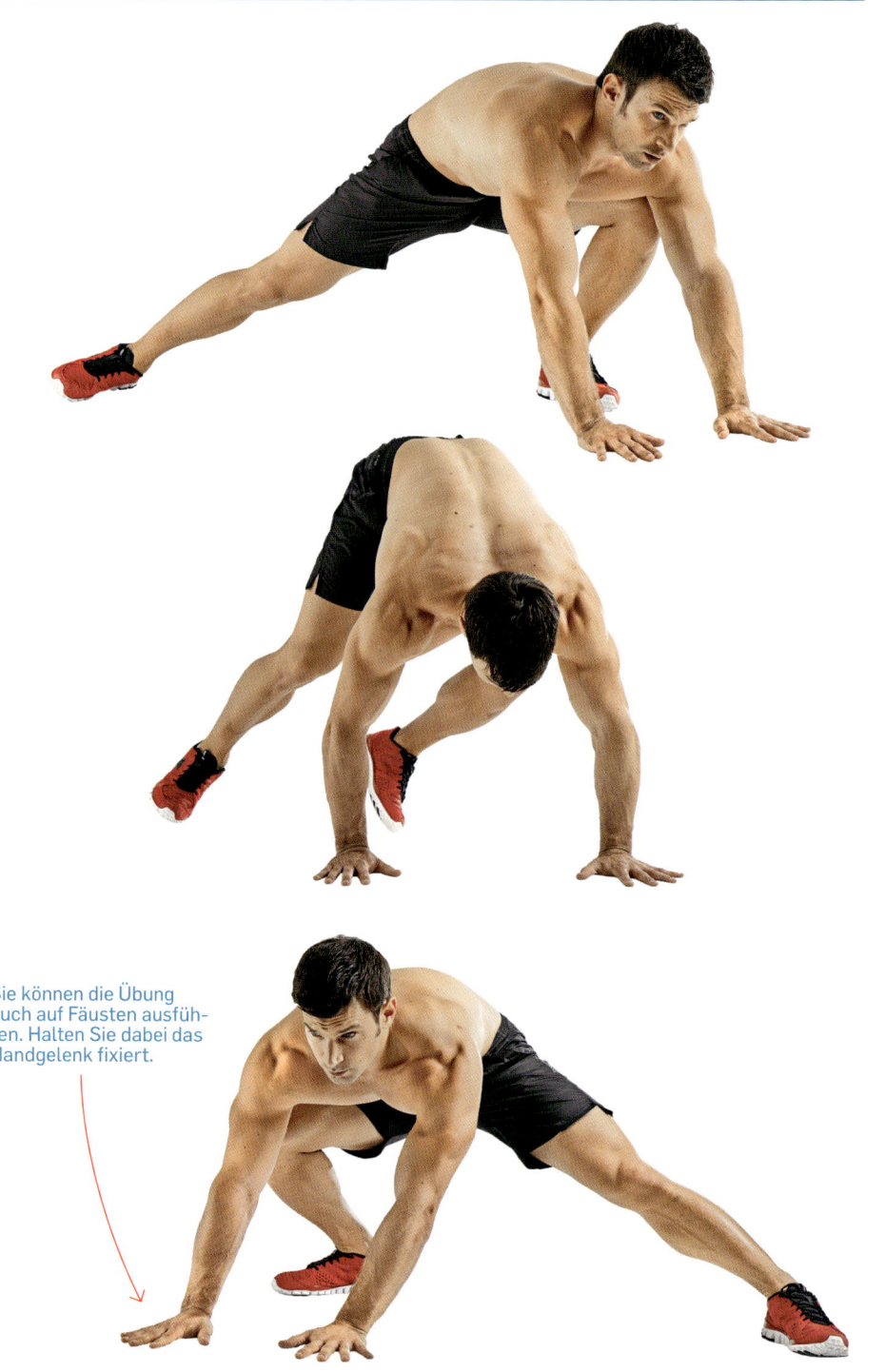

Sie können die Übung auch auf Fäusten ausführen. Halten Sie dabei das Handgelenk fixiert.

KAPITEL 4.1

Bodenwippe

TRAINIERT den ganzen Körper.

A

- Auf den Boden setzen und mit Schwung über den Rücken nach hinten rollen. Die Knie anziehen und die Hände neben dem Kopf auf dem Boden platzieren.

B

- Vom Umkehrpunkt aus den Schwung aus der halben Rückwärtsrolle nach vorn mitnehmen. Dann explosiv die Hüfte in die Luft stoßen und mit den Händen beziehungsweise Fingern kräftig vom Boden abdrücken.

C

- Die Füße blitzschnell anziehen, sodass sie unterhalb des Gesäßes sind. Dabei den Oberkörper und die Arme kraftvoll nach vorn bringen, um ein Wegkippen nach hinten zu vermeiden. Auf den Füßen landen, den Stand stabilisieren und dann in eine leichte Kniebeuge gehen. Die Arme zeigen nach vorn.
- Kurz lockern und zurück in die Ausgangsposition.

EINSTIEGSVARIANTE
Rollen Sie sich mit Schwung aus Position A über den Rücken nach vorn und kommen Sie ohne Absprung auf beiden Beinen zum Stehen.

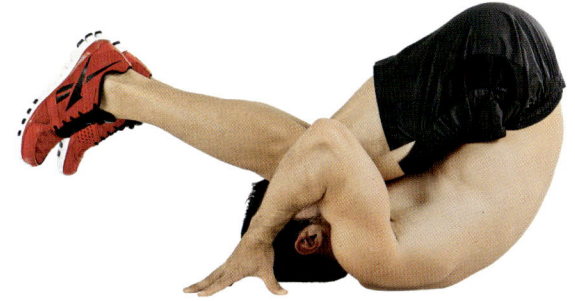

Für diese Agilitätsübung (nicht zum Aufwärmen geeignet!) benötigen Sie Schnellkraft und Explosivität. Katapultieren Sie sich mit maximalem Schwung aus der Rückenlage nach vorn, um auf den Füßen zu landen.

117

Aufwärmen & Agilität

Dynamische Crunches mit Aufstehen

TRAINIEREN den ganzen Körper.

A

- Aufrecht hinstellen, die Hände an den Hinterkopf legen. Die Schulterblätter zusammenziehen, sodass die Ellenbogen zur Seite zeigen.

B

- Mit links einen Schritt nach hinten machen, auf das Knie gehen und den Unterschenkel unter das rechte Bein eindrehen.

C

- Das Gesäß sinken lassen, bis es den Boden berührt.

D

- Den Oberkörper jetzt nach hinten kippen lassen, bis der Rücken vollen Bodenkontakt hat.
- Wie bei einer angedeuteten Rückwärtsrolle den Schwung beim Ablegen mitnehmen, bis sich die Füße vom Boden lösen.
- Vom Umkehrpunkt aus den Rumpf anspannen, beugen und auf gleichem Weg dynamisch in den aufrechten Stand drücken.

DYNAMIK IST TRUMPF

Auch diese Übung lebt von ihrer Dynamik. Versuchen Sie, auf dem Hin- und Rückweg eine durchgehend flüssige Bewegung auszuführen. Schwung ist okay, aber achten Sie darauf, nicht mit den Händen am Hinterkopf zu ziehen – der Weg zurück in den Stand führt nur über eine aktivierte Rumpfmuskulatur.

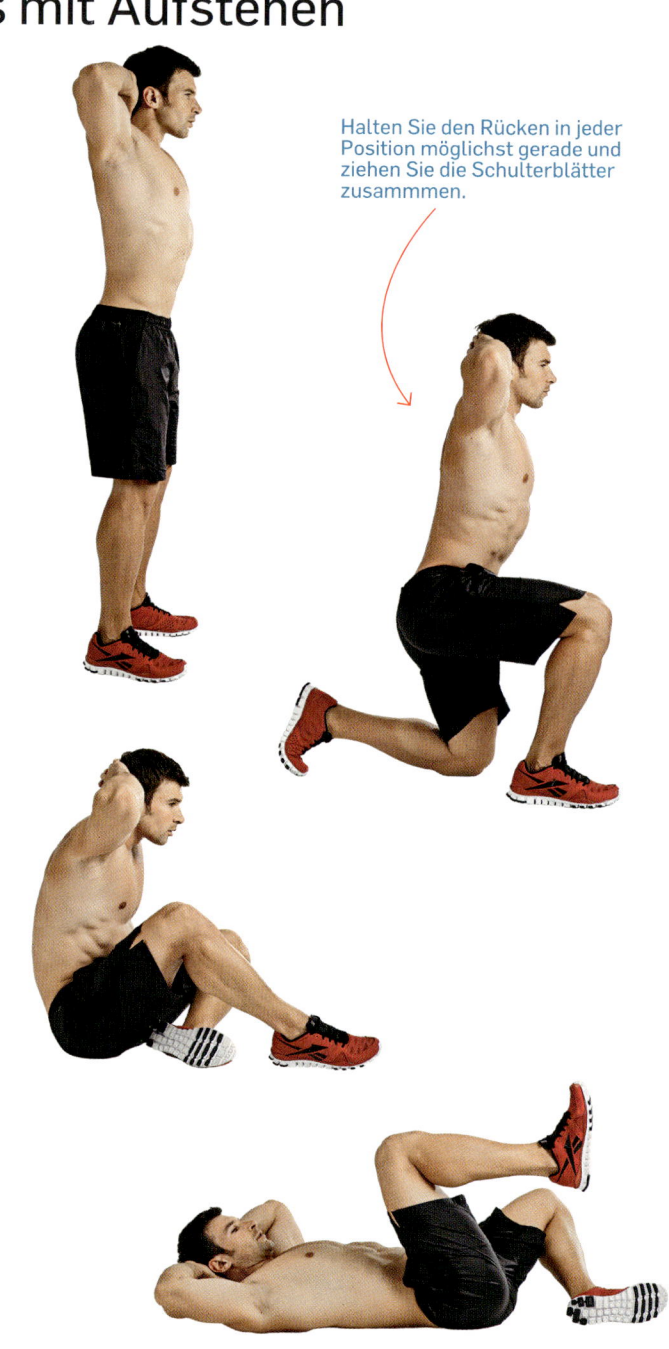

Halten Sie den Rücken in jeder Position möglichst gerade und ziehen Sie die Schulterblätter zusammmen.

Schnelle, tiefe Schrittwechsel

TRAINIEREN Beine und Gesäß.

A
- Hüftbreit hinstellen und mit dem rechten Fuß einen kleinen Schritt nach vorn machen. Die Knie und die Arme beugen, die Hände zu Fäusten ballen und vor der Brust halten.

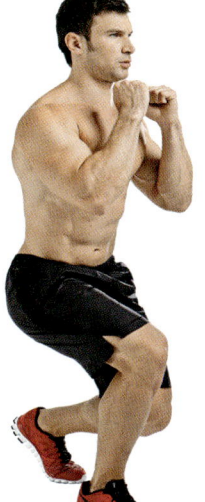

B
- Locker beidbeinig abspringen, die Füße in der Luft schnell wechseln und in der umgekehrten tiefen Schrittstellung landen.
- Sofort wieder abdrücken und in die Ausgangsposition zurückspringen. Im Wechsel fortfahren.

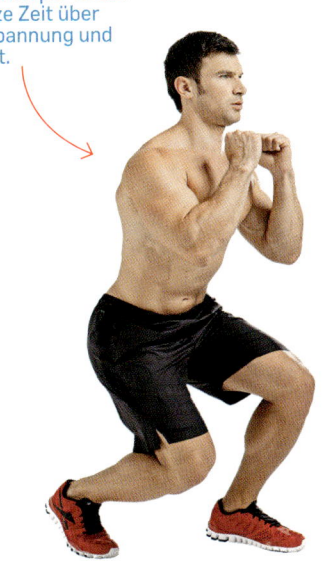

Der Oberkörper bleibt die ganze Zeit über unter Spannung und aufrecht.

POWER-VARIANTE
Stellen Sie die Füße auf einer imaginären Linie hintereinander auf – das bedeutet mehr Gleichgewichtsarbeit für Ihren Körper.

Schnelle Step-ups

TRAINIEREN Beine und Gesäß.

A
- Vor eine Erhöhung (Treppenstufe, Kantstein, Parkbank o. Ä.) stellen und den rechten Fuß daraufsetzen. Den Rumpf anspannen und leicht nach vorn neigen. Mit dem linken Fuß auf die Zehenspitzen gehen und die Arme wie in einer dynamischen Laufpose anwinkeln, der linke Arm ist vorn.

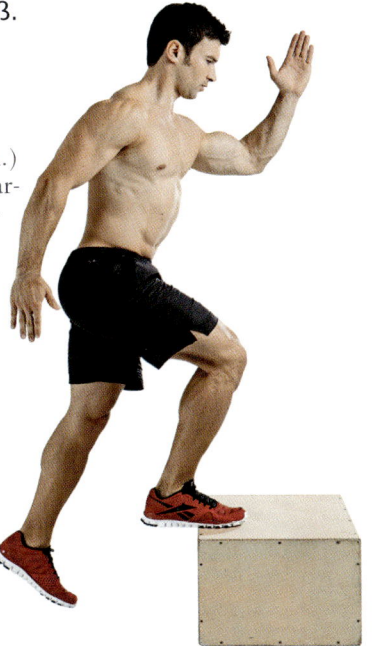

B
- Mit beiden Füßen kräftig abstoßen, das linke Knie schnell anziehen und den linken Fuß auf die Erhöhung stellen. Gleichzeitig den rechten Fuß auf den Boden setzen, die Arme schwingen mit.
- Sofort wieder abspringen, die Füße wechseln und ohne Pause fortfahren.

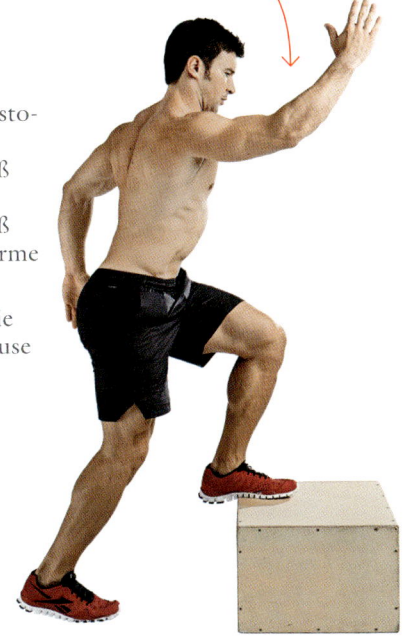

Die Arme schwingen stets entgegengesetzt zu den Beinen vor und zurück und geben wie beim schnellen Laufen den Takt an.

ALTERNATIVEN
Variieren Sie die Höhe des Gegenstands: Auf einer Bank fällt der Kniehub viel größer aus als auf einer Treppenstufe – welche für schnellere Wechselschritte ideal ist.

POWER-VARIANTEN
Springen Sie beidbeinig auf und ab oder betonen Sie bei der einbeinigen Ausführung den Kniehub.

Aufwärmen & Agilität

Schnelle seitliche Wechselschritte über ein Hindernis

TRAINIEREN Beine und Gesäß.

A

- Breitbeinig rechts neben eine übersteigbare Erhöhung (Stein, Baumstamm, umgedrehte Obstkiste etc.) stellen. Den linken Fuß auf der Erhöhung platzieren, in die Knie gehen und die Arme anwinkeln (der rechte Arm ist vorn).

EINSTIEGSVARIANTE
Drücken Sie sich nur mit dem oberen Fuß hoch und machen Sie dann einen Zwischenschritt mit dem anderen Fuß, ehe Sie zur anderen Seite heruntersteigen.

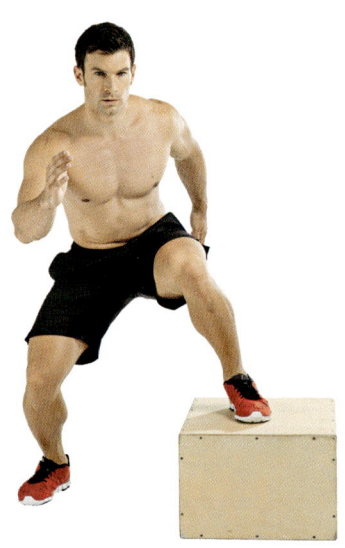

B

- Kraftvoll beidbeinig abdrücken, das rechte Bein hochziehen und den rechten Fuß auf die Erhöhung stellen. Den linken Fuß links neben der Erhöhung auf dem Boden aufsetzen. Die Endposition ist spiegelbildlich zur Ausgangsposition.
- Ohne Pause zurückspringen und zügig im Wechsel fortfahren.

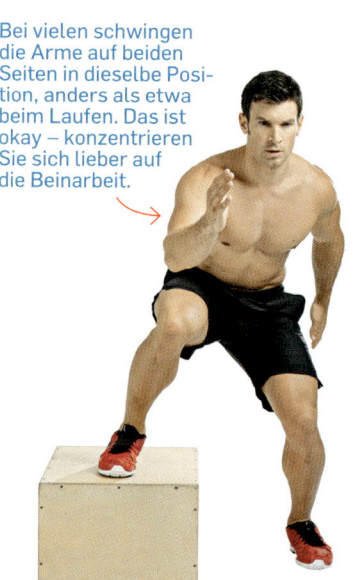

Bei vielen schwingen die Arme auf beiden Seiten in dieselbe Position, anders als etwa beim Laufen. Das ist okay – konzentrieren Sie sich lieber auf die Beinarbeit.

Kleine Sprünge über eine imaginäre Linie

TRAINIEREN die Beine.

A

- Aufrecht hinstellen, die Füße nebeneinandersetzen. Die Arme aktiviert hängen lassen.
- Etwas in die Knie gehen und den Körper leicht nach vorn fallen lassen, die Fersen heben vom Boden ab.

POWER-VARIANTEN
Geben Sie richtig Gas und halten Sie den Bodenkontakt so kurz wie möglich. Alternativ können Sie nicht nur vor und zurück, sondern auch seitlich hin und her hüpfen.

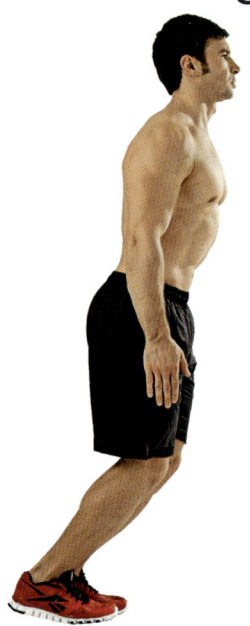

B

- Mit beiden Füßen locker einige Zentimeter nach vorn springen. Auf den Fußballen landen und gleich wieder zurückspringen. Die Fersen während der ganzen Übung nicht absetzen. Den Oberkörper durchgehend gerade und die Arme am Körper halten.
- In zügigen Wiederholungen ohne Pause fortfahren.

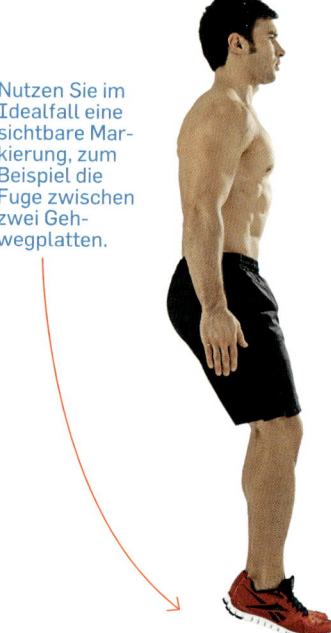

Nutzen Sie im Idealfall eine sichtbare Markierung, zum Beispiel die Fuge zwischen zwei Gehwegplatten.

KAPITEL 4.1

Einbeinsprünge auf der Stelle

TRAINIEREN die Beine.

A

- Aufrecht hinstellen, in die Knie gehen und den geraden Oberkörper vorbeugen. Die Arme parallel zum Rumpf nach hinten strecken. Das linke Bein anwinkeln und in der Luft halten.

B

- Mit rechts kräftig hochspringen, den Oberkörper aufrichten und die Arme vorschwingen.
- Auf dem rechten Fuß landen und sofort wieder hochspringen. Nach fünf Sprüngen auf einer Seite mit dem anderen Bein ebenfalls fünfmal springen, in dieser Form wechselseitig fortfahren.

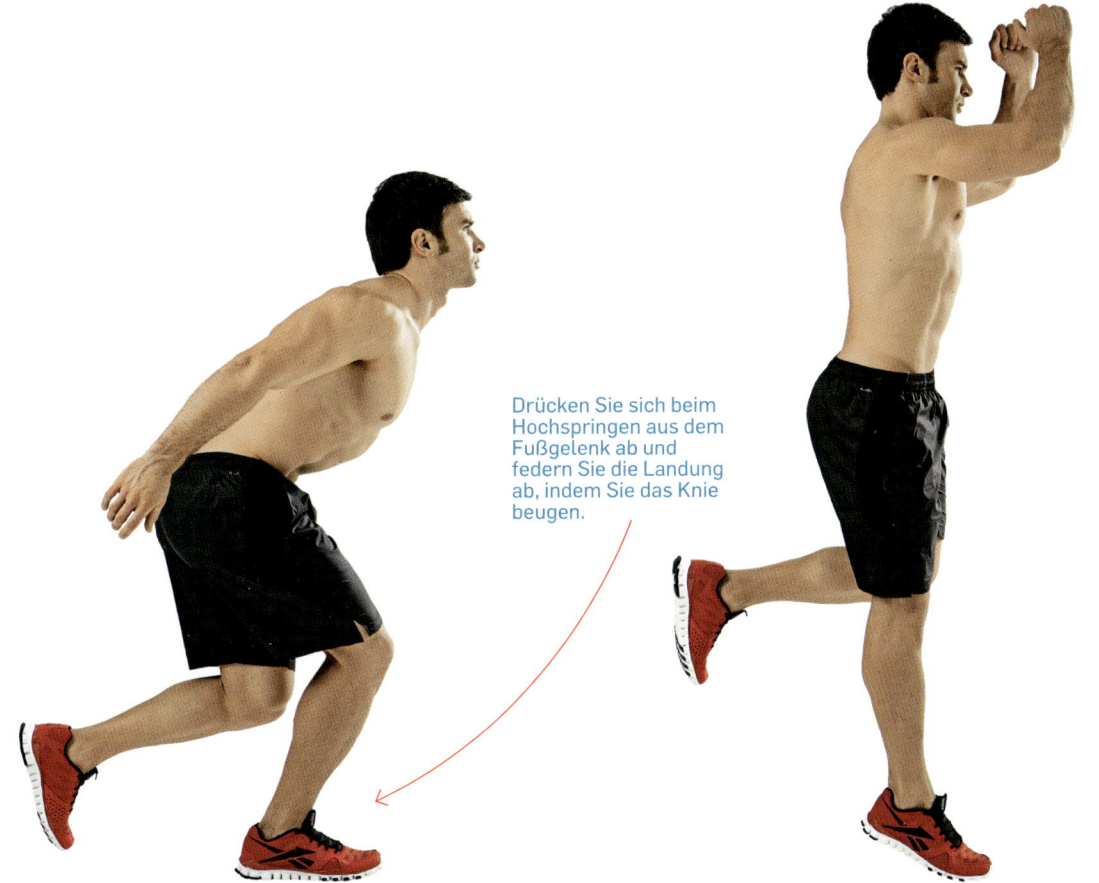

Drücken Sie sich beim Hochspringen aus dem Fußgelenk ab und federn Sie die Landung ab, indem Sie das Knie beugen.

EIN BEIN, ALLE ACHTUNG

Das einbeinige Springen sollten Sie am besten auf einem weichen, federnden Untergrund ausführen, zum Beispiel auf Rasen, einer Tartanbahn oder auf Sand. Warum? Einbeinige Sprünge (oder genauer: die Landungen) belasten die Gelenkstruktur mehr als Sprünge mit beiden Beinen. Neben der Beanspruchung des Knies ist das größte Problem die wahrlich einseitige Belastung, die insbesondere auf die Bandscheibenkörper der Wirbelsäule durchschlagen kann. Werden diese dauerhaft einseitig gestaucht, kann es zu Schäden kommen. Deshalb sollten Sie nebem dem weichen Untergrund auch darauf achten, nicht mehr als fünf bis acht Sprünge nacheinander mit einer Seite auszuführen.

POWER-VARIANTE
Ziehen Sie in der Luft das Knie des Standbeins mit an; dazu sollte der Untergrund aber unbedingt weich sein. Auf Sand wird die Übung ungleich intensiver, da dieser bei jeder Landung nachgibt.

Aufwärmen & Agilität

REGELN FÜR DEN SHUFFLE

1) Die Schrittbreite der Ausgangsposition ist das Minimum, setzen Sie die Füße nie dichter.

2) Das Becken bleibt immer auf derselben Höhe, ebenso verändert sich der Kniewinkel nicht.

3) Der Oberkörper bleibt stets unverändert in Position, nur die Beine bewegen sich.

Seitliche Shuffle-Schritte

TRAINIEREN Beine und Gesäß.

A

- Die Füße etwas mehr als hüftbreit auseinanderstellen und in die Knie gehen. Den Oberkörper mit geradem Rücken leicht vorneigen, die Arme anwinkeln und neben dem Körper halten.

B

- Mit dem linken Fuß einen schnellen, kleinen Schritt zur Seite machen. Den rechten Fuß sofort hinterhersetzen, sodass die Schrittbreite der Ausgangsposition wiederhergestellt ist.

- Entweder mit dem linken Fuß die Bewegung fortführen oder mit dem rechten Fuß beginnend zurückgehen. Bewegen Sie sich in dieser breiten Hocke ohne Pause beliebig seitlich durch den Raum.

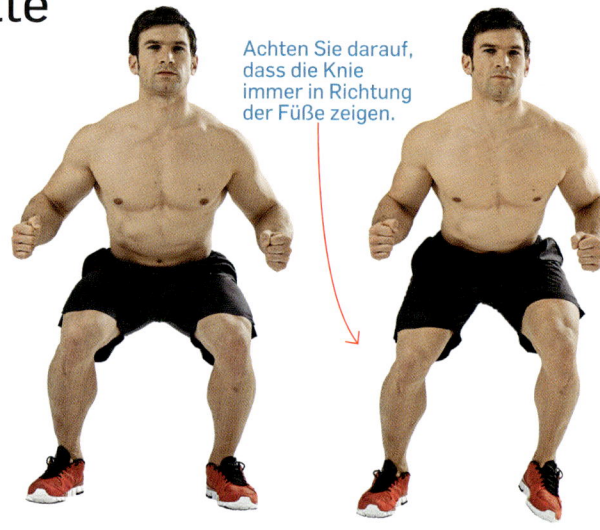

Achten Sie darauf, dass die Knie immer in Richtung der Füße zeigen.

ALTERNATIVEN
Steuern können Sie die Intensität der Übung auf dreifache Weise: das Bewegungstempo, die Breite der Schritte und die Tiefe der Beuge im Knie. Für alle drei Faktoren gilt: je mehr, desto anstrengender.

Dreiecksläufe

TRAINIEREN Beine und Gesäß.

Stecken Sie mit drei Markierungen ein Dreieck ab, der Abstand zwischen den Eckpunkten sollte jeweils etwa zehn Meter betragen.

A

- An einer Ecke des Dreiecks aufstellen.
- Zu einer der anderen Ecken sprinten und die Markierung kurz mit der Hand berühren.

B

- Ohne Pause aufrichten und zur dritten Ecke laufen. Auch diese berühren, dann zurück zum Startpunkt.
- Nach jeder Runde kurz verschnaufen oder mehrere nacheinander ausführen.

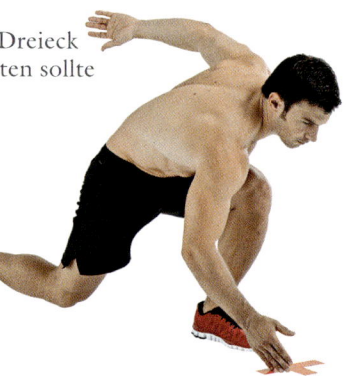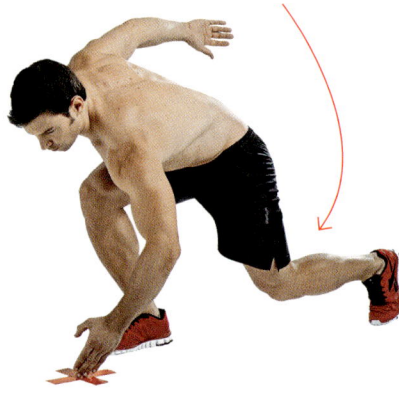

Gehen Sie zum Berühren der Markierung in die Knie, damit Sie den Rücken nicht unnötig krumm machen müssen.

ALTERNATIVEN
Laufen Sie rückwärts, seitwärts, einbeinig, im Hopserlauf o. Ä. Sie können die Markierungen auch umrunden oder die Entfernung dazwischen verändern.

KAPITEL 4.1

Kniehebelauf

TRAINIERT Beine, Gesäß und Rumpf.

A

- Aufrecht hüftbreit hinstellen, dann explosiv das rechte Knie auf Brusthöhe anheben. Dabei das linke Bein strecken und auf die Zehenspitzen gehen. Den rechten Arm nach hinten und den linken nach vorn schwingen, als würden Sie marschieren.

ALTERNATIVEN
Variieren Sie das Tempo. Anstatt das Knie hochzuziehen, können Sie die Fersen wechselseitig zum Gesäß bringen. Kombinieren Sie diesen Fersenlauf mit dem Kniehebelauf.

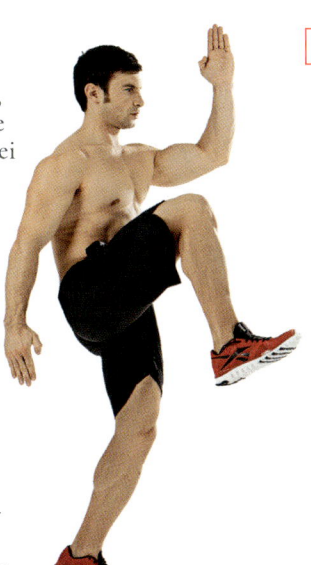

Halten Sie den Oberkörper beim Anheben der Knie aufrecht.

B

- Das rechte Bein wieder strecken und den Fuß absetzen. Nun das linke Knie zur Brust ziehen und die Arme kraftvoll in die entgegengesetzte Richtung bewegen.
- Schnell und dynamisch im Wechsel fortfahren.

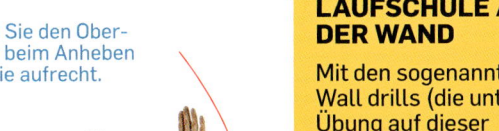

LAUFSCHULE AN DER WAND

Mit den sogenannten Wall drills (die untere Übung auf dieser Seite) können Sie auch Ihre Technik bei schnellen Läufen verbessern. Achten Sie dafür unbedingt auf eine saubere Ausführung: Vor allem müssen Rumpf und Beckenbereich stabil bleiben. Die Knie bewegen Sie wie Kolben parallel zur vorgebeugt ausgerichteten Körperlinie auf und ab. Ziel ist es, den Bodenkontakt so kurz wie möglich zu halten. Führen Sie die Übung zur Technikverbesserung nicht minutenlang am Stück, sondern in kurzen Intervallen (von zum Beispiel je zehn Sekunden) mit Vollgas aus.

Sprintschritte an der Wand

TRAINIEREN Beine, Gesäß und Rumpf.

A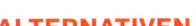

- Hüftbreit einen halben Meter von einer Wand entfernt hinstellen und mit den gestreckten Armen auf Schulterhöhe an der Wand abstützen. Den Rumpf anspannen, den Körper gerade ausrichten und die Fersen vom Boden abheben.
- Mit einem Bein (hier: rechts) beginnen: Das Knie kräftig anziehen, dann …

B

- … explosiv mit links abdrücken, den rechten Fuß auf den Boden stemmen und das linke Knie zur Brust ziehen – der Oberschenkel ist hier stets waagerecht.
- In höchstem Tempo zurück und wechselweise fortfahren.

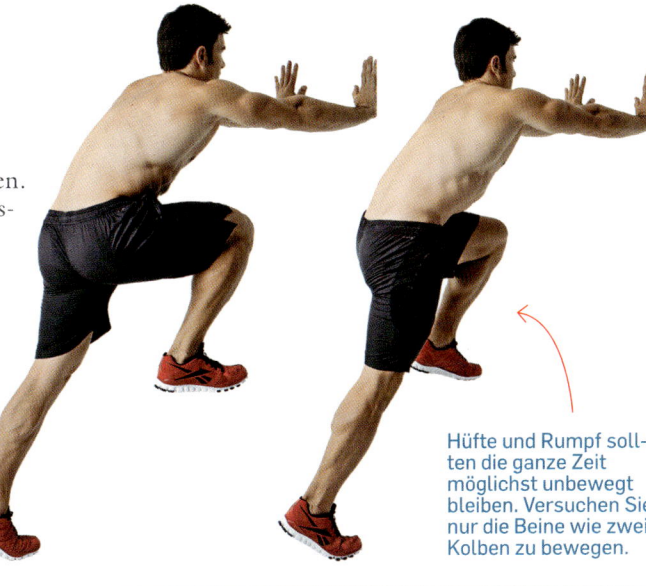

Hüfte und Rumpf sollten die ganze Zeit möglichst unbewegt bleiben. Versuchen Sie, nur die Beine wie zwei Kolben zu bewegen.

Aufwärmen & Agilität

Liegestütze mit Sprints

TRAINIEREN den ganzen Körper.

A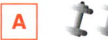

- In eine Liegestützposition begeben. Die Arme beugen, bis der Körper fast den Boden berührt.

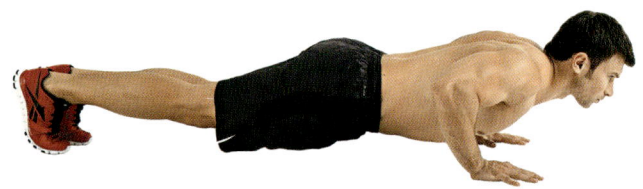

B

- Explosiv hochdrücken, einen Fuß unter die Hüfte ziehen und dann aus dem Stütz nach vorn in einen Sprintstart übergehen. Der Abdruck und die folgenden Schritte sollten wirklich 100 Prozent Ihrer Leistung abrufen.
- Nach einigen Schritten in höchstem Tempo austraben und langsam zurück in die Ausgangsposition gehen.

Die Arme schwingen beim Sprint extrem dynamisch mit und helfen so beim Vortrieb.

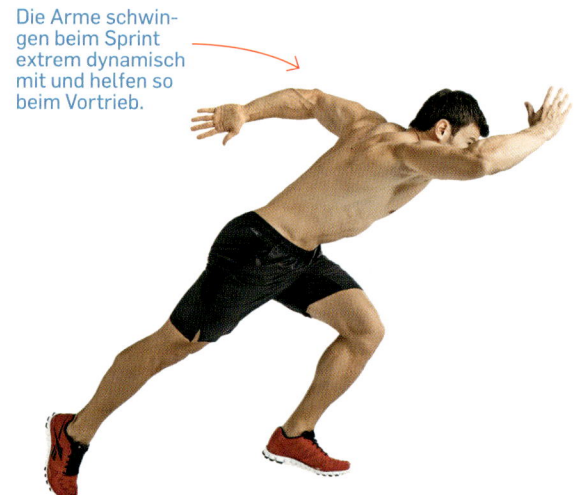

ALTERNATIVE
Drücken Sie sich statt in einen Sprint in einen sehr schnellen Kniehebelauf hoch.

Schnelle Schritte durch Koordinationskästchen

TRAINIEREN Beine und Gesäß.

Markieren Sie sechs bis zehn gleich große Rechtecke, die jeweils etwa eine Fußlänge lang und zwei Fußlängen breit sind und zusammen eine liegende Leiter ergeben, zum Beispiel mit Kreide gemalt, mit einem Ast geritzt oder mit Stöckchen zurechtgelegt. Sie können auch Gehwegplatten nutzen.

A

- Links neben das erste Kästchen stellen. Erst den rechten Fuß hineinsetzen, dann den linken. Gleichzeitig den rechten Fuß wieder lösen und rechts außen neben das zweite Kästchen setzen.

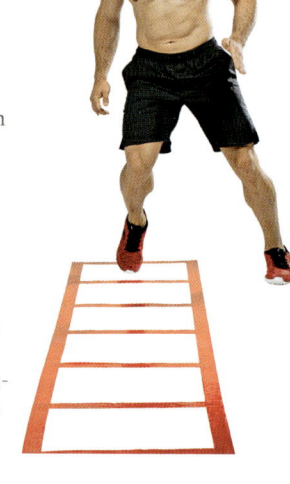

Der Oberkörper bleibt möglichst aufrecht, die Arme gehen im Gegenrhythmus der Beine mit.

B

- Von dort sofort abdrücken und den linken Fuß ins zweite Kästchen setzen. Den rechten Fuß hinterher usw., bis Sie die gesamte „Leiter" durchlaufen haben.
- Locker zurück und von vorn.

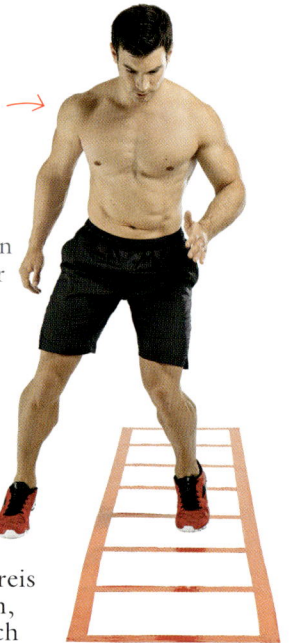

ALTERNATIVEN
Gangartwechsel: Sie können beidbeinig hüpfen, rückwärts laufen, sich nach jedem Kästchen im Kreis drehen, die Beine über Kreuz setzen, einbeinig hüpfen und so weiter. Auch im Liegestütz können Sie sich durch die Leiter bewegen.

KAPITEL 4.1

Schnelle Über-Kreuz-Schritte

TRAINIEREN Beine und Gesäß.

A

- Mit jeweils einem Fuß in die hinteren beiden Felder stellen. Nun auf Kommando möglichst schnelle Schritte abwechselnd links und rechts auf der Stelle ausführen.

B

- Auf einer Seite des Kreuzes mit einem Fuß in das hintere, mit dem anderen in das vordere Feld stellen. Wieder möglichst schnelle Schritte auf der Stelle ausführen. Nach der Hälfte der Zeit die Schrittstellung wechseln.

C

- Mit dem linken Fuß in das linke vordere Feld, mit dem rechten in das rechte hintere Feld stellen. Möglichst schnelle Schritte abwechselnd links und rechts diagonal auf der Stelle ausführen. Nach der halben Zeit die Schrittstellung wechseln.

D

- Mit dem rechten Fuß in das linke vordere, mit dem linken Fuß in das rechte hintere Feld stellen. Dann schnelle Schritte mit der folgenden Abfolge ausführen: Zunächst den linken Fuß neben den rechten, dann den rechten nach hinten in das hintere Feld, den linken quer nach vorn in das rechte vordere Feld, den rechten hinterher, den linken nach hinten in das hintere rechte Feld, den rechten in das linke vordere Feld setzen. So befinden Sie sich wieder in der Ausgangsposition. Ohne Pause fortfahren, nach der halben Zeit die Anfangsschrittstellung wechseln.

E

- Mit beiden Beinen in ein Feld stellen und in alle anderen Felder und Richtungen schnell beidbeinig hüpfen.

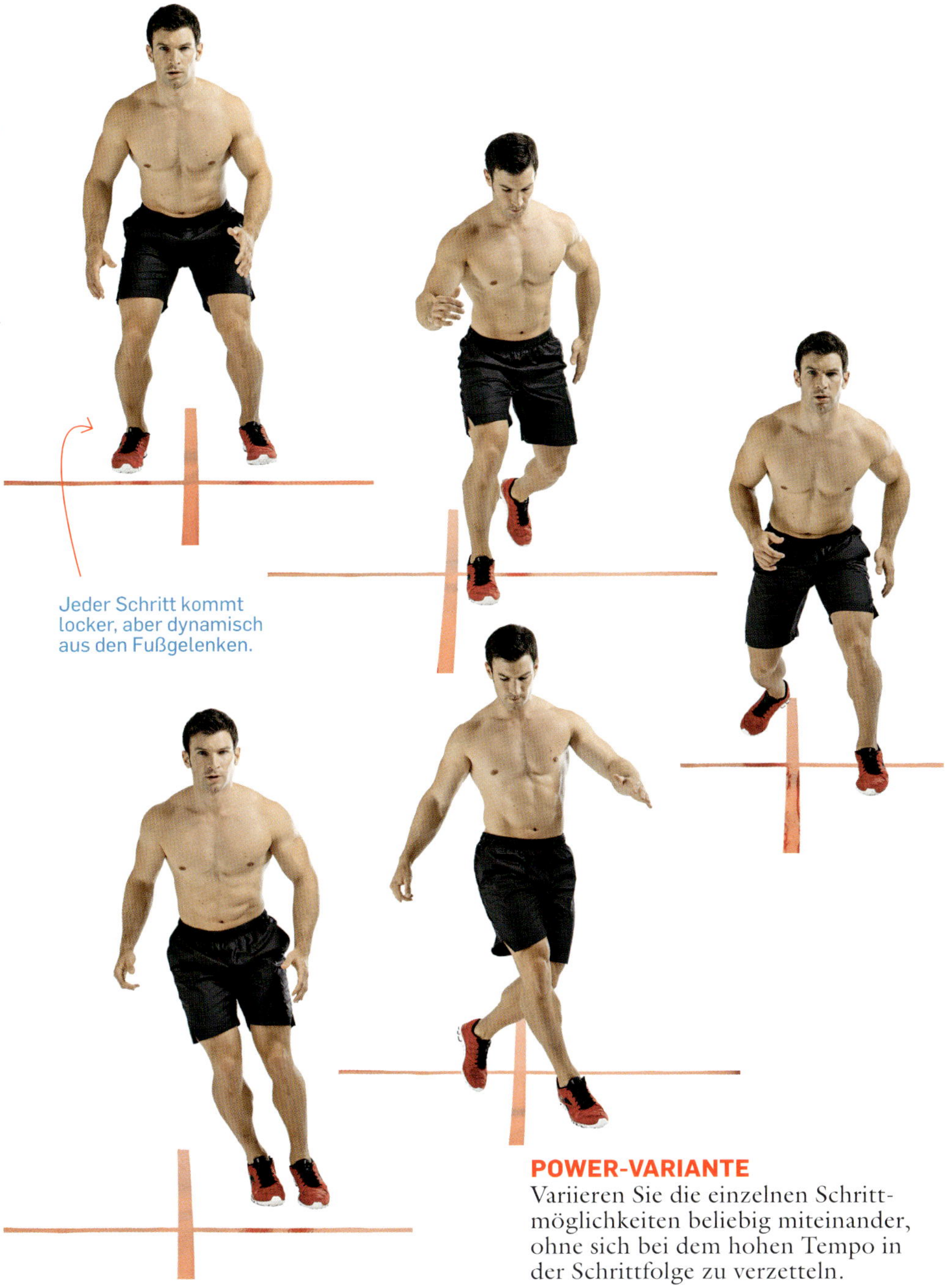

Jeder Schritt kommt locker, aber dynamisch aus den Fußgelenken.

POWER-VARIANTE
Variieren Sie die einzelnen Schrittmöglichkeiten beliebig miteinander, ohne sich bei dem hohen Tempo in der Schrittfolge zu verzetteln.

Aufwärmen & Agilität

Einbeinstand mit Balanceschritten

TRAINIERT Beine, Gesäß und Rumpf.

EIN ECHTER BALANCEAKT

Diese Übung schult die Beweglichkeit, vor allem aber Ihren Gleichgewichtssinn. Wenn Sie meinen, die Position der Linien verinnerlicht zu haben, führen Sie die Übung einmal mit geschlossenen Augen aus. Sie werden sich wundern, wie viel schwieriger es ist, dann das Gleichgewicht zu halten und sich zu orientieren.

Malen Sie einen Stern auf den Boden. Dazu zunächst ein Kreuz aufmalen, dann die vier entstandenen Felder nochmals mit einem Kreuz halbieren.

A
- Mit links aufrecht in die Mitte stellen, das rechte Bein anheben.

B
- Mit aufrechtem Oberkörper das linke Knie beugen und versuchen, das freie rechte Bein mit der Fußspitze möglichst weit auf jeweils eine Linie zu setzen, hier auf die Linie hinten schräg rechts, dann die Linie ganz hinten, dann …

C
- … auf die Linie hinten schräg links, dann zum Beispiel …

D
- … die Linie vorn. Während des Satzes die Linien beliebig ansteuern, aber darauf achten, dass möglichst alle Linien (abgesehen von der, die mittig links zur Seite geht) gleich häufig berücksichtigt werden.
- Direkt im Anschluss an den Durchgang das Standbein wechseln.

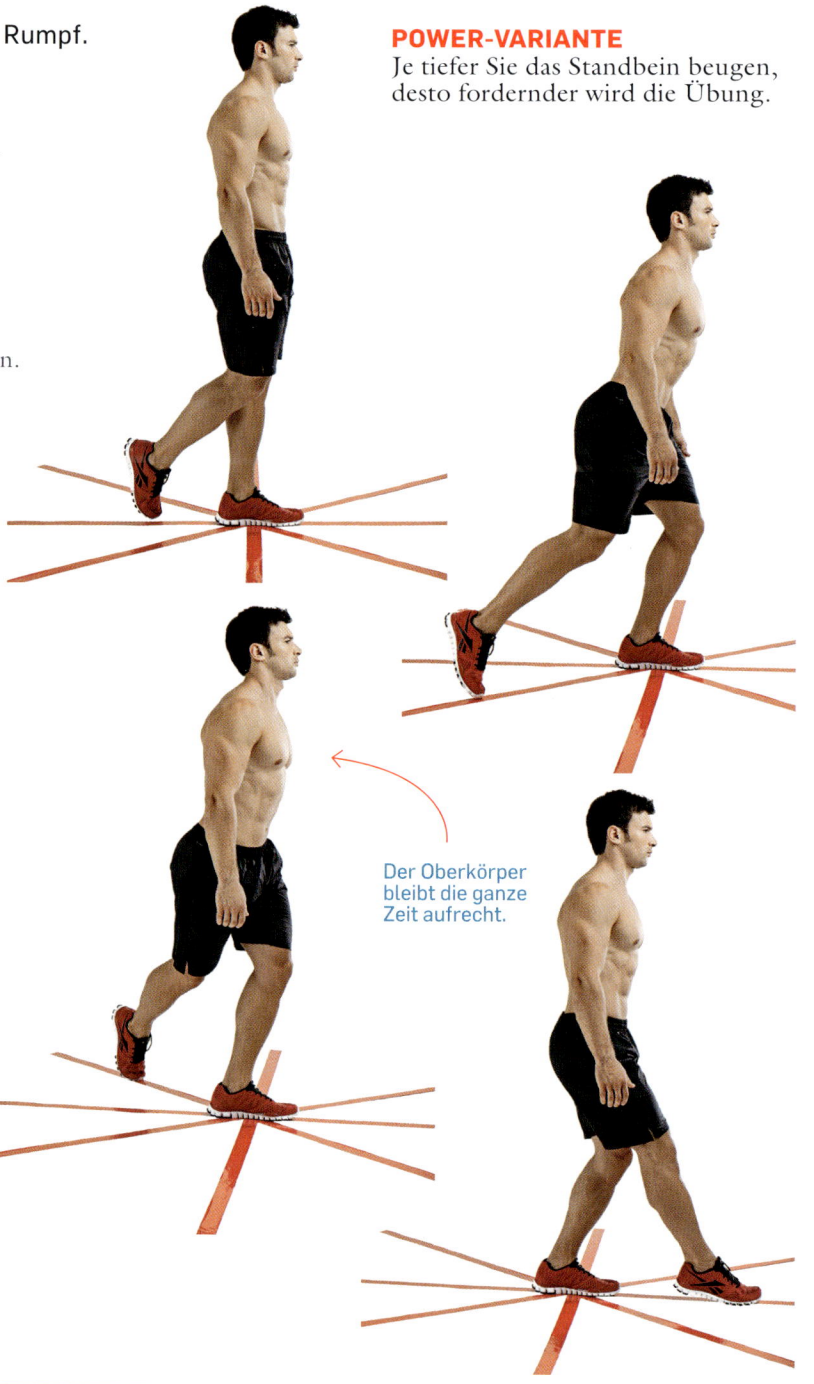

POWER-VARIANTE
Je tiefer Sie das Standbein beugen, desto fordernder wird die Übung.

Der Oberkörper bleibt die ganze Zeit aufrecht.

KAPITEL 4.1

Schritte und Kniebeugen auf einer Linie

TRAINIEREN Beine und Gesäß.

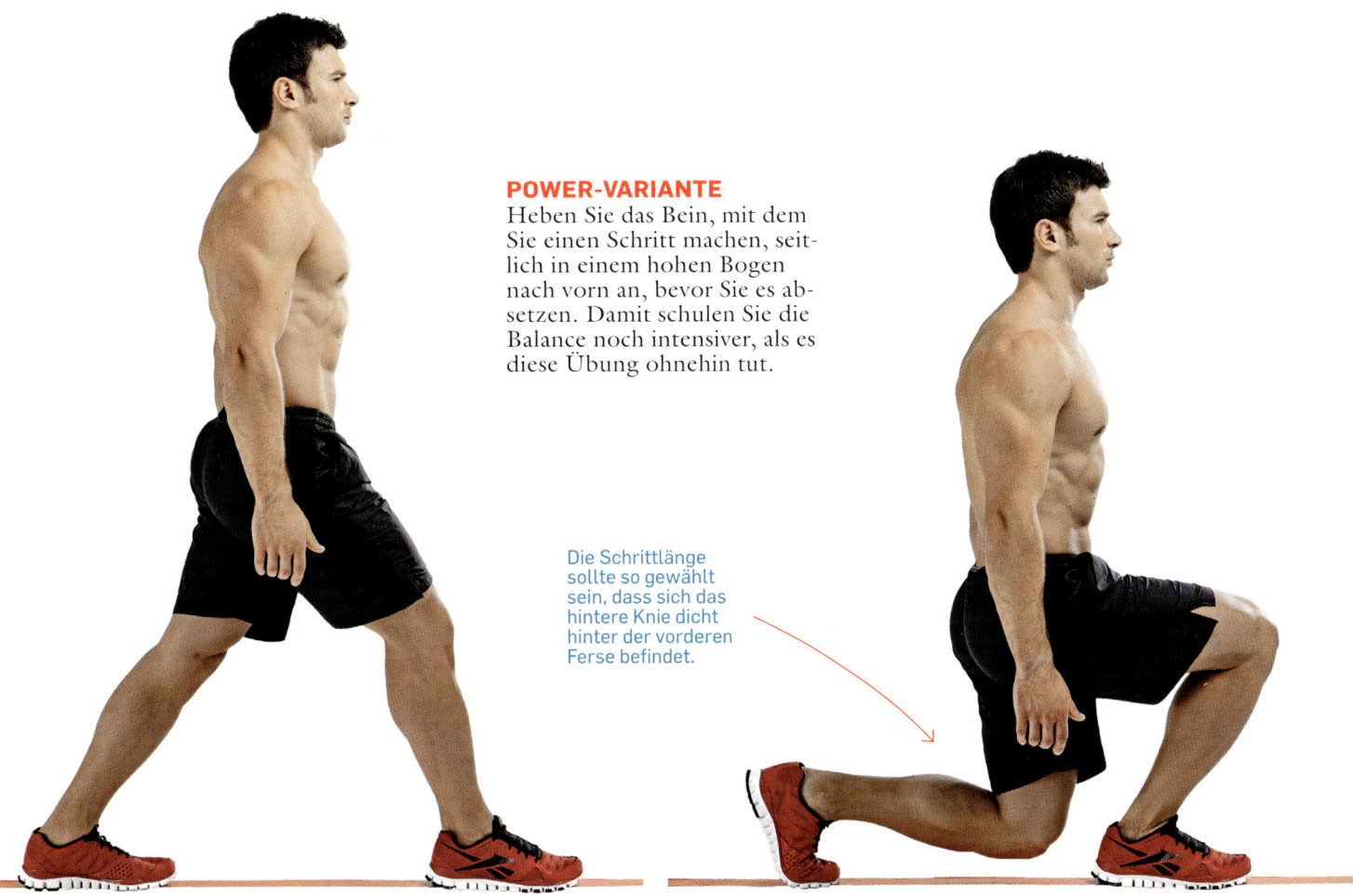

POWER-VARIANTE
Heben Sie das Bein, mit dem Sie einen Schritt machen, seitlich in einem hohen Bogen nach vorn an, bevor Sie es absetzen. Damit schulen Sie die Balance noch intensiver, als es diese Übung ohnehin tut.

Die Schrittlänge sollte so gewählt sein, dass sich das hintere Knie dicht hinter der vorderen Ferse befindet.

A
- Auf einer Linie (Wegbegrenzung, Kantstein o. Ä.) in Schrittstellung gehen: Der rechte Fuß ist vorn auf der Markierung, der linke hinten. Beide Füße zeigen exakt geradeaus. Den Oberkörper gerade aufrichten, die Arme aktiviert hängen lassen.

B
- Die Knie beugen, bis das hintere Knie fast den Boden berührt. Diese Position zwei bis drei Sekunden halten, dann wieder hochdrücken.
- Mit links im gleichen Abstand einen Schritt auf der Linie nach vorn machen, dann wieder die Knie wie beschrieben beugen.
- Wechselseitig immer weitergehen oder auf der Markierung vor- und zurückbewegen. Den Oberkörper stets aufrecht halten und möglichst mit den Füßen die Linie nie verlassen.

Arme

Kräftigungsübungen für den Funktionskreis Arme

Jetzt geht es los mit blitzsauberen Kräftigungsübungen: Dieses Kapitel widmet sich mit Dutzenden von Übungen dem Kraftausbau der Muskeln, die in den Funktionskreis Arme fallen, also an der Bewegung Ihrer oberen Extremitäten beteiligt sind.

Die Bewegungsmuster

Folgende Bewegungen bringen Muskeln des Funktionskreises Arme auf Vordermann (und zusätzlich die des Funktionskreises Kopf, wie auf Seite 34 erläutert):

- das Halten sowie das Bewegen der Arme in alle Richtungen
- das Bewegen der Schultern und des Schultergürtels
- das Hängen und Ziehen des Körpers an beziehungsweise aus den Armen
- das Halten, Stützen und Pressen des Körpers mit / auf einem oder beiden Armen
- das Anspannen der Arme, der Schultern, der Brust und des oberen Rückens
- das Bewegen und Halten des Kopfes

Die trainierten Muskeln

Die Zusammenstellung dieser Bewegungsformen zeigt, wie groß die Vielfalt der Muskeln im Funktionskreis Arme ist:

1) Armmuskulatur

Diese lässt sich grob in drei Gruppen aufteilen:
a) Die Armbeuger inklusive Bizeps sitzen an der Vorderseite der Arme und tun genau das: den Arm beugen.
b) Die Armstrecker, allen voran der Trizeps, drücken den Arm durch.
c) Die Unterarmmuskulatur sitzt ebendort. Sie bewegt vorrangig die Hände und Finger. Auch hier gibt es beugende und streckende Muskeln.

2) Schultermuskulatur

Zwei übergeordnete Schultermuskelgruppen gibt es aus anatomischer Sicht:

a) Die Schultergürtelmuskeln bewegen und stabilisieren Schulterblatt und Schlüsselbein, an denen sie auch ansetzen. Damit sie in alle Richtungen arbeiten können, liegen sie verstreut im Oberkörper. Teilweise werden sie in ihrer Funktion auch als Rückenmuskeln angesehen. Einige Muskeln wie der Trapezmuskel bestehen gar aus unterschiedlichen Teilen, in denen die Muskelfasern in unterschiedliche Richtungen laufen und so unterschiedliche Funktionen übernehmen.
b) Die Muskulatur des Schulterhauptgelenks, darunter der Deltamuskel, umschließt, sichert und bewegt das Gelenk. Auch die darunterliegende Muskelgruppe der Rotatorenmanschette spielt eine wichtige Rolle: Sie sichert den Kopf des Oberarmknochens in der flachen Gelenkpfanne des Schulterblatts. Deshalb sollten Rotationen der Schulter in keinem Übungsrepertoire fehlen.

3) Brustmuskulatur

Sie besteht letztlich aus einem Muskel, dem großen Brustmuskel (der kleine Brustmuskel ist aus funktioneller Sicht ein Schultergürtelmuskel). Er führt die Arme nach vorn vor den Körper und dreht sie dabei ein.

4) Muskulatur des oberen Rückens

In dieser Gruppe finden sich einige kräftige, große Muskeln, die maßgeblich die Silhouette des Oberkörpers (im Idealfall zu einer ansehnlichen V-Form) prägen – darunter der breite Rückenmuskel, auch als Latissimus bekannt. Sie führen die Arme nach unten und hinten, zum Beispiel bei Klimmzug- oder Ruderbewegungen.

KAPITEL 4.2

Klassische Liegestütze

TRAINIEREN Brust, Schultern und Trizeps.

A

- Hinknien und die Hände schulterbreit auf dem Boden platzieren, sodass die Fingerspitzen nach vorn zeigen. Die Beine strecken und die Füße auf die Zehenspitzen stellen.

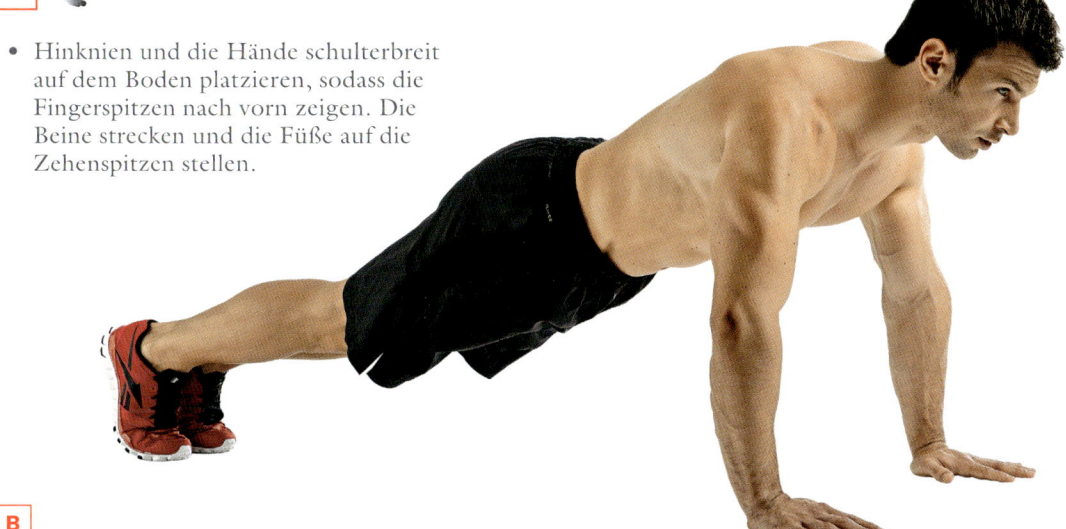

B

- Die Arme beugen und den Körper absenken, bis sich die Brust knapp über dem Boden befindet. Diese Stellung kurz halten, dann kraftvoll in die Ausgangsposition hochdrücken.

Spannen Sie auch das Gesäß an, um die Hüfte in Position zu halten.

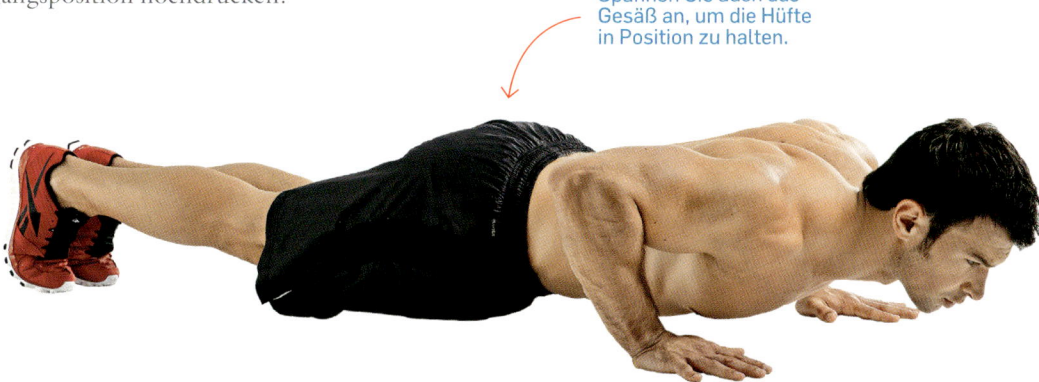

POWER-VARIANTE
Variieren Sie Bewegungstempo und -amplitude. Gehen Sie also beispielsweise sehr langsam in die tiefe Position oder in kleinen Schritten, wobei Sie alle paar Zentimeter ein bis zwei Sekunden lang verharren. Auf dem Weg nach oben gilt das Gleiche.

DIE GRUNDREGELN FÜR JEDE ART DES LIEGESTÜTZ:

1) Die Hüfte darf nicht durchhängen. Vielmehr sollte der Körper während des gesamten Satzes eine gerade Linie von Kopf bis Fuß bilden. Das erreichen Sie vor allem dadurch, dass Sie den Rumpf durchgehend unter Spannung halten. Ziehen Sie dazu den Bauchnabel ein – schon sind die Bauchmuskeln angespannt.

2) Stützen Sie sich mit den Händen unterhalb der Schultern auf dem Boden auf. Jede Abweichung von dieser lotgerechten Position erzeugt zusätzlichen Druck auf die Schultern. Das kann allerdings auch gewollt sein (siehe Varianten).

3) Gehen Sie immer so tief wie möglich, ohne sich auf dem Boden abzulegen.

4) Führen Sie das Hochdrücken in die Ausgangsposition tendenziell schneller und dynamischer aus als das Absenken zum Boden.

5) Nutzen Sie wenn möglich einen weichen Boden – Ihre Handgelenke (oder Ihre Fingerknöchel bei Faust-Liegestützen) werden es Ihnen danken.

Arme

Liegestütze mit den Beinen auf einer Erhöhung

TRAINIEREN Brust, Schultern und Trizeps.

A

- In einen Liegestütz gehen und die Zehenspitzen auf eine Erhöhung (zum Beispiel einen Stuhl oder ein Bett) stellen. Das Gesäß etwas hochdrücken, den geraden Körper also ganz leicht knicken.

B

- Die Arme beugen und den Oberkörper absenken, bis die Nase knapp über dem Boden ist. Kurz halten, anschließend wieder hochdrücken.

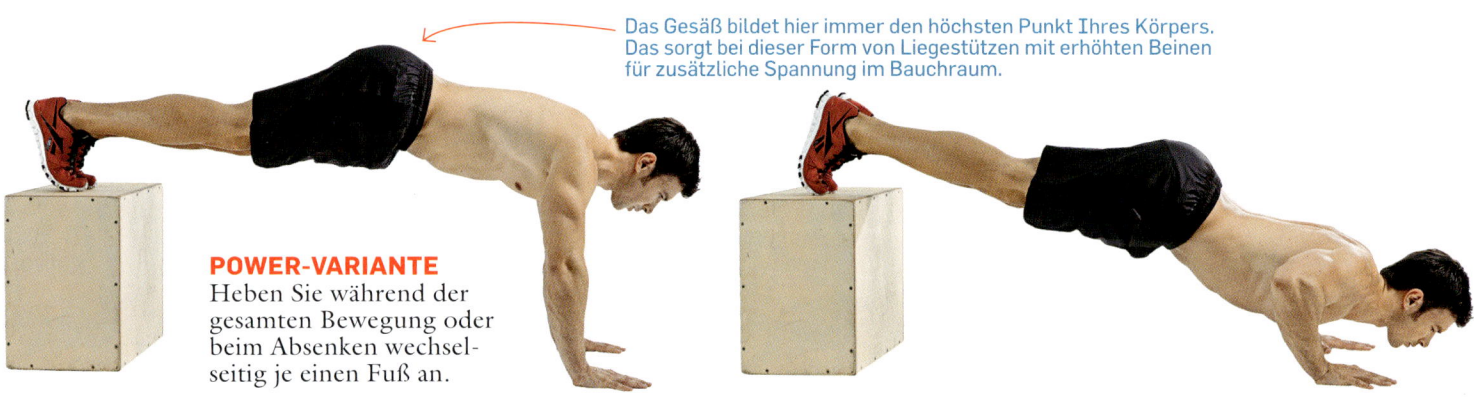

Das Gesäß bildet hier immer den höchsten Punkt Ihres Körpers. Das sorgt bei dieser Form von Liegestützen mit erhöhten Beinen für zusätzliche Spannung im Bauchraum.

POWER-VARIANTE
Heben Sie während der gesamten Bewegung oder beim Absenken wechselseitig je einen Fuß an.

Liegestütze mit den Armen auf einer Erhöhung

TRAINIEREN Brust, Schultern und Trizeps.

A

- In einen Liegestütz gehen und dabei die Hände auf einer Erhöhung (Stuhl, Tisch o. Ä.) platzieren.

POWER-VARIANTE
Nutzen Sie einen Treppenabsatz. Dort setzen Sie die Hände auf unterschiedliche Stufen und wechseln die Positionen nach jeder Wiederholung.

B

- Die Arme beugen und den Oberkörper so weit absenken, bis die Brust knapp über der Erhöhung ist. Die Position einen Moment halten und wieder hochdrücken.

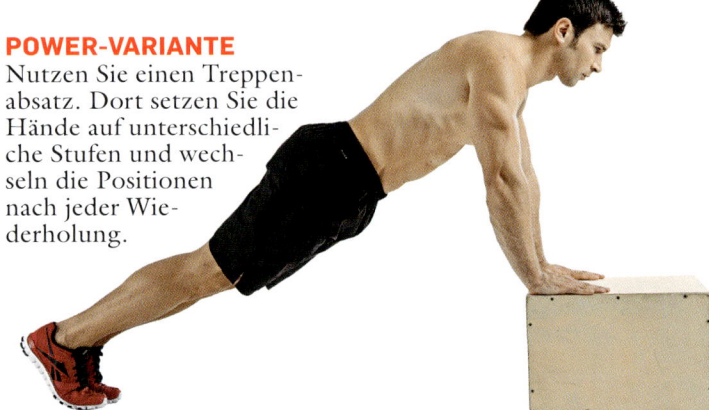

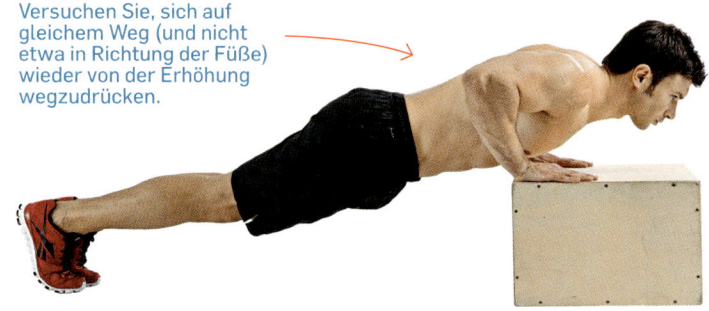

Versuchen Sie, sich auf gleichem Weg (und nicht etwa in Richtung der Füße) wieder von der Erhöhung wegzudrücken.

Liegestütze auf den Knien

TRAINIEREN Brust, Schultern und Trizeps.

A

- In einen Liegestütz gehen, die Knie auf dem Boden absetzen und die Unterschenkel überkreuzen.

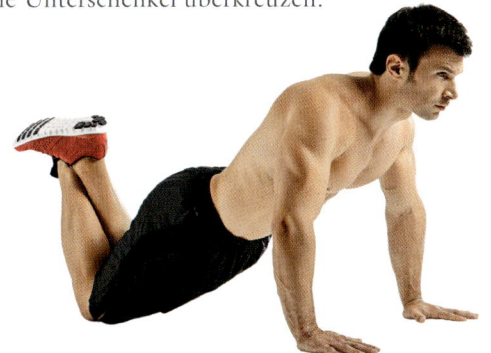

B

- Die Arme anwinkeln, bis der Oberkörper fast den Boden berührt. Wieder hochdrücken.

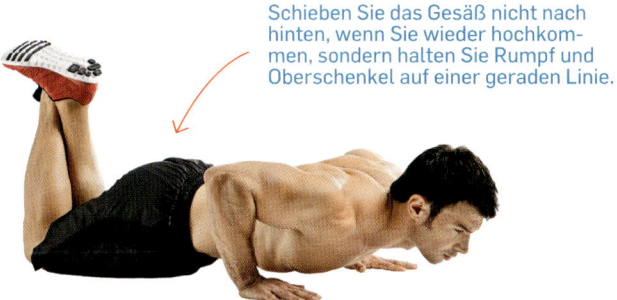

Schieben Sie das Gesäß nicht nach hinten, wenn Sie wieder hochkommen, sondern halten Sie Rumpf und Oberschenkel auf einer geraden Linie.

POWER-VARIANTE
Dieser Einsteiger-Liegestütz wird intensiver, wenn Sie die Hände versetzt aufsetzen, zum Beispiel links um fünf Zentimeter nach vorn und rechts um fünf Zentimeter nach hinten oder umgekehrt. Durchlaufen Sie das Ganze in spielerischem Wechsel – das spricht die Muskulatur umfassend an.

Liegestütze mit aufeinandergestellten Füßen

TRAINIEREN Brust, Schultern und Trizeps.

A

- In die Liegestützposition gehen und die Zehenspitzen des rechten Fußes auf die Ferse des linken stellen.

B

- Die Arme beugen und den Oberkörper absenken, bis die Oberarme parallel zum Boden stehen. Kurz halten und dann wieder hochdrücken.
- Im nächsten Satz die Fußstellung wechseln.

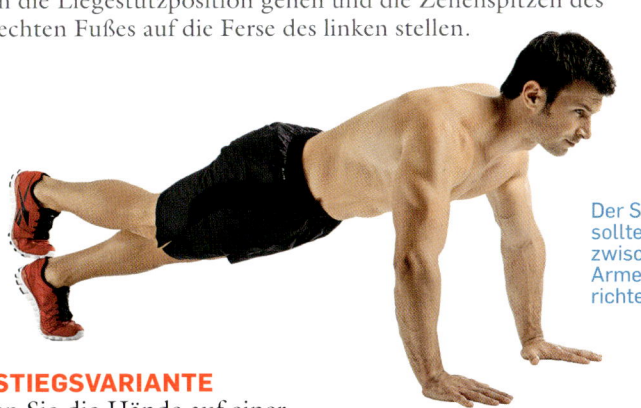

Der Standfuß sollte mittig zwischen den Armen ausgerichtet sein.

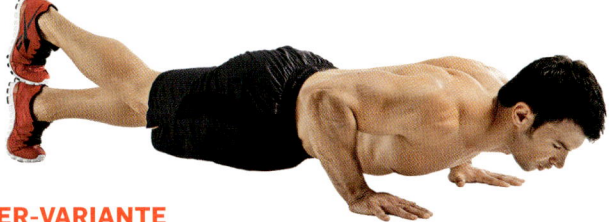

EINSTIEGSVARIANTE
Legen Sie die Hände auf einer Erhöhung ab, um die Übung leichter zu machen.

POWER-VARIANTE
Halten Sie das freie Bein die ganze Zeit über gestreckt in der Luft.

131

Arme

EIN BISSCHEN TRI SCHADET NIE

Die Diamant-Liegestütz-Variante ist dank der engen Handstellung eine echte Herausforderung für Ihren Trizeps: Es gibt nur wenige Übungen und kaum einen Liegestütz, der die Streckmuskulatur der Arme derart fordert.

Liegestütze mit Ablegen

TRAINIEREN Brust, Schultern und Trizeps.

A

- Mit gestreckten Armen eine Liegestützposition einnehmen.

POWER-VARIANTE
Platzieren Sie beide Hände auf einer Erhöhung links und rechts des Oberkörpers, zum Beispiel zwei dicken Büchern.

B

- Die Arme beugen und den Körper absenken, bis Sie auf dem Boden liegen.
- Die Handflächen kurz vom Boden abheben. Dann die Hände wieder aufsetzen und in die Ausgangsposition hochdrücken. Dabei auf ausreichende Rumpfspannung achten, damit Sie den Körper in einer geraden Linie bewegen.

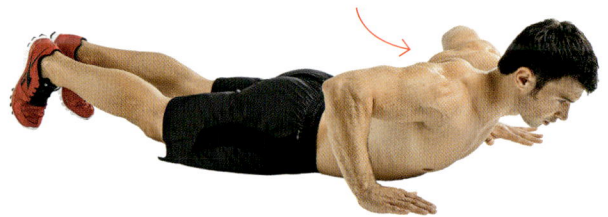

Ziehen Sie die Schulterblätter kräftig zusammen. So stärken Sie zusätzlich den oberen Rücken.

Diamant-Liegestütze

TRAINIEREN Trizeps, Brust und Schultern.

A

- In einen Liegestütz gehen und Hände so nah zusammenführen, dass sich die beiden Daumen und die beiden Zeigefinger berühren.

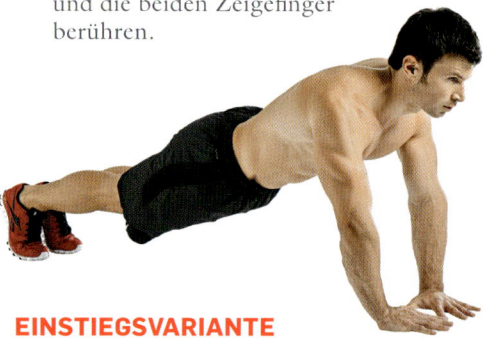

EINSTIEGSVARIANTE
Formen Sie einen größeren Diamanten: Platzieren Sie Ihre Hände in etwa fünf Zentimetern Abstand zueinander.

B

- Die Arme anwinkeln und den Körper absenken. Die Position kurz halten und dann wieder hochdrücken.

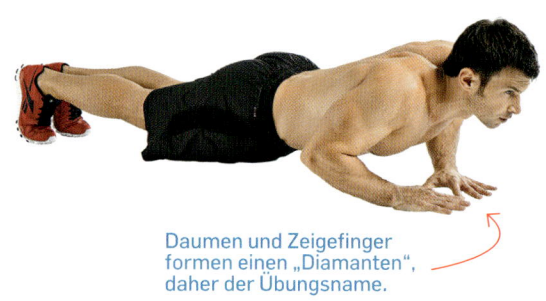

Daumen und Zeigefinger formen einen „Diamanten", daher der Übungsname.

KAPITEL 4.2

Weit gestreckte Liegestütze

TRAINIEREN Brust, Schultern und Rumpf.

A

- In eine Liegestützposition gehen, dann die Hände weit vorn aufsetzen und für einen besseren, die Handgelenke schonenden Halt die Fingerspitzen aufstellen.

B

- Den Körper gestreckt zum Boden absenken, und zwar weniger durch ein Beugen der Arme als durch eine leichte Veränderung der Armposition in den Schultern, als würden Sie die Arme gestreckt über den Kopf ziehen. Kurz halten und wieder hochdrücken.

EINSTIEGSVARIANTE
Setzen Sie die Hände näher zum Kopf auf, sodass die Arme senkrechter stehen als hier abgebildet.

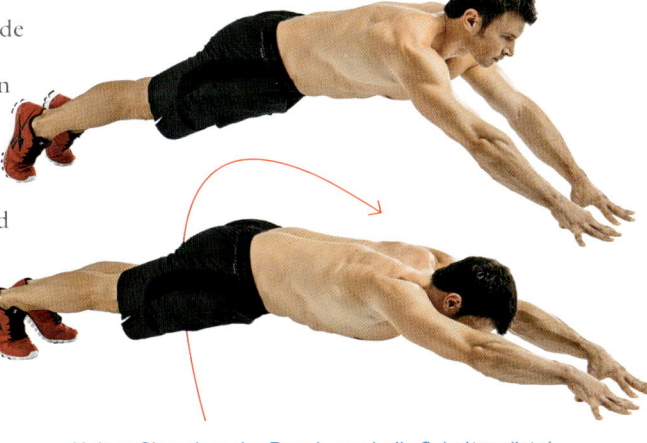

Halten Sie neben der Bauch- auch die Schultergürtelmuskulatur unter Spannung, um neben dem unteren Rücken auch die Schultergelenke zu schützen.

Seitlich weit gestreckte Liegestütze

TRAINIEREN Brust, Schultern und Trizeps.

A

- Auf den Bauch legen und die Beine strecken. Die Arme seitlich ablegen, aber nicht ganz strecken. Die Fingerspitzen in den Boden drücken, Rumpf- und Schultergürtelspannung aufbauen und auf Fingern und Zehenspitzen hochdrücken.

B

- Die Arme beugen und so den Körper langsam absinken lassen, bis die Brust fast den Boden berührt. Die Position kurz halten und wieder zurück.

EINSTIEGSVARIANTE
Führen Sie diese und auch die vorherige Übung auf den Knien aus.

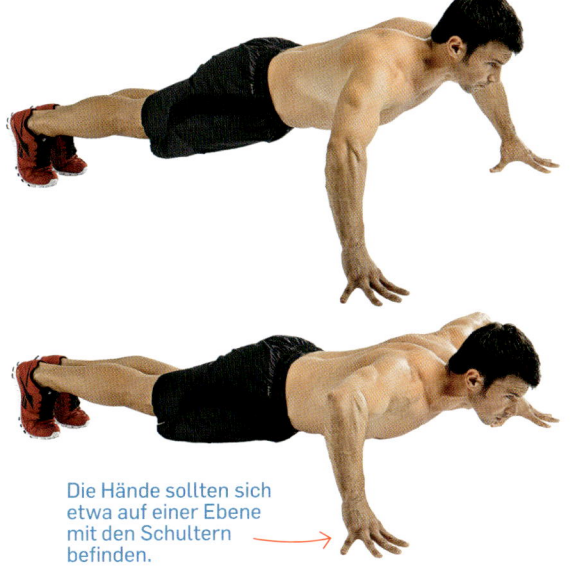

Die Hände sollten sich etwa auf einer Ebene mit den Schultern befinden.

OB DAS IHRE SCHULTERN SCHULTERN?

Die beiden Übungen auf dieser Seite beanspruchen die Struktur des Schultergelenks stark, da durch die langen Stützhebel enorme Kräfte auf dieses hauptsächlich muskulär gesicherte Gelenk einwirken. Deshalb gilt: Solche Übungen sind nur für Fortgeschrittene und auch nur für diejenigen geeignet, die eine trainierte Schultermuskulatur haben und in den Schultern grundsätzlich beschwerdefrei sind. Damit das so bleibt, tasten Sie sich am besten langsam an die Sache heran und setzen die Hände erst ein wenig, dann nach und nach immer weiter entfernt auf. Wer die Übung auf den Handflächen und nicht auf den Fingerspitzen ausführt, ist gut beraten, einen weichen Untergrund wie einen Teppich zu wählen, um die Handgelenke zu schonen.

Arme

Dreiecksliegestütze

TRAINIEREN Brust, Schultern und Trizeps.

A
- In eine Liegestützposition gehen, die Hände etwas mehr als schulterbreit aufsetzen.

B
- Die Arme beugen, dabei den Oberkörper zunächst in Richtung der linken Hand absenken. Den Oberkörper waagerecht halten, beide Schultern bleiben stets auf einer Höhe.
- Kurz innehalten, dann …

C
- … in der tiefen Position den Oberkörper dicht über dem Boden zur rechten Hand schieben. Wieder kurz halten und hoch in die Ausgangsposition.
- In der nächsten Wiederholung den umgekehrten Weg gehen und danach im Wechsel fortfahren.

EINSTIEGSVARIANTE
Stützen Sie sich auf einer Tischkante anstelle des Bodens auf.

POWER-VARIANTE
Schieben Sie den Oberkörper in der tiefen Position mehrmals hin und her.

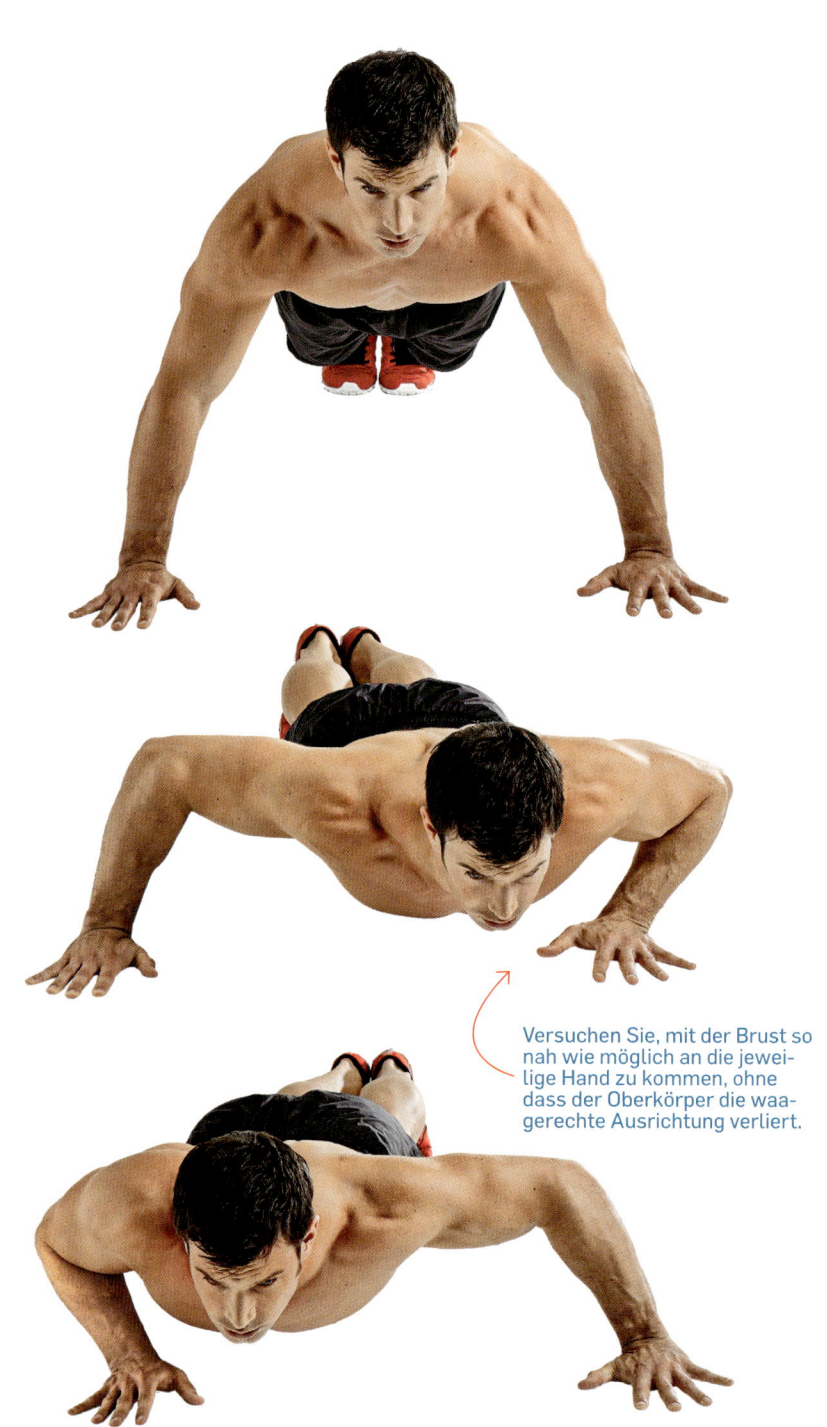

Versuchen Sie, mit der Brust so nah wie möglich an die jeweilige Hand zu kommen, ohne dass der Oberkörper die waagerechte Ausrichtung verliert.

Liegestütze auf Fäusten

TRAINIEREN Trizeps, Brust und Schultern.

- Eine Liegestützposition einnehmen, die Hände dabei zu Fäusten ballen und so aufstützen.

B

- Die Arme beugen und den Körper absenken, bis die Brust kurz über dem Boden ist. Einen Moment halten und wieder zurück in die Ausgangsposition.

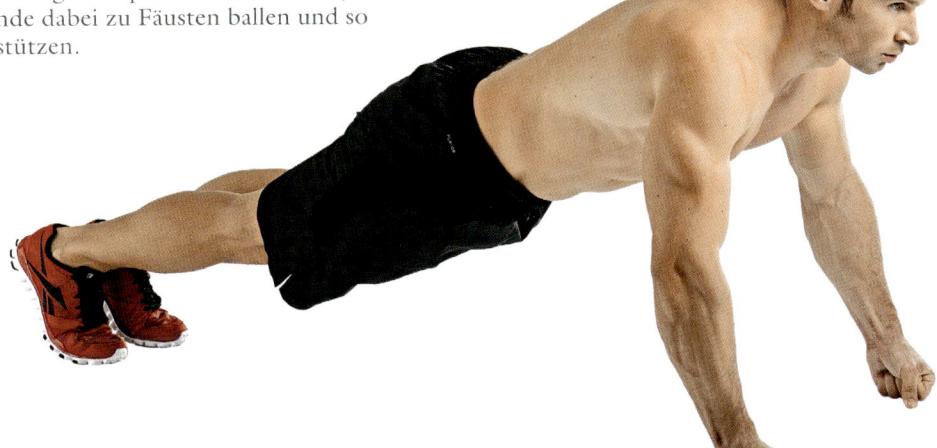

Die Handgelenke müssen bei dieser Übung stets gerade bleiben.

ALTERNATIVEN
Variieren Sie die Handstellung, indem Sie sich beispielsweise auf jeweils drei Fingern abstützen. Oder Sie setzen die rechte Hand auf der Faust ab und die linke auf der Handfläche.

KAPITEL 4.2

FAUST, DRITTER TEIL

Der größte Vorteil von Liegestützen auf Fäusten ist der längere Bewegungsweg. Da Sie aus einer höheren Position heraus starten, kann der Brustmuskel unten weiter „gedehnt" werden und muss so mehr arbeiten – Sie werden diesen Zug spüren. Zudem wird das Handgelenk durch die Fauststellung nicht so überstreckt wie bei normalen Liegestützen.

Liegestütze auf Fäusten sollten Sie grundsätzlich auf einem weichen Boden ausführen, da Sie sich auf den Knöcheln, also nur auf Knochen mit ein wenig Haut darüber, abstützen. Wer einmal Faustliegestütze auf rauem Waschbeton versucht hat, weiß, was man sich damit erspart.

Arme

Trizeps-Liegestütze auf Fäusten

TRAINIEREN Brust, Schultern und Trizeps.

A

- Auf den Bauch legen und die Beine strecken. Die Hände zu Fäusten ballen und so neben der Brust platzieren, dass die Daumen schräg nach vorn außen zeigen. Rumpfspannung aufbauen und den Körper gerade anheben, sodass er dicht über dem Boden schwebt.

B

- Die Arme strecken und die Brust hochdrücken. Das Gesäß und die Beine bleiben in Bodennähe. Kurz halten, dann die Arme wieder beugen und zurück in die Ausgangsposition.

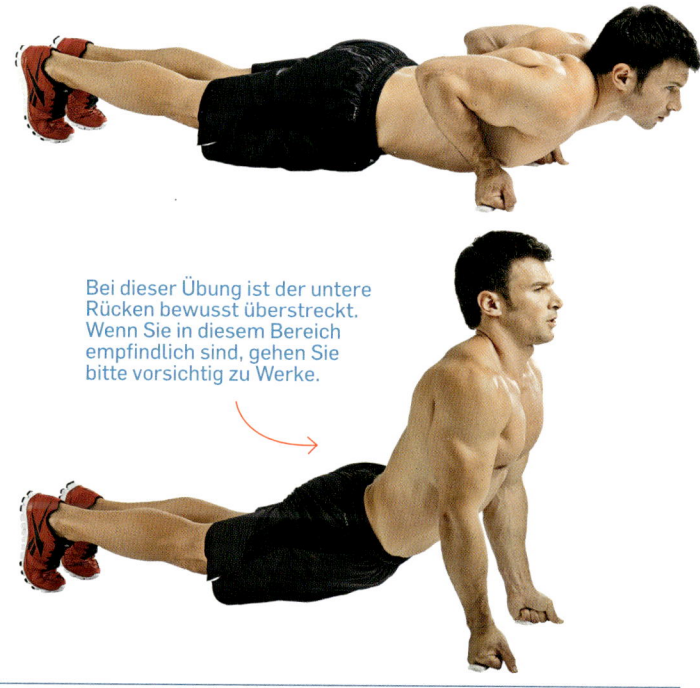

Bei dieser Übung ist der untere Rücken bewusst überstreckt. Wenn Sie in diesem Bereich empfindlich sind, gehen Sie bitte vorsichtig zu Werke.

EINSTIEGSVARIANTE
Legen Sie während der Übung die Knie auf dem Boden ab.

Versetzte Liegestütze

TRAINIEREN Brust, Schultern, Trizeps und Rumpf.

A

- In einen Liegestütz gehen, die Hände dabei versetzt platzieren: die linke Hand ein Stück nach vorn in Richtung Kopf, die rechte Hand auf Brusthöhe.

B

- Die Arme beugen und den Körper absenken, bis die Brust fast den Boden berührt. Zügig wieder hochdrücken.
- Die Handpositionen wechseln, ohne die Spannung im Körper zu vernachlässigen: Jetzt die rechte Hand weiter vorn und die linke auf Brusthöhe aufsetzen. Den nächsten Liegestütz ausführen, in der Folge die Handpositionen beliebig wechseln.

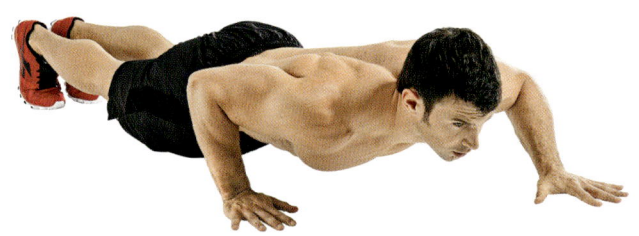

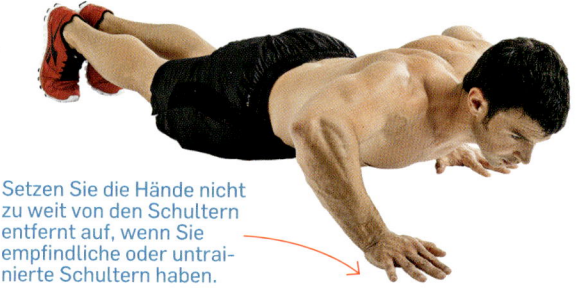

Setzen Sie die Hände nicht zu weit von den Schultern entfernt auf, wenn Sie empfindliche oder untrainierte Schultern haben.

POWER-VARIANTE
Bewegen Sie Ihren Körper in der Schritthaltung der Hände durch den Raum – zum Beispiel rückwärts eine Treppe hinauf. Dann müssen Sie natürlich auch die Füße entsprechend versetzen.

KAPITEL 4.2

Liegestütze im Seitwärtsgang

TRAINIEREN Brust, Schultern und Trizeps.

A

- In einen Liegestütz gehen, die Hände befinden sich unter den Schultern und die Füße stehen eng zusammen.
- Die Arme beugen, den Körper absenken und dann wieder hochdrücken.

B

- Die linke Hand nach links setzen, dann die rechte Hand nachziehen. Wieder einen Liegestütz ausführen, dann nochmals die linke Hand weiter nach links führen usw. Die Füße bleiben immer auf derselben Stelle und drehen sich nur mit. Schaffen Sie einen vollen Kreis mit Liegestützen?
- Im nächsten Satz in die andere Richtung bewegen.

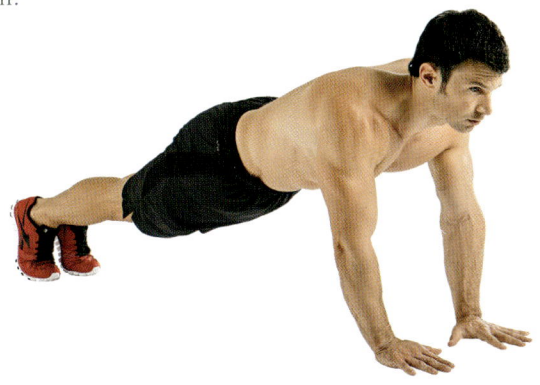
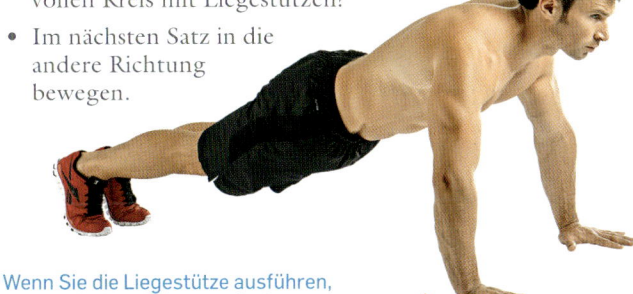

Wenn Sie die Liegestütze ausführen, sollten die Hände immer direkt unter den Schultern platziert sein.

Vorwärtsgehen im Stütz mit gestreckten Beinen

TRAINIERT Brust, Schultern, Trizeps und Rumpf.

A

- In einen Liegestütz gehen, dabei die rechte Hand weiter vorn und die linke Hand etwa auf Brusthöhe aufsetzen. Die Beine geschlossen halten, strecken und die Fußspitzen aufstellen.

B

- Die linke Hand nach vorn setzen, dabei das Gewicht etwas auf den linken Arm verlagern.
- Gleich darauf die rechte Hand wieder vorsetzen, das Gewicht leicht auf den rechten Arm verlagern. So wechselseitig fortfahren und durch den Raum bewegen.

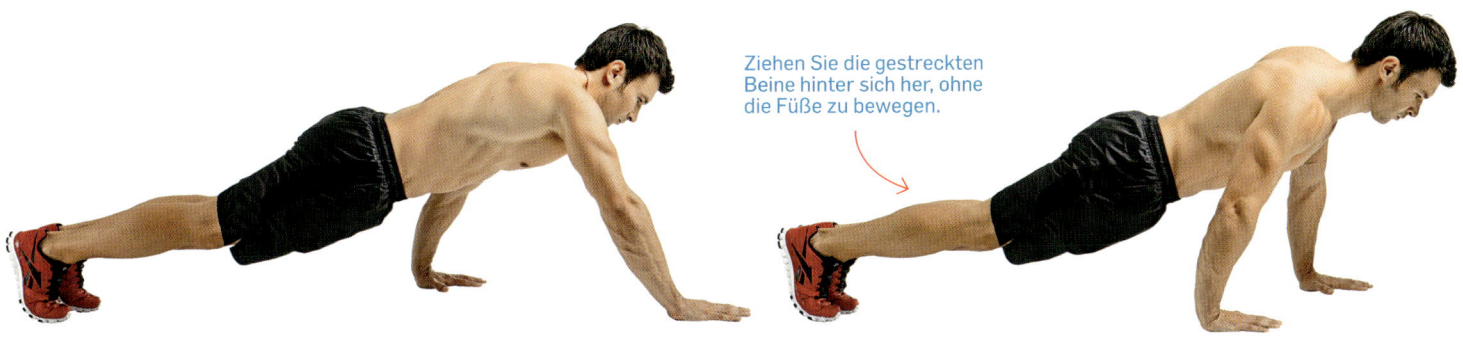

Ziehen Sie die gestreckten Beine hinter sich her, ohne die Füße zu bewegen.

Arme

Vorwärtsziehen im Liegen

TRAINIERT Brust, Schultern und Arme.

A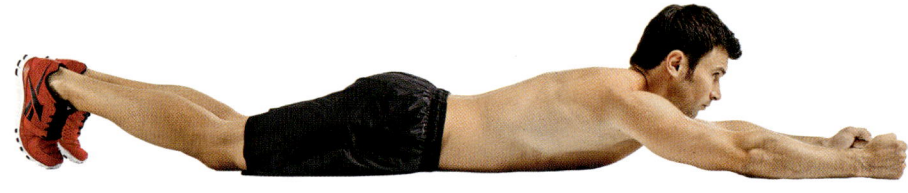

- Auf den Bauch legen und die Beine strecken. Die Arme gestreckt nach vorn ablegen und die Hände zu Fäusten ballen. Den Blick geradeaus richten.

B

- Die Unterarme und die Fäuste kräftig in den Boden pressen, dann die Arme an- und den Körper so weit es geht vorziehen.
- Die Arme wieder strecken und erneut ziehen. Auf diese Weise durch den Raum bewegen.

Halten Sie die Ellenbogen dicht am Körper.

POWER-VARIANTE
Versuchen Sie, sich wechselseitig mit nur einem Arm nach vorn zu ziehen.

Spiderman-Liegestütze

TRAINIEREN Brust, Schultern, Trizeps und Rumpf.

A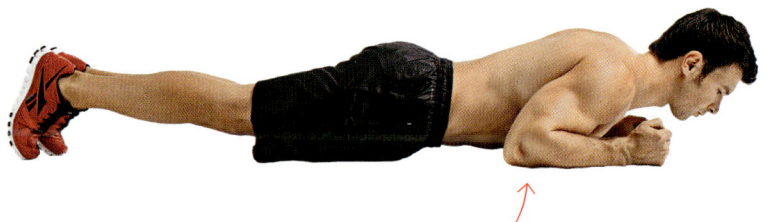

- Eine Liegestützposition einnehmen. Die Beine gestreckt und den Rumpf unter Spannung halten.

B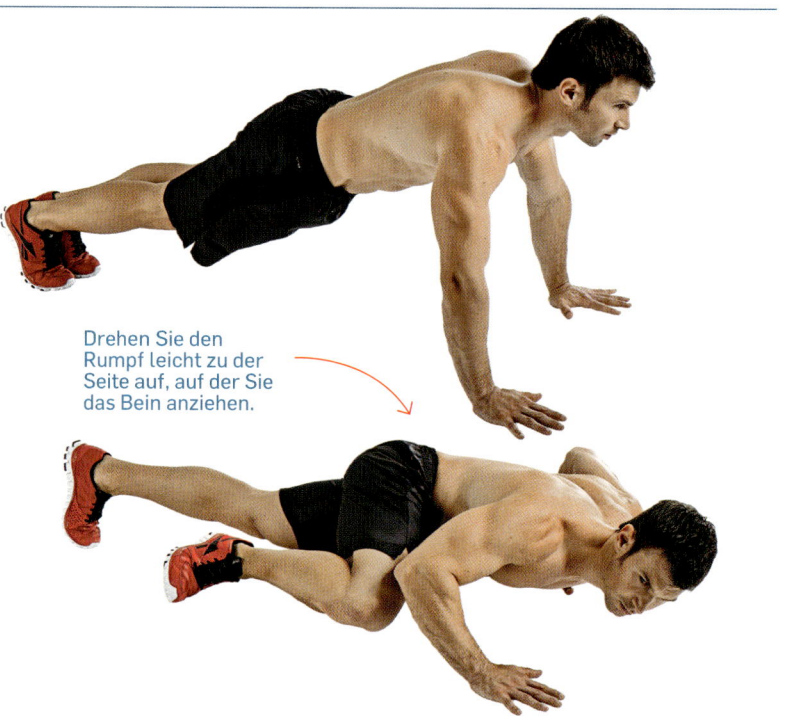

- Die Arme beugen und den Körper absenken. Gleichzeitig das rechte Bein anziehen und das Knie in Richtung des rechten Ellenbogens führen. Das Bein in der Luft kurz halten. Dann den Körper wieder hochdrücken, das Bein dabei strecken und den Fuß in der Ausgangsposition absetzen.
- Bei der nächsten Wiederholung das linke Bein anziehen, anschließend wechselseitig fortfahren.

Drehen Sie den Rumpf leicht zu der Seite auf, auf der Sie das Bein anziehen.

POWER-VARIANTE
Strecken Sie den Unterschenkel aus der Endposition zur Seite, ohne den Fuß abzusetzen.

Liegestütze mit Körperdrehungen

TRAINIEREN Brust, Rumpf, Schultern und Trizeps.

A

- In eine Liegestützposition gehen, dann das Gesäß in Richtung der Füße schieben. Die Knie zur rechten Seite drehen, sodass das Gesäß nach links kippt und auf der linken Seite die Hauptbelastung liegt. Die Füße gehen locker mit, die Arme sind weit vorgestreckt.

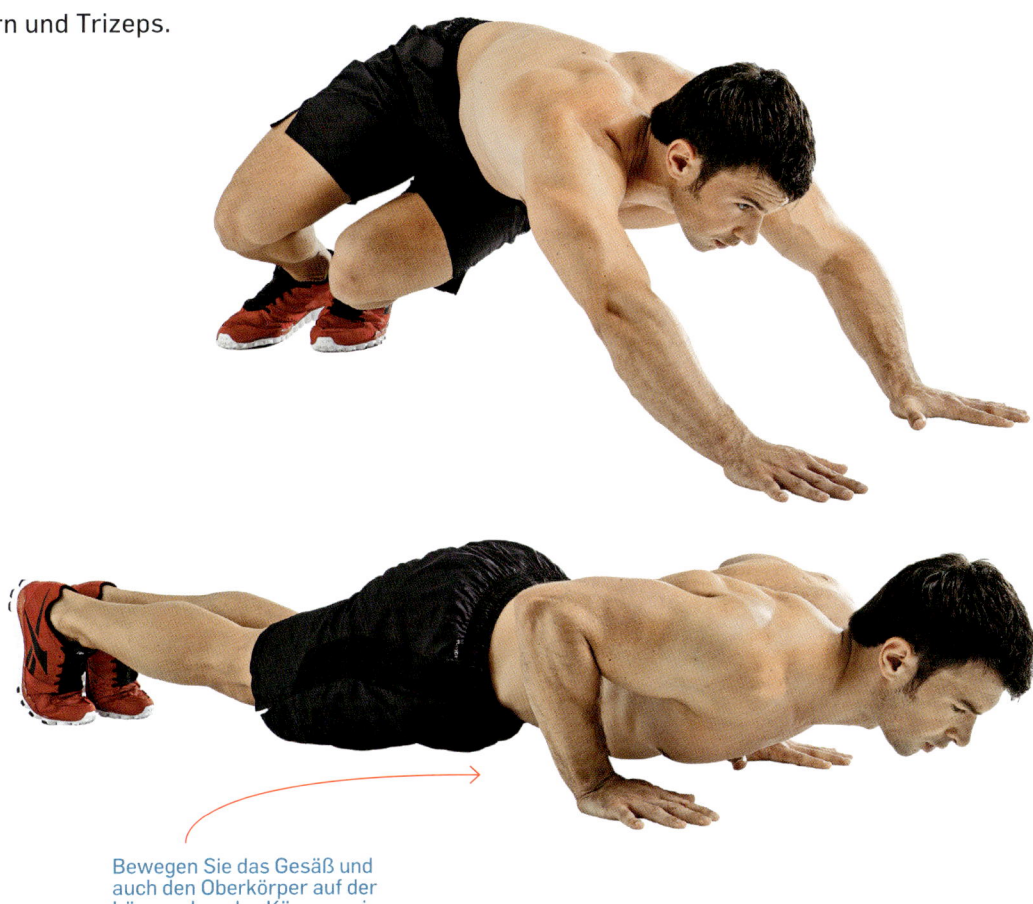

B

- Den Körper zwischen die Arme nach vorn schieben. Dabei die Knie wieder auf eine Linie mit dem Körper bringen und die Arme beugen, sodass der Körper dicht über dem Boden entlanggleitet. Die Hände befinden sich am Ende der Bewegung auf Höhe der Brust.

Bewegen Sie das Gesäß und auch den Oberkörper auf der Längsachse des Körpers wie einen Kolben vor und zurück.

C

- Aus den Armen heraus wieder zurückschieben, dabei die Knie diesmal nach links drehen, sodass das Gesäß zur rechten Seite abkippt. Das Hauptgewicht liegt nun auf der rechten Seite.
- In der Folge wechselseitig fortfahren.

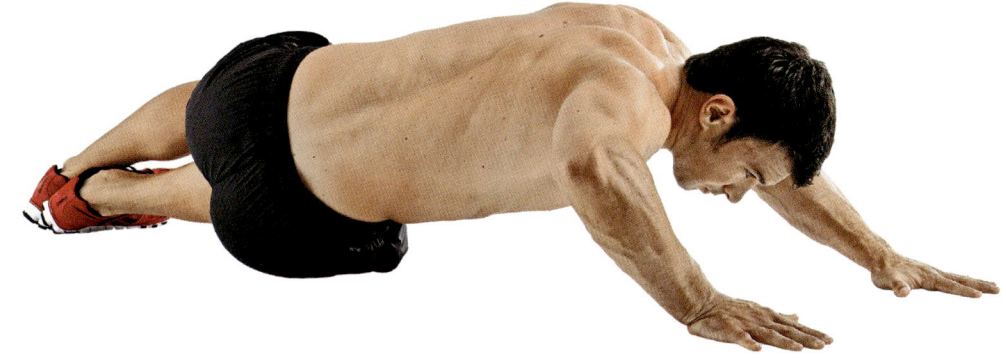

Arme

Liegestütze mit einarmigem Rudern

TRAINIEREN Brust, Schultern, Arme und oberen Rücken.

A

- In die Liegestützposition begeben. Die Hände sind etwas mehr als schulterbreit auseinander, die Füße stehen geschlossen.

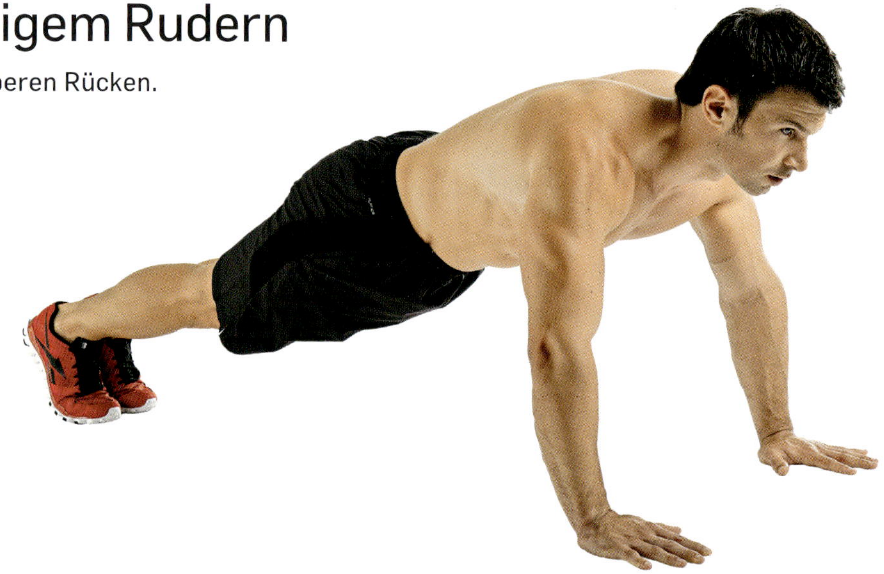

B

- Die Arme beugen, bis der gesamte Körper knapp über dem Boden schwebt. Die tiefe Position kurz halten, dann wieder hochdrücken.

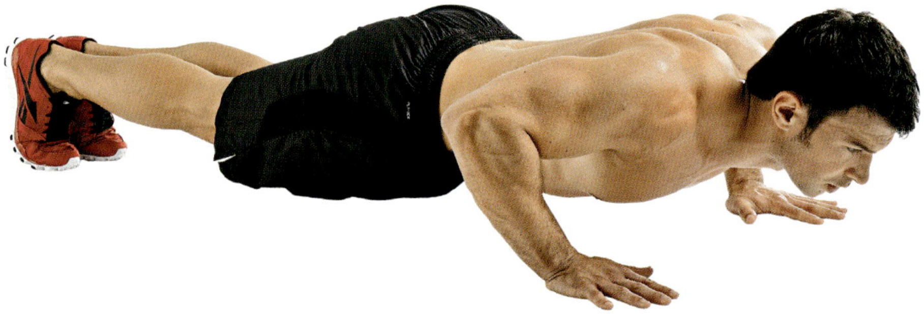

C

- Den rechten Arm kraftvoll anziehen, dabei anspannen und die Hand zur Faust ballen. Die Faust kurz neben der Brust halten, dann die Hand wieder absetzen. Diese Sequenz mit der linken Hand wiederholen. Dann geht es mit Schritt B weiter.

Drücken Sie den Ellenbogen zur Decke. Dabei ziehen Sie die Schulterblätter kräftig zusammen – diese Ruderbewegung trainiert zusätzlich den oberen Rücken einschließlich des hinteren Deltamuskels.

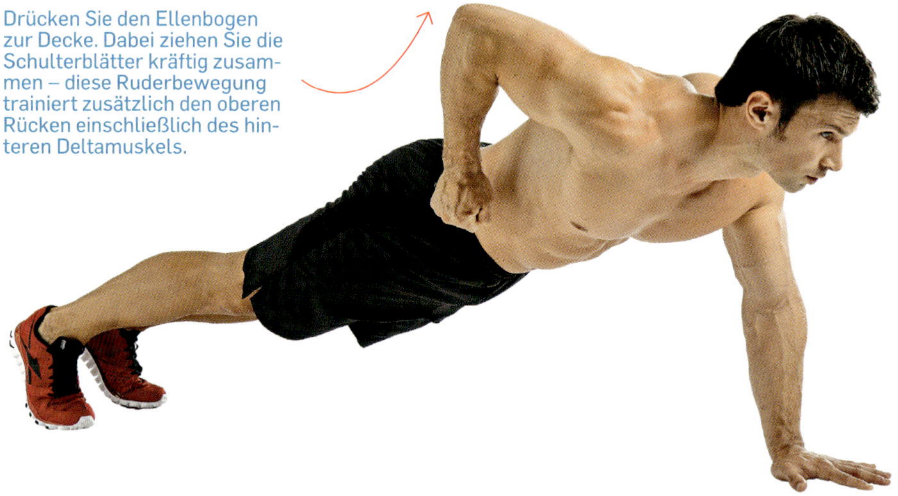

POWER-VARIANTE
Heben Sie bei der Ruderbewegung gleichzeitig ein gestrecktes Bein Ihrer Wahl leicht an.

Pendel-Liegestütze

TRAINIEREN Brust, Schultern, Trizeps und Rumpf.

A

- In einen Liegestütz gehen. Die Hände befinden sich unter den Schultern und die Beine sind gestreckt. Die Arme beugen und einen kompletten Liegestütz ausführen.
- Aus der oberen Position heraus das linke Knie anziehen und unter dem Körper nach rechts pendeln lassen.

B

- Zurück, den linken Fuß absetzen und die ganze Sequenz mit dem rechten Knie nach links ausführen. Anschließend zurück in die Ausgangsposition und von vorn beginnen.

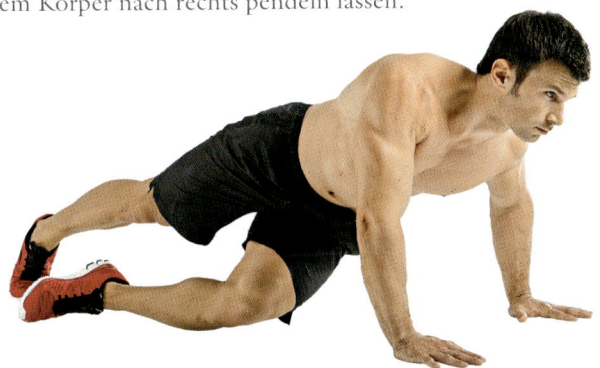
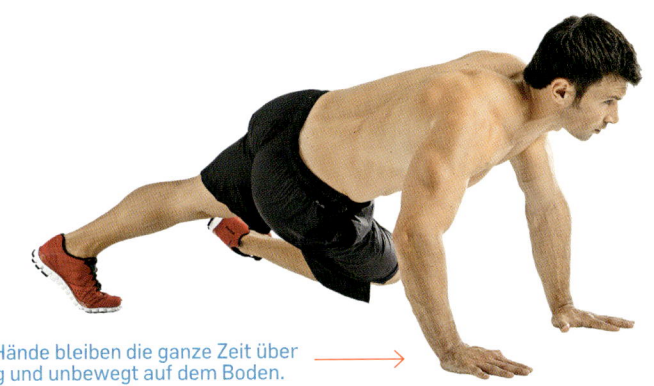

Die Hände bleiben die ganze Zeit über ruhig und unbewegt auf dem Boden.

Einarmige Liegestütze

TRAINIEREN Brust, Schultern, Trizeps und Rumpf.

A

- In einen Liegestütz gehen. Die linke Hand unter der Schulter auf dem Boden platzieren, die rechte auf dem Rücken ablegen.

B

- Den linken Arm beugen, bis die Brust fast den Boden berührt. Kurz in dieser Haltung verharren und dann wieder in die Ausgangsposition hochdrücken.
- Im nächsten Satz die Seiten wechseln.

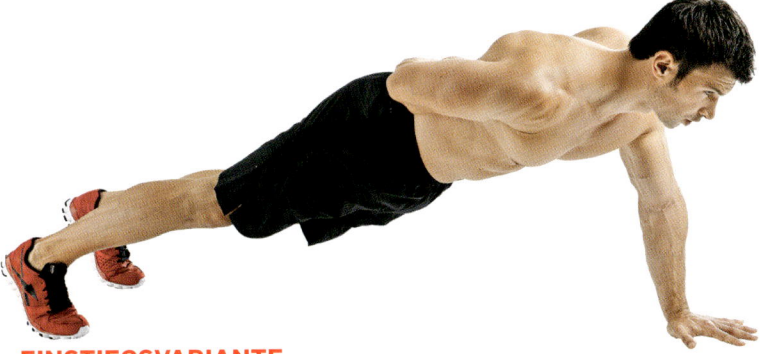
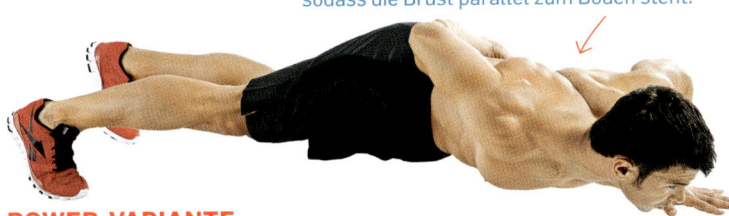

Versuchen Sie, die Schultern während der gesamten Übung auf einer Höhe zu halten, sodass die Brust parallel zum Boden steht.

EINSTIEGSVARIANTE
Absolvieren Sie die Übung mit den Knien auf dem Boden.

POWER-VARIANTE
Strecken Sie den freien Arm während der ganzen Übung auf Schulterhöhe vom Körper weg.

Arme

GEBEN SIE DEM FRUST KEINE CHANCE

Der fliegende Liegestütz gehören sicher zu den schwierigsten Übungen des gesamten Buchs. Der Erfolg steht und fällt hier zum einen mit der richtigen Technik, zum anderen mit der ausreichenden Kraft, die Sie brauchen, um die enorme Körperspannung zu generieren. Gehen Sie die Sache also in aller Ruhe an – mit der Übung zuvor und der hier beschriebenen Einstiegsvariante. Hilfreich auf dem Weg zum Gelingen ist es sicher auch, wenn Sie den Handstand beherrschen (siehe Seite 149).

Halbe fliegende Liegestütze

TRAINIEREN Brust, Schultern, Trizeps und Rumpf.

A

- In einen Liegestütz gehen. Die Hände so aufstellen, dass die Finger zu den Füßen zeigen.

B

- Die Arme beugen, bis die Brust knapp über dem Boden schwebt. Kurz halten und wieder hochdrücken.

Halten Sie die Hüfte in der Luft.

EINSTIEGSVARIANTE
Auch hier dürfen Sie zur Erleichterung auf die Knie gehen.

POWER-VARIANTE
Erhöhen Sie die Fußposition, beispielsweise mit einer Wasserkiste – eine gute Vorbereitung auf die folgende Übung.

Fliegender Liegestütz

TRAINIERT den ganzen Körper mit dem Schwerpunkt Oberkörper.

Ausführung

- Mit gedrehten, unter den Rippen platzierten Händen in eine Liegestützposition gehen (die Daumen zeigen nach außen).

- Die Arme beugen, dabei den Körper nicht ganz zum Boden absenken, sondern in Kopfrichtung verlagern. Rumpf und Beinmuskulatur anspannen, das Gewicht ausbalancieren und die Füße vom Boden heben. Versuchen Sie, so lange in der Luft zu bleiben wie möglich.

Den exakten Punkt, an dem Sie die Beine in der Luft halten können, finden Sie nur durch Üben und Ausprobieren heraus.

EINSTIEGSVARIANTE
Ziehen Sie die Knie seitlich links und rechts an – dadurch ändern sich die Hebelverhältnisse und Sie können den Körper besser in der Schwebe halten.

KAPITEL 4.2

Wand-Liegestütze

TRAINIEREN Brust, Schultern, Trizeps und Rumpf.

A

- Mit den Füßen vor einer Wand in die Liegestützposition gehen. Die Fußsohlen oberhalb Ihres Kopfes gegen die Wand drücken, den Rumpf anspannen und Balance im Stütz finden.

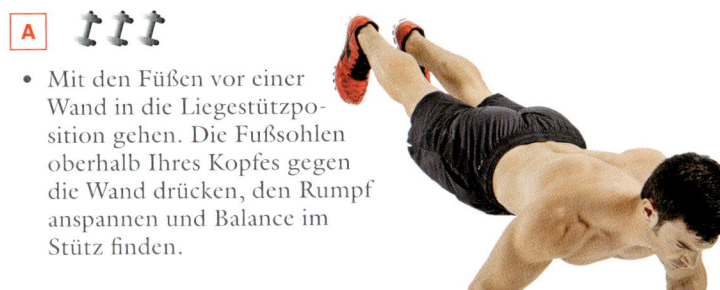

B

- Die Ellenbogen beugen, bis die Brust knapp über dem Boden ist. Auch unten bildet der Körper eine gerade Linie. Wieder hochdrücken.

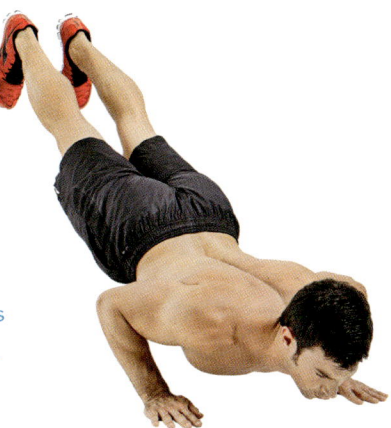

Da durch den Gegendruck des Wandstützes die Belastung der Schultern erhöht ist, sollten sich die Hände unterhalb der Schultern oder auf der Schulterebene befinden.

EINSTIEGSVARIANTE
Setzen Sie die Füße weiter oben an die Wand, um ein Gefühl für die Stützposition zu bekommen. Halten Sie dann diese Stellung.

POWER-VARIANTE
Führen Sie aus der Position der Einstiegsvariante heraus Liegestütze aus – die sind in dem steileren Winkel nämlich intensiver.

Dynamische Liegestütze

TRAINIEREN Brust, Schultern und Trizeps.

A

- Eine Liegestützposition einnehmen, die Hände direkt unter den Schultern platzieren. Den Körper schnell absenken, dann …

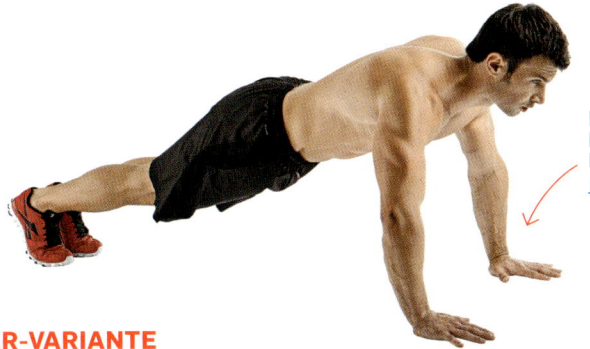

B

- … den Impuls für ein kraftvolles Abdrücken nutzen, die Hände lösen sich für einen Augenblick vom Boden. Den Körper dabei ruhig auf einer Linie halten. Auf beiden Händen wieder landen, das Gewicht abfangen und gleich in die nächste tiefe Position gehen.

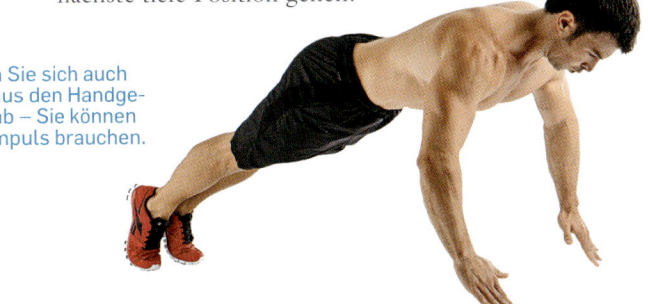

Drücken Sie sich auch kräftig aus den Handgelenken ab – Sie können jeden Impuls brauchen.

POWER-VARIANTE
Stellen Sie außen neben die Hände jeweils eine kleine Erhöhung und versuchen Sie, mit den Händen darauf zu landen.

ALTERNATIVE
Klatschen Sie am höchsten Punkt der Bewegung in die Hände.

Arme

Seitlich wechselnde Liegestütze über eine Erhöhung

TRAINIEREN Brust, Schultern und Trizeps.

A

- In der Liegestützposition die linke Hand auf eine Erhöhung setzen und beide Arme anwinkeln, bis der (Hinter-)Kopf auf Höhe der linken Hand ist.

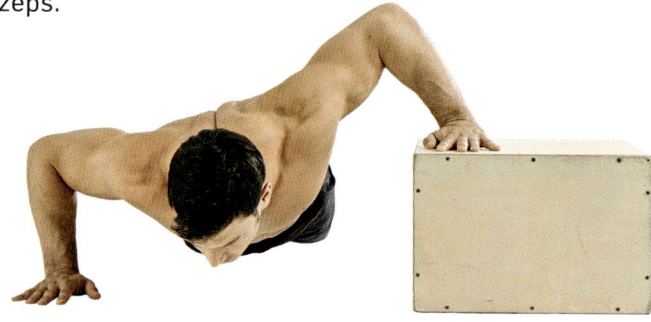

B

- Explosiv abdrücken und den Körper dabei nach links bewegen. Je nach Größe und Form der Erhöhung können Sie entweder gleich mit der linken Hand auf der anderen Seite neben der Erhöhung landen, oder wie hier gezeigt, die linke Hand auf der Erhöhung lassen, die rechte Hand links davon aufsetzen, dann die linke Hand lösen und links neben der Erhöhung auf den Boden setzen.

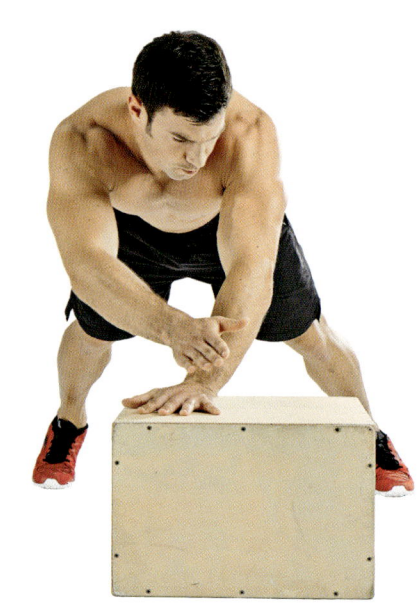

C

- Die Endposition ist spiegelbildlich zur Startposition. Die Endposition kurz halten, dann in die entgegengesetzte Richtung zurück. Im Seitenwechsel fortfahren.

Konzentrieren Sie sich beim Landen auf die Hände. Sie sollten kontrolliert aufkommen, so vermeiden Sie Verletzungen am Handgelenk.

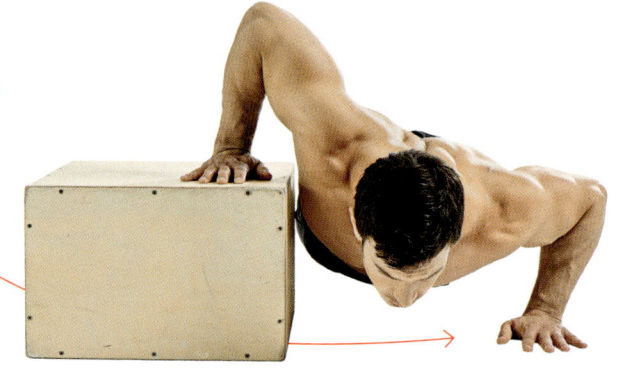

EINSTIEGSVARIANTE
Wählen Sie eine niedrigere Erhöhung wie zum Beispiel ein großes Buch.

KAPITEL 4.2

Dynamische Liegestütze mit Armstrecken

TRAINIEREN Brust, Schultern, Trizeps und Rumpf.

A

- In eine saubere Liegestützposition begeben, die Arme beugen und den Körper so weit wie möglich absenken.

B

- Mit maximaler Explosivität abdrücken und die Arme in der Luft über den Kopf nach vorn ausstrecken. Blitzschnell die Hände wieder unter den Körper ziehen und den Fall im tiefen Liegestütz abfangen.

Bringen Sie die Arme möglichst hoch auf eine Linie mit dem restlichen Körper.

VERMEIDEN SIE DIE GESICHTSLANDUNG

Diese Übung ist nur etwas für gut trainierte Menschen, die bei normalen Liegestützalternativen bereits gelangweilt sind. Die Verletzungsgefahr ist hier wirklich groß: In Sekundenbruchteilen liegen Sie mit dem Gesicht auf dem Boden. Deshalb müssen Sie wirklich sehr, sehr schnell sein, um sich in noch kürzerer Zeit mit den Händen abzufangen. Tasten Sie sich doch einfach langsam an die Übung heran. Werfen Sie die Arme erst ein wenig, dann immer weiter nach vorn. Zur Sicherheit können Sie die Übung auch auf dem Bett (bei nicht zu weicher Matratze), im Sand oder auf weichem Rasen ausprobieren oder zumindest den Bereich unter Brust und Gesicht mit ausreichend Kissen auspolstern.

ALTERNATIVEN
Legen Sie die gestreckten Arme in der Luft dicht an den Körper, strecken Sie sie seitlich aus oder – auch das haben schon einige geschafft – klatschen Sie hinter (!) dem Rücken in die Hände. Sie können auch die Füße vom Boden hochdrücken, sodass der ganze Körper in der Luft gestreckt ist.

EINSTIEGSVARIANTE
Führen Sie die Übung im Knien aus.

Arme

Hampelmann-Liegestütze

TRAINIEREN den ganzen Körper mit dem Schwerpunkt Oberkörper.

A

- In einen Liegestütz gehen: Die Hände sind unterhalb der Schultern platziert, die Füße sind geschlossen.

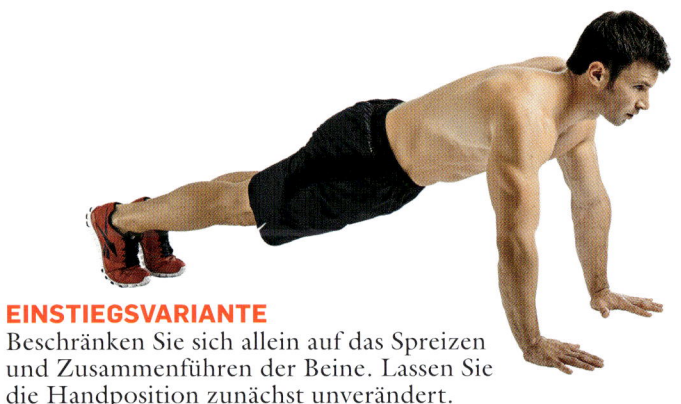

EINSTIEGSVARIANTE
Beschränken Sie sich allein auf das Spreizen und Zusammenführen der Beine. Lassen Sie die Handposition zunächst unverändert.

B

- Gleichzeitig mit Händen und Füßen abstoßen, dabei sowohl Füße als auch Hände weiter auseinanderbringen und in dieser Haltung in die tiefe Position absinken.
- Dynamisch wieder hochdrücken und mit Händen und Füßen wieder zurück in die Ausgangsposition springen.

Vermeiden Sie es insbesondere bei der Landung, ins Hohlkreuz zu fallen.

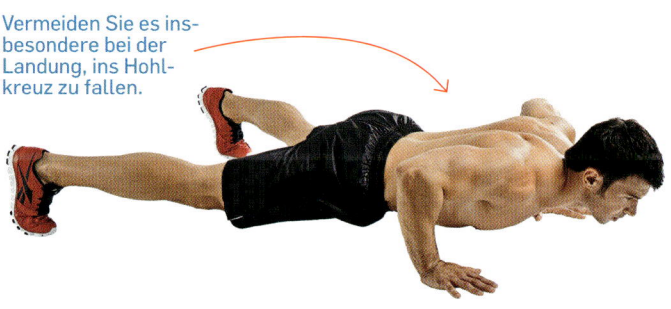

Dynamische Liegestütze mit Rausschieben des Gesäßes

TRAINIEREN Brust, Schultern, Trizeps und Rumpf.

A

- In einer Liegestützposition die Füße etwas mehr als hüftbreit aufstellen. Die Beine beugen und das Gesäß bis auf Fersenhöhe nach hinten schieben. Die Arme sind gestreckt.

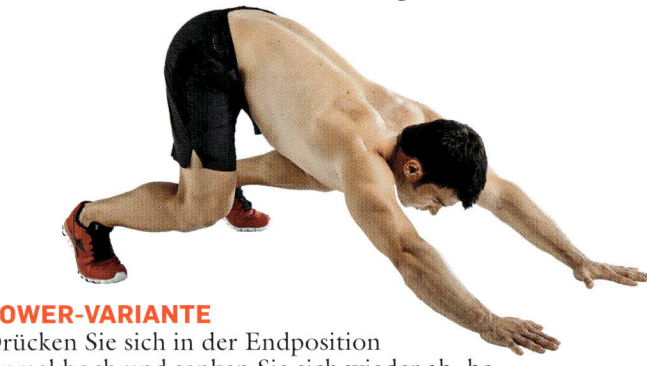

POWER-VARIANTE
Drücken Sie sich in der Endposition einmal hoch und senken Sie sich wieder ab, bevor Sie in die Ausgangsposition zurückkehren.

B

- Die Arme beugen und den Körper mit der Brust knapp über dem Boden zwischen den Händen hindurch nach vorn schieben, bis die Brust die Unterarme passiert hat. Die Ellenbogen stehen im rechten Winkel und das Brustbein berührt fast den Boden.
- Kurz halten, dann in umgekehrter Richtung zurück.

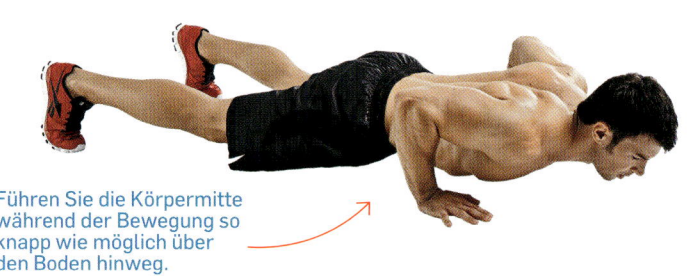

Führen Sie die Körpermitte während der Bewegung so knapp wie möglich über den Boden hinweg.

KAPITEL 4.2

Umgekehrtes Schulterdrücken

TRAINIERT Schultern und Trizeps.

A

- In einen Liegestütz gehen und die Fußspitzen auf eine größere Erhöhung stellen. Mit den Händen so weit zu den Füßen wandern, bis Gesäß, Rumpf und Arme etwa eine senkrechte Linie bilden. Arme und Beine gestreckt halten, den Rumpf anspannen.

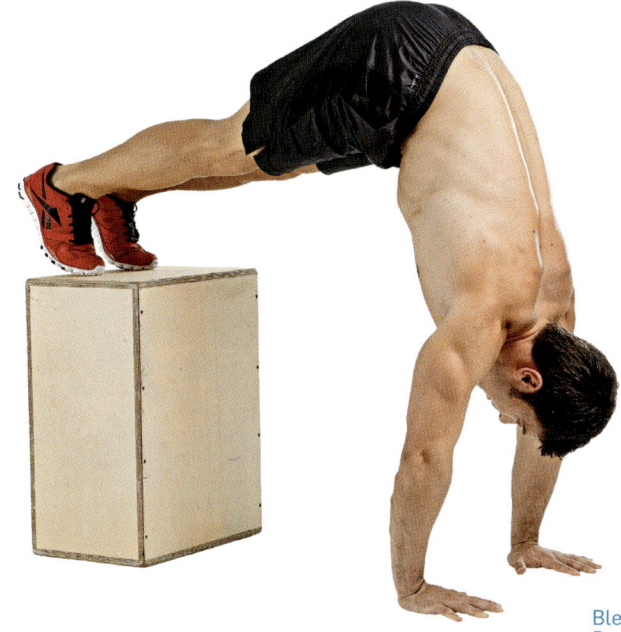

B

- Die Ellenbogen beugen, bis der Kopf knapp über dem Boden ist. Kurz halten und wieder hochdrücken.

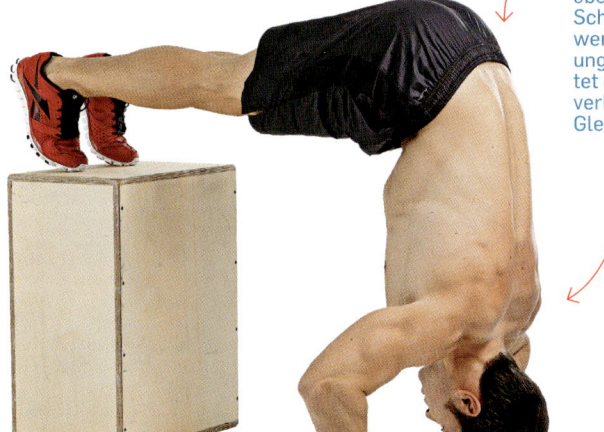

Bleiben Sie mit Rumpf und Gesäß immer direkt oberhalb der Schultern, sonst werden diese ungünstig belastet oder aber Sie verlieren das Gleichgewicht.

EINSTIEGSVARIANTE
Stellen Sie die Füße alternativ auf den Boden und bewegen Sie dann die Hände im Stütz zu den Füßen, sodass das Gesäß in die Luft zeigt.

ANDERER WINKEL, ANDERE WIRKWEISE

Diese Übung ist eigentlich nur ein modifizierter Liegestütz. Dennoch wirkt sie wie eine ganz andere Übung – einzig durch die Ausrichtung des Körpers zum Boden. In dieser senkrechten Haltung ist es nicht mehr (primär) die Brustmuskulatur, sondern es sind die Schultermuskeln, die kräftig arbeiten müssen. Stellen Sie sich Schulterdrücken im Stehen vor – nichts anderes ist diese Übung (und das gilt auch für die folgenden vier Übungen), nur eben auf den Kopf gestellt.

147

Arme

Einbeiniges isometrisches Schulterdrücken

TRAINIERT den ganzen Körper mit den Schwerpunkten Schultern und Trizeps.

Ausführung

- Mit den Fußspitzen auf eine Erhöhung stellen und eine Liegestützposition einnehmen. Die Hände in Richtung der Erhöhung bewegen, bis sie sich unterhalb der Hüfte befinden. Die Beine etwas beugen, dann den linken Oberschenkel so weit anheben, dass die Ferse zur Decke zeigt. Die Ellenbogen beugen.
- Zehn Sekunden halten, dann das Bein wechseln.

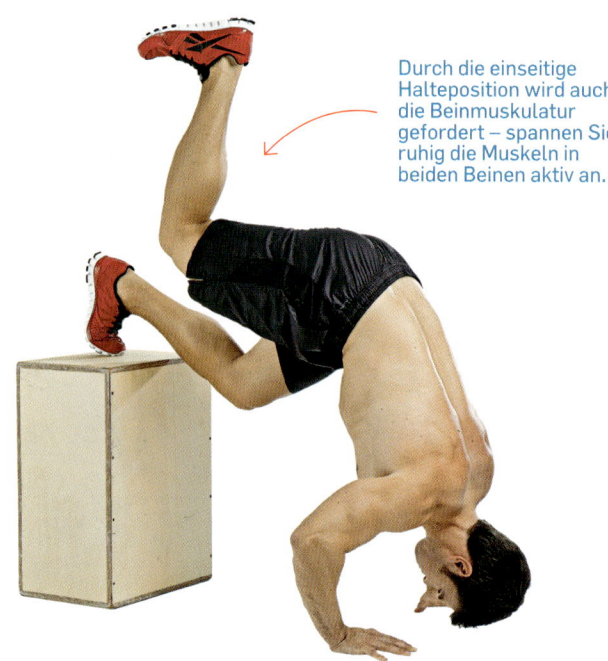

Durch die einseitige Halteposition wird auch die Beinmuskulatur gefordert – spannen Sie ruhig die Muskeln in beiden Beinen aktiv an.

ALTERNATIVE
Sie können die Übung auch wie die zuvor beschriebene mit Ausgangs- und Endposition ausführen. Wechseln Sie dann nach jeder oder jeder zweiten Wiederholung das Bein.

Umgekehrtes Dreiecksschulterdrücken

TRAINIERT Schultern, Trizeps und Rumpf.

A

- In einen Liegestütz gehen und die Fußspitzen auf einer Erhöhung abstellen. Die gestreckten Arme deutlich mehr als schulterbreit spreizen. Die Hände in Richtung der Füße bewegen, bis der Oberkörper senkrecht steht.

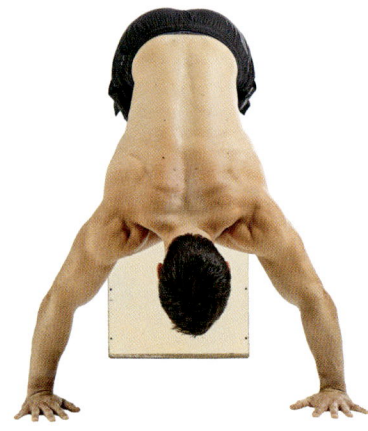

B

- Die Arme beugen und dabei Oberkörper und Kopf so weit es geht zur linken Hand schieben.

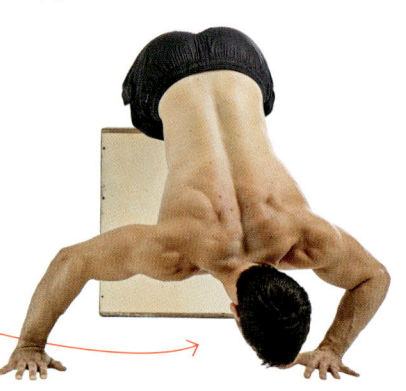

Der Kopf bleibt möglichst in der Verlängerung zur Wirbelsäule.

C

- Kopf und Oberkörper dicht über dem Boden zur rechten Hand bewegen. Von dort wieder hochdrücken in die Ausgangsposition.

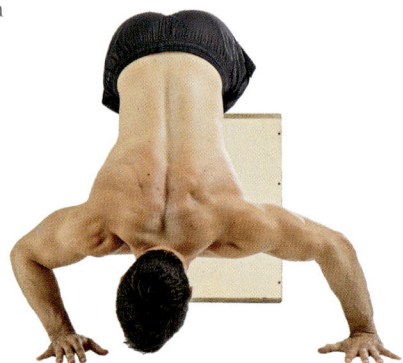

EINSTIEGSVARIANTE
Absolvieren Sie die Übung kniend auf dem Boden.

POWER-VARIANTE
Schieben Sie Oberkörper und Kopf in der tiefen Position mehrmals hin und her.

KAPITEL 4.2

Schulterdrücken im Handstand an der Wand

TRAINIERT Schultern, Trizeps und Rumpf.

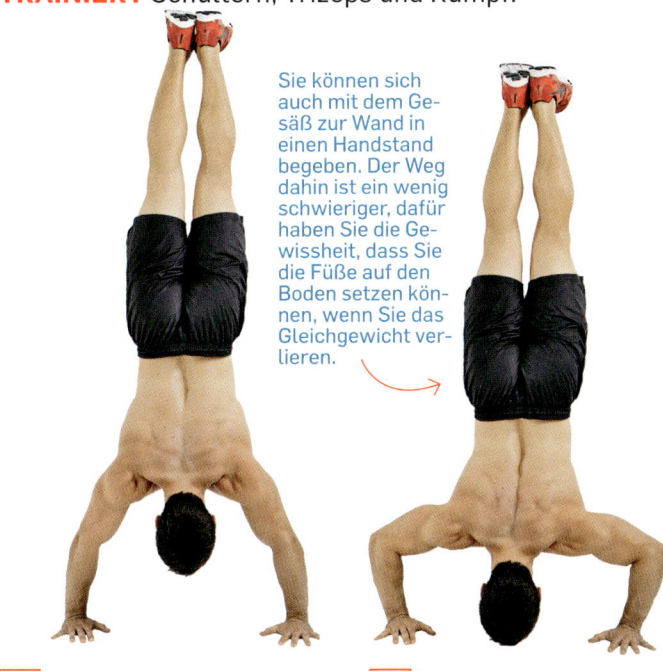

Sie können sich auch mit dem Gesäß zur Wand in einen Handstand begeben. Der Weg dahin ist ein wenig schwieriger, dafür haben Sie die Gewissheit, dass Sie die Füße auf den Boden setzen können, wenn Sie das Gleichgewicht verlieren.

A

B

- Mit dem Rücken zu einer Wand stellen, die Hände mehr als schulterbreit auseinander auf dem Boden platzieren. Mit den Füßen die Wand hinaufwandern, bis der ganze Körper eine gerade Linie bildet. Dabei die Hände dicht zur Wand bewegen.

- Die Arme langsam beugen und den Körper absenken, bis die Oberarme waagerecht stehen. Einen Moment halten und wieder zurück in die Ausgangsposition drücken.

POWER-VARIANTEN
Verlagern Sie beim Absenken das Körpergewicht abwechselnd auf den linken und rechten Arm. Sie können auch versuchen, die Füße von der Wand zu lösen und die Übung „frei" auszuführen – aber bitte nur, wenn Sie sie so gut beherrschen, dass Sie sogar im Handstand umherwandern können.

Einarm-Handstand

TRAINIERT Trizeps, Schultern und Rumpf.

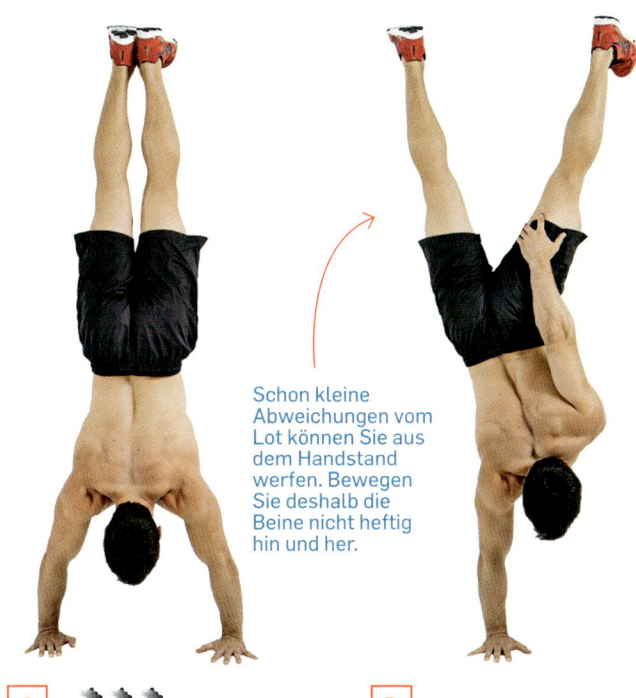

Schon kleine Abweichungen vom Lot können Sie aus dem Handstand werfen. Bewegen Sie deshalb die Beine nicht heftig hin und her.

A

B

- Mit der Körpervorderseite zur Wand in einen Handstand begeben. Die Fußspitzen lehnen zur Stabilisierung an der Wand.

- Das Gewicht auf den rechten Arm verlagern, die Füße zur Balance etwas weiter auseinanderführen. Die linke Hand vom Boden lösen und auf das Gesäß legen.

- Einige Sekunden halten, zurück in den Handstand und entweder sofort mit dem anderen Arm fortfahren oder aber zur Erholung zwischenzeitig den Handstand auflösen.

149

Arme

ZUG UM ZUG KRÄFTIGER

Klimmzüge sind eine simple Bewegung, trotzdem eine Frage der Technik. Die Grundregeln:

- Ziehen Sie sich kontrolliert hoch und lassen Sie sich genauso ab. Schwung ist (außer bei Varianten wie dem Muscle-up, siehe Seite 271) fehl am Platz. Ohne maximieren Sie die Wirkung und minimieren das Verletzungsrisiko.
- Halten Sie auch in der tiefsten Hängeposition Arme und Schultergürtel angespannt. Warum? Schultern und Ellenbogen mögen nicht mit dem ganzen Körpergewicht in der Endposition gestreckt werden.
- Spannen Sie den Rumpf durchgehend an. Das stabilisiert Sie in der „Auf und ab"-Bewegung.
- Für eine umfassende Muskelaktivierung sollten Sie Klimmzüge immer mal wieder in einer anderen Grifftechnik und Griffweite durchführen – zwei Griffvarianten sehen Sie bereits auf dieser Seite.

Klimmzüge im Obergriff

TRAINIEREN den oberen Rücken, Schultern und Bizeps.

A

- Eine geeignete Hängemöglichkeit (Ast, Klettergerüst, Stahlträger, stabiler Türrahmen o. Ä.) suchen, die Ihr Körpergewicht trägt und an die Sie sich mit möglichst voller Streckung der Arme und Beine hängen können.
- Die Hände weiter als schulterbreit platzieren, die Daumen zeigen nach innen. Die Unterschenkel anziehen und überkreuzen, sodass Sie frei in der Luft hängen.

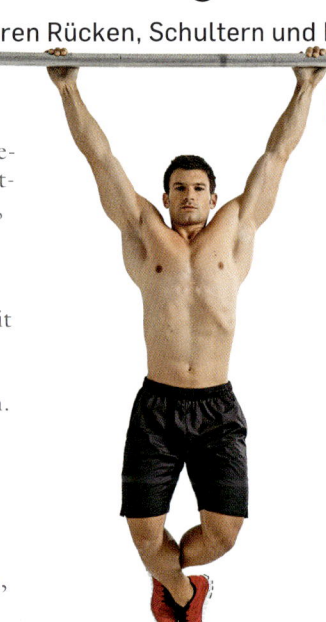

B

- Die Arme anwinkeln und den Körper nach oben ziehen, bis die Schultern fast auf Höhe der Hände sind. Kurz halten, dann den Körper wieder absenken.

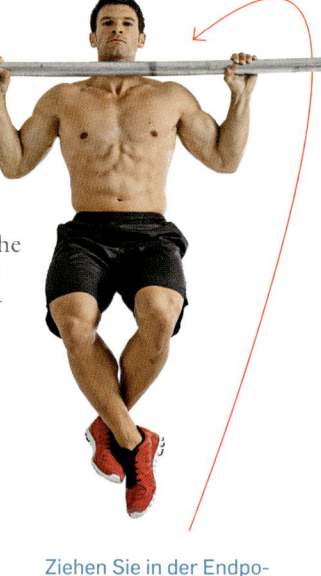

Ziehen Sie in der Endposition aktiv die Schulterblätter zusammen.

Klimmzüge im Untergriff

TRAINIEREN Bizeps, oberen Rücken und Schultern.

A

- Mit den Handflächen zum Körper an eine geeignete, sichere Stange hängen, die Hände sind schulterbreit auseinander. Die Unterschenkel überkreuzen.

Bevor Sie sich kontrolliert hochziehen, sollte der Körper ruhig hängen und nicht mehr schwingen.

B

- Die Ellenbogen beugen und den Körper hochziehen, bis das Kinn oberhalb der Hände ist. Die Position kurz halten, ohne den Kopf in den Nacken zu überstrecken oder vorzuschieben. Dann den Körper wieder absenken.

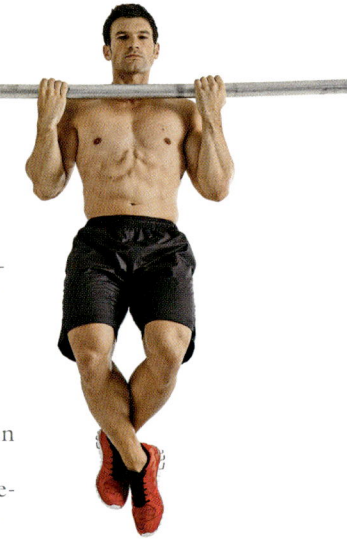

KAPITEL 4.2

Klimmzüge im Hammergriff

TRAINIEREN Bizeps, Schultern, Brust und den oberen Rücken.

A

- Unter eine stabile Stange oder einen Ast stellen und mit den Händen dicht nebeneinander im Hammergriff festhalten, sodass beide Daumen zum Kopf zeigen. Die Füße vom Boden heben und die Unterschenkel überkreuzen.

POWER-VARIANTE
Strecken Sie die Oberschenkel oder die gestreckten Beine während der ganzen Übung waagerecht nach vorn.

B

- Die Arme beugen und nach oben ziehen, bis der Kopf rechts an der Stange vorbeiwandert. Kurz halten, wieder absenken und in der nächsten Wiederholung zur anderen Seite hochziehen. Wechselseitig fortfahren.
- Im nächsten Satz die Griffposition der Hände wechseln.

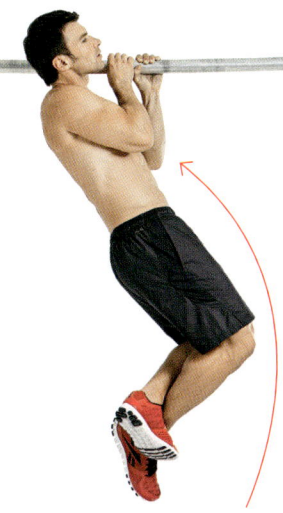

Spannen Sie in der Endposition Brust und Bizeps maximal an, um den Trainingseffekt zu erhöhen.

Spiderman-Klimmzüge

TRAINIEREN den oberen Rücken, Schultern, Bizeps und Bauch.

A

- Eine stabile Stange mit den Händen überschulterbreit im Obergriff fassen. Arme und Schultern anspannen, die Füße vom Boden abheben.

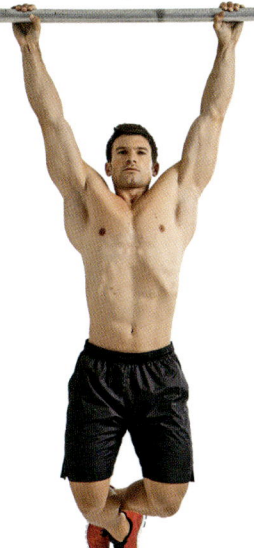

B

- Die Arme beugen und die linke Schulter zur linken Hand ziehen. Gleichzeitig das linke Knie anwinkeln und zum linken Ellenbogen führen. Kurz halten, dann kontrolliert zurück.
- In der nächsten Wiederholung zur rechten Seite ziehen, dann wechselseitig fortfahren.

Das Kinn sollte zumindest auf Stangenhöhe sein.

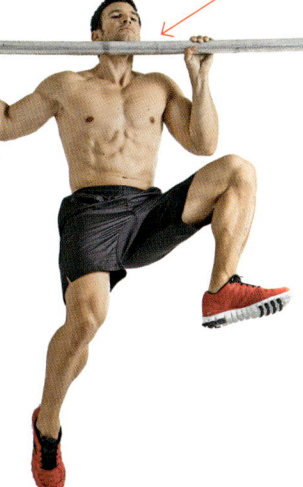

DER WEG ZUM ERSTEN KLIMMZUG

Sie schaffen es noch nicht, Ihr Körpergewicht hochzuziehen? Kein Beinbruch, in wenigen Wochen sind Sie so weit. Dies ist der Weg dorthin:

1) Halten Sie sich fürs Erste ohne Unterstützung der Füße an der Stange – Rumpf, Schultern und Arme sind durchgehend angespannt. Versuchen Sie, sich immer länger hängen zu lassen.

2) Sie können sich locker 15 Sekunden lang halten? Dann führen Sie negative Klimmzüge aus: Steigen Sie auf eine Bank oder einen Stein, um mit dem Kopf auf Stangen- oder Asthöhe zu sein. Starten Sie in der hohen Endposition und lassen Sie sich langsam ab. Machen Sie so viele Wiederholungen wie möglich.

3) Zehn Wiederholungen sind kein Problem mehr? Dann führen Sie erste volle Klimmzüge mit Partnerhilfe aus. Er drückt Sie mit nach oben, das Absenken können Sie allein.

4) Auch davon sind zehn Wiederholungen machbar? Dann sind Sie reif: Im nächsten Workout schaffen Sie wenigstens einen echten Klimmzug.

Arme

VARIANTEN FÜR VIELE KLIMMZÜGE

Power-Varianten
- Ziehen Sie sich nur mit den vorderen Fingergliedern hoch. Das ist eine beliebte Kräftigungsübung bei Kletterern, die die Unterarme fordert.
- Lösen Sie eine Hand und bleiben Sie an der anderen möglichst lange hängen.
- Greifen Sie im Obergriff breiter.
- Führen Sie Klimmzüge im Wechselgriff aus. Dabei fasst eine Hand im Ober-, die andere im Untergriff.

Einstiegsvariante
- Suchen Sie sich einen tiefer liegenden Halt, etwa einen Ast auf Schulterhöhe. So können Sie mit den Beinen den Zug unterstützen.
- Lösen Sie den Griff nach jedem Klimmzug und lockern Sie kurz Arme und Schultern.
- Springen Sie an die Stange und nutzen Sie den Impuls des Sprungs, um hochzukommen.
- Lassen Sie einen Partner Ihre Beine umfassen und Sie bei Bedarf hochschieben.

Versetzte Klimmzüge

TRAINIEREN den oberen Rücken, Schultern und Bizeps.

A

- Weiter als schulterbreit im Obergriff an eine Stange hängen. Arme und Schultern anspannen, die Unterschenkel überkreuzen.

POWER-VARIANTE
Schieben Sie den Oberkörper mehrmals in der oberen Position hin und her.

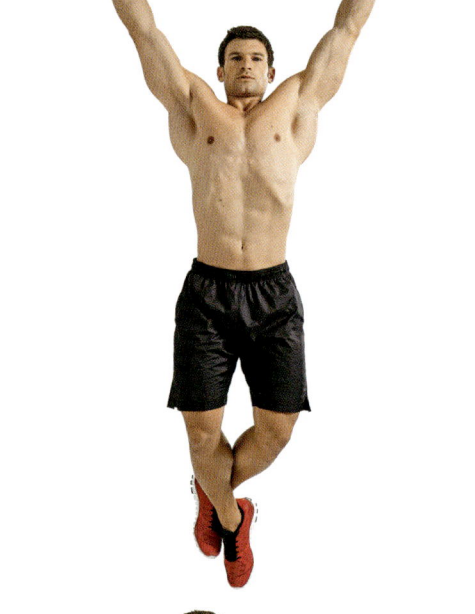

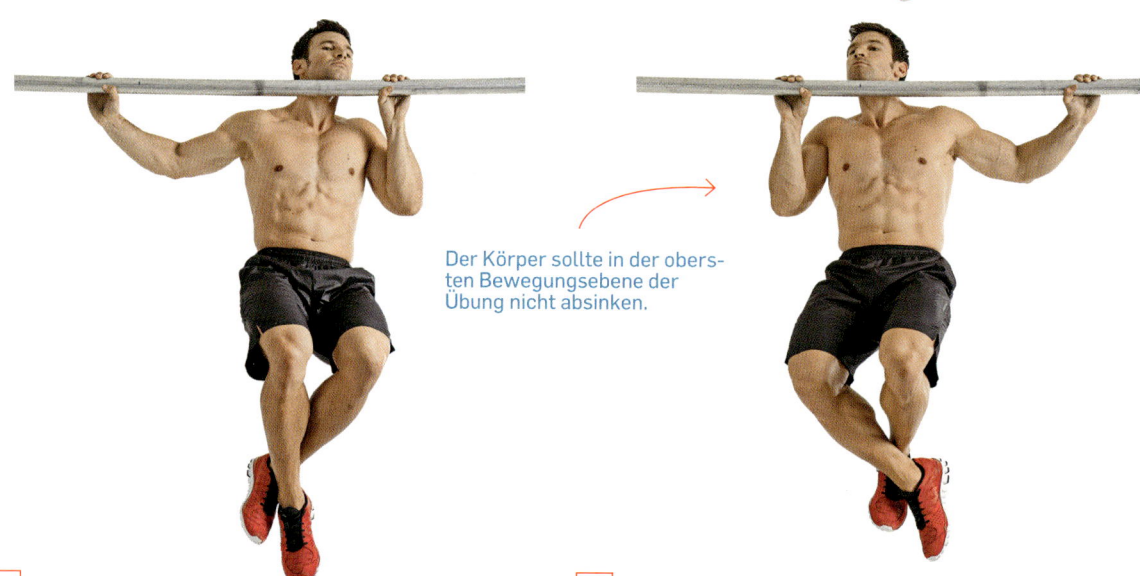

Der Körper sollte in der obersten Bewegungsebene der Übung nicht absinken.

B
- Die Arme anwinkeln und den Körper so hochziehen, dass sich das Kinn zur linken Hand bewegt. Kurz halten.

C
- Dann in der höchsten Position Rumpf und Kopf zur rechten Hand schieben. Wieder einen Moment verharren, dann die Arme kontrolliert strecken und den Körper wieder ablassen.

KAPITEL 4.2

Klimmzüge mit Handtüchern

TRAINIEREN Bizeps, oberen Rücken, Schultern und Unterarme.

A

- Zwei Handtücher schulterbreit voneinander entfernt über eine geeignete Aufhängung legen. Mit jeder Hand die beiden Enden eines Handtuchs zusammengelegt greifen. Die Beine anwinkeln und die Unterschenkel überkreuzen.

B

- Die Ellenbogen beugen und den Körper so weit hochziehen, dass die Schultern auf Höhe der Hände sind. Einen Moment verharren, dann wieder zurück in die Ausgangsposition.

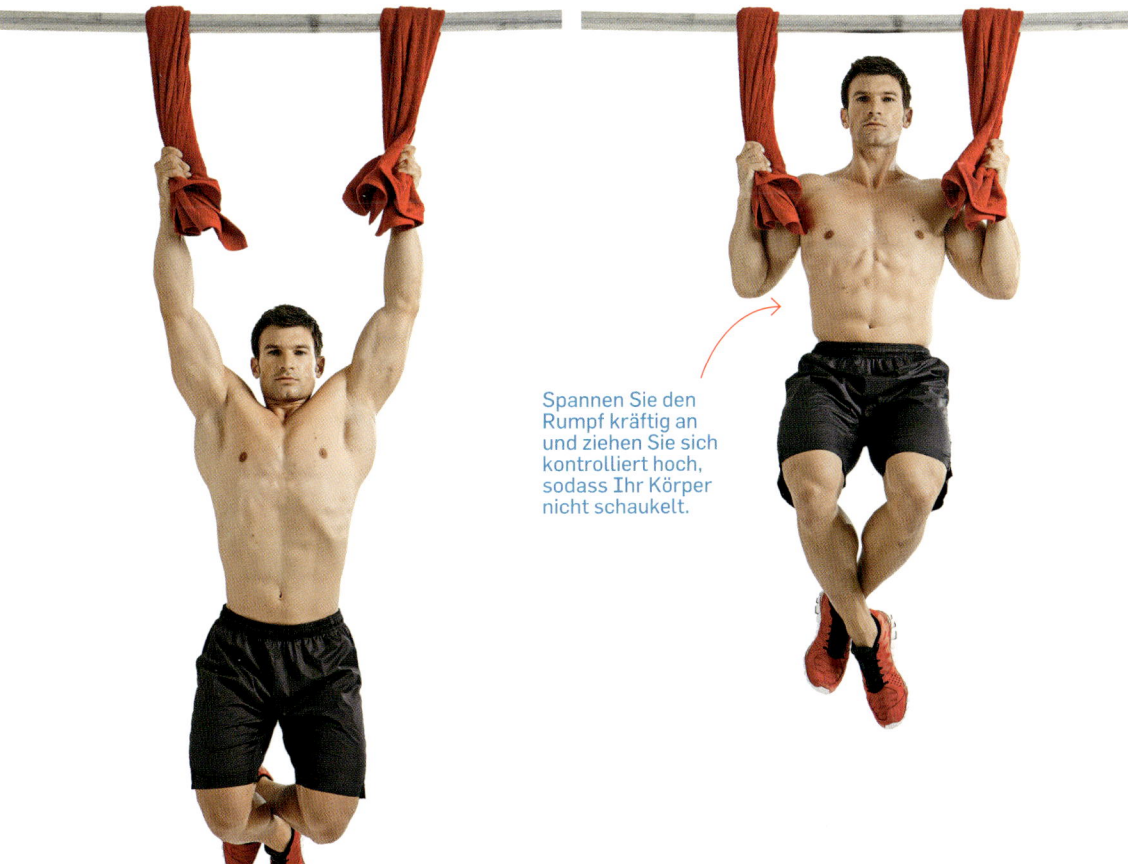

Spannen Sie den Rumpf kräftig an und ziehen Sie sich kontrolliert hoch, sodass Ihr Körper nicht schaukelt.

POWER-VARIANTE
Halten Sie sich mit nur einem Arm an einem Handtuch fest. Die andere Hand greift fest um das Handgelenk der hängenden Hand. Aus dieser Position hochziehen – zur Sicherheit aber mit einer (jederzeit möglichen) Unterstützung und Entlastung durch die Beine.

DIE RICHTIGEN MUSKELN IM GRIFF HABEN

Je nachdem, wie Sie an Stange, Ast & Co. greifen, fordern Sie verschiedene Muskeln stärker. Eine grobe Orientierung:

Klimmzüge im Untergriff, aber auch im engen Hammergriff wie auf Seite 151 (oder an zwei parallel verlaufenden Stangen an einem Spielplatz-Klettergerüst) fordern massiv Ihren Armbeuger, den Bizeps. Auch die Brust darf ein wenig ran, vor allem, wenn Sie Ihren Rumpf in der Zugbewegung zurückneigen.

Greifen Sie hingegen im Obergriff, wandert die Belastung nach hinten. Nun sind verstärkt die Muskeln des oberen Rückens und der Schultern gefordert.

Übrigens: Je breiter Sie greifen, desto schwieriger werden Klimmzüge, da sich die Hebelverhältnisse ändern. Und: Wer wie hier Handtücher nutzt, um sich daranzuhängen, tut was für seinen Händedruck, denn Sie kräftigen so zusätzlich Ihre Unterarmmuskeln enorm.

Arme

Zurückziehen der Schulterblätter

TRAINIERT den oberen Rücken und die Schultern.

A

- Mit den Händen weiter als schulterbreit an eine Stange greifen. Die Handflächen zeigen nach vorn. Rumpf, Arme und Schultern aktivieren und den Körper hängen lassen. Die Unterschenkel übereinanderlegen und die Füße vom Boden abheben.

POWER-VARIANTE
Ziehen Sie die Knie schon in der Startposition in Richtung Brust und halten Sie sie dort.

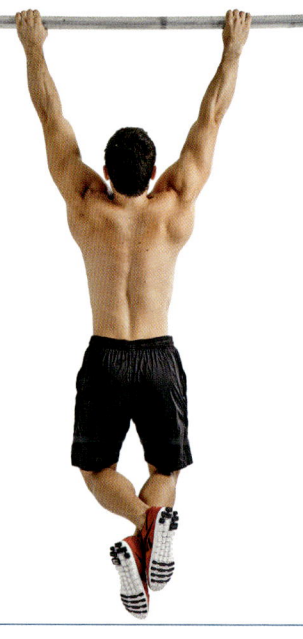

B

- Die Schulterblätter kräftig nach hinten und unten zusammenziehen. Der Rest des Körpers bewegt sich nicht. Die Spannung kurz halten, dann die Schulterblätter wieder lockern.

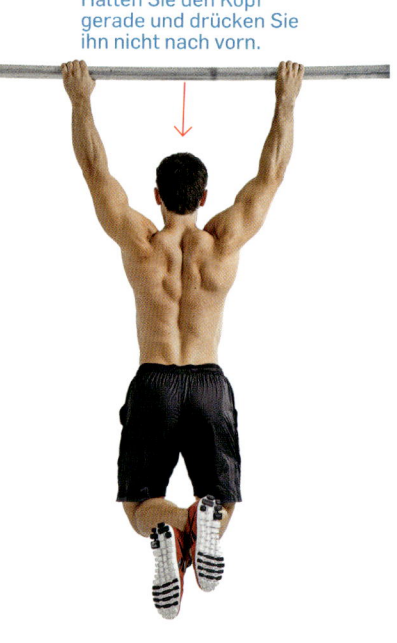

Halten Sie den Kopf gerade und drücken Sie ihn nicht nach vorn.

Umgekehrtes Rudern

TRAINIERT den oberen Rücken, Bizeps und Schultern.

A

- Unter einen niedrigen Ast (in etwa einem Meter Höhe), einen Fahrrad-Abstellbügel oder eine Tischplatte setzen. Beidhändig etwa schulterbreit an Stange, Ast oder Kante greifen. Die Daumen zeigen nach innen. Die Beine strecken, auf die Fersen stellen, das Becken hochdrücken und den ganzen Körper in einer geraden Linie ausrichten.

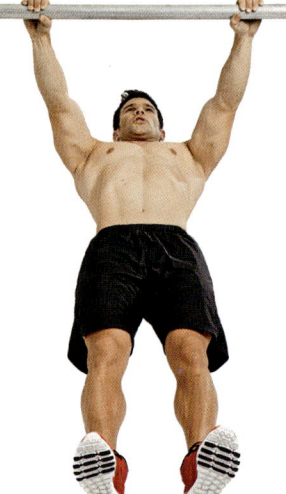

B

- Die Arme beugen und den Körper hochziehen, bis das Kinn die Stange passiert. Kurz verharren und zurück in die Ausgangsposition.

POWER-VARIANTEN
- Stellen Sie die Fersen auf einer Erhöhung (Stein, Stuhl o. Ä.) ab, sodass Ihr Körper in der Ausgangsposition etwa waagerecht ist.
- Führen Sie die Übung einarmig durch. Aber Vorsicht: Der Druck auf die Schultern ist enorm, diese Variante ist somit nur etwas für gut Durchtrainierte.

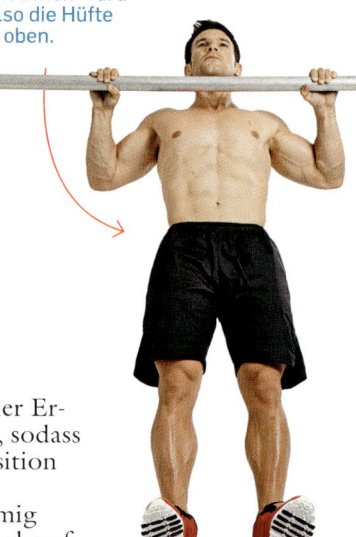

Die Bewegung kommt einzig aus den Armen – drücken Sie also die Hüfte nicht nach oben.

KAPITEL 4.2

Umgekehrtes Rudern mit Handtuch

TRAINIERT den oberen Rücken, Bizeps, Schultern und Unterarme.

A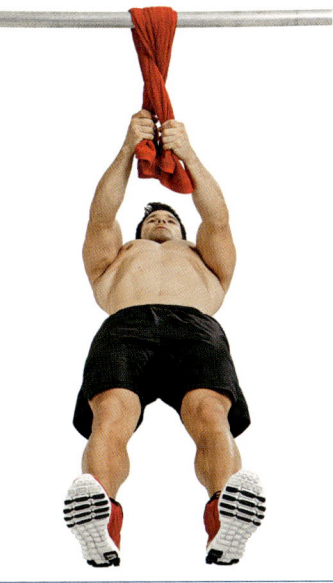

- Ein Handtuch über eine Stange legen, die sich etwa einen Meter über dem Boden befindet. Daruntersetzen, das Handtuch einmal um sich selbst drehen und dann mit jeder Hand ein Ende greifen. Das Becken anheben, die Beine strecken und die Füße auf die Fersen stellen.

B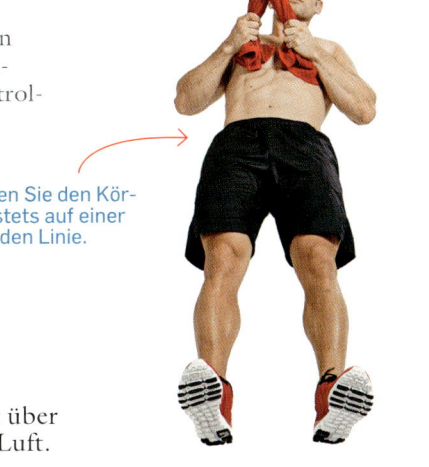

- Die Arme beugen und die Brust dabei so weit wie möglich zu den Händen bringen. Kurz die Spannung halten, dann kontrolliert zurück.

Halten Sie den Körper stets auf einer geraden Linie.

EINSTIEGSVARIANTE
Setzen Sie sich nach jeder Wiederholung kurz hin.

POWER-VARIANTE
Halten Sie die ganze Zeit über ein Bein gestreckt in der Luft.

Ruderzüge aus dem schrägen Stand

TRAINIEREN den oberen Rücken, Bizeps und Schultern.

A

- Eine senkrechte Stange, einen dünneren Baum, eine Türzarge oder eine stabil befestigte Türklinke suchen und direkt davorstellen. Mit der linken Hand etwa auf Schulterhöhe greifen, dann den geraden Körper nach hinten kippen lassen, bis der linke Arm gestreckt ist. Die rechte Hand in die Hüfte stemmen und die Beine leicht beugen. Die Füße aufstellen oder alternativ die Fersen belasten.

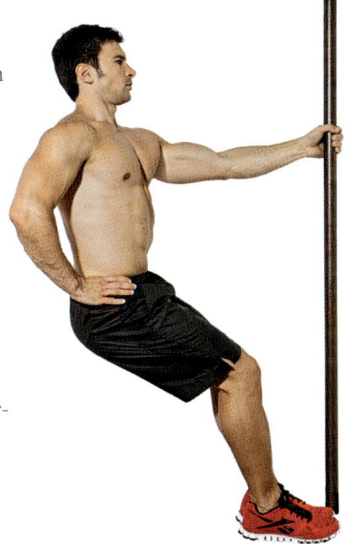

B

- Den linken Arm beugen und den Ellenbogen zum Körper ziehen, bis Sie fast gerade stehen. Kontrolliert zurück. Durchgängig Spannung in allen Muskeln halten.
- Im nächsten Satz Seitenwechsel.

Bringen Sie den arbeitenden Ellenbogen nah zum Körper und halten Sie ihn dort.

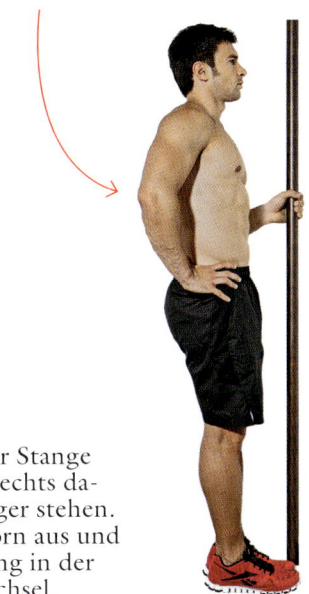

POWER-VARIANTEN
• Setzen Sie die Füße hinter der Stange ab, sodass die Beine links und rechts daran vorbeiführen und Sie schräger stehen.
• Strecken Sie ein Bein nach vorn aus und halten Sie es während der Übung in der Luft. Im nächsten Satz Beinwechsel.

Arme

Einarmiges vorgebeugtes Rudern mit Drehung

TRAINIERT den oberen Rücken, Rumpf, Bizeps und Schultern.

A

- Mit dem linken Fuß einen Schritt nach vorn gehen und den geraden Oberkörper vorbeugen. Die linke Hand auf den Rücken legen, die rechte senkrecht nach unten strecken und zur Faust ballen. Leicht in die Knie gehen.

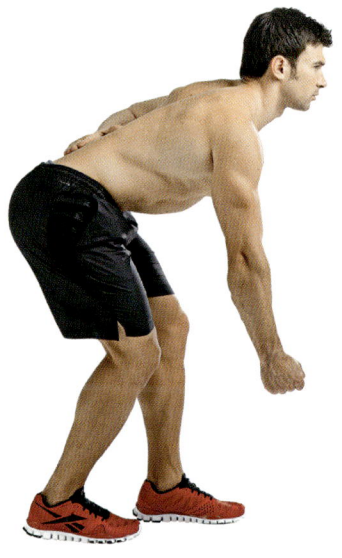

B

- Den rechten Arm beugen und die Faust an der Rumpfseite vorbeiziehen. Dabei den Oberkörper nach rechts aufdrehen. Der Kopf geht mit der Bewegung mit.
- Im nächsten Satz Seitenwechsel.

Ziehen Sie das Schulterblatt nach innen und drücken Sie den Ellenbogen zur Decke.

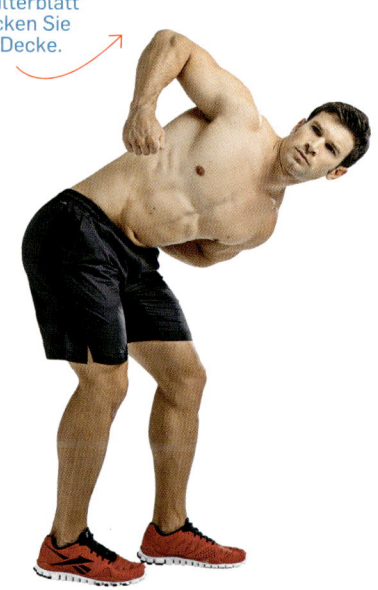

POWER-VARIANTE
Heben Sie das rechte Bein an und strecken Sie es nach hinten – dort halten Sie es die ganze Zeit über in der Luft.

Umgekehrte Flys in Bauchlage

TRAINIEREN den oberen Rücken und die Schultern.

A

- Auf den Bauch legen, Arme und Beine in der Verlängerung zum Rumpf ausstrecken. Die Arme parallel zum Boden in der Luft halten. Rumpf und Gesäß anspannen.

B

- Die Arme beugen. Wenn die Ellenbogen etwa einen rechten Winkel bilden, die Schulterblätter zusammenziehen und die Ellenbogen seitlich nach oben drücken, sodass die Unterarme senkrecht stehen. Die Spannung halten und dann wieder zurück.

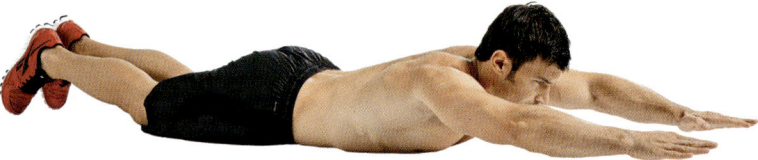

POWER-VARIANTE
Führen Sie am höchsten Punkt kleine Endkontraktionen aus, indem Sie die Schulterblätter unter höchster Spannung noch weiter zusammenziehen.

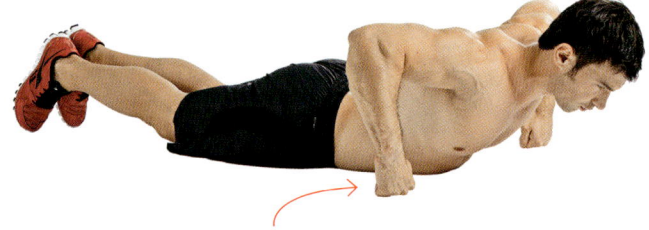

Ballen Sie die Hände zur Faust, um noch mehr Spannung in den Armen aufzubauen.

KAPITEL 4.2

Umgekehrte Flys an der Wand

TRAINIEREN den oberen Rücken, Schultern und Trizeps.

- Mit dem Rücken in etwa einem halben Meter Entfernung vor eine Wand stellen und Gesäß sowie Oberkörper anlehnen. Die Arme an die Wand legen, die Hände haben mit der Handaußenkante Wandkontakt. Körperspannung aufbauen.

EINSTIEGSVARIANTE
Wenn Ihr Trizeps überfordert ist, beugen Sie die Arme, sodass die Hände nach vorn zeigen, und drücken sich nur mit den Ellenbogen von der Wand ab. Bei einer rau verputzten Wand schützen Sie Ihre Ellenbogen mit einem langärmligen Trainingsshirt.

- Mit Armen und Händen gegen die Wand drücken und so den geraden Oberkörper von der Wand abstoßen. Die Arme bleiben gestreckt, nur noch die Außenkante der Hand ist an der Wand. Kurz halten, langsam wieder zurück.

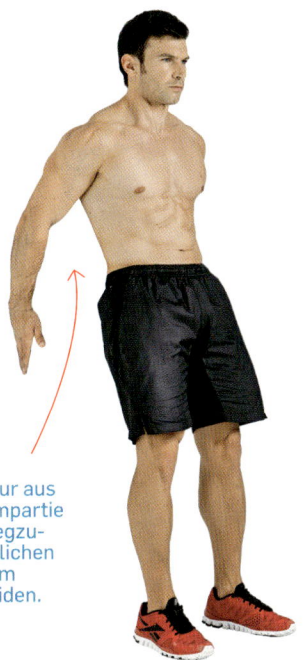

Versuchen Sie, nur aus der Kraft der Armpartie von der Wand wegzukommen und jeglichen Schwung aus dem Rumpf zu vermeiden.

Umgekehrte Flys mit gedrehten Armen

TRAINIEREN den oberen Rücken und die Schultern.

- Schulterbreit und aufrecht hinstellen. Die Arme auf Schulterhöhe seitlich ausstrecken und die Handflächen nach oben drehen, sodass die Daumen nach hinten zeigen.

POWER-VARIANTE
Halten Sie bei der Übung in jeder Hand ein Zusatzgewicht wie ein Buch oder einen Stein.

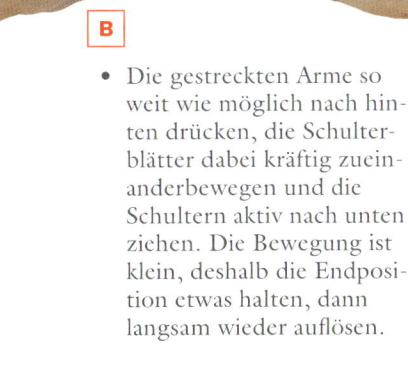

- Die gestreckten Arme so weit wie möglich nach hinten drücken, die Schulterblätter dabei kräftig zueinanderbewegen und die Schultern aktiv nach unten ziehen. Die Bewegung ist klein, deshalb die Endposition etwas halten, dann langsam wieder auflösen.

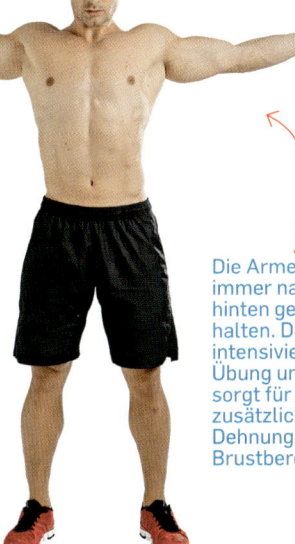

Die Arme immer nach hinten gedreht halten. Das intensiviert die Übung und sorgt für eine zusätzliche Dehnung des Brustbereichs.

Arme

VORBEUGEN IST IMMER EINE GUTE IDEE

Übungen mit vorgebeugtem Oberkörper wie das Seitheben unten auf dieser Seite kräftigen zunächst einmal den Rückenstrecker, also den wichtigsten Stabilisator der Wirbelsäule, der diese zudem beweglich hält. Damit dieser aus vielen Einzelmuskeln bestehende Muskelverbund nicht leiden muss, sollten Sie den Rücken stets gerade halten. Zudem intensivieren Sie mit der vorgebeugten Ausführung Zug- und Hebeübungen der Arme von vorn nach hinten, denn Sie bringen dann das Gewicht der Arme gegen die Schwerkraft zum Einsatz. Wann immer Sie eine Übung mit einer derart vorgebeugten Position anreichern können, nutzen Sie die Chance.

Lat-Drücken in den Boden

TRAINIERT den oberen Rücken, Schultern und Trizeps.

A

- Rücklings hinlegen. Die Ellenbogen ablegen, bei Bedarf mit einem Handtuch abpolstern und so beugen, dass die Unterarme senkrecht stehen. Die Beine rechtwinklig anheben, die Unterschenkel überkreuzen.
- Den Schulterbereich anspannen und den Kopf anheben.

B

- Die Ellenbogen in den Boden pressen und den gestreckten Rumpf hochdrücken. In der Endposition die Spannung halten, dann langsam zurück. Für den Rest des Satzes den Rücken nicht mehr ganz ablegen.

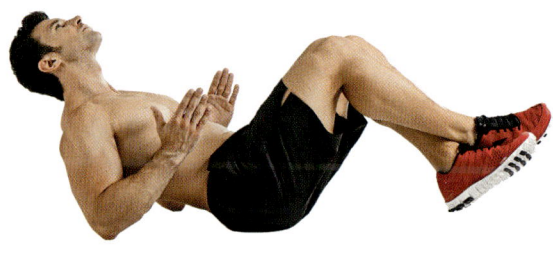

Für einen idealen Druckpunkt befinden sich die Ellenbogen dicht am Körper.

POWER-VARIANTE
Setzen Sie die Fersen auf und drücken Sie das Gesäß durchgängig einige Zentimeter hoch.

Vorgebeugtes Seitheben

TRAINIERT den oberen Rücken und die Schultern.

A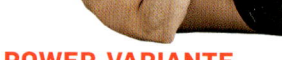

- Schulterbreit hinstellen, den Oberkörper mit geradem Rücken vorbeugen und die Knie leicht beugen. Die Arme im rechten Winkel zur Brust vorstrecken, die Hände zu Fäusten ballen und die Daumen nach außen drehen. Rumpf, Schultern und Arme anspannen.

B

- Die gestreckten Arme bis auf Schulterhöhe zur Seite anheben. Den Oberkörper dabei stabil in Position und den Rücken stets gerade halten. Die Spannung der Endposition halten, dann langsam wieder absenken.

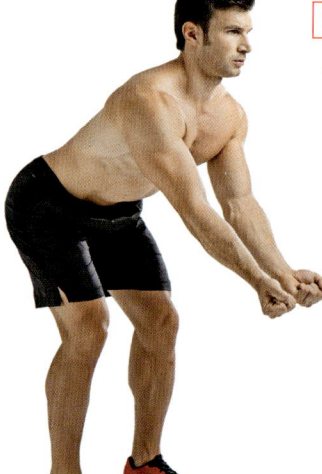
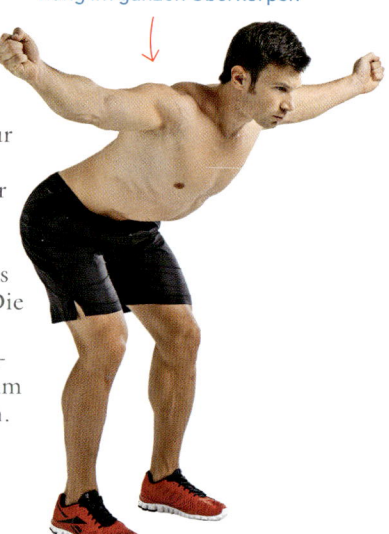

Ziehen Sie in der Endposition die Schultern aktiv nach unten und betonen Sie zusätzlich die Muskelspannung im ganzen Oberkörper.

KAPITEL 4.2

Wechselseitiges Armheben

TRAINIERT den oberen Rücken, Schultern und Arme.

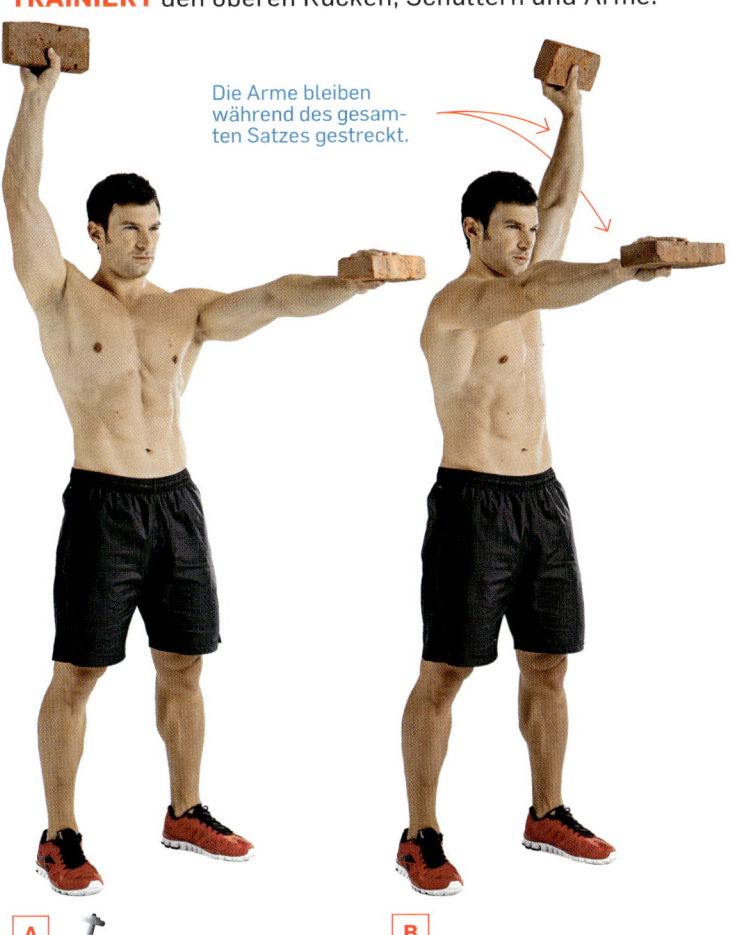

Die Arme bleiben während des gesamten Satzes gestreckt.

A
- Mit jeder Hand einen schweren Gegenstand greifen (hier: Ziegelsteine, es gehen aber auch Bücher oder gefüllte Flaschen). Den linken Arm waagerecht vorstrecken, der rechte Arm zeigt senkrecht nach oben.

B
- Den linken Arm gestreckt nach oben führen, bis er senkrecht steht. Gleichzeitig den rechten Arm nach vorn in die Waagerechte absenken. Den Rücken gerade halten, die Schulterblätter nach unten ziehen. Im Wechsel fortfahren.

EINSTIEGSVARIANTE
Sie können auch ohne Gewichte trainieren. Konzentrieren Sie sich dann auf eine intensive Arm-Schulter-Spannung.

Y-Heben

TRAINIERT die Schultern und den oberen Rücken.

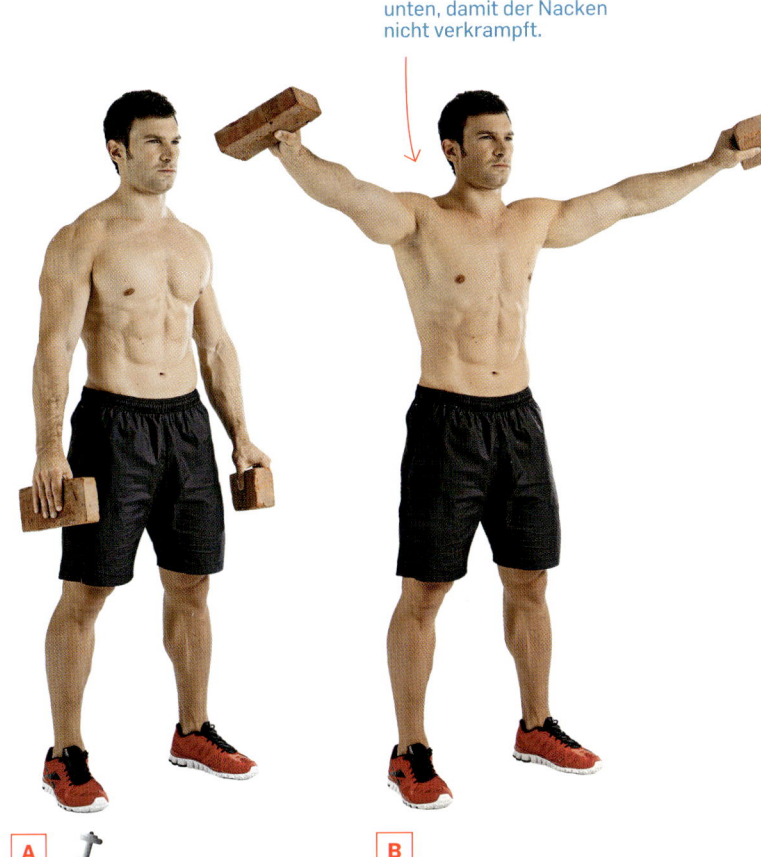

Halten Sie die Schultern unten, damit der Nacken nicht verkrampft.

A
- Schulterbreit und aufrecht hinstellen. Die Arme seitlich neben dem Körper hängen lassen, in jeder Hand einen schwereren Gegenstand (hier: Ziegelsteine) halten. Die Handflächen zeigen zum Körper.

B
- Die gestreckten Arme schräg nach vorn bis auf Schulterhöhe heben, sodass sie etwa im 90-Grad-Winkel zueinanderstehen. Die Spannung halten, dann langsam zurück.

ALTERNATIVE
Variieren Sie die Armposition, indem Sie die gestreckten Arme zum Beispiel nach vorn oder zur Seite heben.

Arme

L-Seitheben mit Curls und Schulterrotationen

TRAINIERT Schultern, oberen Rücken und Bizeps.

A

- In einen schulterbreiten und aufrechten Stand begeben. Die Arme seitlich am Körper angespannt hängen lassen. In jeder Hand einen schwereren Gegenstand wie einen Stein oder ein Buch halten. Die Handflächen zeigen zum Körper.

B

- Die Ellenbogen beugen, bis die Unterarme waagerecht stehen.

C

- Die Oberarme bis auf Schulterhöhe seitlich anheben.

D

- Aus dieser Position die Oberarme nach hinten drehen und so die Unterarme anheben, bis sie senkrecht stehen.
- Auf demselben Weg wieder in die Ausgangsposition zurückkehren.

ALTERNATIVEN
Sie können nur Teilbewegungen dieser Übung durchführen, zum Beispiel die Oberarmrotation von Schritt C zu D. Oder Sie bauen die Bewegung nach Belieben aus: zum Beispiel mit Schulterdrücken nach Position D, anschließendem Trizepsstrecken hinter dem Kopf und seitlichem oder frontalem Absenken des gestreckten Arms in die Ausgangsposition.

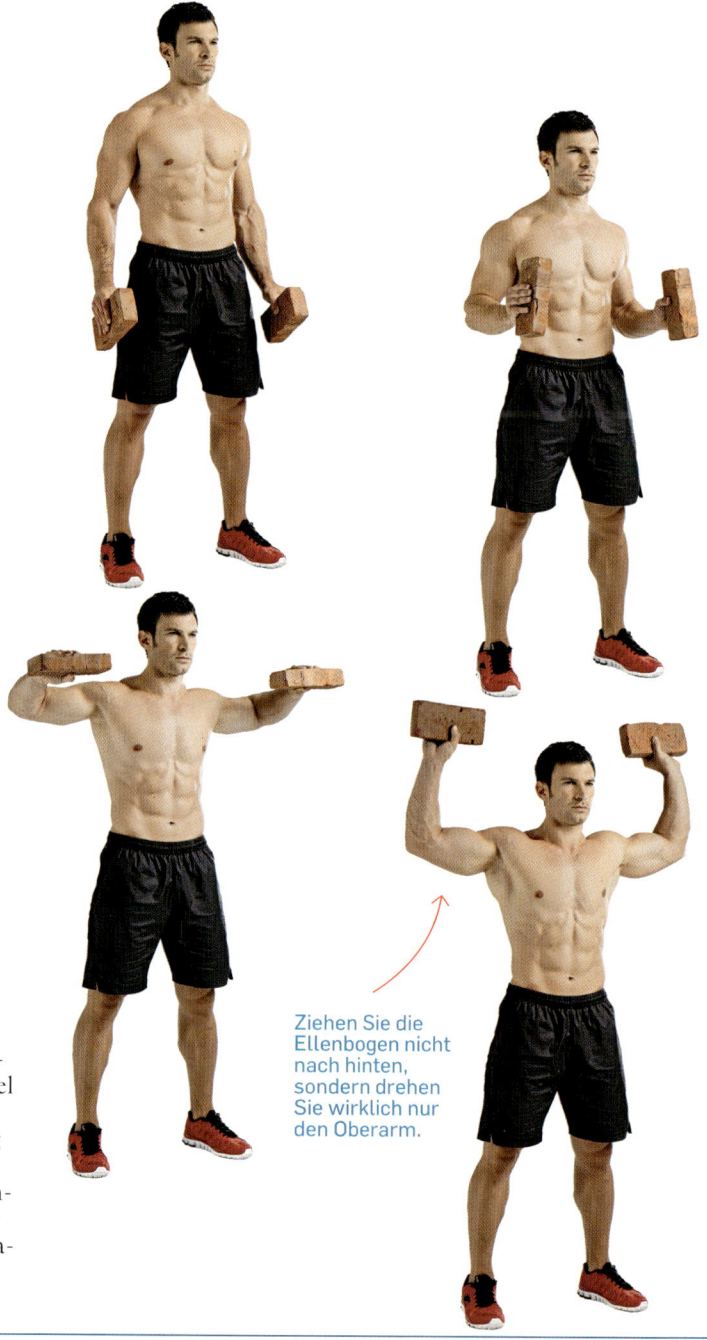

Ziehen Sie die Ellenbogen nicht nach hinten, sondern drehen Sie wirklich nur den Oberarm.

ES GEHT AUCH GANZ OHNE

Alle in diesem Buch vorgestellten Übungen, bei denen Ziegelsteine oder Handtücher zum Einsatz kommen, können Sie selbstverständlich auch ohne jegliche Hilfsmittel ausführen. Selbst für isolierte Übungen wie die Bizeps-Curls (ab Seite 166) brauchen Sie kein Gewicht. Das Geheimnis liegt in der Anspannung der Muskeln. Damit die Übungen möglichst effektiv wirken, ist es wichtig, dass Sie sich auf die trainierte Muskulatur konzentrieren und diese durchgängig, also über den ganzen Satz und alle Wiederholungen hinweg, möglichst stark anspannen. Diese isometrische Arbeit aktiviert zusätzliche Muskelfasern und kann so nicht vorhandenes Trainingsgewicht zumindest teilweise ersetzen.

KAPITEL 4.2

Schulterheben mit Handtuch

TRAINIERT den oberen Rücken und die Schultern.

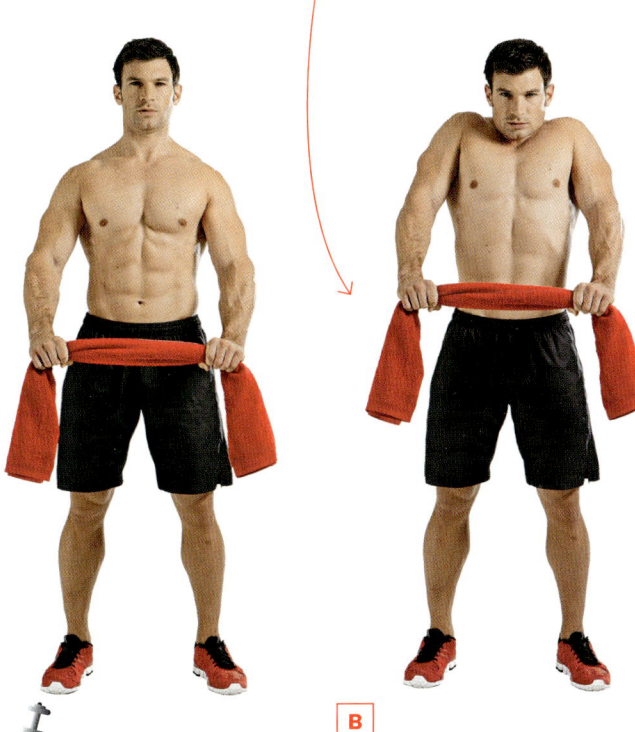

Ziehen Sie das Handtuch während der gesamten Übung auseinander. Diese Spannung sorgt für einen deutlichen zusätzlichen Trainingseffekt.

A
- Gerade hinstellen und mit beiden Händen ein Handtuch so greifen, dass die Arme etwa schulterbreit auseinander sind. Die Schultern aktiv nach unten ziehen und die Schulterblätter zusammendrücken.

B
- Die Schultern möglichst weit in Richtung der Ohren ziehen. Den Oberkörper dabei nicht nach vorn zusammenkrümmen. Die Spannung halten, dann zurück in die Ausgangsposition.

ALTERNATIVEN
Führen Sie die Übung ohne Handtuch oder mit einem schweren Gegenstand aus, zum Beispiel einer Wasserkiste.

Schulterheben mit über den Kopf gestreckten Armen

TRAINIERT den oberen Rücken und die Schultern.

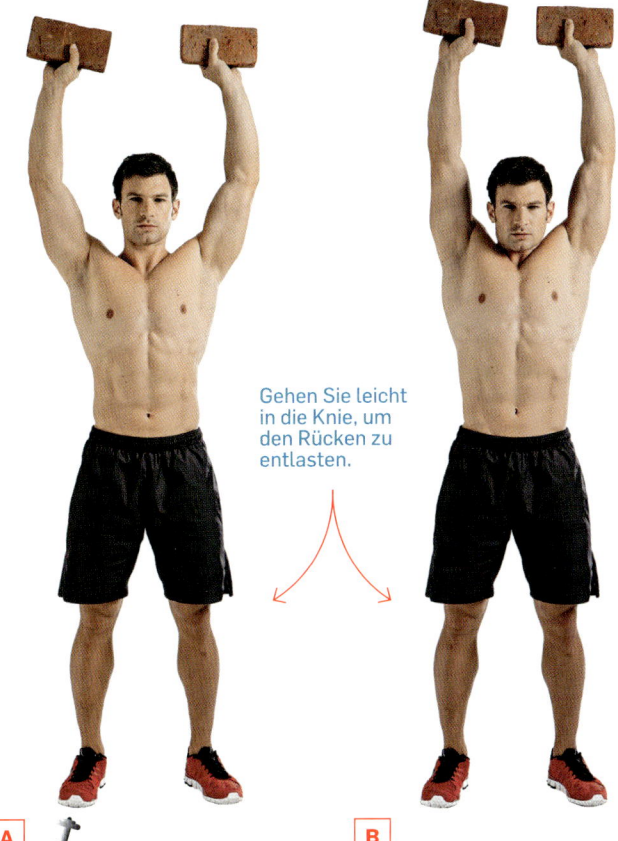

Gehen Sie leicht in die Knie, um den Rücken zu entlasten.

A
- Aufrecht hinstellen und die Arme über den Kopf strecken. In jeder Hand einen schwereren Gegenstand (wie ein Buch oder einen Stein) halten, die Daumen zeigen nach vorn. Die Schultern aktiv nach unten ziehen.

B
- Die Schultern möglichst weit zu den Ohren hochziehen und dann die Spannung halten. Die Arme bleiben in Position, die Schultern fallen nicht nach vorn. Wieder absenken.

ALTERNATIVEN
Auch hier kann ein mit den Händen gespanntes Handtuch anstelle der Gewichte zum Einsatz kommen – oder auch nichts weiter als Ihre schiere Muskelkraft.

Arme

DOSIEREN SIE DEN WIDERSTAND NACH BELIEBEN

Bei derartigen Übungen mit einem Körperwiderstand (siehe dazu auch die Bizeps-Curls ab Seite 166) können Sie selbst die Intensität jederzeit verändern, indem Sie entweder den Gegendruck erhöhen oder ihn umgekehrt wegnehmen. Bei der Übung links oben können Sie zum Beispiel mit dem Bein gegen den arbeitenden Arm drücken – das wird viel anstrengender. Oder Sie spannen das Bein an, sodass es sich zum Teil wieder selbst trägt, und verringern damit den Arbeitsaufwand für den Arm.

Seitheben im Sitzen mit Beingewicht

TRAINIERT die Schultern.

A

- Hinsetzen, den Rumpf nach rechts neigen und mit dem rechten Arm abstützen. Die Beine anwinkeln und das linke Bein anheben. Die linke Hand unter den linken Unterschenkel legen, die Handfläche zeigt nach unten. Das Bein entspannen und das Gewicht mit dem Arm halten.

B

- Mit dem linken Arm das Bein nach oben drücken, bis der Oberarm etwa waagerecht auf Schulterhöhe ist. Halten, dann langsam zurück, ohne das Bein abzulegen. Vermeiden Sie Rundrücken und Hohlkreuz.
- Im nächsten Satz die Seite wechseln.

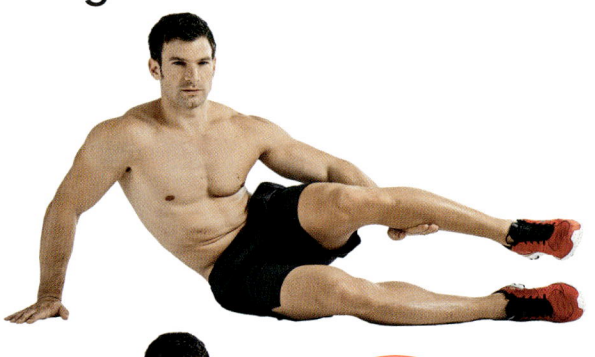

Halten Sie den Arm stets möglichst gestreckt – so wirkt die Übung intensiver.

Rückwärtiges Schulterheben in Bauchlage

TRAINIERT die Schultern und den oberen Rücken.

A

- Bäuchlings hinlegen, die Fußspitzen auf dem Boden aufstellen. Die Arme rechtwinklig beugen, die Oberarme befinden sich seitlich auf Schulterebene. Kopf und Arme anheben und die Daumen nach oben drehen.

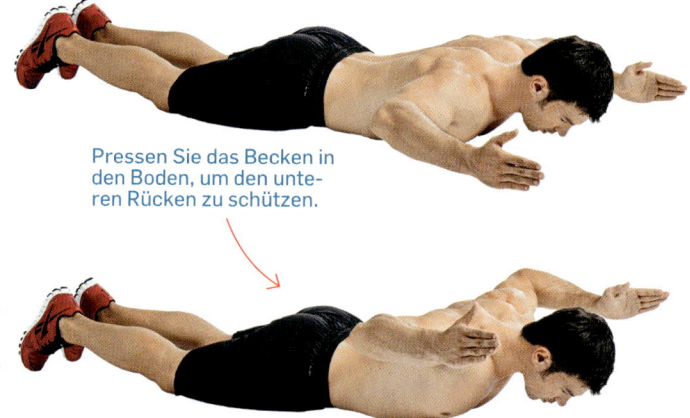

Pressen Sie das Becken in den Boden, um den unteren Rücken zu schützen.

B

- Die Arme so weit wie möglich nach hinten oben heben und dabei die Schulterblätter kraftvoll zusammenführen. Die Endposition halten, dann langsam wieder lösen, ohne die Arme oder den Kopf abzulegen.

ALTERNATIVEN

Strecken Sie die Arme seitlich vom Körper weg und heben Sie sie an. Zur Intensivierung der Rumpfspannung können Sie bei jeder Ausführung zusätzlich zu den Armen die gestreckten Beine anheben.

KAPITEL 4.2

Einarmige Armzüge

TRAINIEREN Schultern, oberen Rücken und Rumpf.

A

- Aufrecht und schulterbreit hinstellen. Die Knie beugen und den geraden Oberkörper weit nach vorn beugen. Die Arme in der Verlängerung zum Rumpf über den Kopf strecken. Rumpf-, Schulter- und Armspannung aufbauen.

B

- Den rechten Arm seitlich am Körper entlang gestreckt nach hinten führen, bis er die Linie des vorderen Arms verlängert. Die Spannung halten, dann auf gleichem Weg zurück. Dabei gleichzeitig den linken Arm gestreckt nach hinten bewegen. Wechselseitig fortfahren.

POWER-VARIANTE
Strecken Sie ein Bein durchgehend nach hinten weg und führen Sie die Übung einbeinig aus.

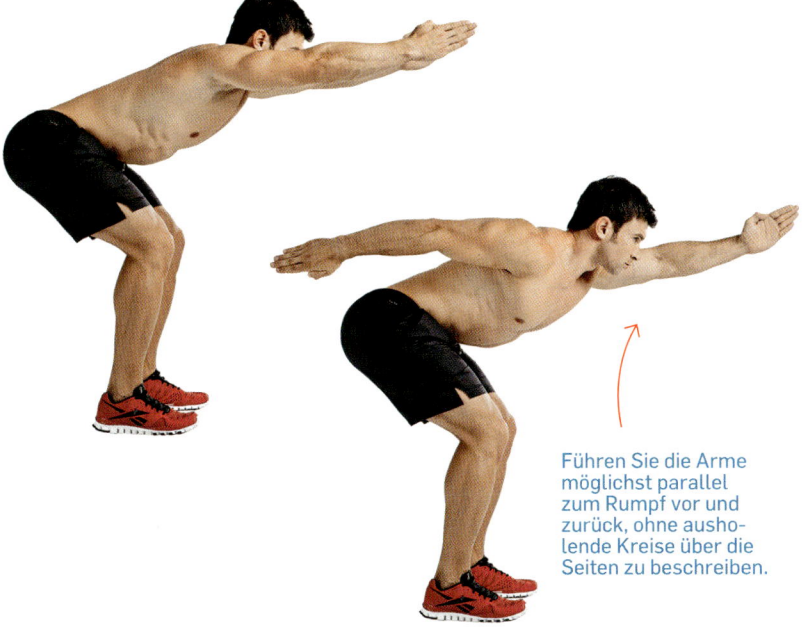

Führen Sie die Arme möglichst parallel zum Rumpf vor und zurück, ohne ausholende Kreise über die Seiten zu beschreiben.

Handtuchziehen mit schnellen, kurzen Rumpfrotationen

TRAINIERT Schultern, Arme und Rumpf.

A

- Aufrecht etwas weiter als schulterbreit hinstellen. Ein Handtuch in einem überschulterbreiten Griff fassen. Die Arme vor dem Körper waagerecht ausstrecken und das Handtuch unter Spannung halten. Leicht in die Knie gehen.

B

- Drehen Sie den Rumpf in kleinen schnellen Bewegungen hin und her. Die Arme gehen lediglich mit, halten aber eine intensive Spannung im Handtuch.

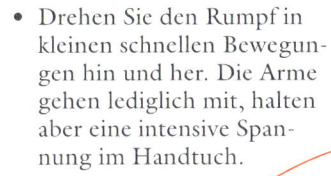

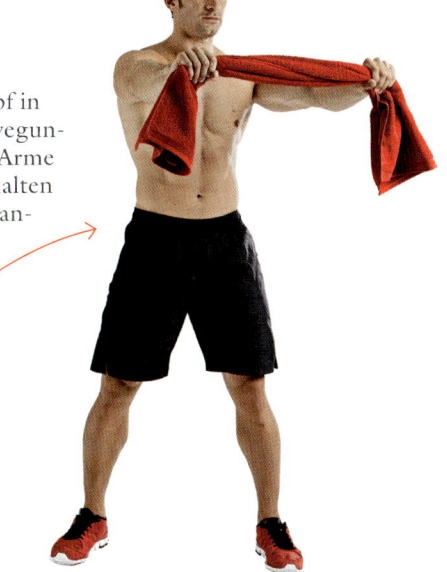

Die Bewegung kommt aus Rumpf und Becken und ist so klein, dass die Beine kaum mitdrehen müssen.

POWER-VARIANTE
Während Sie die zügigen Rumpfdrehungen ausführen, heben und senken Sie die gestreckten Arme vor dem Körper langsam, ohne die Zugspannung im Handtuch zu vernachlässigen.

163

Arme

EINE GUTE VERSICHERUNG FÜR DIE SCHULTERPARTIE

Übungen für die kleine, aber wichtige Muskelgruppe der Schulterrotatoren, von denen einige den Arm nach außen rotieren lassen, sollten in keinem Trainingsrepertoire fehlen. Denn diese kleinen Muskeln sind bei vielen Menschen im Vergleich zu ihren Gegenspielern, die die Arme nach innen rotieren lassen, geschwächt – zu diesen gehört auch der mächtige Brustmuskel. Wenn Sie die nebenstehende Übung also regelmäßig ausführen, vermindern Sie das Risiko von einseitigen Schulterbelastungen, und damit das Risiko, unter Schulterbeschwerden zu leiden. Zudem ist eine ausgewogen trainierte Schulter belastbarer und leistungsfähiger als eine Schulter mit Dysbalancen.

Außenrotationen der Schulter im Liegen

TRAINIEREN die Schultern.

- Auf die linke Körperseite legen und mit dem linken Ellenbogen unterhalb der Schulter abstützen. Mit rechts einen schweren Gegenstand greifen (zum Beispiel ein Buch oder einen Stein). Den rechten Oberarm auf der Hüfte ablegen und die Hand mit dem Gegenstand locker vor dem Schritt halten.

- Den rechten Oberarm drehen und so den Unterarm samt Gewicht möglichst weit nach oben bewegen, ohne dass der Rumpf mitgeht.
- Im nächsten Satz Seite und Arm wechseln.

Der Oberarm bleibt während der Übung mit dem Rumpf in Kontakt und wird weder angehoben noch zurückgezogen.

KAPITEL 4.2

Schultergürtel-Ziehen

TRAINIERT Schultern, Trizeps und den oberen Rücken.

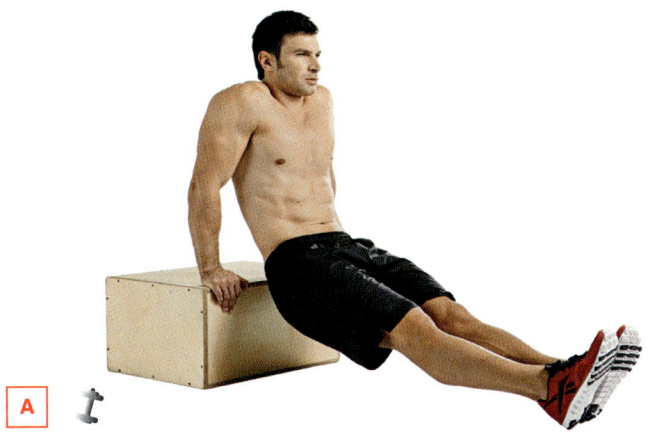

A

- Mit unter den Schultern senkrecht gestreckten Armen hinter dem Rücken auf einer Erhöhung abstützen. Bei einer niedrigen Erhöhung die Beine gestreckt auf den Fersen ablegen, bei einer höheren bei Bedarf die Füße aufstellen und die Beine anwinkeln. Die Schulter- und Nackenmuskulatur lockern, sodass der Rumpf nach unten und der Kopf auf Schulterniveau absinkt.

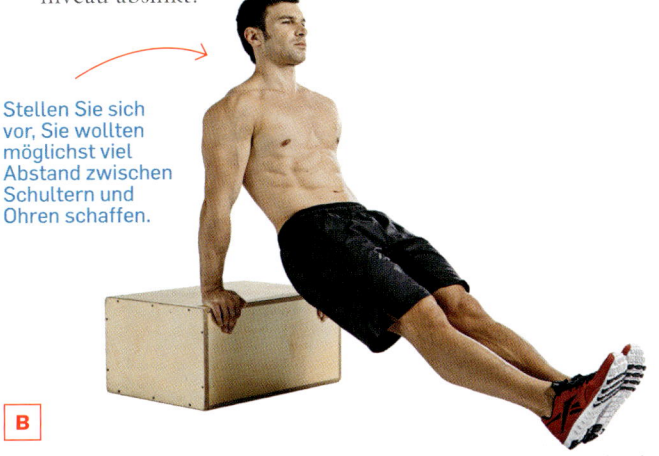

Stellen Sie sich vor, Sie wollten möglichst viel Abstand zwischen Schultern und Ohren schaffen.

B

- Schulter- und Nackenmuskeln anspannen und den Oberkörper hochdrücken, gleichzeitig die Schulterblätter so weit es geht nach unten ziehen. Die Spannung halten, dann wieder zurück in die Ausgangsposition.

POWER-VARIANTE
Heben Sie ein Bein während der gesamten Übung gestreckt an, damit der Rumpf mehr arbeiten muss.

Nackenziehen gegen einen Widerstand

TRAINIERT den oberen Rücken und die Schultern.

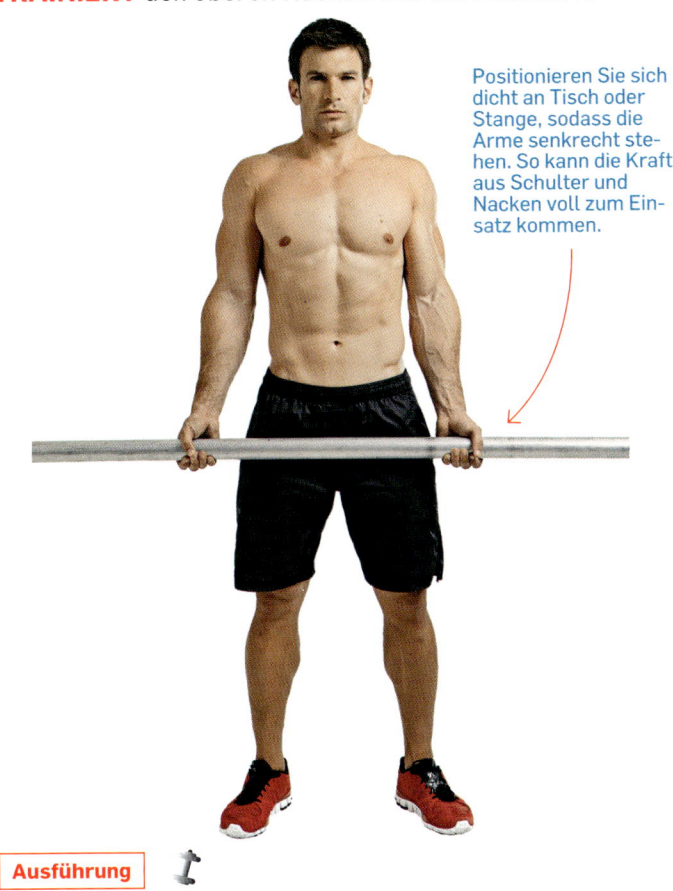

Positionieren Sie sich dicht an Tisch oder Stange, sodass die Arme senkrecht stehen. So kann die Kraft aus Schulter und Nacken voll zum Einsatz kommen.

Ausführung

- Vor ein Geländer (oder vor einen schweren Tisch) stellen und dieses mit beiden Händen von unten etwas weiter als schulterbreit greifen. Die Arme sind leicht gebeugt, die Daumen zeigen nach außen.
- Mit den Händen fest an der Stange ziehen, als wollten Sie sie hochheben (was im Idealfall nicht geschehen sollte). Stellen Sie sich vor, Sie würden die Schultern in Richtung der Ohren ziehen. Die Spannung halten, dann langsam wieder auflösen.

ALTERNATIVE
Führen Sie die Übung wechselseitig mit nur einem Arm aus.

Arme

Konzentrations-Curls mit Beinwiderstand

TRAINIEREN den Bizeps.

A

- Auf die vordere Kante eines Stuhls oder Betts setzen. Breitbeinig mit geradem Oberkörper nach vorn beugen und den linken Ellenbogen gegen die Innenseite des linken Oberschenkels drücken. Mit der linken Hand in die rechte Kniekehle greifen und das Bein leicht vom Boden abheben. Die freie rechte Hand auf der Hüfte abstützen.

B

- Den linken Arm beugen und so das rechte Bein nach oben drücken, bis sich das Knie nahe der Brust befindet. Die Spannung einige Sekunden halten, dann den Arm wieder strecken, ohne das Bein abzusetzen. Mit Gegendruck durch das Bein oder Spannung im Bein die Intensität bei Bedarf herauf- oder herabsetzen.
- Im nächsten Satz Seitenwechsel.

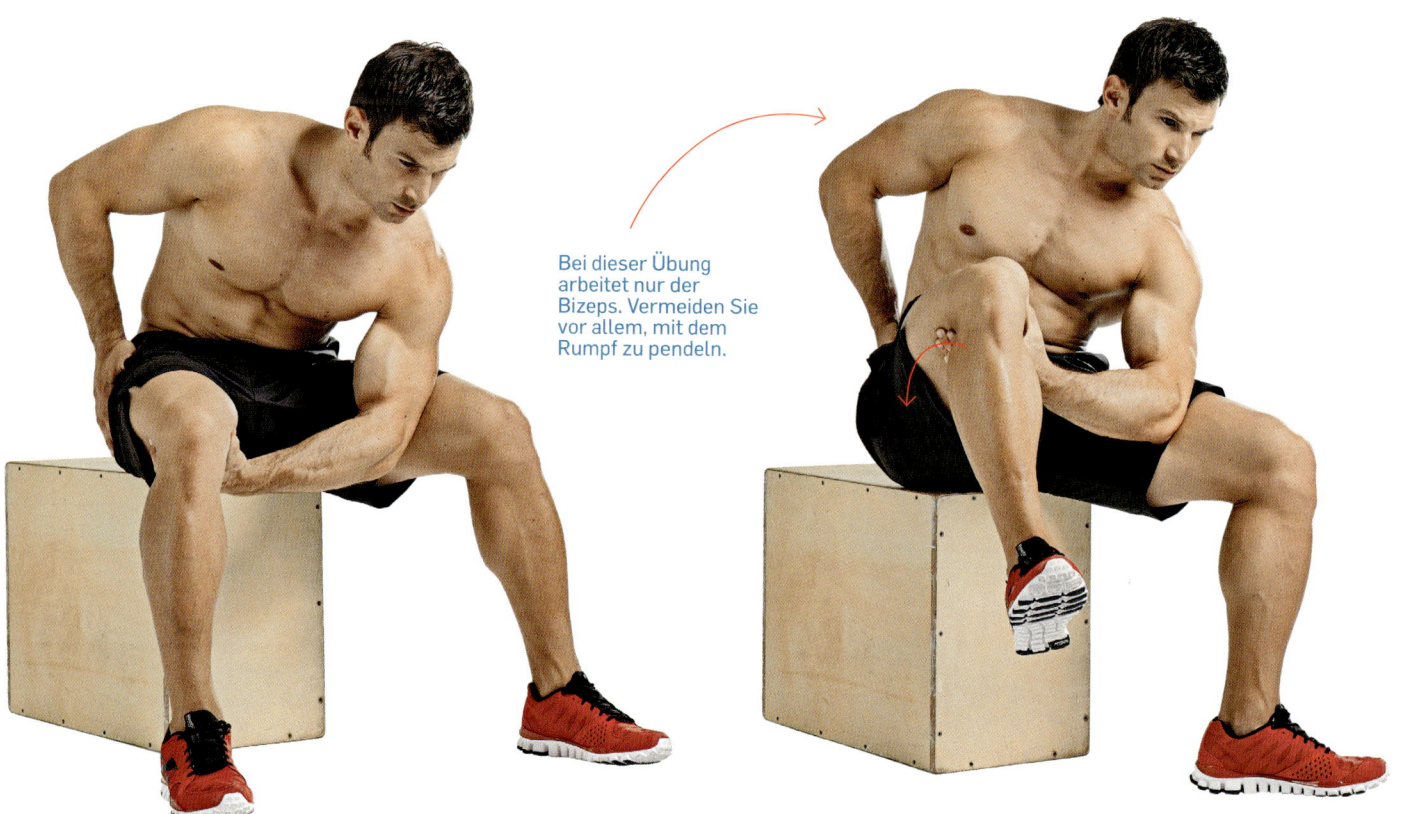

Bei dieser Übung arbeitet nur der Bizeps. Vermeiden Sie vor allem, mit dem Rumpf zu pendeln.

ALTERNATIVE
Drehen Sie den linken Unterarm um 180 Grad und legen Sie die Handaußenfläche in die rechte Kniekehle. Dann führen Sie die Curl-Bewegung aus.

KAPITEL 4.2

Curls mit Beinwiderstand auf dem Boden

TRAINIEREN den Bizeps.

A

- Auf den Boden setzen, die Beine leicht angewinkelt ausstrecken und spreizen. Den linken Ellenbogen gegen die Innenseite des linken Oberschenkels stemmen und mit der linken Hand in die rechte Kniekehle fassen. Mit rechts neben dem Gesäß abstützen, dann mit links das rechte Bein leicht anheben.

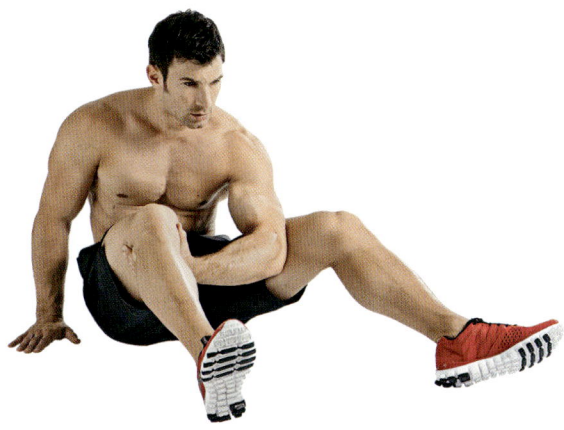

B

- Den linken Arm weiter beugen und das rechte Bein in Richtung Brust ziehen. Den Oberkörper dabei halten. Bei Bedarf mit dem rechten Bein Gegendruck erzeugen.
- Im nächsten Satz die Seite wechseln.

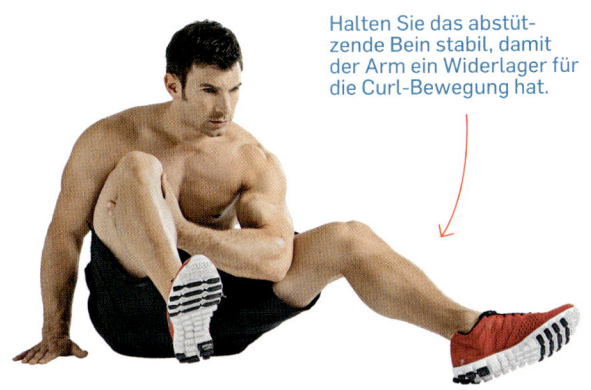

Halten Sie das abstützende Bein stabil, damit der Arm ein Widerlager für die Curl-Bewegung hat.

Curls mit Armwiderstand

TRAINIEREN Bizeps und Trizeps.

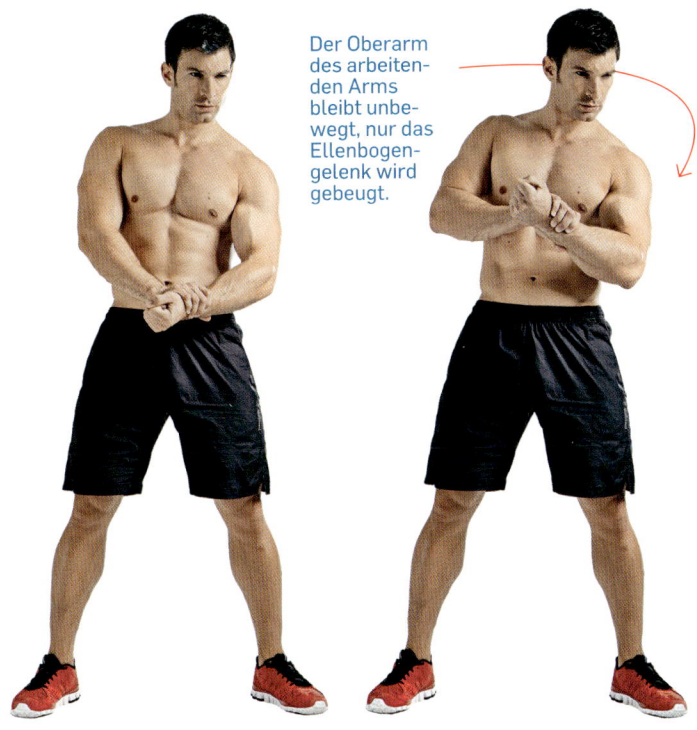

Der Oberarm des arbeitenden Arms bleibt unbewegt, nur das Ellenbogengelenk wird gebeugt.

A

- Aufrecht und etwas mehr als schulterbreit hinstellen. Den linken Arm anspannen und leicht beugen, die leicht geschlossene Handfläche zeigt nach oben. Mit der rechten Hand von oben auf das linke Handgelenk fassen.

B

- Den linken Arm beugen und die Faust nach oben führen. Dabei mit der rechten Hand von oben gegendrücken – so stark wie nötig, damit die in Ihrem Trainingsplan vorgegebenen Wiederholungen Sie wirklich fordern.
- Die Arme im nächsten Satz wechseln.

ALTERNATIVE

Diese Übung ist eine ideale Partnerübung. Dazu legen Sie die Fäuste vor der Hüfte mit fast gestreckten Armen nebeneinander, dann drückt Ihr Partner mit den Händen von oben dagegen. Führen Sie nun Curls aus – wenn Ihr Partner Sie lässt.

167

Arme

Curls mit Handtuch und Beinwiderstand

TRAINIEREN den Bizeps.

A

- Mit dem Rücken an eine Wand lehnen. Ein mindestens ein Meter langes Handtuch an den Enden greifen und den linken Fuß in die Schlaufe stellen. Das linke Bein entspannen, die Arme leicht angewinkelt neben dem Körper halten.

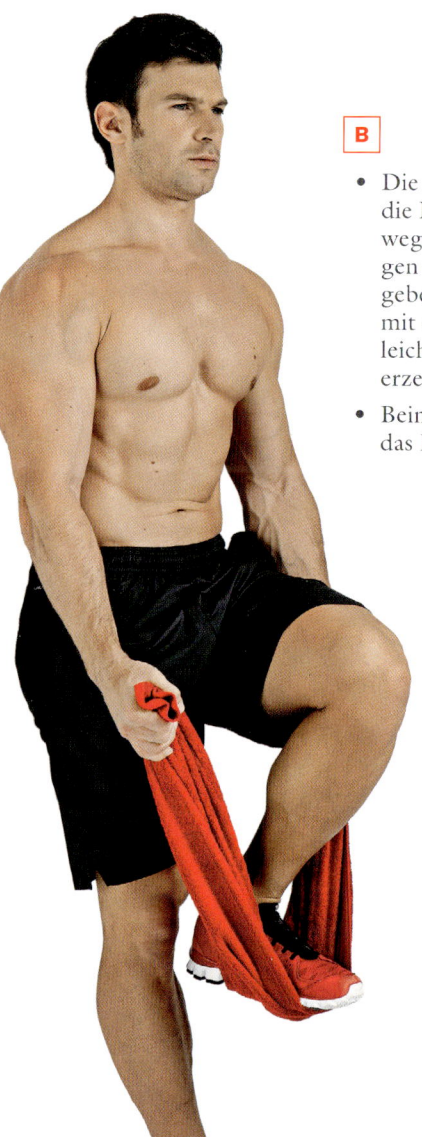

B

- Die Arme beugen und die Fäuste zur Brust bewegen, bis die Ellenbogen etwa rechtwinklig gebeugt sind. Bei Bedarf mit dem linken Bein leichten Gegendruck erzeugen.
- Beim nächsten Satz das Bein wechseln.

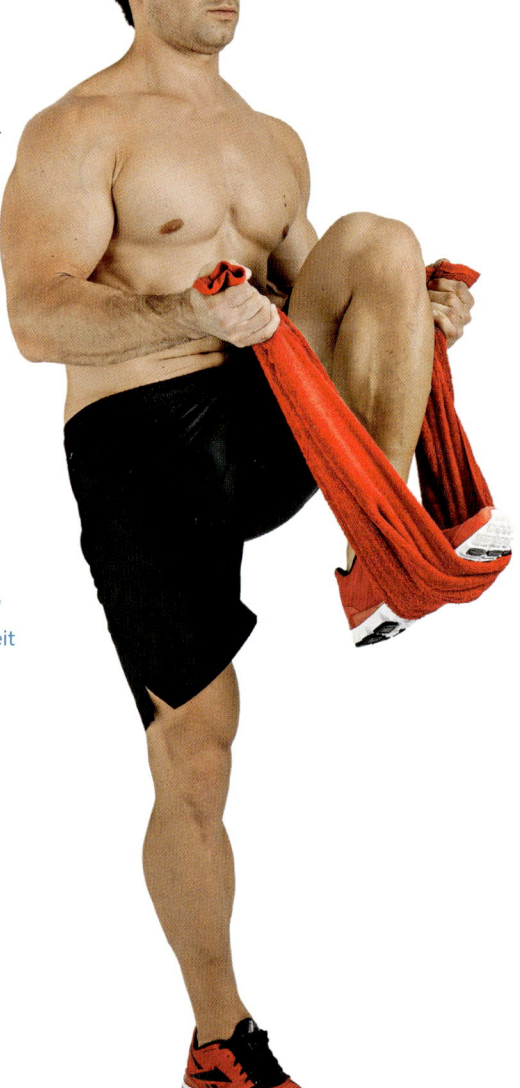

Halten Sie die Oberarme nah am Körper, damit der Bizeps die gesamte Muskelarbeit verrichten muss.

POWER-VARIANTE
Führen Sie die Übung einarmig aus, indem Sie beide Handtuchenden in einer Hand halten.

Bizeps-Curls im schrägen Hang

TRAINIEREN Bizeps und Rumpf.

A

- Einen stabilen Ast, eine Querstange, ein Treppen- oder Balkongeländer suchen, das nicht mehr als schulterhoch verläuft. Mit beiden Händen von unten an die Stange oder den Ast fassen, die Handflächen zeigen nach oben. Die Füße unter der Hängevorrichtung hindurchsetzen und auf die Fersen stellen. Die Arme leicht anwinkeln.

B

- Die Arme beugen und so die Brust zur Stange ziehen. Der Rest des Körpers bleibt unbewegt.

Heben Sie das Becken an, um den Körper auf einer schrägen Linie gerade auszurichten.

POWER-VARIANTE
Heben Sie während der gesamten Übung ein Bein an oder führen Sie die Übung im Ober- oder Wechselgriff aus.

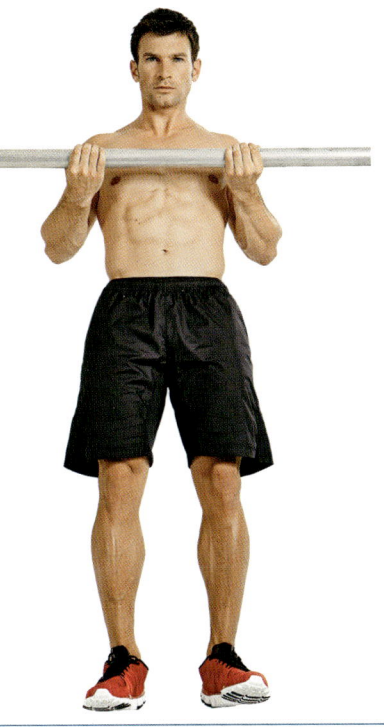

Einarmige Bizeps-Curls im schrägen Hang

TRAINIEREN Bizeps und Rumpf.

A

- Die Füße unter einer maximal schulterhohen, stabilen Hängevorrichtung (Ast, Treppengeländer o. Ä.) hindurchsetzen und mit der rechten Hand von unten dagegengreifen. Die Handfläche zeigt nach oben. Die Beine strecken und den Körper in Schräglage gerade ausrichten. Die linke Hand in die Hüfte stemmen.

B

- Den rechten Arm beugen und den Oberkörper zur rechten Hand ziehen. Die Spannung kurz halten, dann wieder zurück.

- Im nächsten Durchgang Seitenwechsel.

Halten Sie die Hüfte die ganze Zeit über gerade und lassen Sie diese Seite nicht absinken.

POWER-VARIANTE
Je tiefer Sie hängen und je waagerechter der Körper ausgerichtet ist, desto mehr Kraft müssen Sie entwickeln.

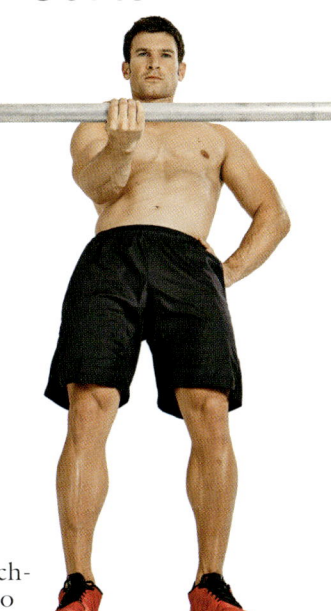

Arme

Dips an einer Erhöhung

TRAINIEREN Trizeps und Schultern.

A

- Rücklings auf einer Erhöhung (Stuhl, Parkbank o. Ä.) mit gestreckten Armen abstützen. Die Füße auf die Fersen stellen, das rechte Bein gestreckt anheben.

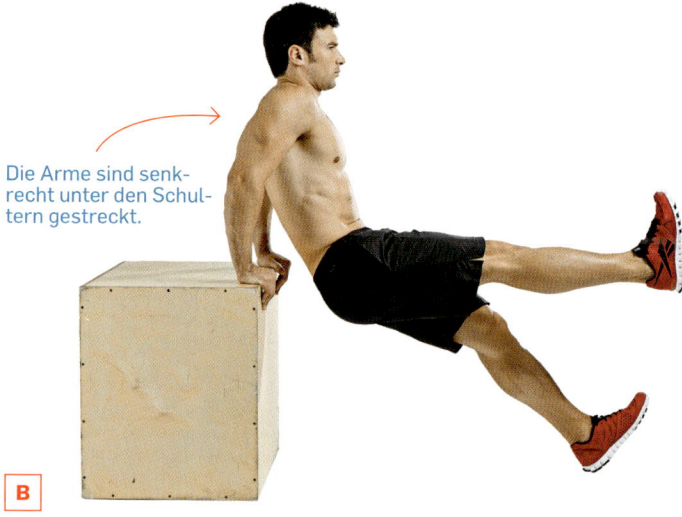

Die Arme sind senkrecht unter den Schultern gestreckt.

B

- Die Arme beugen und den Körper senkrecht absenken, bis die Oberarme waagerecht sind. Der Rücken bleibt gerade. Kurz halten, dann wieder hochdrücken.
- Im nächsten Satz Beinwechsel.

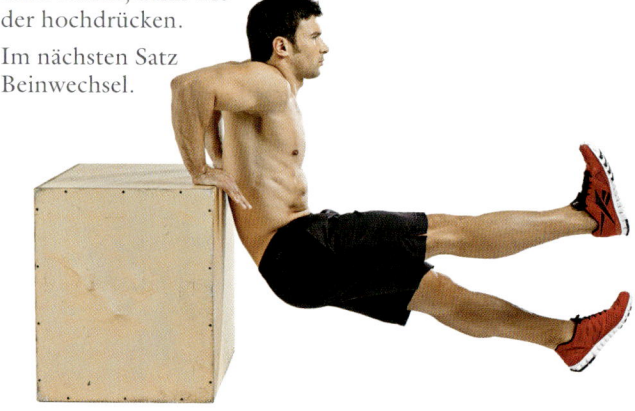

EINSTIEGSVARIANTE
Führen Sie die Übung mit beiden Beinen auf dem Boden aus oder stellen Sie die Füße näher zum Gesäß auf, sodass die Beine leicht gebeugt sind.

Dips mit Erhöhung der Beine

TRAINIEREN Trizeps, Schultern und Rumpf.

A

- Zwei stabile Erhöhungen wie Stühle oder Kisten im Abstand von etwa einem Meter aufstellen. Auf der einen Erhöhung rücklings mit den Händen abstützen, auf der anderen die Füße oder Unterschenkel ablegen. Das Gesäß hängt in der Luft.

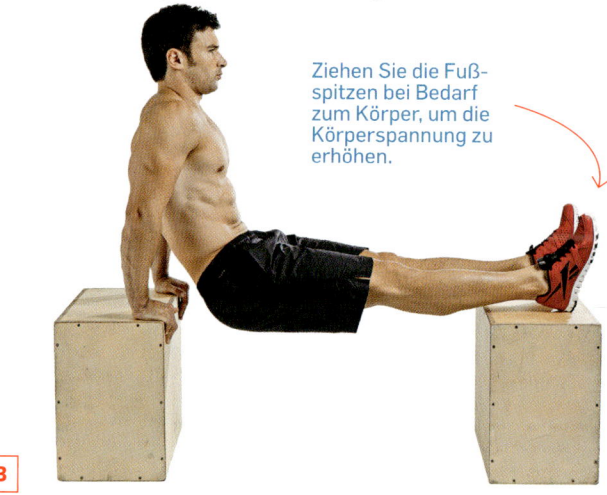

Ziehen Sie die Fußspitzen bei Bedarf zum Körper, um die Körperspannung zu erhöhen.

B

- Die Ellenbogen beugen, bis die Oberarme parallel zum Boden stehen. Den Rücken dabei möglichst gerade und die Beine gestreckt lassen. Kurz halten, dann wieder hochdrücken.

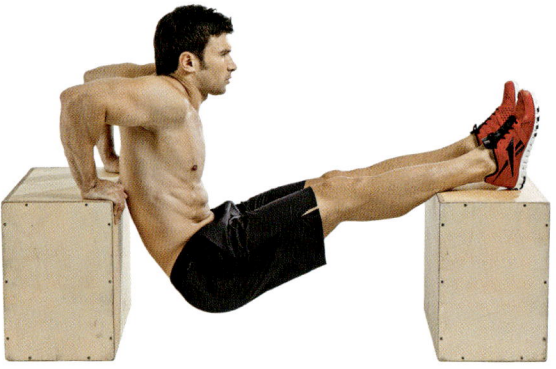

POWER-VARIANTE
Legen Sie sich zusätzliches Gewicht (beispielsweise ein, zwei schwere Bücher) auf die Oberschenkel.

170

KAPITEL 4.2

Einarmige Dips

TRAINIEREN Trizeps, Schultern und Rumpf.

A

- Mit der rechten Hand hinter dem Rücken auf einer Erhöhung abstützen. Die Beine nach vorn strecken, die Füße mit den Fersen auf den Boden stellen. Die linke Hand auf die Brust legen.

B

- Den rechten Arm beugen, bis der Oberarm waagerecht steht. Das Gesäß sinkt senkrecht nach unten, nicht zur Erhöhung, sodass die Beine gebeugt werden. Die Hüfte gerade halten.
- Im nächsten Satz kommt der andere Arm an die Reihe.

POWER-VARIANTE
Führen Sie in der Endposition Schritte auf der Stelle aus, indem Sie die Füße abwechselnd anheben.

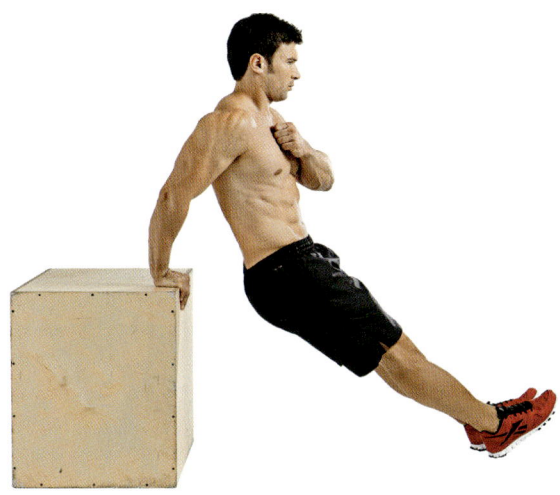

Wer Balanceprobleme hat, stellt die Füße einfach weiter auseinander.

Dips zwischen Erhöhungen

TRAINIEREN Trizeps, Schultern und Brust.

A

- Zwischen zwei einen halben Meter hohe Erhöhungen (zum Beispiel zwei Tische) stellen und die Handflächen darauf platzieren. Die Arme sind gestreckt, die Finger zeigen nach vorn. Den Rumpf anspannen, die Füße vom Boden lösen und die Unterschenkel überkreuzen.

B

- Die Arme langsam beugen und den Körper absenken, bis die Ellenbogen etwa einen rechten Winkel bilden. Kurz halten, dann wieder hochdrücken.

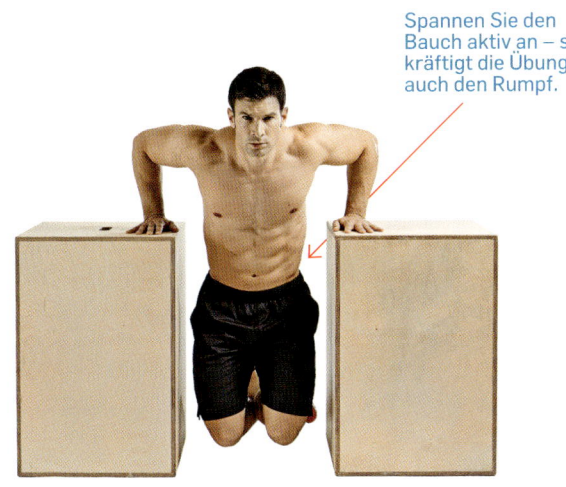

Spannen Sie den Bauch aktiv an – so kräftigt die Übung auch den Rumpf.

171

Arme

Liegestütze in Rückenlage

TRAINIEREN Trizeps, Schultern und Rumpf.

A

- Mit gestreckten Beinen hinsetzen und die Hände hinter dem Gesäß platzieren. Die Hüfte hochdrücken, bis Ihr Körper von Kopf bis Fuß eine gerade Linie bildet. Die Schultern befinden sich direkt über den Händen.

B

- Die Arme beugen und den Körper absenken, bis das Gesäß fast den Boden berührt. Die Position halten und wieder zurück.

EINSTIEGSVARIANTE
Bleiben Sie mit dem Gesäß auf dem Boden und senken Sie jetzt nur den zurückgeneigten Oberkörper ab und drücken ihn wieder hoch.

Halten Sie den Rumpf gerade und das Becken oben.

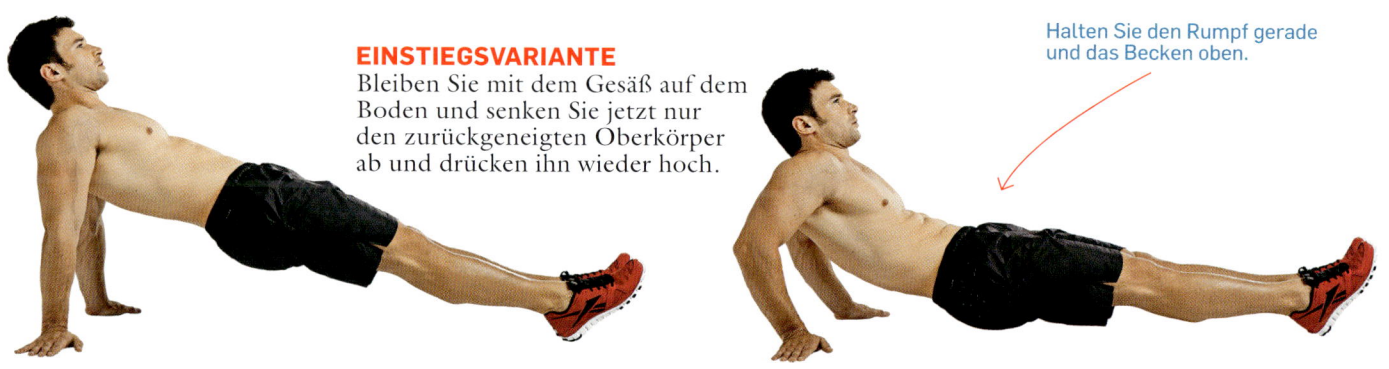

Trizepsstrecken am Boden

TRAINIERT Trizeps und Schultern.

A

- Mit gestreckten Beinen auf die linke Körperseite legen. Die rechte Hand vor der Brust auf den Boden setzen, mit der linken an die rechte Schulter fassen. Rumpfspannung aufbauen.

B

- Den rechten Arm strecken und so den Oberkörper vom Boden hochdrücken.
- Im nächsten Satz Seitenwechsel.

Drücken Sie den Oberkörper sauber nach oben und achten Sie darauf, dass er nicht nach vorn oder hinten kippt.

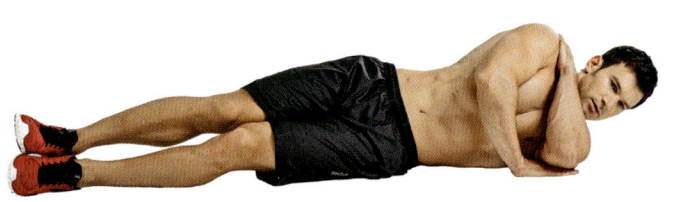
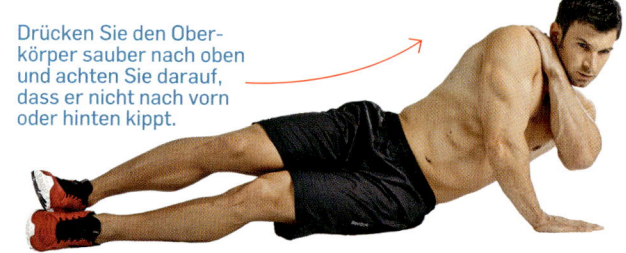

POWER-VARIANTE
Sobald Sie den Arm gestreckt haben, heben Sie das obere Bein vom unteren ab und halten es drei bis fünf Sekunden in der Luft.

KAPITEL 4.2

Vorgebeugtes Trizepsstrecken

TRAINIERT Trizeps, Schultern und den unteren Rücken.

A

- Das linke Knie auf eine niedrige Erhöhung (wie einen Stuhl oder eine Bettkante) stellen, den Oberkörper gerade vorbeugen und mit der linken Hand auf der Erhöhung abstützen. Das rechte Bein ist gestreckt, der rechte Arm rechtwinklig gebeugt, sodass der Oberarm parallel zum Rumpf waagerecht steht.

B

- Den rechten Arm anspannen, dann den Unterarm so weit nach hinten anheben, dass er eine Linie mit dem Oberarm und dem Rumpf bildet. Die Spannung halten, dann den Arm langsam wieder beugen.
- Im nächsten Satz ist der linke Arm an der Reihe.

Sorgen Sie für eine volle Streckung des Arms, damit der Trizeps wirklich unter Spannung steht.

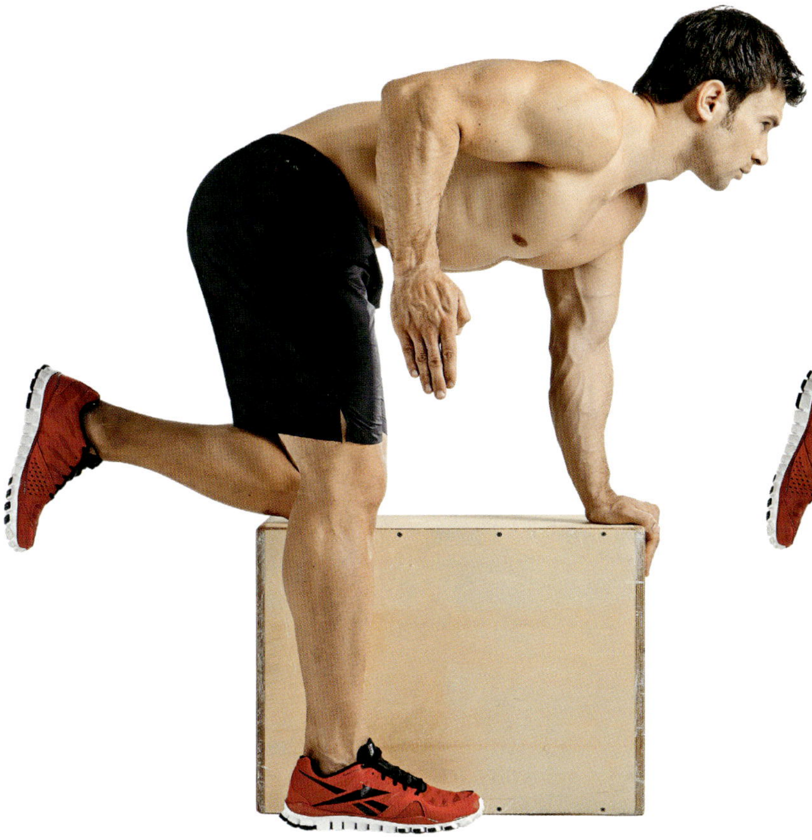

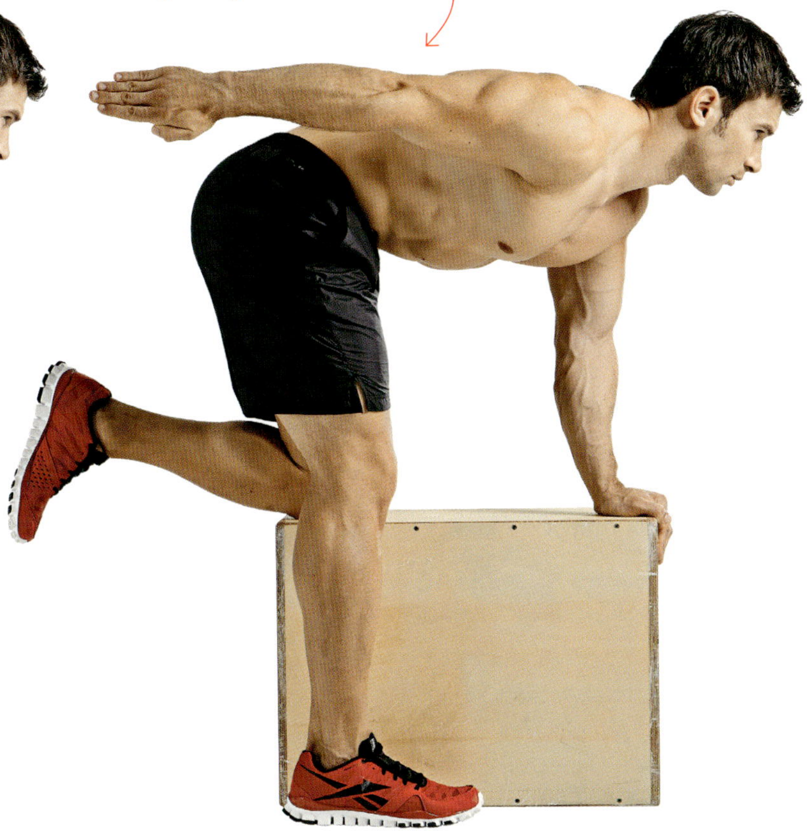

POWER-VARIANTE
Nutzen Sie zusätzliches Gewicht, zum Beispiel ein schweres Buch, um den Trainingsreiz zu erhöhen.

Arme

Unterarm-Curls

TRAINIEREN Unterarme und Schultern.

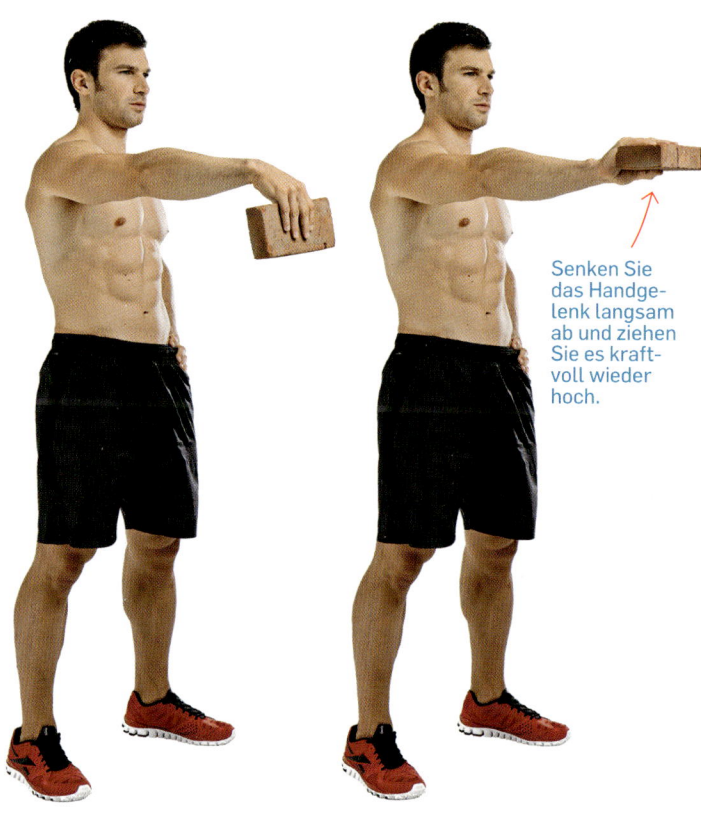

Senken Sie das Handgelenk langsam ab und ziehen Sie es kraftvoll wieder hoch.

A

- Aufrecht hinstellen und mit rechts einen Gegenstand wie ein Buch, einen Stein oder einen Ast greifen. Den rechten Arm gerade nach vorn ausstrecken, die Handfläche zeigt nach unten. Das Handgelenk hängen lassen.

B

- Das Handgelenk strecken und den Gegenstand so anheben. Am höchsten Punkt die Spannung halten, dann wieder in die Ausgangsposition zurück.
- Im nächsten Satz die Hand wechseln.

ALTERNATIVEN
Führen Sie das Beugen und Strecken des Handgelenks mit der Handfläche nach oben oder mit dem Daumen nach oben aus.

POWER-VARIANTE
Greifen Sie mittig einen Ast, eine Stange o. Ä. Da diese nach rechts und links ausschlagen, muss das Handgelenk auch seitlich arbeiten.

Faustballen

TRAINIEREN Unterarme und Schultern.

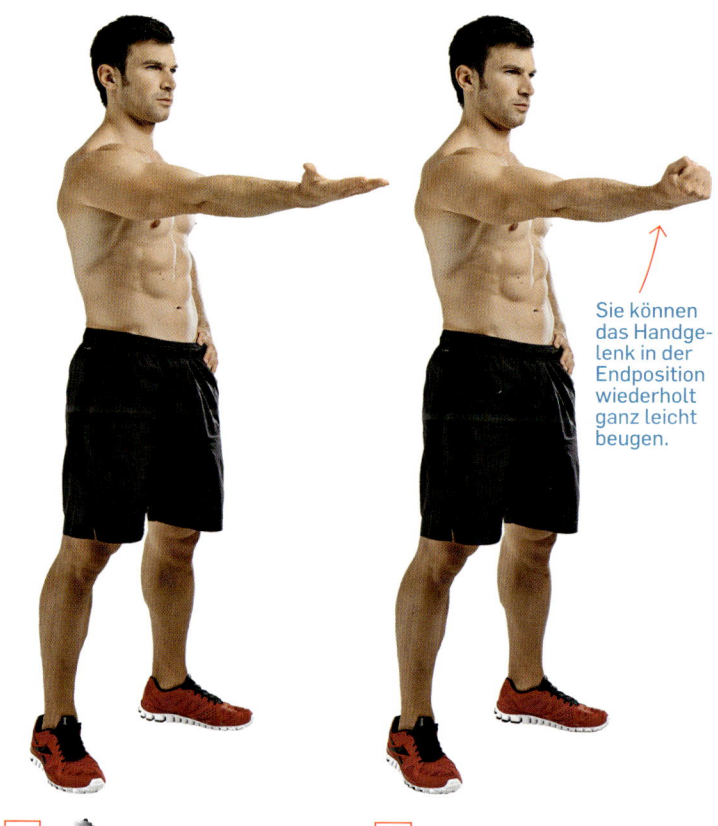

Sie können das Handgelenk in der Endposition wiederholt ganz leicht beugen.

A

- Aufrecht hinstellen und den rechten Arm gestreckt nach vorn anheben, sodass die Handfläche nach oben zeigt.

B

- So kräftig wie möglich eine Faust ballen und halten. Danach die Finger so weit wie möglich spreizen.

ALTERNATIVE
Drehen Sie den Arm um 90 oder 180 Grad, sodass die Handfläche zur Seite oder nach unten zeigt. Sie können diese (und die vorherige Übung) auch beidhändig ausführen, um Zeit zu sparen.

POWER-VARIANTE
Nehmen Sie ein kleines Handtuch, einen Lappen oder einen Tennisball und quetschen Sie diese Gegenstände kraftvoll zusammen.

KAPITEL 4.2

Training der Kopf- und Halsmuskulatur

KRÄFTIGT die Schultern, den Nacken und den oberen Rücken.

A

- Aufrecht hinstellen und die Handflächen gegen die Stirn drücken. Mit dem Kopf nach vorn für etwa zehn Sekunden dagegendrücken, dann sanft lösen.

B

- In der nächsten Position die rechte Hand an der rechten Schläfe platzieren und mit dem Kopf zehn Sekunden nach rechts drücken. Sanft lösen, das Gleiche mit der linken Hand auf der linken Seite ausführen.

C

- Die Hände an den Hinterkopf legen und den Kopf etwa zehn Sekunden lang nach hinten drücken.

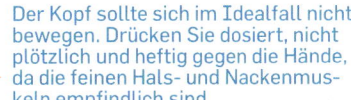
Der Kopf sollte sich im Idealfall nicht bewegen. Drücken Sie dosiert, nicht plötzlich und heftig gegen die Hände, da die feinen Hals- und Nackenmuskeln empfindlich sind.

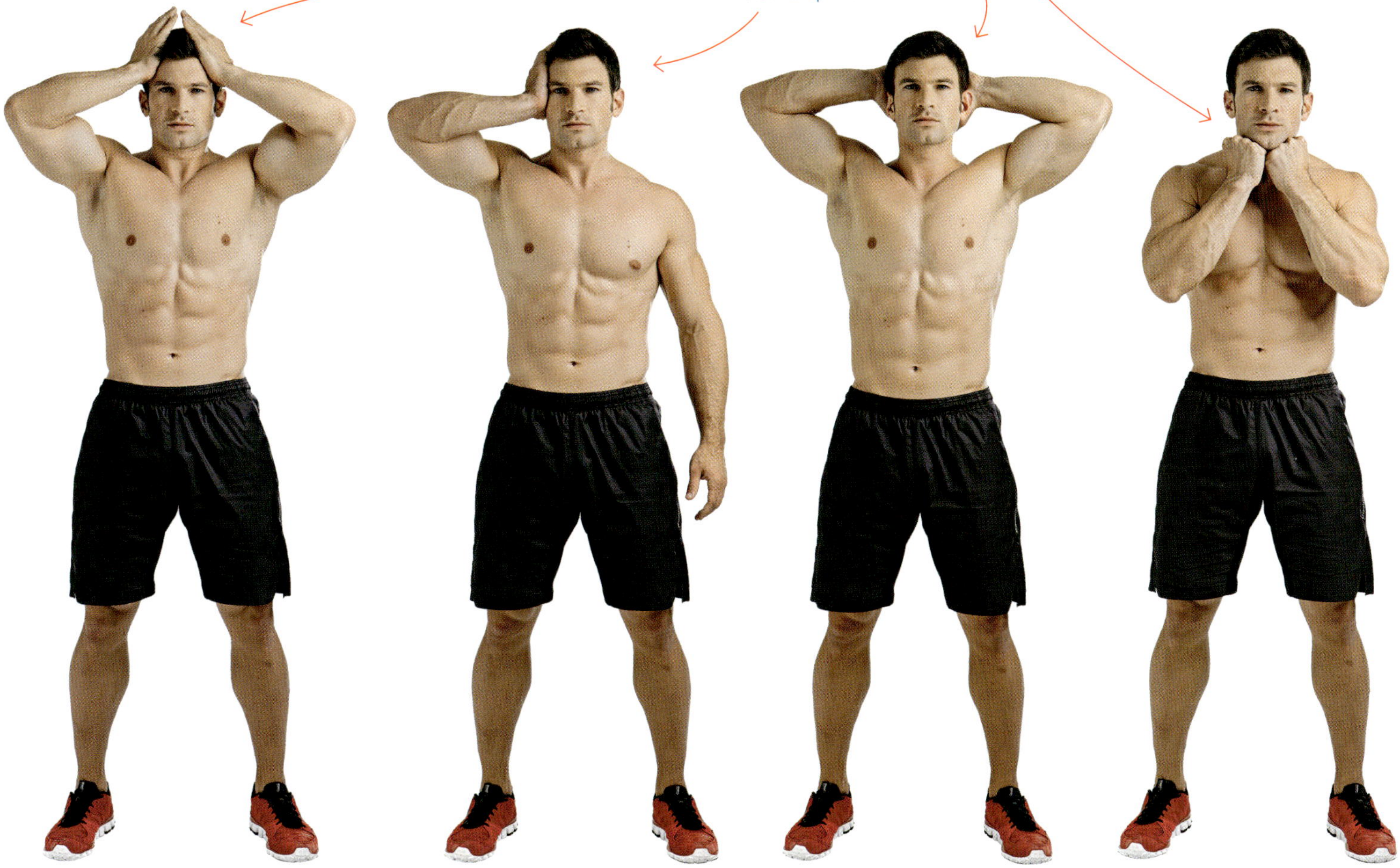

D

- Die Fäuste unter das Kinn pressen und den Kopf für etwa zehn Sekunden nach vorn unten drücken. Langsam lösen, bei Bedarf einen weiteren Durchgang anschließen.

Rumpf

Kräftigungsübungen für den Funktionskreis Rumpf

Jetzt darf Ihre Körpermitte ran: Die folgenden Übungen bearbeiten vorrangig die Muskulatur, die rund um den Rumpf angesiedelt ist und dort dafür sorgt, dass Ihr Körper stets aufrecht gegen die Schwerkraft in der von Ihnen gewünschten Position gehalten und bewegt wird. Die Rumpfmuskeln übertragen und kompensieren zudem alle Kräfte, die durch die Arm- und Beinbewegungen entstehen. In jeder Sportart, in jeder Alltagssituation, bei jeder Bewegung werden Sie vom Training der Rumpfmuskulatur profitieren, denn sie ist einfach immer gefordert und rund um die Uhr in Aktion. Selbst bei der Atmung wirken einige Rumpfmuskeln aktiv mit.

Die Bewegungsmuster
Dieses Kapitel deckt Übungen mit den folgenden Bewegungsformen ab:

- das Strecken, Beugen und Neigen des Rumpfes (gegen die Schwerkraft)
- das Stabilisieren des Rumpfes (zum Beispiel in Stützpositionen) durch Anspannen des Bauches und anderer rumpfstabilisierender Muskeln

Die trainierten Muskeln
1) Bauchmuskeln
Im Zentrum Ihrer Trainingsambitionen steht möglicherweise die Bauchmuskulatur. Sie beugt den Rumpf und dreht ihn nach vorn und zu den Seiten. Zudem schützt sie die darunterliegenden inneren Organe. Für diese Schutzfunktion – und für ausreichend Stabilität bei den anfallenden hohen Kräften, denen Ihr Rumpf ausgesetzt ist – laufen die Bauchmuskeln an vielen Stellen zu festen Bindegewebssträngen und -platten aus. Die bekanntesten dieser Stränge sind sicher die, die den geraden Bauchmuskel an der Körperfront durchschneiden und so die Grundlage für das heiß begehrte Sixpack liefern. Der gerade Bauchmuskel ist ganz von einem festen Bindegewebsmantel eingefasst, der sogenannten Rektusscheide.

Neben diesem Sixpack-Modulier-Muskel ist an den Seiten noch der äußere schräge Bauchmuskel sichtbar, darunter liegen weitere seitliche und quere Bauchmuskeln.

2) Rückenstrecker
An der Rückseite des Rumpfes agiert der Rückenstrecker. Dies ist ein Sammelbegriff für eine Vielzahl von kleinen und größeren Muskeln, die auf beiden Seiten der Wirbelsäule und zwischen den einzelnen Wirbeln verlaufen. Dort halten sie die Wirbelsäule gleichzeitig stabil und beweglich. Agieren sie zusammen, strecken sie den Rumpf nach hinten – daher der Name.

Diese tiefe Rückenmuskulatur lässt sich besonders gut durch propriozeptives Training herausfordern. Dabei nutzen Sie etwa unebene oder wackelige Untergründe wie Sand, Geröll oder Baumstämme. Auch durch einbeiniges Stehen, einseitige Stützpositionen und alles, was den Körper zu Ausgleichsbewegungen zwingt, erreichen Sie den Rückenstrecker.

Bauchmuskeln und Rückenstrecker arbeiten als Spieler und Gegenspieler: Die einen beugen den Rumpf, die anderen strecken ihn. Das klingt banal, ist aber entscheidend für Ihr Leben als Zweibeiner, denn nur gemeinsam sind sie in der Lage, den Körper aufrecht zu halten. Im Idealfall so aufrecht, dass die Wirbelsäule in ihrer optimalen Ausrichtung maximal entlastet ist. Dementsprechend ist ein ausgewogenes Rumpftraining obendrein eine gute Prävention gegen Rückenbeschwerden.

Gerade Crunches

TRAINIEREN die geraden Bauchmuskeln.

A

- Auf den Rücken legen, die Knie beugen und die Füße aufstellen. Die Hände locker an den Hinterkopf legen, den Schultergürtel anspannen und mit dem Kopf vom Boden lösen.

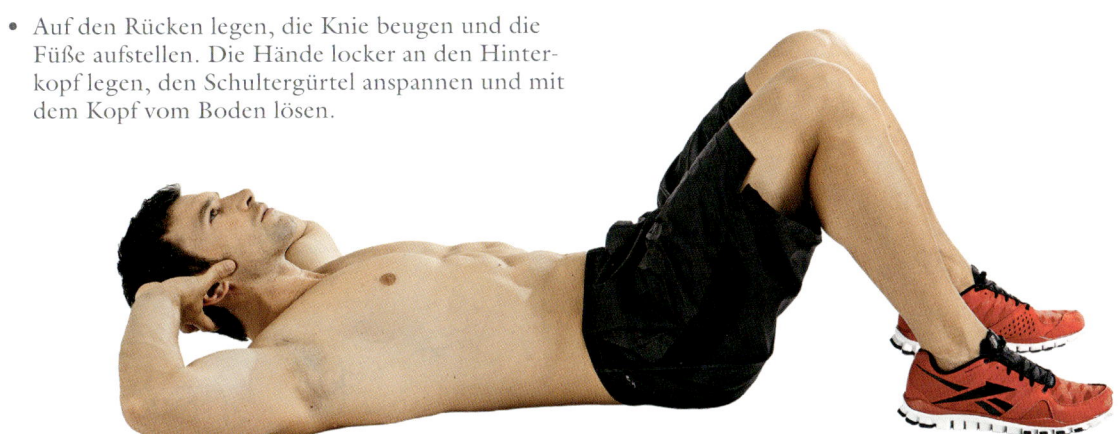

B

- Die Bauchmuskeln anspannen und während der gesamten Übung angespannt lassen. Den oberen Rücken vom Boden abheben. In der höchsten Position kurz verharren, dann wieder zurück, ohne den Schultergürtel abzulegen.

Die Ellenbogen zeigen die ganze Zeit über gerade zur Seite: So können Sie nicht mit den Händen am Hinterkopf zerren.

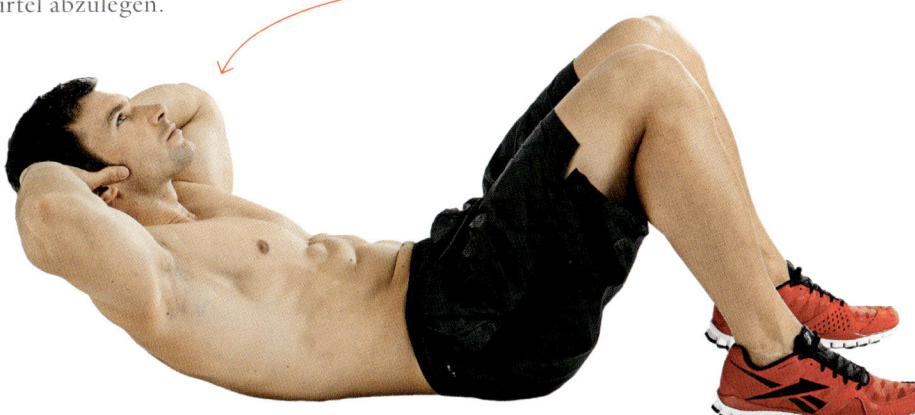

POWER-VARIANTE
Strecken Sie die Beine nach vorn und halten Sie sie während der gesamten Übung knapp über dem Boden.

KAPITEL 4.3

TRAINIEREN SIE NOCH ODER CRUNCHEN SIE SCHON?

Der Crunch ist die Bauchübung schlechthin und lässt sich in vielen Variationen gewinnbringend einsetzen – wenn Sie ihn richtig ausführen:

1) Zerren Sie nicht mit den Händen am Hinterkopf. Das mag die Halswirbelsäule gar nicht. Besser: die Fingerspitzen oder Fäuste seitlich an die Schläfen legen oder die Arme vor der Brust kreuzen.

2) Rollen Sie den unteren Rücken nicht ein. Nach der ersten „Aufrollbewegung" in der Brustwirbelsäule verhindert eine knallharte Rumpfspannung, dass Sie sich zu einem Rundrücken kringeln.

3) Arbeiten Sie ohne Schwung. Das schont den Rücken und minimiert die Gefahr, in Bereiche vorzustoßen, die plötzlich wehtun. Zudem nimmt Schwung den Muskeln die Arbeit ab – wie schade. Besser: Die Bewegung kommt aus den angespannten Bauchmuskeln.

Beim Crunch bleiben Sie mit dem Oberkörper immer in einer verhältnismäßig tiefen Position – anders als beim Sit-up (siehe Seite 184).

Rumpf

Crunches mit gestreckten Armen

TRAINIEREN die geraden Bauchmuskeln.

A

- Rücklings hinlegen, die Beine anwinkeln und die Füße aufstellen. Die Arme hinter den Kopf parallel zum Boden strecken und die Handflächen aufeinanderlegen. Den Schulterbereich anspannen und mit dem Kopf minimal anheben.

B

- Den Bauch anspannen, dabei den oberen Rücken samt Schulterbereich mit den gestreckten Armen vom Boden abheben.

Halten Sie die Arme gestreckt in der Verlängerung zum Rumpf. Es hilft, dafür die Schulterblätter zusammenzuziehen.

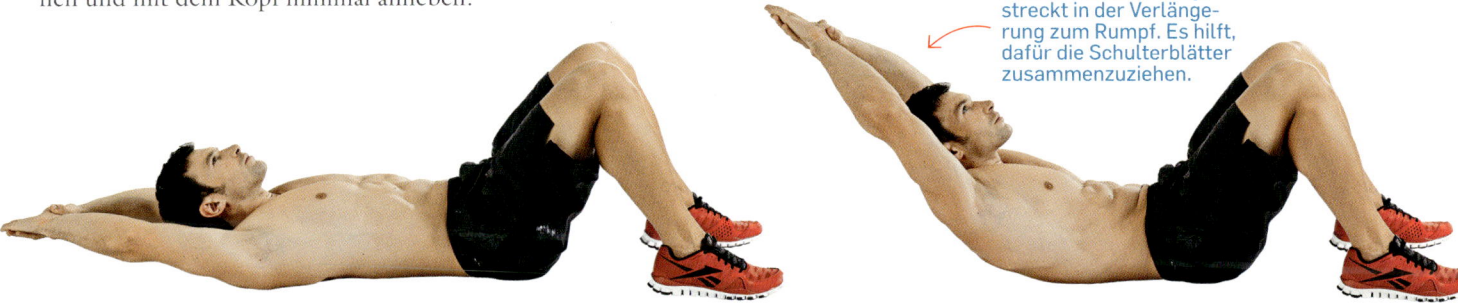

POWER-VARIANTE
Absolvieren Sie die Übung, indem Sie ein Gewicht (zum Beispiel ein Buch) mit den Händen halten.

Kletter-Crunches

TRAINIEREN den gesamten Bauch.

Variieren Sie immer wieder die Höhe, in der Sie greifen.

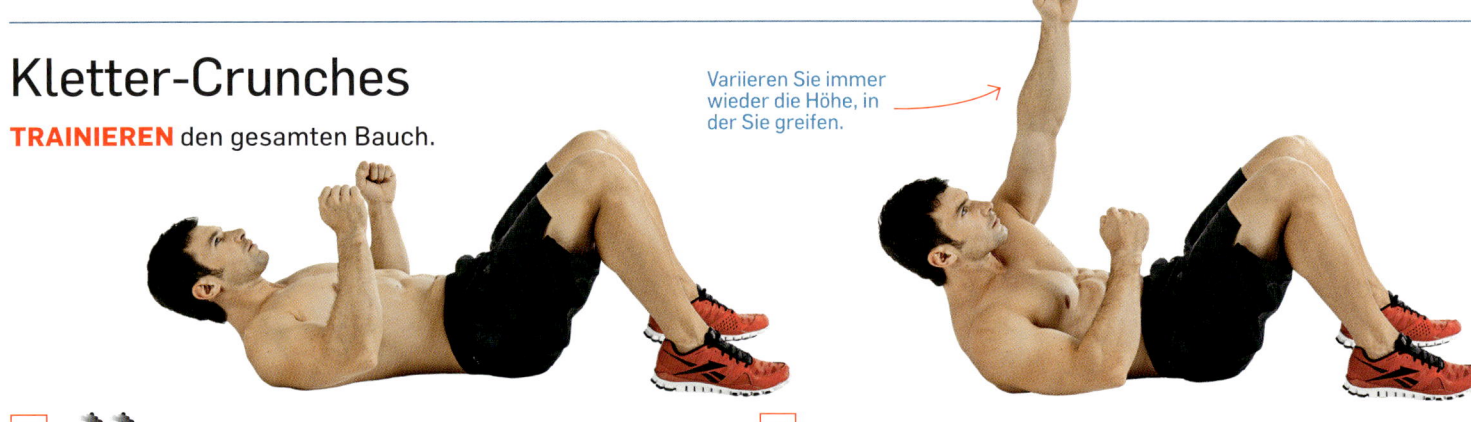

A

- Auf den Rücken legen, die Füße aufstellen und die Arme anwinkeln, sodass die Unterarme zur Decke zeigen. Rumpfspannung aufbauen.

ALTERNATIVE
Bei Aufzug-Crunches teilen Sie den Bewegungsablauf in verschiedene „Stockwerke" ein. Nun fahren Sie Fahrstuhl und halten auf allen Etagen in beliebiger Abfolge jeweils für ein paar Sekunden an.

B

- Mit der linken Hand nach oben greifen und den Oberkörper an einem imaginären Seil hochziehen. Dabei den Kopf und die Schultern vom Boden abheben.
- Ehe Sie die Schultern wieder auf dem Boden ablegen, mit der rechten Hand über die linke greifen. Stellen Sie sich vor, Sie ziehen sich am Seil weiter nach oben.
- Im Wechsel immer „höher klettern", ohne den Oberkörper ganz aufzurichten.

Schräge Crunches

TRAINIEREN die seitlichen Bauchmuskeln.

A

- Rücklings hinlegen, die Beine rechtwinklig beugen und die Füße aufstellen. Die Hände locker an den Hinterkopf legen, sodass die Ellenbogen nach außen zeigen. Rumpf und Schulterbereich anspannen.

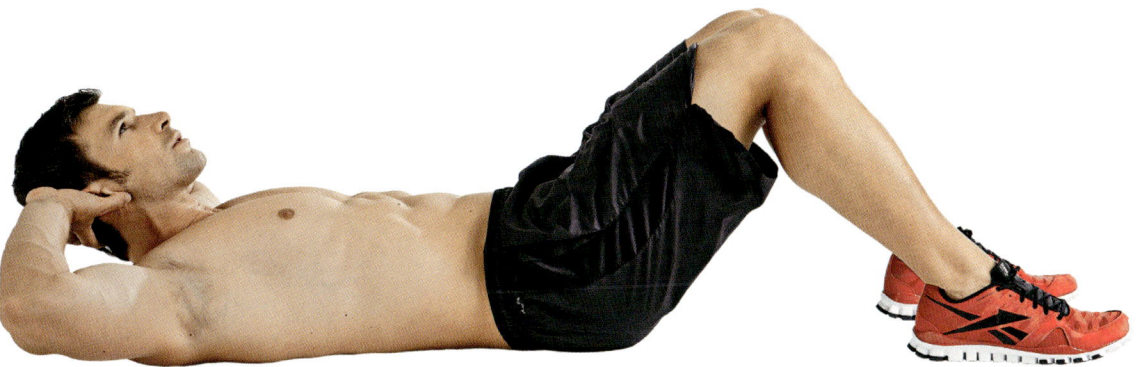

B

- Den Bauch anspannen, den Schulterbereich anheben und dabei den Rumpf nach rechts drehen, sodass der linke Ellenbogen ein wenig steigt. Kurz halten und dann wieder zurück.
- Die nächste Wiederholung direkt im Anschluss nach links absolvieren, dann wechselseitig fortfahren.

Ziehen Sie den angehobenen Ellenbogen nicht nach innen, sondern halten Sie ihn stets hinten außen.

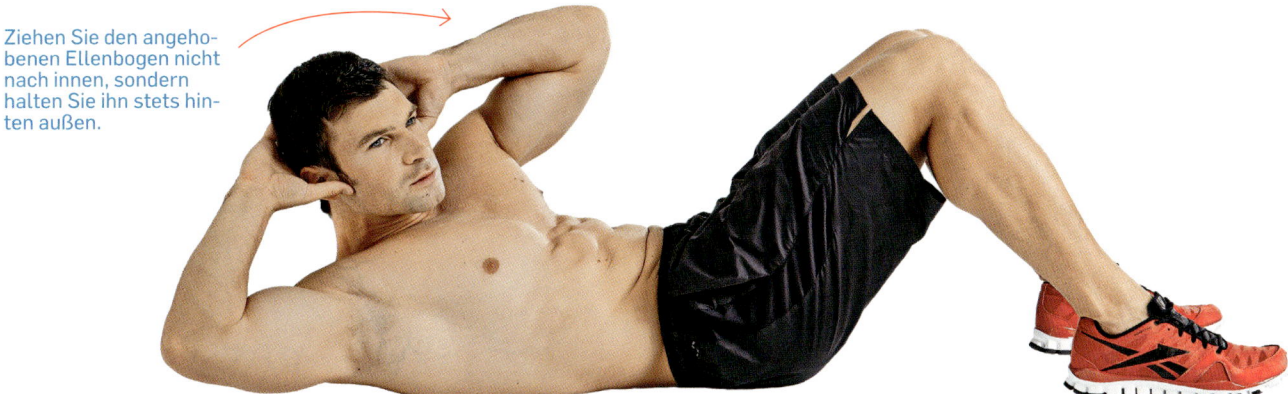

ALTERNATIVE
Legen Sie das linke Fußgelenk auf dem rechten Knie ab. Dann führen Sie die schrägen Crunches nach links drehend aus. Anschließend die Beinpositionen tauschen und die Crunches nach rechts absolvieren.

Rumpf

Statische Crunches

TRAINIEREN die geraden Bauchmuskeln, Schultern, Arme und Brust.

A

- Rücklings hinlegen und die Beine rechtwinklig gebeugt in der Luft halten. Den Rumpf anspannen, Schultern und Kopf anheben und die Handflächen mit gestreckten Armen von außen an die Knie legen.
- Den Rumpf anspannen, dann halten und mit den Händen für etwa fünf Sekunden gegen die Knie drücken.

B

- Nun die Handaußenseiten von innen gegen die Knie legen. Rumpfspannung aufbauen und mit den Händen fünf Sekunden lang nach außen drücken.
- Lösen, Rumpf und Arme kurz entspannen, dann die nächste Wiederholung durchführen.

POWER-VARIANTE
Kombinieren Sie A und B: Eine Hand drückt von innen, die andere von außen. Und – funktioniert die Koordination?

Die Beine drücken immer aktiv gegen die Hände, sodass keine wirkliche Bewegung stattfindet.

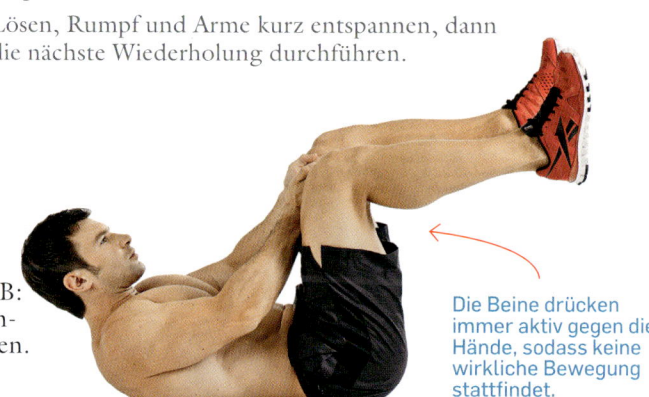

Stretch-Crunches

TRAINIEREN die geraden Bauchmuskeln, Beine und Gesäß.

A

- Auf den Rücken legen, die Füße aufstellen und die Knie nach außen fallen lassen. Die Fußsohlen berühren sich. Die Hände übereinanderlegen und mit gestreckten Armen über dem Schritt halten, die Handflächen zeigen von Ihnen weg. Rumpf und Schulterbereich anspannen.

B

- Den Bauch anspannen, den Schultergürtel vom Boden abheben und die Handflächen weiter vom Rumpf wegschieben. Kurz halten und dann wieder zurück, ohne den Oberkörper abzulegen.

Drücken Sie die Knie in Richtung Boden, sodass Sie in den Beinen eine Dehnung spüren. Diese Dehnung halten Sie während der gesamten Übung.

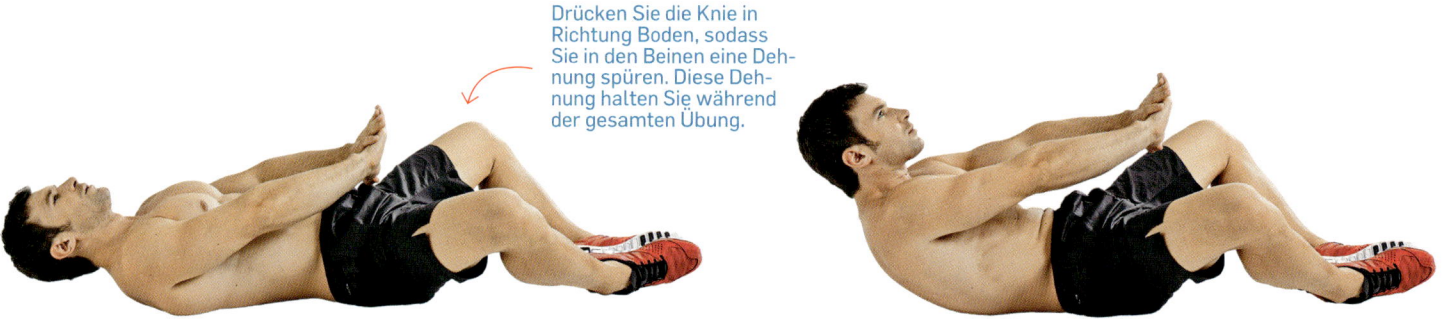

KAPITEL 4.3

V-Crunches

TRAINIEREN die geraden Bauchmuskeln.

A

- Rücklings hinlegen, die gestreckten Beine anheben und die Zehen anziehen. Die Arme strecken und mit den Handflächen zum Boden neben dem Körper in der Luft halten.

B

- Den Rumpf beugen, die Schultern anheben und die Arme weiter in Richtung der Füße strecken. Gleichzeitig die Knie anziehen und die Beine rechtwinklig beugen.

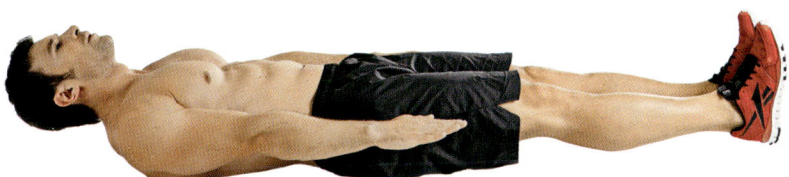
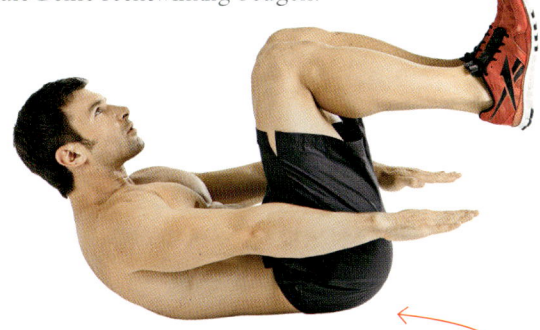

ALTERNATIVE
Strecken Sie die Arme senkrecht nach oben, während Sie die Schultern anheben.

Der untere Rücken bleibt fest auf dem Boden.

Crunches mit Beinstreckung

TRAINIEREN den gesamten Bauch.

A

- Auf den Rücken legen und die Beine anwinkeln, sodass die Oberschenkel senkrecht stehen. Die Arme vor der Brust überkreuzen.

B

- Aus dem Bauch heraus den oberen Rücken anheben und den Rumpf nach rechts drehen. Die Arme vor der Brust strecken. Gleichzeitig die Beine schräg nach oben durchdrücken.
- Kurz halten, zurück und zur linken Seite ausführen. Danach wechselweise wiederholen.

ALTERNATIVE
Spreizen Sie die gestreckten Beine in der Luft.

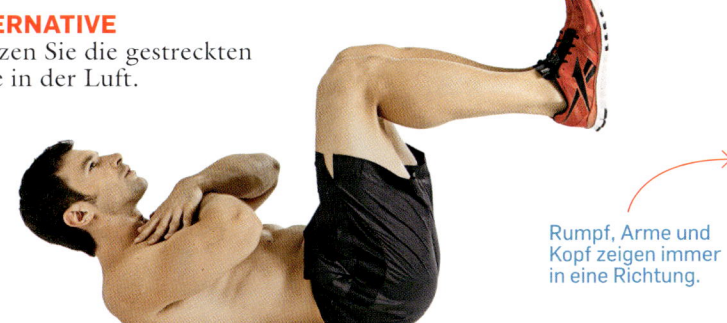

Rumpf, Arme und Kopf zeigen immer in eine Richtung.

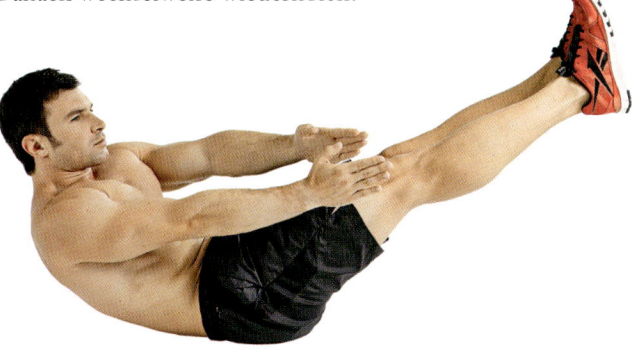

Rumpf

HÖCHSTSPANNUNG DANK BEINARBEIT

Crunch-Übungen, bei denen auch die Beine bewegt werden, sind ein Fest für die Muskelfasern, denn auf diese Weise aktivieren Sie viele Bereiche zumindest des geraden Bauchmuskels. Noch intensiver wird das Ganze bei Übungen, bei denen auch noch schräge Bauchmuskelanteile ins Spiel kommen. Welchen Crunch Sie auch ausführen wollen: Es lohnt sich, immer mal wieder ein bisschen Beinarbeit einzubauen, zum Beispiel durch Anheben, Strecken oder freies Bewegen eines oder beider Beine.

Ruder-Crunches im Sitzen

TRAINIEREN die geraden Bauchmuskeln.

A

- Auf die Kante einer stabilen Erhöhung wie einem Stuhl setzen und die Hände darauf abstützen. Die Beine geschlossen vorstrecken, den geraden Oberkörper zurücklehnen.

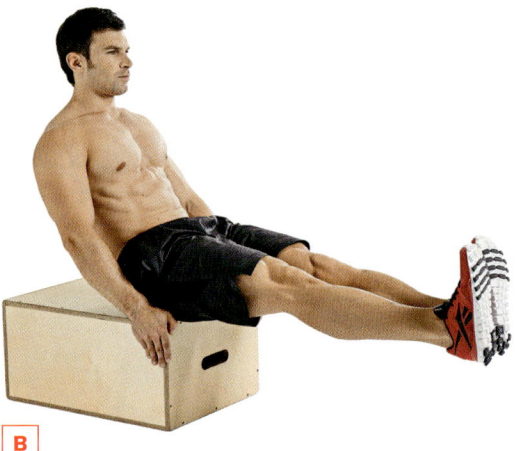

B

- Die Beine anwinkeln und die Knie zur Brust ziehen – die Knie bleiben dabei geschlossen. Einen Moment verharren, dann zurück.

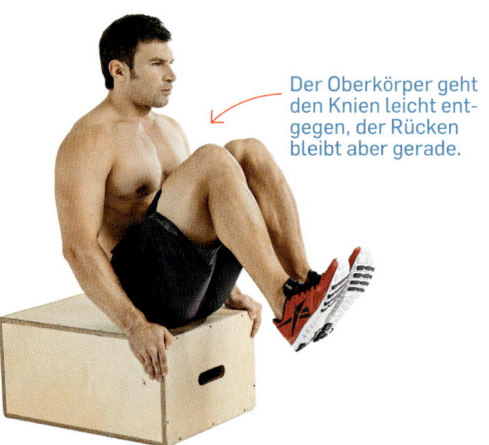

Der Oberkörper geht den Knien leicht entgegen, der Rücken bleibt aber gerade.

Schräge Ruder-Crunches im Sitzen

TRAINIEREN die seitlichen Bauchmuskeln.

A

- Auf eine Erhöhung setzen und mit den Händen seitlich abstützen. Den Oberkörper etwas nach hinten lehnen, die Beine geschlossen strecken und in der Luft halten.

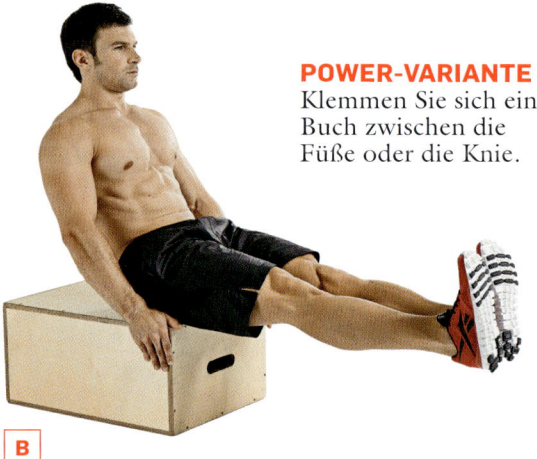

POWER-VARIANTE
Klemmen Sie sich ein Buch zwischen die Füße oder die Knie.

B

- Die Knie beugen und seitlich zur rechten Brust führen. Die Spannung halten, dann zurück.
- In der nächsten Wiederholung die Knie zur linken Brust ziehen. Im Wechsel fortfahren.

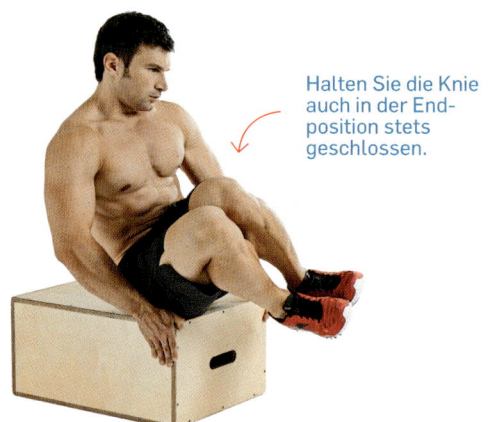

Halten Sie die Knie auch in der Endposition stets geschlossen.

Radfahren auf dem Boden

TRAINIERT den gesamten Bauch.

A

- Auf den Boden legen, die Hände am Hinterkopf platzieren. Die Beine strecken und über dem Boden halten. Die Schultern anheben und das rechte Knie anziehen. Gleichzeitig den Rumpf nach rechts drehen, sodass sich der linke Ellenbogen dem rechten Knie nähert.

B

- In einer fließenden Bewegung das rechte Bein strecken, gleichzeitig das linke Knie anziehen und den Rumpf zur linken Seite drehen. Ohne Pause zurück zur anderen Seite und im Wechsel zügig fortfahren.

Legen Sie während der gesamten Übung weder die Schulterpartie noch die Beine auf dem Boden ab.

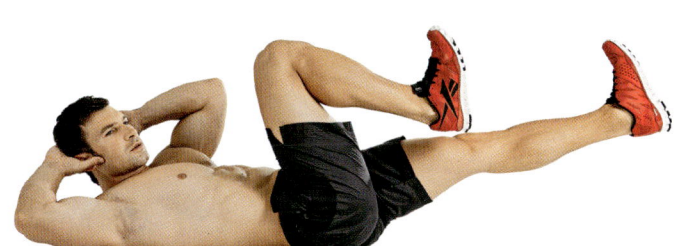
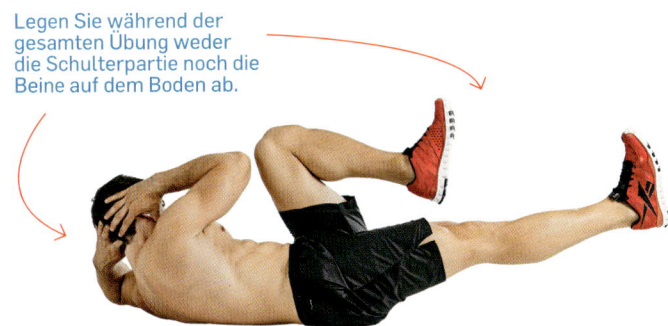

Käfer

TRAINIERT Bauch und Schultern.

A

- Rücklings hinlegen und die Arme am Kopf vorbei ausstrecken. Die Bauchmuskeln anspannen und den Schulterbereich leicht vom Boden abheben. Das rechte Knie anwinkeln, zur Brust ziehen und mit der linken Hand den Fuß berühren.

B

- Flüssig die Seiten wechseln: Den linken Arm neben den Kopf zurückschwingen, das rechte Bein strecken, das linke beugen und den Fuß mit der rechten Hand berühren.
- Wechselseitig zügig wiederholen, ohne Arme, Beine oder oberen Rücken abzulegen.

EINSTIEGSVARIANTE
Berühren Sie in Position A mit der Hand das Knie, nicht den Fuß, und fahren Sie so wechselseitig fort.

Ziehen Sie die Knie gerade möglichst weit zur Brust.

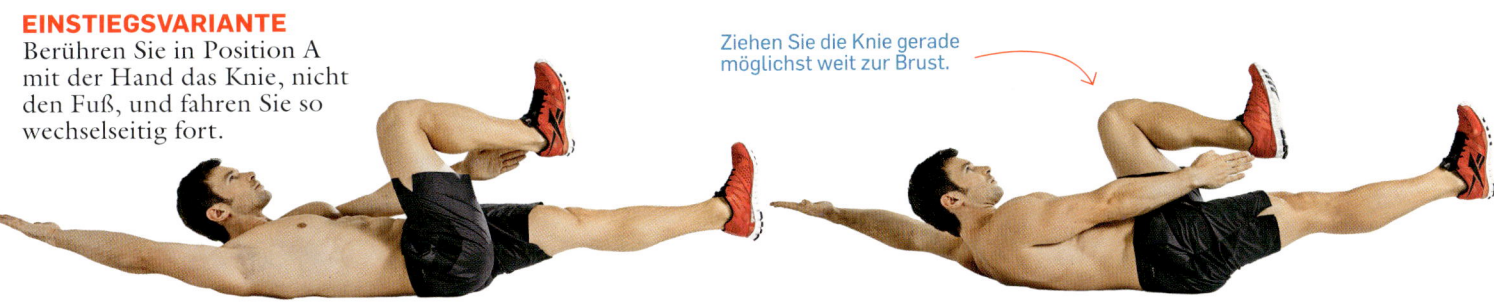

183

Rumpf

Drei-Wege-Sit-ups mit Beinanziehen

TRAINIEREN den gesamten Bauch.

A

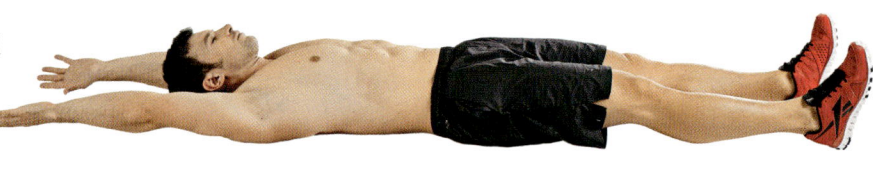

- Rücklings hinlegen und den ganzen Körper von den Händen bis zu den Füßen so weit es geht ausstrecken.

B

- Den Bauch anspannen und den Oberkörper mit geradem Rücken aufrichten. Dabei die Hände über Kreuz auf die Brust legen und das rechte Knie zur Brust ziehen.

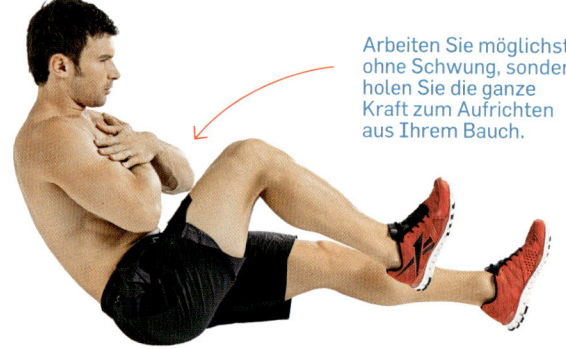

Arbeiten Sie möglichst ohne Schwung, sondern holen Sie die ganze Kraft zum Aufrichten aus Ihrem Bauch.

C

- Das rechte Bein strecken und gleichzeitig das linke Knie zur Brust führen, ohne den Oberkörper zu bewegen.

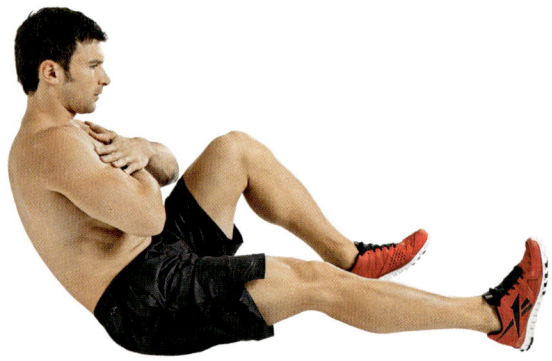

D

- Das rechte Bein erneut anwinkeln und beide Knie dicht nebeneinander möglichst nah zur Brust bewegen. Die Spannung kurz halten, dann wieder zurück in die Ausgangsstellung, ohne Kopf und Schultern ganz abzulegen.

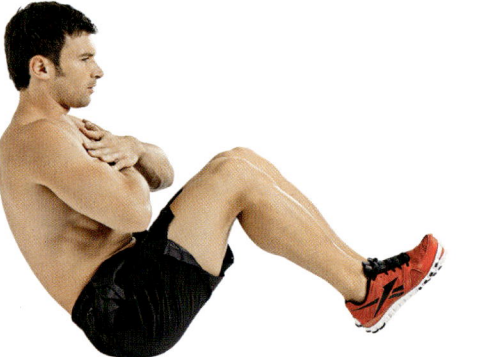

ALTERNATIVE
Führen Sie einfache negative Sit-ups durch. Dazu mit aufrechtem Oberkörper auf den Boden setzen und die Füße unter einen festen Gegenstand (Bettkante, Balkongeländer o. Ä.) klemmen. Die Arme nach vorn strecken und den Rumpf mit geradem Rücken langsam (!) nach hinten absenken. Vom tiefsten Punkt, an dem die Spannung noch spürbar ist, wieder hochdrücken.

SIT-UP: DER ETWAS HÖHERE CRUNCH

Anders als bei einem Crunch (siehe Seite 177) richten Sie bei einem Sit-up den Oberkörper auf, sodass die Wirbelsäule den Bodenkontakt verliert und Sie in eine zurückgelehnt sitzende Position kommen. Sit-ups stehen in dem Ruf, rückenschädigend zu sein. Das ist so pauschal nicht richtig und es gibt auch Studien, die diesen Ruf widerlegen wollen. Beschwerden sind – egal bei welcher Übung – in den allermeisten Fällen die Folge einer falschen Bewegungsumsetzung. Allerdings ist bei Sit-ups die Belastung für den unteren Rücken aufgrund der Hebelwirkung größer als bei Crunches. Wer hier was falsch macht oder über eine schlecht ausgebildete Rumpfkraft verfügt, bekommt das schneller zu spüren. Deshalb sind Sit-ups eher für Fortgeschrittene zu empfehlen. Wer sich hochquälen muss oder gar akute Beschwerden im unteren Rückenbereich hat, bleibt zunächst bei Crunches. Ansonsten gilt: Achten Sie darauf, dass Sie die Schultern und den Oberkörper mit möglichst geradem Rücken anheben.

KAPITEL 4.3

Klappmesser-Sit-ups

TRAINIEREN die geraden Bauchmuskeln.

A

- Auf den Rücken legen und die Arme senkrecht nach oben strecken.

EINSTIEGSVARIANTE
Führen Sie nur eine Crunch-Bewegung aus, sodass lediglich Kopf und Schulterbereich den Boden verlassen. Alternativ können Sie dabei die gestreckten Beine während der ganzen Übung senkrecht halten.

B

- Den geraden Oberkörper und die Beine gleichzeitig anheben, bis die gestreckten Arme etwa parallel zu den Beinen sind und die Finger in Richtung Zehen streben. Kurz halten, dann kontrolliert wieder ablegen, ohne die Oberkörperspannung aufzugeben.

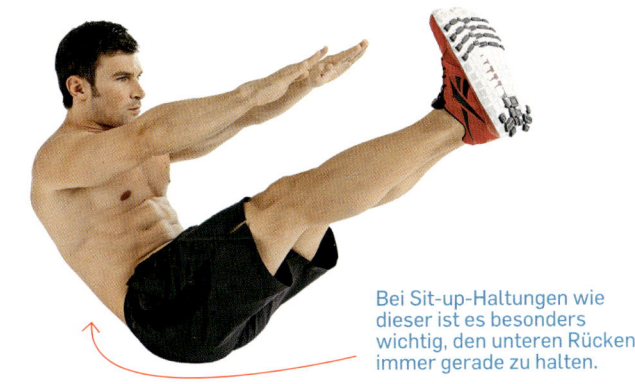

Bei Sit-up-Haltungen wie dieser ist es besonders wichtig, den unteren Rücken immer gerade zu halten.

Sit-ups mit Fauststoß

TRAINIEREN Bauch und Schultern.

A

- Auf den Rücken legen, die Knie anwinkeln und die Füße aufstellen. Die Hände locker an den Hinterkopf legen. Eine Vorspannung in Rumpf und Schultern aufbauen.

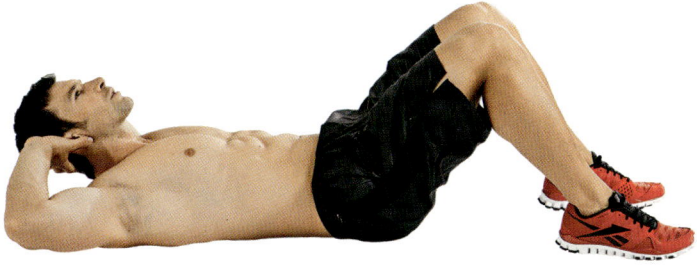

B

- Mit der Kraft der Bauchmuskeln den Rumpf beugen und mit geradem Rücken um etwa 45 Grad aufrichten. Dabei die linke Hand vom Hinterkopf lösen und als Faust dynamisch über den Rumpf hinaus nach vorn rechts stoßen.
- Zurück in die Ausgangsposition, in der nächsten Wiederholung mit rechts zur linken Seite schlagen und in der Folge wechselseitig fortfahren.

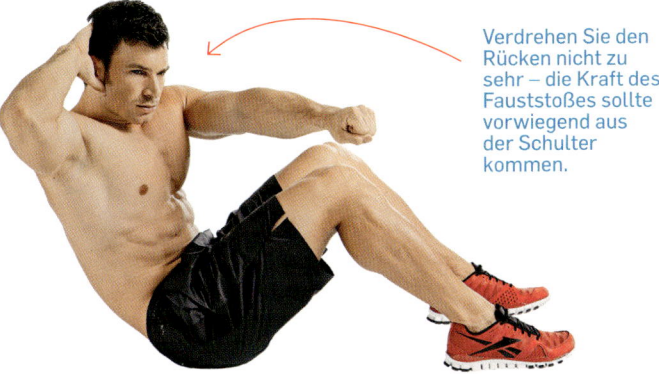

Verdrehen Sie den Rücken nicht zu sehr – die Kraft des Fauststoßes sollte vorwiegend aus der Schulter kommen.

185

Rumpf

FLITZEN IM SITZEN

Auf Ihren Küchenfliesen oder dem Wohnzimmerparkett sind bald weltmeisterliche Leistungen möglich: Die unten stehende Übung können Sie wie einen Sprint so schnell wie möglich durchführen. Dabei kann es passieren, dass Sie sich durch den Schwung tatsächlich sitzend durch den Raum bewegen! Bevor es aber so weit ist, tasten Sie sich lieber erst einmal in langsamem Tempo an den Bewegungsablauf heran. Dann können Sie Ihre Geschwindigkeit selbst dosieren.

Sit-ups mit Abklatschen der Unterschenkel

TRAINIEREN die geraden Bauchmuskeln.

A

- Mit gestreckten Beinen auf den Rücken legen. Die Hände über Kreuz auf die Brust legen, die Beine dicht über dem Boden halten.

POWER-VARIANTE
Drücken Sie die Füße in der Endposition mit ganzer Sohle fest in den Boden. Dadurch müssen Sie die Knie zum einen wirklich dicht zur Brust ziehen, zum anderen erhöhen Sie so die Bauchspannung.

B

- Zügig den Oberkörper gerade aufrichten und gleichzeitig die Knie anziehen. Mit den Händen an die Unterschenkel klatschen, dann wieder zügig zurück in die Ausgangsposition.
- Sofort die nächste Wiederholung anschließen.

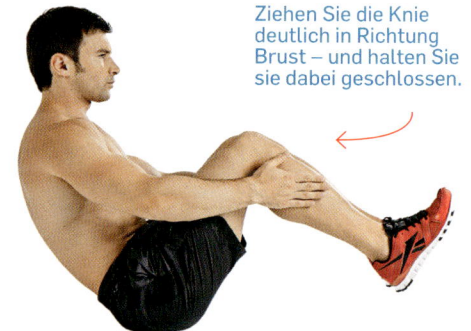

Ziehen Sie die Knie deutlich in Richtung Brust – und halten Sie sie dabei geschlossen.

Sprinter-Sit-ups

TRAINIEREN Bauch und Schultern.

A

- Hinsetzen und die Beine gestreckt über dem Boden halten. Das rechte Knie anziehen, den linken Arm etwa rechtwinklig gebeugt nach vorn, den rechten Arm angewinkelt nach hinten führen.

B

- Dynamisch das rechte Bein strecken, das linke anziehen. Dabei den rechten Arm vor- und den linken zurückführen. Die Armwinkel bleiben gleich. In hohem Tempo zurück und fortfahren.

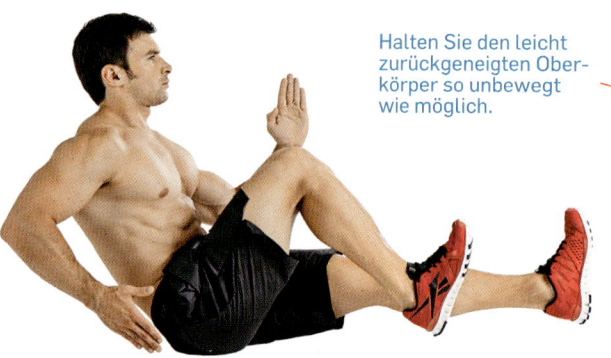

Halten Sie den leicht zurückgeneigten Oberkörper so unbewegt wie möglich.

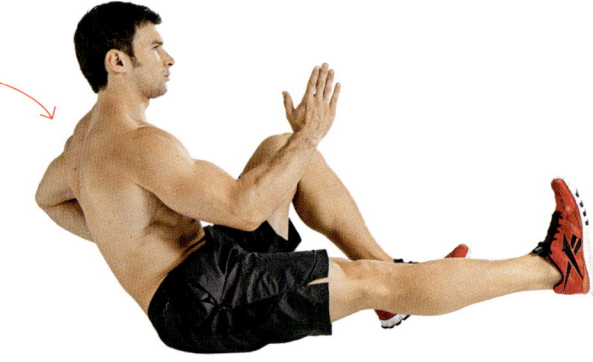

KAPITEL 4.3

Crunches im Stehen mit Knieheben und Rumpfdrehung

TRAINIEREN den Rumpf.

Crunches im Knien

TRAINIEREN den Rumpf.

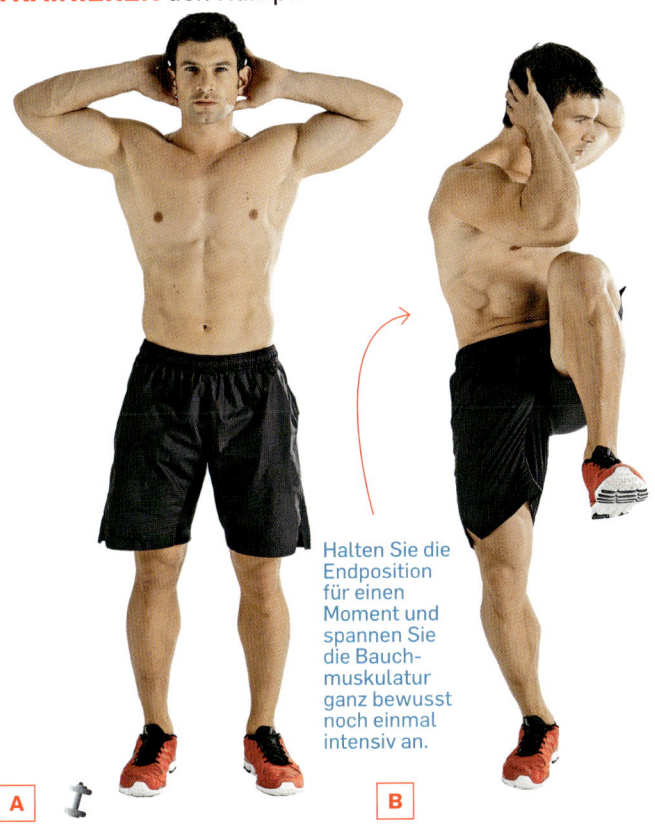

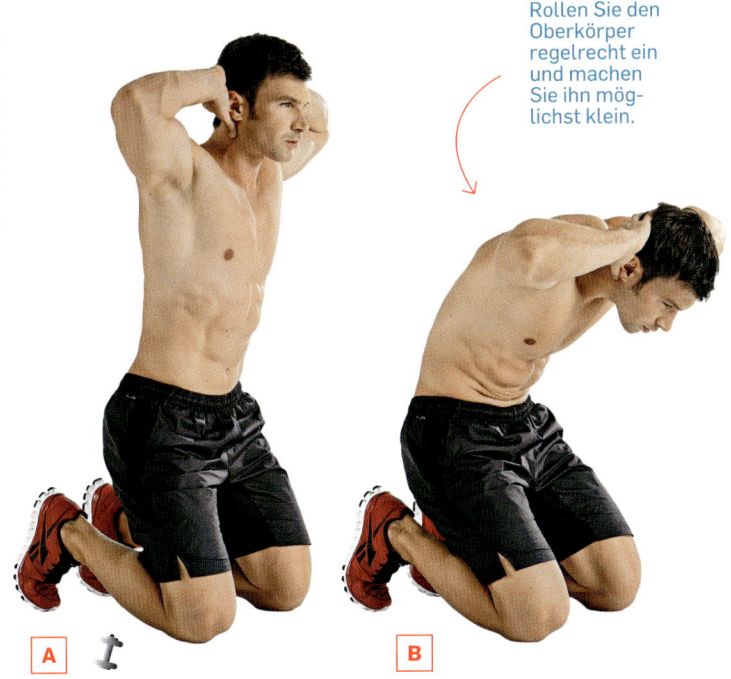

Rollen Sie den Oberkörper regelrecht ein und machen Sie ihn möglichst klein.

Halten Sie die Endposition für einen Moment und spannen Sie die Bauchmuskulatur ganz bewusst noch einmal intensiv an.

A
- Aufrecht schulterbreit hinstellen, die Hände locker an den Hinterkopf legen.

B
- Das linke Knie dynamisch anheben, dabei den Oberkörper nach links drehen, bis Sie mit dem rechten Ellenbogen das angewinkelte Knie (fast) berühren.
- Zurück in die Ausgangsposition, dann die gleiche Bewegung sofort auf der anderen Seite wiederholen. Wechselseitig fortfahren.

A
- Auf die Knie gehen, das Becken dabei in der Luft halten. Die Finger locker an die Schläfen legen, die Daumen zeigen nach unten. Den geraden Oberkörper leicht vorbeugen.

B
- Den Bauch stark anspannen und den Oberkörper nach vorn beugen, dabei einen Rundrücken machen. In der Endposition die Muskelspannung noch ein wenig erhöhen, dann zurück.

ALTERNATIVE
Im aufrechten Stand zunächst das linke Bein nach hinten und den linken Arm nach oben strecken, dann das linke Knie und den linken Ellenbogen mit maximaler Rumpfspannung vor dem Körper zusammenführen. Im nächsten Satz Seitenwechsel.

POWER-VARIANTEN
Führen Sie in der Crunch-Bewegung die Ellenbogen vor dem Körper zusammen – das erhöht die Gesamtspannung. Sie können auch abwechselnd einen Ellenbogen zum jeweils gegenüberliegenden Knie führen.

Rumpf

LASSEN SIE SICH NICHT AUSBREMSEN

Am besten sind diese beiden Übungen ausführbar, wenn die Füße hin- und hergleiten können. Dafür sollte der Untergrund möglichst glatt beziehungsweise flexibel sein (Beispiele: zu Hause ebenerdig auf dem Parkett oder erhöht auf einer Sitzbank, draußen ebenerdig auf Sand oder erhöht auf einer lackierten Parkbank).

Um den Reibungswiderstand durch die Schuhe zu minimieren, können Sie die Übung entweder auf Strümpfen ausführen oder ein Handtuch zusammengefaltet unterlegen und dieses mit den Füßen hin- und herziehen. Besonders glatt wird es für die Füße, wenn Sie sie nackt oder in Strümpfen in Klarsichthüllen stecken.

Klappmesser im Stütz auf einer Erhöhung

TRAINIEREN die geraden Bauchmuskeln, Schultern, Brust und Trizeps.

A
- Vor einer Erhöhung mit möglichst glatter Oberfläche eine Liegestützposition einnehmen, die Fußspitzen ein Stück vom Rand entfernt auf der Erhöhung absetzen und die Hände mit gestreckten Armen unter den Schultern platzieren. Der ganze Körper bildet eine gerade Linie.

B
- Den Bauch anspannen, die Beine anwinkeln und die Füße auf der Erhöhung in Richtung der Hände ziehen – dabei aber bitte nicht runterfallen. Die Spannung halten, dann wieder zurück in die Ausgangsposition.

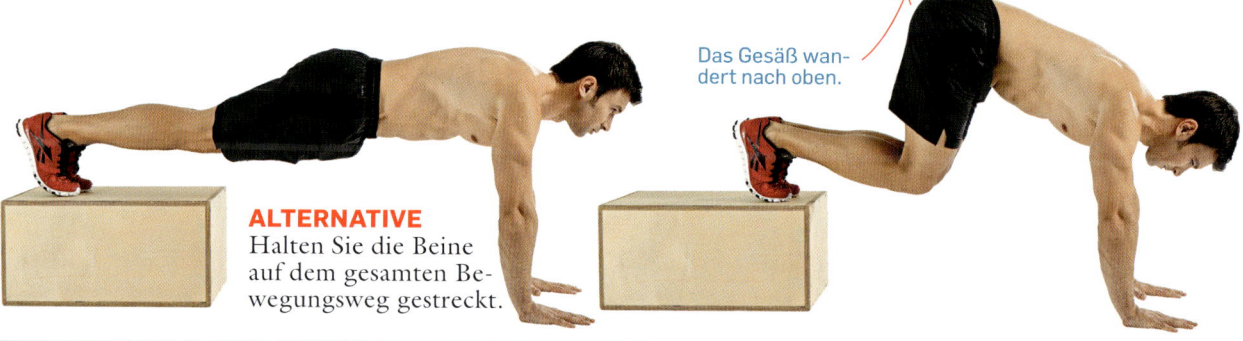

Das Gesäß wandert nach oben.

ALTERNATIVE
Halten Sie die Beine auf dem gesamten Bewegungsweg gestreckt.

Gedrehte Klappmesser im Stütz

TRAINIEREN die seitlichen Bauchmuskeln, Schultern, Brust und Trizeps.

A
- In den Liegestütz gehen, die Hände schulterbreit aufsetzen. Die Füße schließen und mit gestreckten Beinen die linke Fußaußenkante auf einem glatten Boden, einem Handtuch oder einem anderen rutschfähigen Gegenstand ablegen.

B
- Die Knie möglichst weit zur Brust ziehen, sie zeigen zur rechten Seite. Dabei mit den Füßen auf einer geraden Linie in Richtung der Hände gleiten. Die Spannung halten, dann die Beine wieder strecken.
- Im nächsten Satz auf der anderen Seite wiederholen.

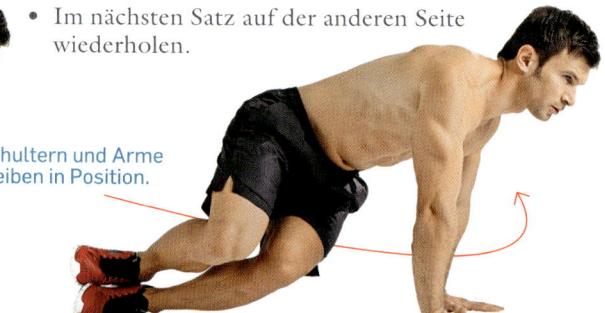

Schultern und Arme bleiben in Position.

KAPITEL 4.3

Vorwärtslaufen aus der Stützposition

TRAINIERT den Oberkörper.

A

- In einen Vierfüßlerstand gehen und die Hände unter den Schultern aufsetzen. Die Knie leicht vom Boden abheben.

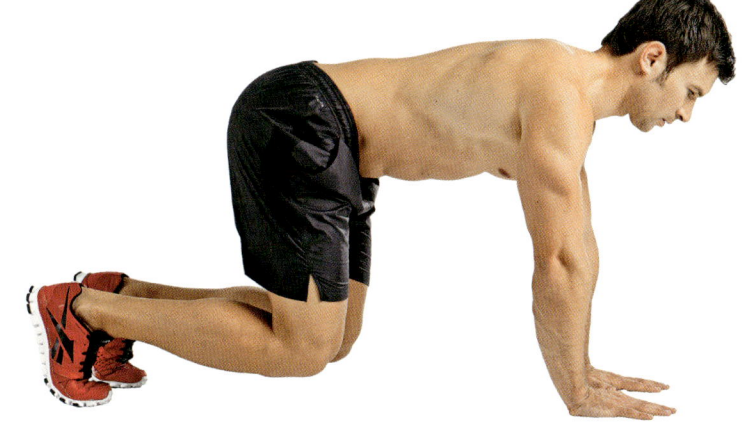

B

- Erst die rechte Hand etwa zehn Zentimeter vor der linken platzieren, dann die linke nachziehen und wiederum etwa zehn Zentimeter vor der rechten aufsetzen.

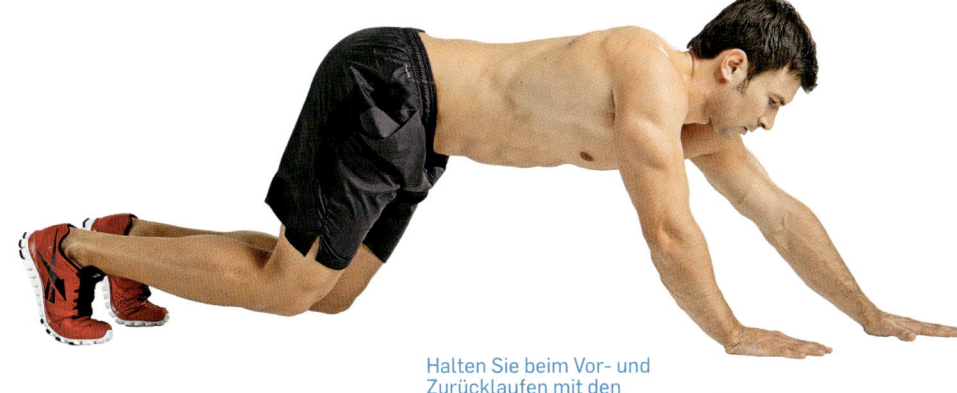

Halten Sie beim Vor- und Zurücklaufen mit den Händen den schulterbreiten Abstand ein.

C

- Auf diese Weise mit den Händen langsam so weit nach vorn wandern, wie Sie sich noch halten können. In der Endposition verharren, dann in gleichen Schritten wieder zurück.

POWER-VARIANTE
Starten Sie aus einer Liegestützposition und wandern Sie mit den Händen in kleineren, etwa fünf Zentimeter langen Schritten nach vorn.

EINSTIEGSVARIANTE
Setzen Sie die Knie auf dem Boden auf.

Rumpf

Rückwärtsgleiten im Sitzen

TRAINIERT Rumpf und Schultern.

A

- Mit aufrechtem Oberkörper auf den Boden setzen, die Beine ausstrecken und die Handflächen neben dem Gesäß aufstellen.

B

- Den Bauch anspannen. Das Gesäß anheben und nach hinten schieben. Absenken, von vorn beginnen und so durch den Raum bewegen.

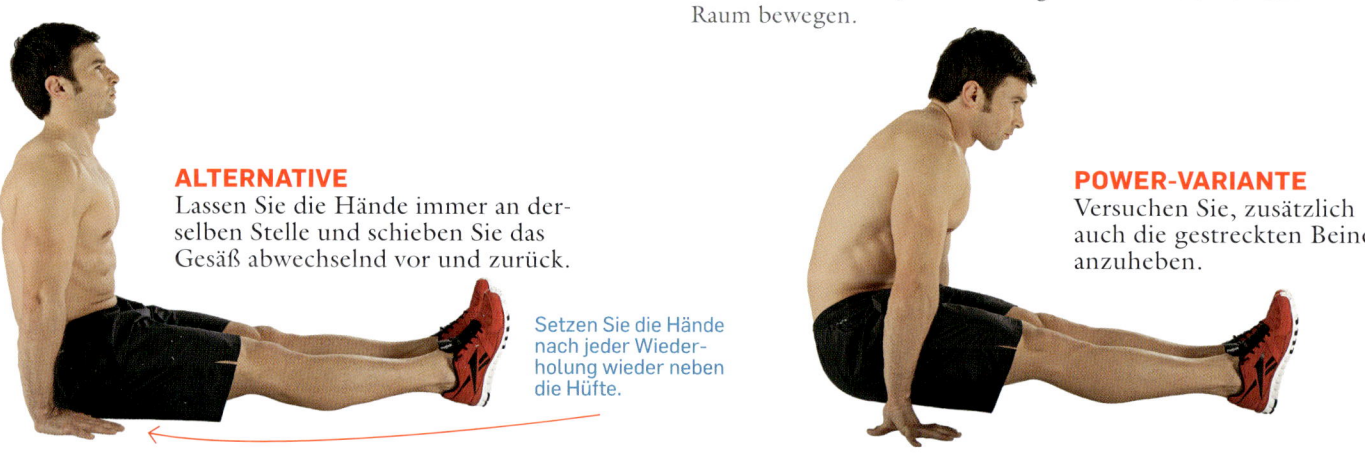

ALTERNATIVE
Lassen Sie die Hände immer an derselben Stelle und schieben Sie das Gesäß abwechselnd vor und zurück.

POWER-VARIANTE
Versuchen Sie, zusätzlich auch die gestreckten Beine anzuheben.

Setzen Sie die Hände nach jeder Wiederholung wieder neben die Hüfte.

Tiefes Rumpfdrehen in der Sit-up-Position

TRAINIERT den gesamten Bauch.

A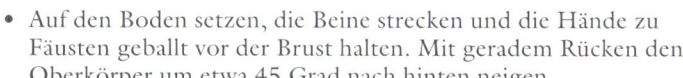

- Auf den Boden setzen, die Beine strecken und die Hände zu Fäusten geballt vor der Brust halten. Mit geradem Rücken den Oberkörper um etwa 45 Grad nach hinten neigen.
- Den Rumpf zunächst nach rechts drehen …

B

- … und direkt im Anschluss nach links. Die Arme gehen passiv mit, Beine und Hüfte bleiben ruhig in Position.
- Im Wechsel den Oberkörper weiter hin- und herdrehen, dabei durchgehend den Bauch anspannen.

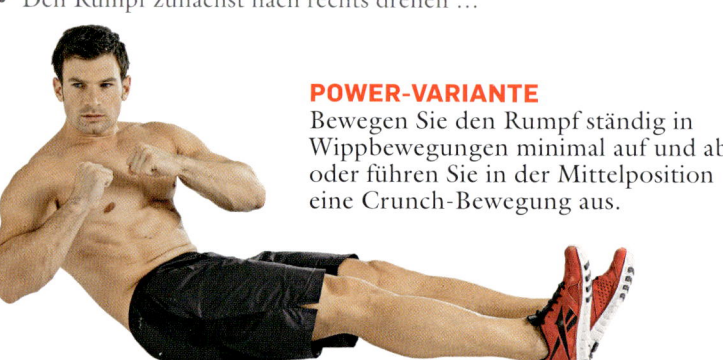

POWER-VARIANTE
Bewegen Sie den Rumpf ständig in Wippbewegungen minimal auf und ab oder führen Sie in der Mittelposition eine Crunch-Bewegung aus.

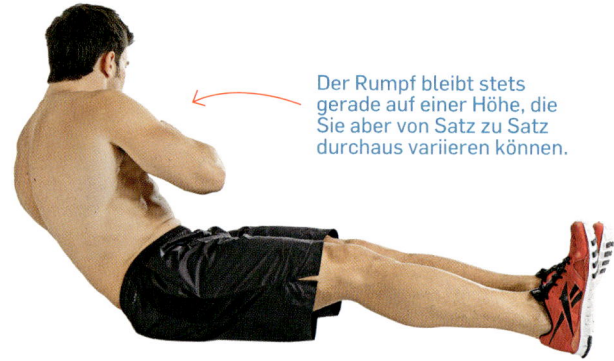

Der Rumpf bleibt stets gerade auf einer Höhe, die Sie aber von Satz zu Satz durchaus variieren können.

KAPITEL 4.3

Vorgebeugtes Rumpfdrehen im Fersensitz

TRAINIERT den Rumpf.

- Auf den Boden knien und das Gesäß auf den Fersen absetzen. Den Rumpf mit geradem Rücken um etwa 30 Grad nach vorn neigen, die Ellenbogen auf Schulterhöhe zur Seite strecken und die Arme rechtwinklig beugen.

ALTERNATIVE
Strecken Sie die Arme über den Kopf weit nach oben, legen Sie die Hände übereinander und führen Sie dann die Übung aus.

- Den Rumpf kontrolliert nach rechts drehen. Kurz halten, dann nach links drehen und wechselseitig fortfahren.

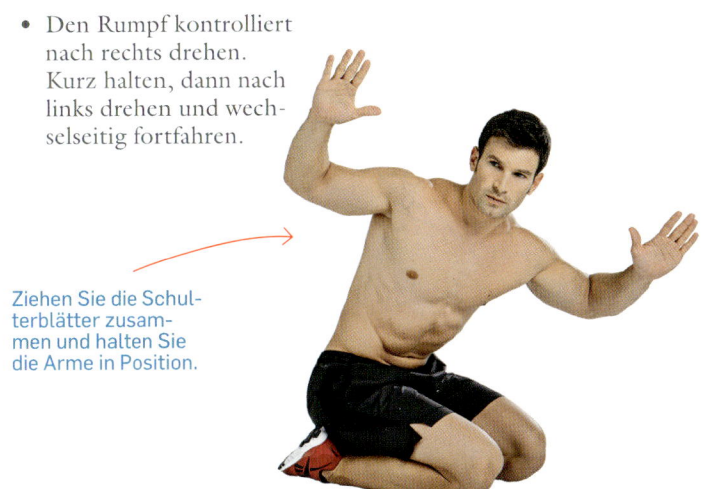

Ziehen Sie die Schulterblätter zusammen und halten Sie die Arme in Position.

Rumpfdrehen im Sitzen

TRAINIERT den gesamten Bauch.

- Hinsetzen, die Knie anwinkeln und die Fersen aufstellen. Den Oberkörper gestreckt etwas nach hinten lehnen. Die Arme waagerecht nach vorn strecken.

ALTERNATIVE
Führen Sie die Übung in kleineren, dafür blitzschnellen Bewegungen aus.

POWER-VARIANTEN
Die Übung wird schwieriger, je weiter Sie den geraden (!) Oberkörper zurückneigen, oder auch, wenn Sie mit den Händen einen Gegenstand halten.

- Den Rumpf nach rechts drehen. Die Arme drehen passiv mit. Halten, zurück und gleich im Anschluss zur linken Seite drehen. Danach wechselseitig fortfahren.

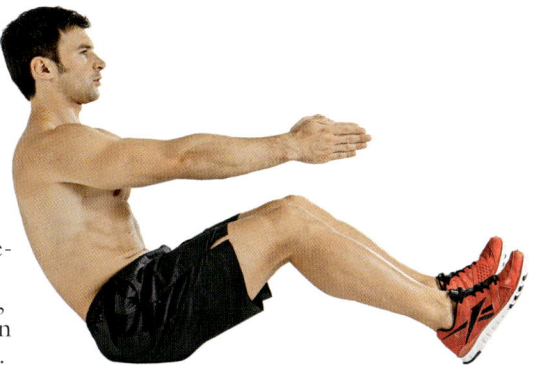
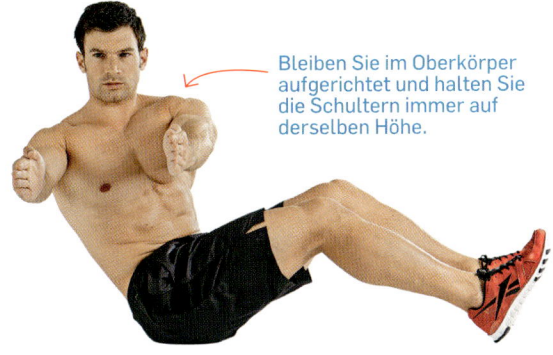

Bleiben Sie im Oberkörper aufgerichtet und halten Sie die Schultern immer auf derselben Höhe.

Rumpf

Schnelles Rumpfdrehen mit Berühren des Bodens

TRAINIERT den Rumpf.

- Aufrecht hinsetzen und die geschlossenen Beine strecken. Mit den Händen ein Handtuch zu einer Kugel knäulen und mit gestreckten Armen vor der Brust halten. Den geraden Oberkörper nach hinten lehnen.
- Den Rumpf schnell nach rechts drehen, das Handtuch dreimal blitzschnell nacheinander auf den Boden rechts neben der Hüfte drücken, dann …

- … zügig zur linken Seite wechseln und das Ganze dort wiederholen. In der Folge wechseln Sie weiter schnell die Seiten. Der Rumpf bleibt stets gerade und die Arme und Beine gesteckt.

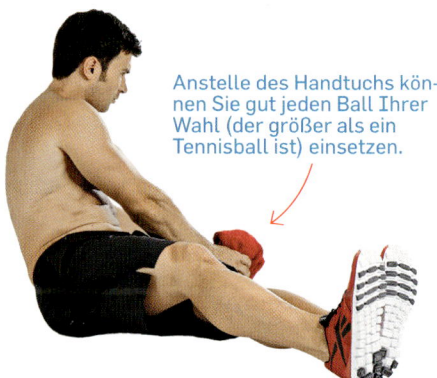

Anstelle des Handtuchs können Sie gut jeden Ball Ihrer Wahl (der größer als ein Tennisball ist) einsetzen.

Diagonales Rumpfstrecken

TRAINIERT Rumpf und Schultern.

- Aufrecht schulterbreit hinstellen. Mit gestreckten Armen ein Handtuch schulterbreit greifen, über dem Kopf spannen und während der gesamten Übung unter Spannung halten. Den Rumpf nach links aufdrehen. Der rechte Fuß dreht locker mit.

- Zügig den Rumpf nach rechts unten bewegen. Dabei mit den gestreckten Armen außen am rechten Unterschenkel vorbeiziehen. Den Rücken möglichst gerade halten und die Beine leicht beugen.

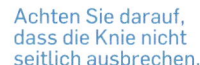

Achten Sie darauf, dass die Knie nicht seitlich ausbrechen.

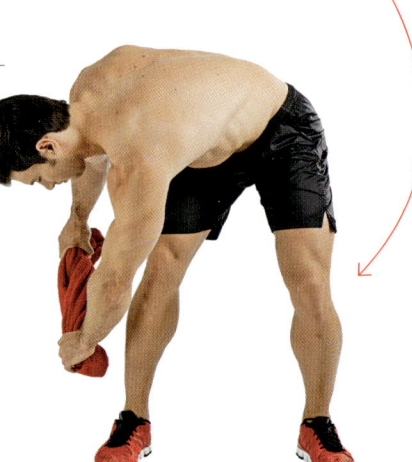

EINSTIEGSVARIANTE
Lassen Sie das Handtuch weg.

KAPITEL 4.3

Seitliches Rumpfheben auf einer Erhöhung

TRAINIERT die seitlichen Bauchmuskeln.

A

- Mit der linken Körperseite so auf eine Erhöhung legen, dass der Oberkörper von der Brustwirbelsäule aufwärts nach oben und unten beweglich bleibt. Die Beine strecken und die Füße hintereinander versetzt aufstellen. Die Hände locker an den Hinterkopf legen, die Ellenbogen zeigen zur Seite.

B

- Die Bauchmuskulatur anspannen und den Rumpf so weit wie möglich von der Erhöhung abheben. Arme und Ellenbogen bleiben dabei in Position. Oben halten, dann langsam zurück, ohne den Oberkörper vollständig zu entlasten.
- Im nächsten Satz Seitenwechsel.

Ziehen Sie die rechte Flanke zusammen, während Sie die linke strecken.

POWER-VARIANTEN
Strecken Sie die Arme über Kopf und / oder halten Sie einen Gegenstand in den Händen.

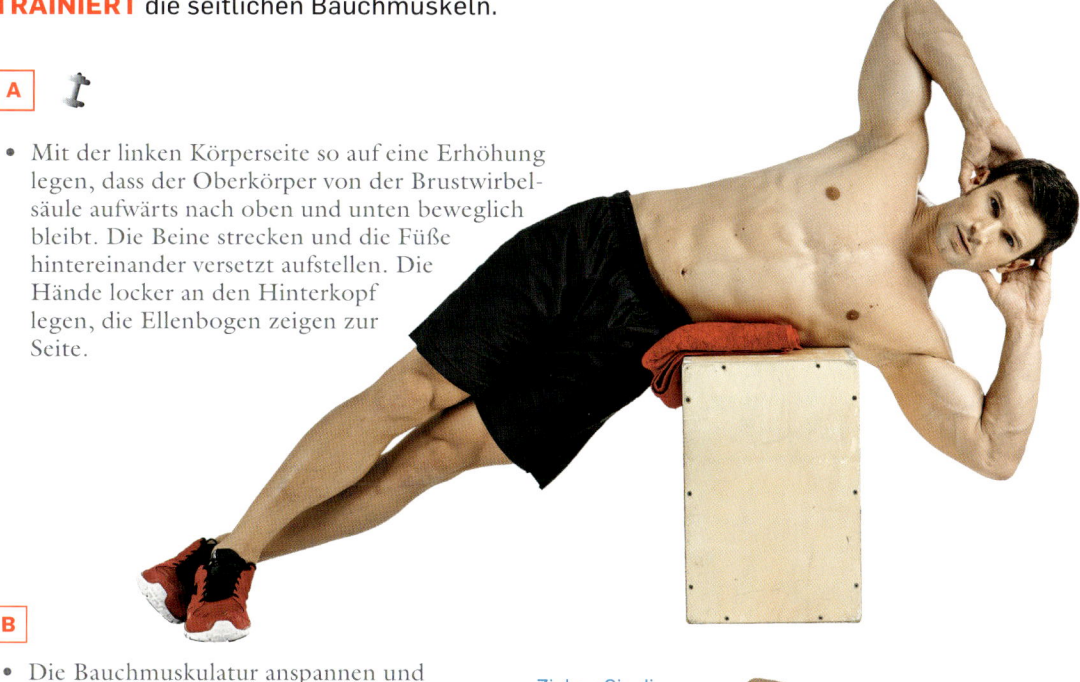

MACHEN SIE ES SICH BEQUEM

Suchen Sie sich für diese Übung möglichst eine bequeme Ablagefläche für Hüfte und Oberkörper. Am besten sind abgerundete Gegenstände, zum Beispiel ein großer, runder Stein oder ein liegender dicker Baumstamm. Am allerbesten lässt sich die Übung auf einem Gymnastikball, aber auch auf anderen luftgefüllten Dingen (dem Rand eines Badeboots, eines Gummipools o. Ä.) ausführen, wenn diese groß genug sind. Haben Sie keine „runde Ecke" zur Verfügung, legen Sie sich Kissen oder – wie hier zu sehen – Handtücher unter.

193

Rumpf

Seitneigen mit über Kopf gestreckten Armen

TRAINIERT die seitlichen Bauchmuskeln.

A

- Aufrecht schulterbreit hinstellen und die Beine minimal beugen. Mit gestreckten Armen ein Handtuch schulterbreit fassen und durchgehend unter Spannung über dem Kopf halten.

B

- Den Oberkörper so weit wie möglich nach links neigen. Die Arme gehen mit und bleiben dabei in Position. Strecken Sie sich, als wollten Sie Ihren Rumpf in die Länge ziehen. Kurz halten, dann zur anderen Seite neigen und im Wechsel fortfahren.

ALTERNATIVEN
Halten Sie einen schwereren Gegenstand hoch oder nehmen Sie einen Besenstiel, den Sie während der Übung durchgehend „auseinanderziehen".

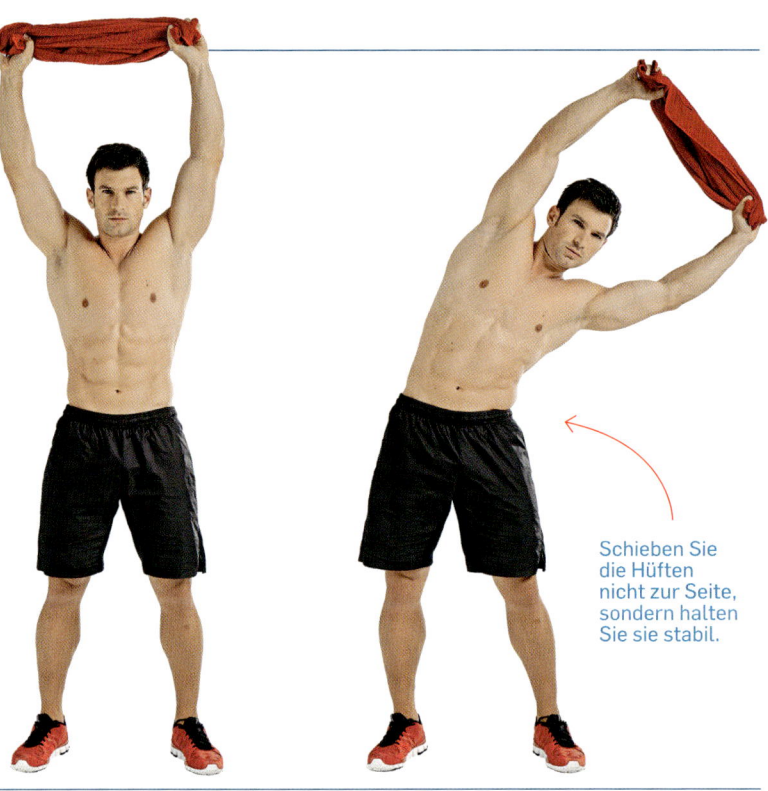

Schieben Sie die Hüften nicht zur Seite, sondern halten Sie sie stabil.

Beinheben

TRAINIERT die geraden Bauchmuskeln.

A

- Auf den Boden legen, die Hände unter das Gesäß schieben und die Beine gestreckt über dem Boden halten.

B

- Die Bauchmuskeln anspannen und die gestreckten Beine langsam heben, bis sie senkrecht stehen. Ebenso langsam wieder absenken, ohne sie abzulegen.

ALTERNATIVEN
- Führen Sie die Übung auf einer Erhöhung (zum Beispiel einem Bett) aus, wobei das Gesäß am Rand liegt und die Beine in gestreckter Haltung frei in der Luft schweben können.
- Bewegen Sie die gestreckten Beine während der gesamten Übung gegenläufig leicht und zügig vor und zurück.
- Halten Sie die Beine einfach die ganze Zeit über waagerecht.

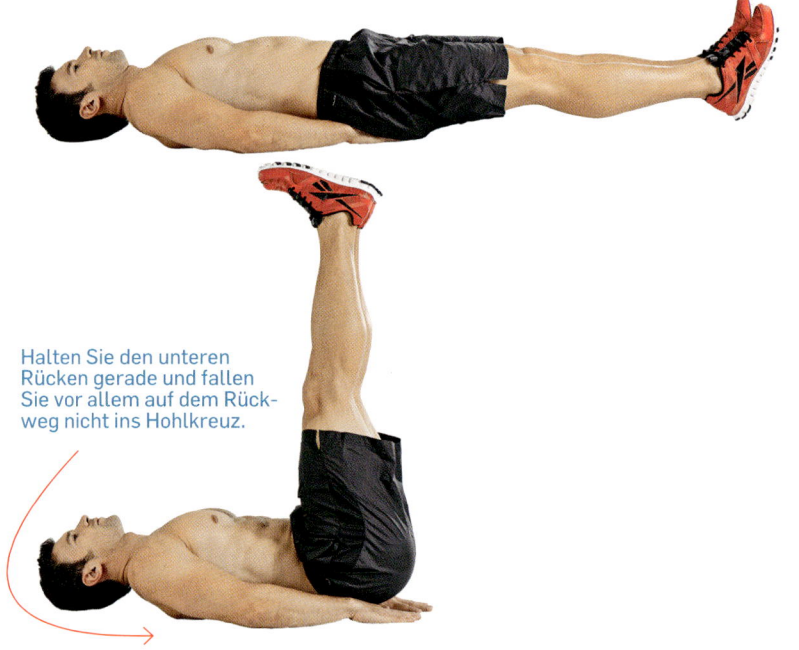

Halten Sie den unteren Rücken gerade und fallen Sie vor allem auf dem Rückweg nicht ins Hohlkreuz.

KAPITEL 4.3

Beinkreisen

TRAINIERT den gesamten Bauch.

A

- Auf den Boden setzen, die Beine nach vorn ausstrecken und einige Zentimeter über dem Boden halten. Den Oberkörper nach hinten lehnen und auf den Unterarmen abstützen. Die Oberarme stehen senkrecht unter den Schultern.

B

- Die gestreckten Beine in weiten, wechselnd großen Kreisen durch die Luft bewegen. Wenn Sie die Übung auf Zeit ausführen, finden Sie einen Rhythmus, in dem Sie etwa gleich lange links- und rechtsherum kreisen.

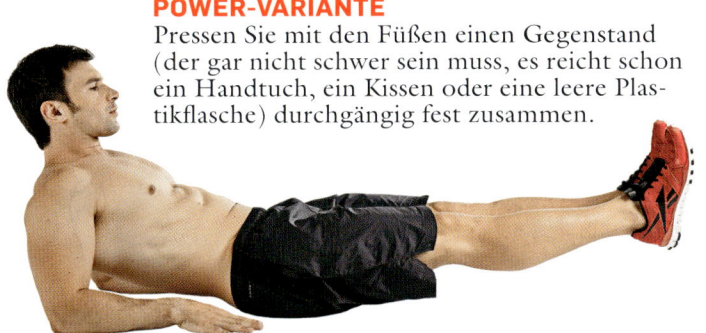

POWER-VARIANTE
Pressen Sie mit den Füßen einen Gegenstand (der gar nicht schwer sein muss, es reicht schon ein Handtuch, ein Kissen oder eine leere Plastikflasche) durchgängig fest zusammen.

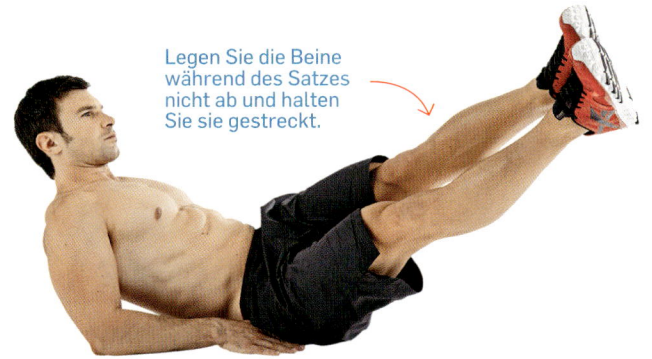

Legen Sie die Beine während des Satzes nicht ab und halten Sie sie gestreckt.

Beinschere

TRAINIERT Bauch und Beine.

A

- Hinsetzen, zurücklehnen und auf den Unterarmen abstützen. Die Beine strecken und über dem Boden halten. Das rechte Bein anheben und über das linke schieben, dabei gleichzeitig das linke unter dem rechten hindurchdrücken.

B

- Die Beine wieder nach außen bewegen, dabei das linke anheben und das rechte bis dicht über den Boden absenken und die Beine wieder überkreuzen.
- Im Wechsel fortfahren, ohne die Beine abzulegen.

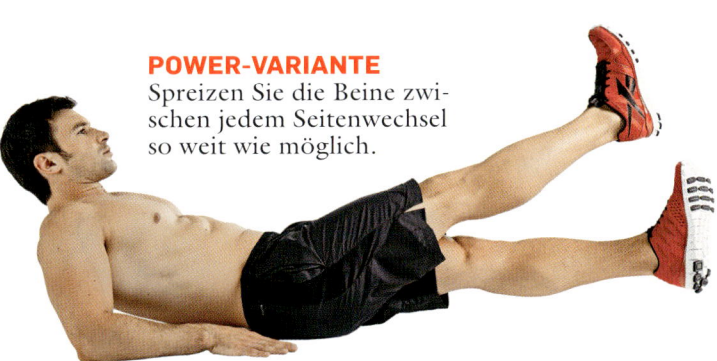

POWER-VARIANTE
Spreizen Sie die Beine zwischen jedem Seitenwechsel so weit wie möglich.

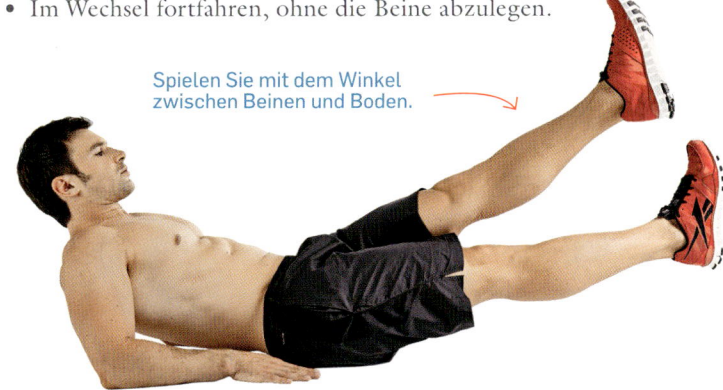

Spielen Sie mit dem Winkel zwischen Beinen und Boden.

195

Rumpf

Beinpendeln

TRAINIERT den Rumpf und die Beine.

A

- Auf den Rücken legen, die Arme zur Seite gestreckt ablegen und die Beine senkrecht hochheben. Die Fußspitzen anziehen.

EINSTIEGSVARIANTE
Strecken Sie nur die Oberschenkel senkrecht in die Luft und halten Sie die Knie rechtwinklig gebeugt.

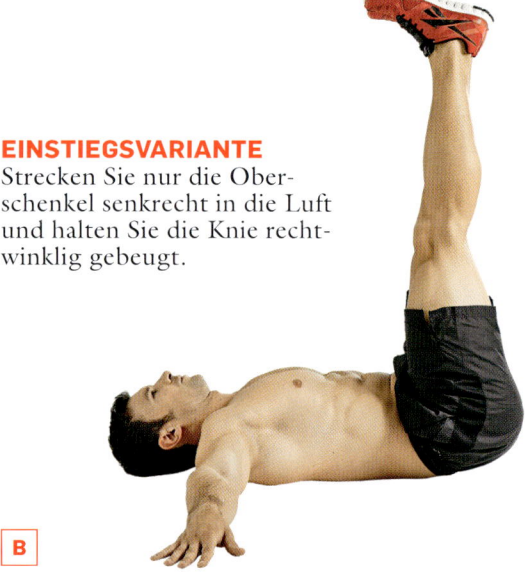

B

- Die gestreckten Beine langsam so weit wie möglich nach rechts absenken, wieder anheben, dann nach links absenken und im Wechsel fortfahren.

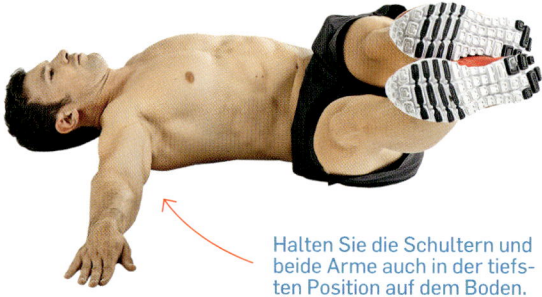

Halten Sie die Schultern und beide Arme auch in der tiefsten Position auf dem Boden.

POWER-VARIANTE
Senken Sie die Beine zwischen den Seitenwechseln aus der höchsten Position wie bei der Übung „Beinheben" ab (siehe Seite 194) und ziehen Sie sie gleich wieder hoch.

Beinheben im Hang

TRAINIERT die geraden Bauchmuskeln, die Schultern und die Arme.

A   B

- Einen stabilen Ast oder eine Teppichstange finden. Im Obergriff daranhängen, die Hände etwas mehr als schulterbreit setzen. Arme, Schulter- und Rumpfpartie unter Spannung halten.

- Die Beine gestreckt anheben, bis sie waagerecht stehen. Die Position kurz halten, dann wieder zurück.

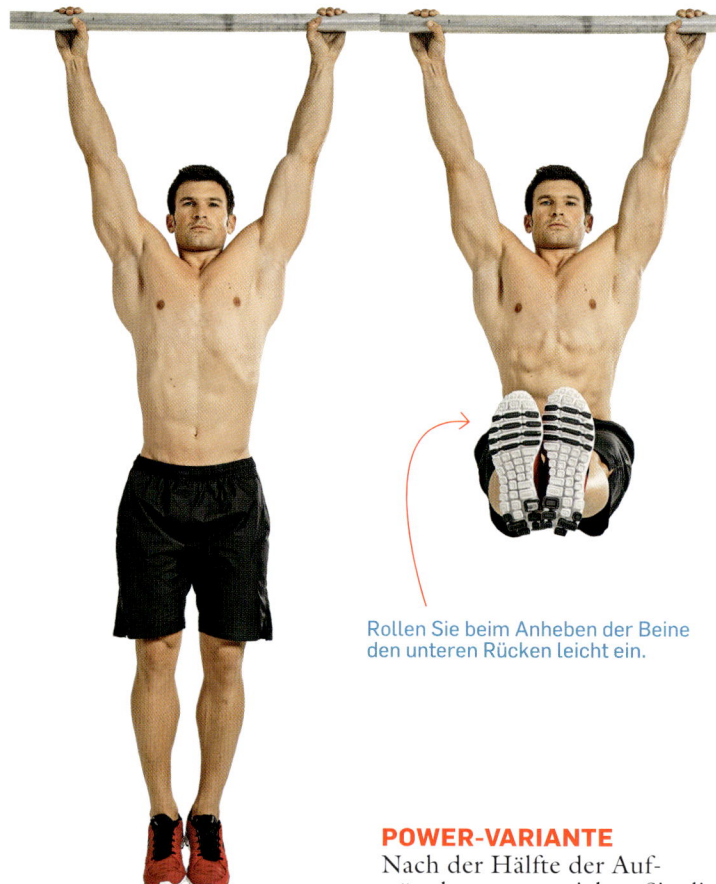

Rollen Sie beim Anheben der Beine den unteren Rücken leicht ein.

EINSTIEGSVARIANTE
Heben Sie nur die Oberschenkel in die Waagerechte.

POWER-VARIANTE
Nach der Hälfte der Aufwärtsbewegung ziehen Sie die Knie zur Brust. Dadurch erhöhen Sie die Mitarbeit der Bauchmuskulatur.

KAPITEL 4.3

Schräges Beinheben im Hang

TRAINIERT Bauch, Schultern und Beine.

A
- Eine Hängevorrichtung wie einen Ast oder ein Klettergerüst im Obergriff etwas mehr als schulterbreit fassen, dann die Knie nach rechts oben bis auf Hüfthöhe ziehen.

B
- Kurz halten, die Knie mittig absinken lassen und sofort auf der linken Seite wiederholen. Im Wechsel fortfahren. Ohne Schwung arbeiten, da Sie sonst schnell ins Pendeln geraten.

Beinheben im Hang mit seitlichem Beinschwingen

TRAINIERT Bauch und Schultern, Arme und Beine.

A
- Einen stabilen Ast o. Ä. im Obergriff fassen, unter dem ein Gegenstand wie etwa ein Fahrrad Platz findet. Die Arme rechtwinklig beugen, die Beine schräg rechts neben dem Hindernis halten.

B
- In großem Bogen die gestreckten Beine über das Hindernis nach links bewegen. Kurz halten, auf gleichem Weg zurück. Wechselseitig fortfahren.

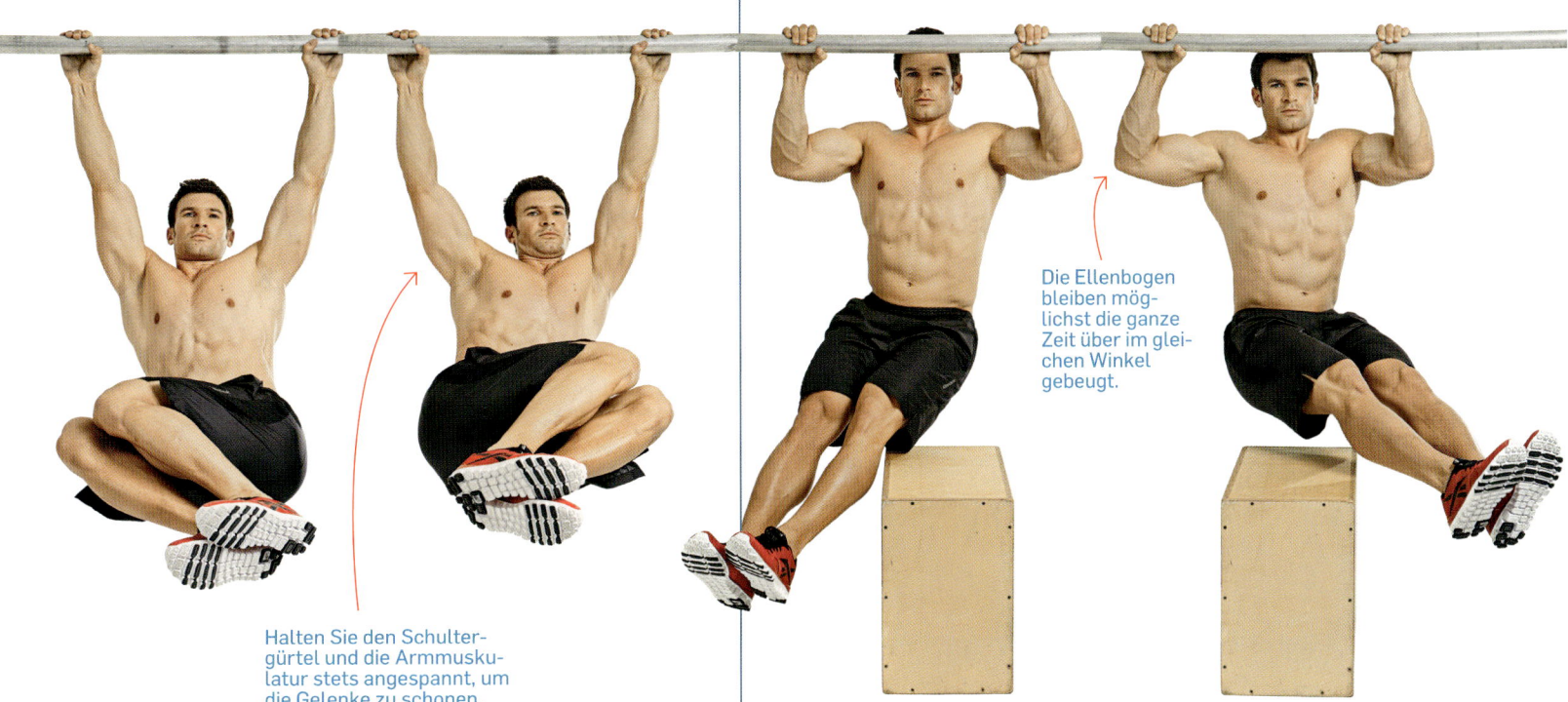

Halten Sie den Schultergürtel und die Armmuskulatur stets angespannt, um die Gelenke zu schonen.

Die Ellenbogen bleiben möglichst die ganze Zeit über im gleichen Winkel gebeugt.

EINSTIEGSVARIANTE
Wer sich im Hang nicht so lange halten kann, darf die Beine zwischendurch auf den Boden stellen und kurz die Arme ausschütteln.

EINSTIEGSVARIANTE
Halten Sie die Arme fast gestreckt.

ALTERNATIVE
Sie können die Übung auch über ein imaginäres Hindernis ausführen. Wichtig: Lassen Sie die Beine in der Mitte nicht einfach sinken.

Rumpf

Hüftheben

TRAINIERT die geraden Bauchmuskeln.

A

- Rücklings hinlegen, die Arme seitlich ablegen und die Beine rechtwinklig beugen, sodass die Oberschenkel senkrecht und die Unterschenkel waagerecht stehen.

EINSTIEGSVARIANTE
Die Übung wird einfacher, wenn Sie eine Kerze ausführen und die Beine zur Decke strecken.

B

- Den Bauch anspannen und die Knie zur Decke drücken, die Hüfte dabei möglichst weit vom Boden abheben. Oben kurz halten, dann betont langsam zurück in die Ausgangsposition. Das Gesäß während des gesamten Satzes nicht mehr ganz ablegen.

Pressen Sie die Arme fest in den Boden, damit Sie die Hüfte noch weiter anheben können.

Hüftheben mit gestrecktem Bein

TRAINIERT den gesamten Bauch.

A

- Rücklings mit dem Kopf vor einen stabilen Gegenstand legen, mit den Armen über Kopf an diesem festhalten. Den Bauch anspannen, die Hüfte anheben und das linke Bein senkrecht nach oben strecken. Das rechte Bein ist im Knie um 90 Grad gebeugt und macht die Aufwärtsbewegung mit.

B

- Die Hüfte absenken, dann sofort wieder anheben und dabei die Beinstellung wechseln: Das rechte Bein strecken und das linke anwinkeln. Wechselseitig wiederholen.

Das Becken sollte sich wie ein Kolben nach oben und unten bewegen.

Seitliches Beinheben im Liegen

TRAINIERT die seitlichen Bauchmuskeln.

A

- Auf der linken Körperseite ablegen (auf hartem Boden ein Polster unter die Hüfte schieben), den linken Arm strecken. Den rechten Arm anwinkeln und mit der Hand vor der Brust abstützen. Die gestreckten Beine leicht vom Boden abheben, den Kopf in der Luft halten.

B

- Die Beine möglichst weit nach oben drücken, die Kraft kommt aus der seitlichen Rumpfmuskulatur. Oben die Spannung für einen Moment halten, dann wieder absenken, ohne die Beine ganz abzulegen.
- Im nächsten Durchgang die Seite wechseln.

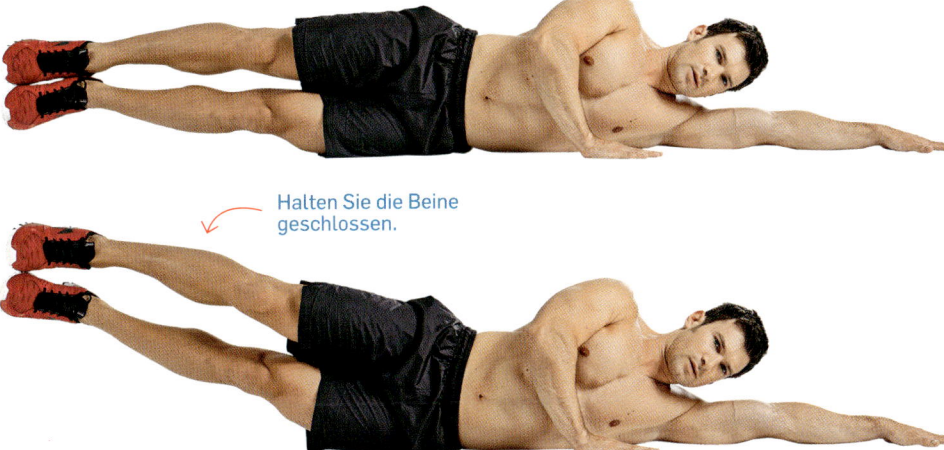

Halten Sie die Beine geschlossen.

POWER-VARIANTE
Schwingen Sie in der höchsten Position die Beine ein wenig vor und zurück.

Fahne auf dem Boden

TRAINIERT den ganzen Körper mit dem Schwerpunkt Rumpf.

Ausführung

- Mit dem Kopf vor eine bodennahe Möglichkeit zum Festhalten (ein Geländer, ein Holzbalken oder das Bein eines stabilen Tisches) rücklings hinlegen. Den Gegenstand mit beiden Händen über Kopf greifen.
- Mit gestreckten Beinen zuerst die Hüfte und dann den Oberkörper nach oben strecken, sodass nur noch die Schultern Bodenkontakt haben. Der Körper steht fast senkrecht.
- Den gestreckten Körper langsam so weit es geht absenken und die erreichbare Endposition halten. Das Becken stets durchdrücken, um die Körperspannung zu halten.

EINSTIEGSVARIANTE
Winkeln Sie die Knie an und halten Sie nur die Oberschenkel in der Verlängerung zum Rumpf.

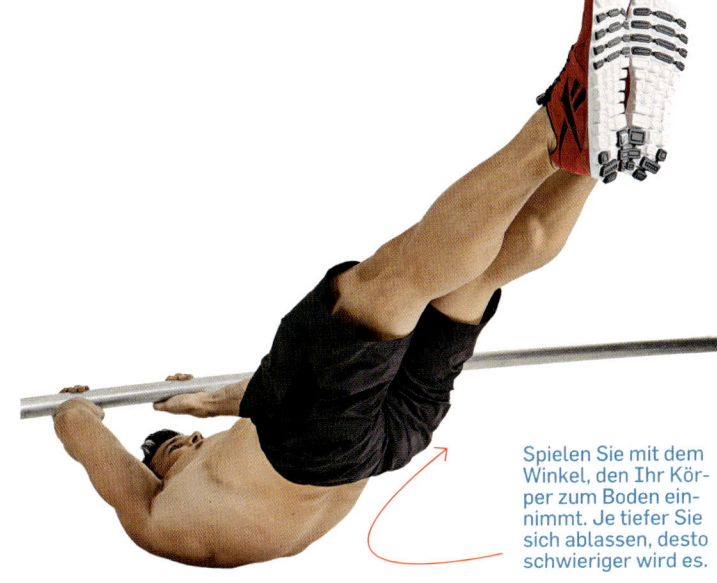

Spielen Sie mit dem Winkel, den Ihr Körper zum Boden einnimmt. Je tiefer Sie sich ablassen, desto schwieriger wird es.

Rumpf

Unterarmstütz

TRAINIERT Rumpf und Schultern.

Ausführung

- In einen Vierfüßlerstand gehen, die Beine ausstrecken und die Fußspitzen geschlossen aufstellen. Die Unterarme mit den Ellenbogen unterhalb der Schultern ablegen, den Bauchnabel zur Wirbelsäule einziehen und so den Rumpf anspannen. Das Becken anheben, sodass der Körper von den Fersen bis zum Kopf eine gerade Linie bildet. Diese Position halten.

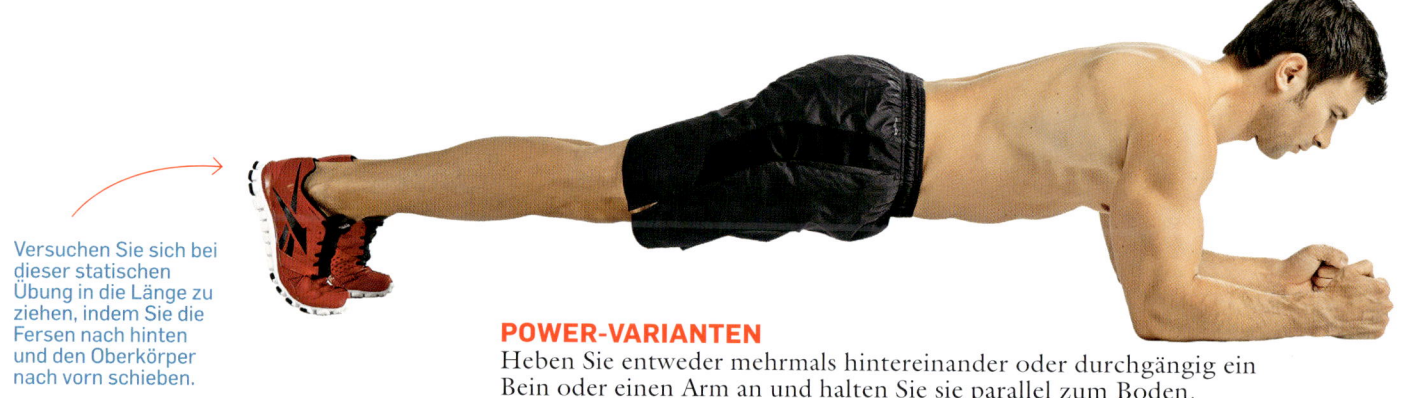

Versuchen Sie sich bei dieser statischen Übung in die Länge zu ziehen, indem Sie die Fersen nach hinten und den Oberkörper nach vorn schieben.

POWER-VARIANTEN
Heben Sie entweder mehrmals hintereinander oder durchgängig ein Bein oder einen Arm an und halten Sie sie parallel zum Boden.

Negativer Unterarmstütz

TRAINIERT Rumpf und Schultern.

Ausführung

- In einen Unterarmstütz gehen, die Oberarme stehen senkrecht unterhalb der Schultern. Die Fußspitzen auf eine Erhöhung setzen. Den Rumpf anspannen und das Gesäß anheben, bis der ganze Körper eine gerade Linie bildet. Diese Position halten.

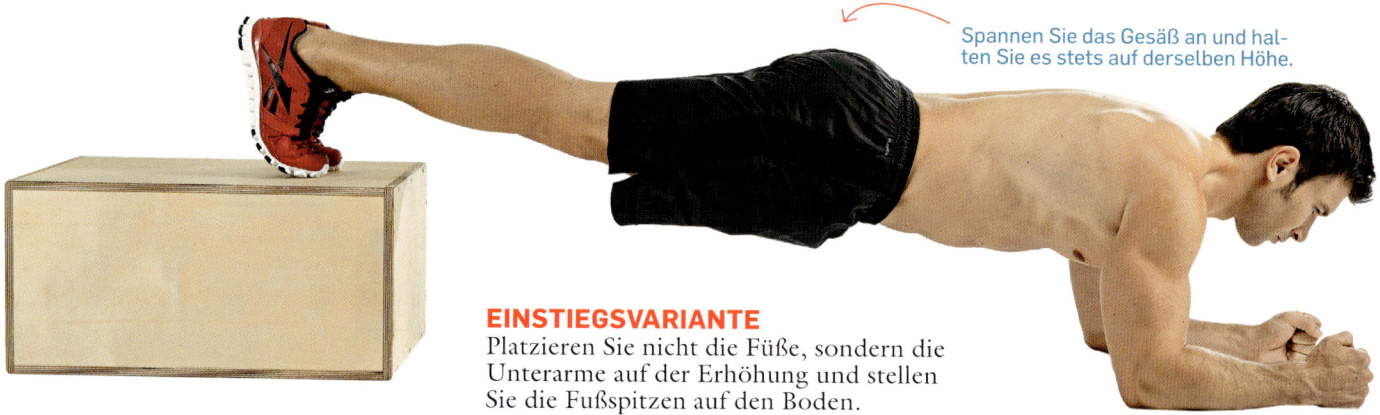

Spannen Sie das Gesäß an und halten Sie es stets auf derselben Höhe.

EINSTIEGSVARIANTE
Platzieren Sie nicht die Füße, sondern die Unterarme auf der Erhöhung und stellen Sie die Fußspitzen auf den Boden.

KAPITEL 4.3

Zwei-Punkt-Unterarmstütz

TRAINIERT Rumpf und Schultern.

A

- In einen Unterarmstütz gehen, sodass die Beine gestreckt und die Ellenbogen unterhalb der Schultern sind. Den Körper in einer geraden Linie halten.

B

- Gleichzeitig den linken Arm und das rechte Bein anheben und strecken. Ein paar Sekunden halten, wieder absetzen und die anderen beiden Extremitäten anheben. Wechselseitig fortfahren.

Halten Sie den Körper waagerecht und kippen Sie nicht zu einer Seite.

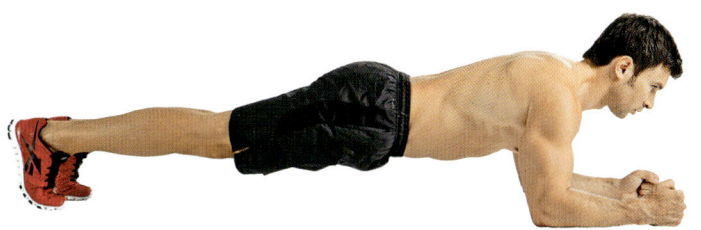
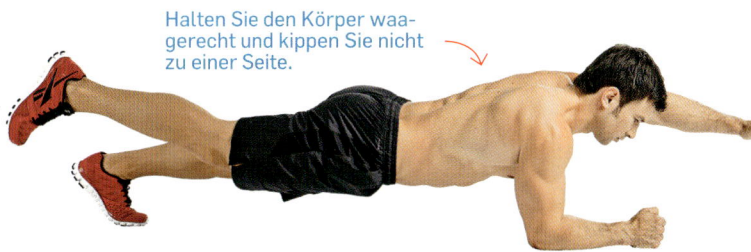

EINSTIEGSVARIANTE
Setzen Sie die Knie ab.

POWER-VARIANTE
Heben Sie den linken Arm und das linke Bein gleichzeitig an. Halten, dann mit rechts durchführen.

Zwei-Punkt-Liegestütz

TRAINIERT den ganzen Körper mit dem Schwerpunkt Rumpf.

A

- Eine Liegestützposition einnehmen: Die Hände mit gestreckten Armen unter den Schultern platzieren, die Beine strecken und die Fußspitzen aufstellen. Der gesamte Körper bildet von Kopf bis zu den Fersen eine gerade Linie.

B

- Den linken Arm und das rechte Bein anheben und in einer Linie mit dem Rumpf halten. Nach einigen Sekunden auflösen und mit dem rechten Arm und dem linken Bein wiederholen. Im Wechsel fortfahren.

Es geht nicht darum, möglichst hoch zu kommen. Drücken Sie besser Ferse und Fingerspitzen möglichst weit von sich weg.

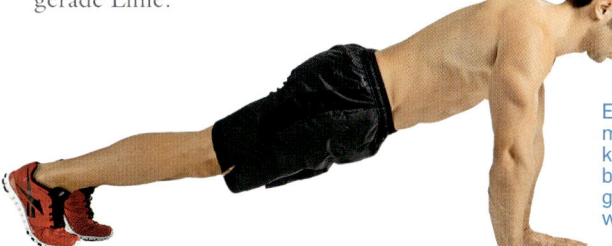

ALTERNATIVE
Halten Sie die Endposition, solang es geht.

EINSTIEGSVARIANTE
Führen Sie die Übung im Knien aus.

POWER-VARIANTEN
- Schieben Sie zwischen jedem Wechsel einen vollständigen Liegestütz ein.
- Führen Sie mit den freien Armen und Beinen kreisende Bewegungen aus.

Rumpf

Unterarmstütz mit Rumpfdrehung

TRAINIERT Rumpf und Schultern.

A

- Die Unterarme schulterbreit auf dem Boden platzieren, die Beine strecken und die Fußspitzen geschlossen aufstellen. Die Hüfte hochdrücken und den Körper in einer geraden Linie halten.

B

- Die Unterarme, vor allem den linken, fest in den Boden pressen und Rumpf, Becken und Beine nach rechts drehen. Die Füße leicht mitrotieren lassen, ohne das Gesäß anzuheben. Auch der Blick folgt der Bewegung. Kurz halten, dann über die Mitte zurück und das Gleiche zur linken Seite ausführen. Im Wechsel wiederholen.

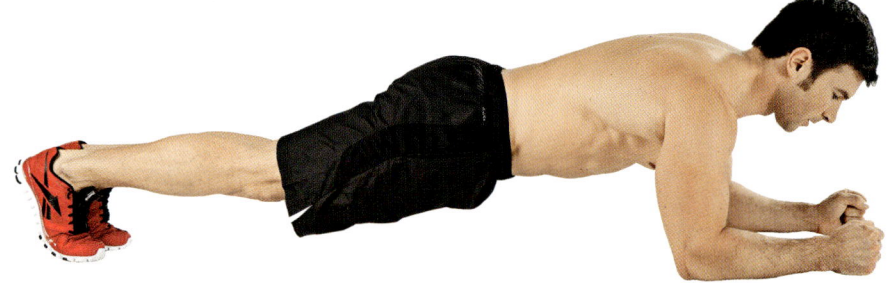

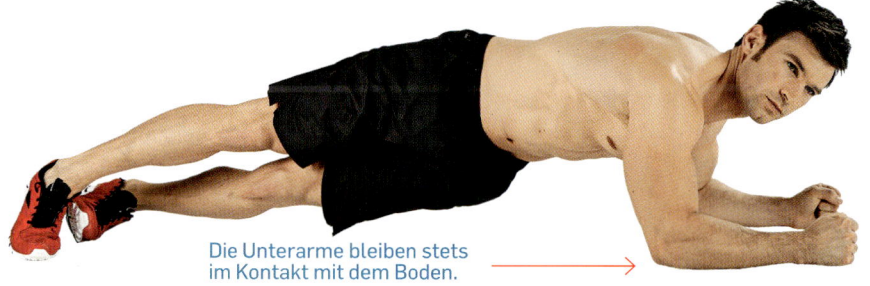

Die Unterarme bleiben stets im Kontakt mit dem Boden.

Unterarmstütz mit Crunch über Kreuz

TRAINIERT Rumpf und Schultern.

A

- In einen Unterarmstütz gehen, dabei das Becken auf Rumpf- und Beinlinie und die Oberarme senkrecht halten.

B

- Den rechten Arm und das linke Bein gestreckt anheben, dann den Rumpf beugen und den rechten Ellenbogen und das linke Knie unter dem Körper zueinanderführen. Halten, zurück in die Ausgangshaltung und die Seiten wechseln. Wechselseitig fortfahren.

POWER-VARIANTE
Machen Sie den Crunch unter dem Körper aus einer Liegestützposition heraus.

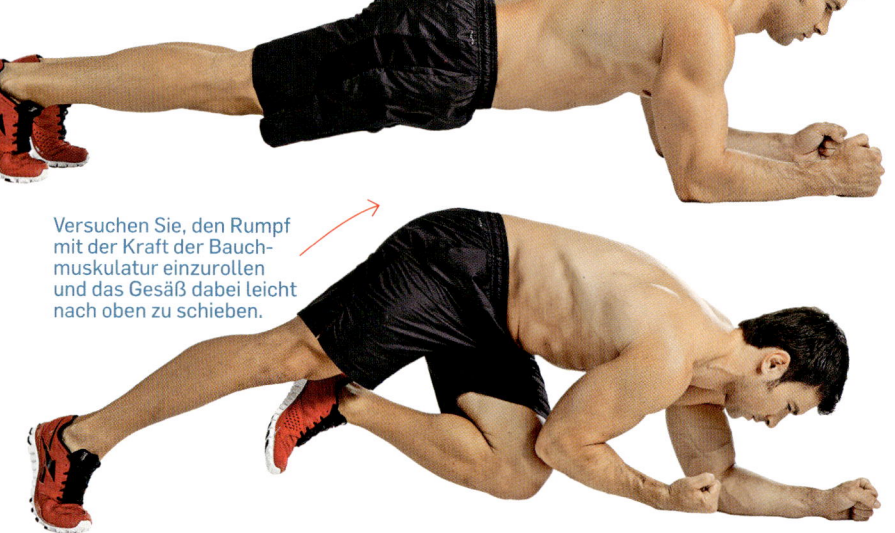

Versuchen Sie, den Rumpf mit der Kraft der Bauchmuskulatur einzurollen und das Gesäß dabei leicht nach oben zu schieben.

Seitlicher Unterarmstütz

TRAINIERT Rumpf und Schultern.

Ausführung

- Auf der linken Körperseite ablegen, den linken Ellenbogen unter der Schulter aufstellen, der Unteram zeigt nach vorn. Die Beine gestreckt aufeinanderlegen, den Rumpf und das Gesäß anspannen. Die Hüfte anheben, bis der gesamte Körper vom Kopf bis zu den Füßen eine gerade Linie bildet. Die freie rechte Hand in die Hüfte stützen. Die Position halten.
- Gleich danach im nächsten Durchgang auf den rechten Unterarm stützen.

ALTERNATIVE
Heben und senken Sie die Hüfte, anstatt die Position zu halten.

POWER-VARIANTE
Heben Sie das obere Bein bis in die Waagerechte oder noch höher gestreckt an. Halten Sie diese Position oder bewegen Sie das Bein wiederholt auf und ab, ohne es abzulegen.

Die Beine ruhen auf der Außenkante des unteren Fußes.

Seitlicher Unterarmstütz mit Rumpfrotation

TRAINIERT Rumpf und Schultern.

A

- Mit der linken Seite auf den Boden legen und den linken Ellenbogen senkrecht unter der Schulter auf dem Boden abstützen. Die Beine strecken, den Rumpf anspannen und das Becken anheben, bis der Körper von Kopf bis Fuß eine Linie bildet. Den freien rechten Arm senkrecht nach oben strecken.

B

- Den Rumpf nach links drehen, den rechten Arm vor die Brust führen und dann möglichst weit unter dem Körper hindurchstrecken. Der Blick folgt der rechten Hand. Kurz halten, dann zurück in die Ausgangsposition.
- Im nächsten Satz die Seite wechseln.

EINSTIEGSVARIANTE
Knien Sie sich seitlich hin und führen Sie dann die Drehbewegungen aus.

In der Endposition stehen die Schultern fast waagerecht.

Rumpf

PERFEKTE BODENVER-HÄLTNISSE

Diese und andere stark fordernde Übungen auf dem Boden, bei denen Sie den Körper über die Hüfte oder die Extremitäten drehen, sollten Sie am besten auf einem weichen Untergrund ausführen. Das schont die Gelenke und die knöchernen Partien, die Bodenkontakt haben.

Unterarmstütz mit Rumpfdrehung und einseitigem Crunch

TRAINIERT den ganzen Körper mit dem Schwerpunkt Rumpf.

A

- In einen Unterarmstütz gehen, den Rumpf anspannen und das Becken auf einer Linie mit Rumpf und Oberschenkeln fixieren.

Verlagern Sie vor Beginn der Bewegung das Gewicht ein wenig mehr auf den linken Unterarm.

B

- Den Körper nach rechts drehen, sodass der linke Fuß auf die Außenseite kippt (das geht nur in Schuhen, barfuß wird es schmerzhaft) und sich der rechte Arm sowie das rechte Bein vom Boden lösen. In derselben Bewegung das rechte Knie anziehen und mit dem rechten Ellenbogen auf Hüfthöhe zusammenführen. Spannung kurz halten, zurück in die Ausgangsposition und mit der nächsten Wiederholung die Seite wechseln.

Knicken Sie in der Hüfte nicht ein.

POWER-VARIANTE
Strecken Sie in Position B den rechten Arm und das rechte Bein, um sie gleich darauf wieder zusammenzuführen. Gehen Sie erst dann wieder in die Ausgangsstellung, wenn Sie die Seiten wechseln.

Gedrehte Liegestütze

TRAINIEREN Rumpf und Schultern.

A

- In den Liegestütz gehen, die Hände dabei schulterbreit aufstellen und den Körper in einer geraden Linie halten.

POWER-VARIANTE
Starten Sie im Seitstütz (siehe unten, Position A) und drehen Sie dann den oberen Arm immer wieder unter dem Rumpf hindurch (wie in der unteren Übung auf Seite 203 beschrieben).

B

- Den Rumpf zur rechten Seite aufdrehen. Die rechte Hand nach oben führen und zur Decke drücken. Den ganzen Körper mitbewegen und auch die Füße drehen. Die Hüfte oben halten.
- Kurz halten, zurück und in der nächsten Wiederholung zur anderen Seite aufdrehen.

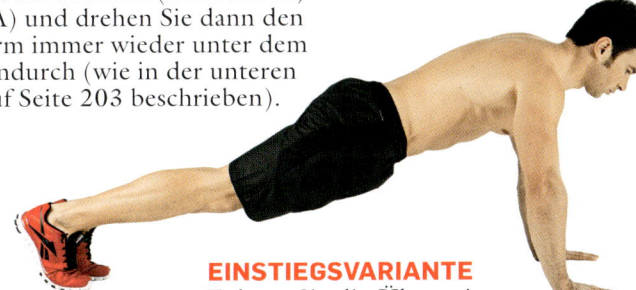

EINSTIEGSVARIANTE
Führen Sie die Übung im Unterarmstütz aus.

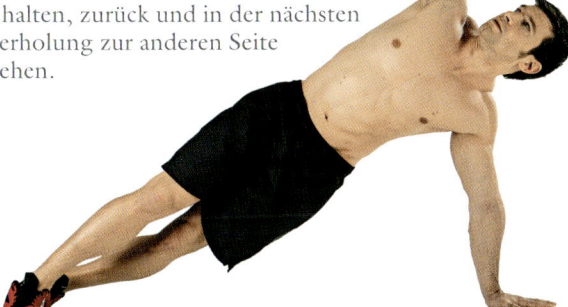

Der Blick folgt der Hand.

Seitstütz mit nach oben gestrecktem Arm und Bein

TRAINIERT den ganzen Körper mit dem Schwerpunkt Rumpf.

A

- Auf der linken Körperseite ablegen, mit der linken Hand unterhalb der Schulter abstützen und den Arm strecken. Die Hüfte vom Boden abheben und den rechten Arm senkrecht nach oben strecken. Den Körper in einer geraden Linie halten.

B

- Das gestreckte rechte Bein so weit wie möglich anheben. Diese Position halten, dann das Bein wieder absenken.
- Im nächsten Satz die Seiten wechseln.

EINSTIEGSVARIANTE
Lassen Sie die Beinbewegung weg – oder legen Sie den oberen Arm auf der Körperseite ab.

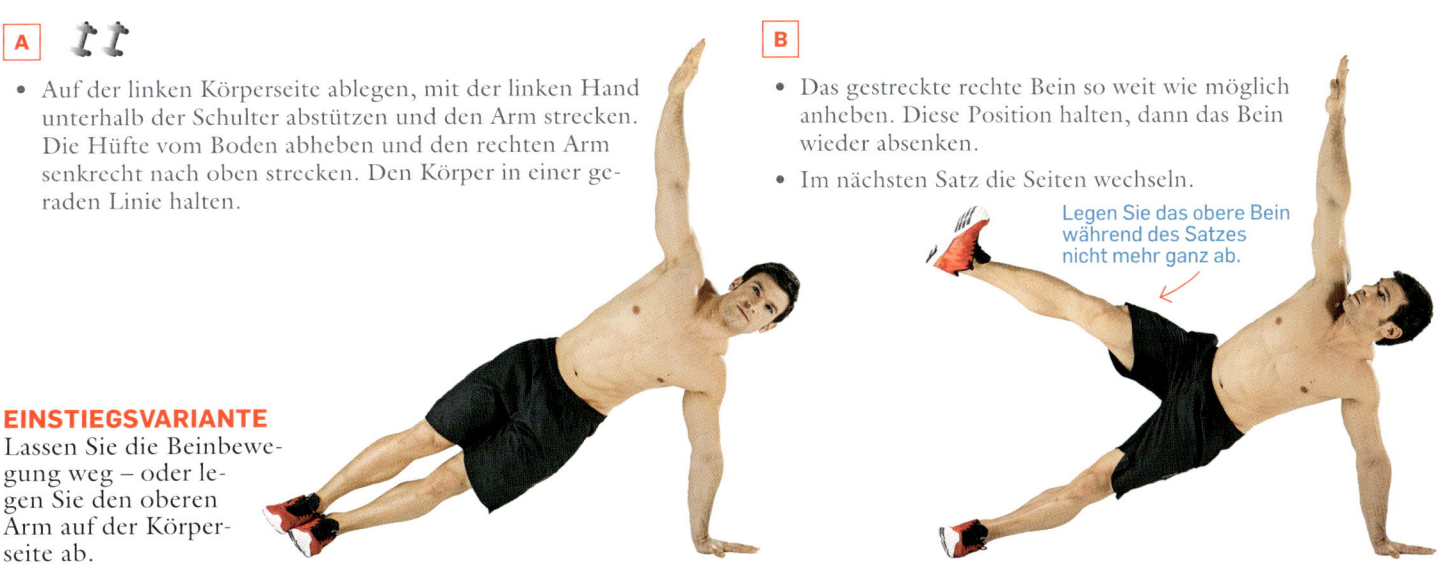

Legen Sie das obere Bein während des Satzes nicht mehr ganz ab.

Rumpf

Seitstütz mit seitlichem Crunch

TRAINIERT den ganzen Körper mit dem Schwerpunkt Rumpf.

A

- Die linke Hand mit gestrecktem Arm unter der Schulter platzieren. Die Beine strecken und auf die linke Fußaußenkante stellen. Den rechten Arm senkrecht nach oben strecken, die Hüfte anheben und mit Rumpf und Beinen auf eine gerade Linie bringen.

EINSTIEGSVARIANTE
Führen Sie die Übung im seitlichen Unterarmstütz aus.

B

- Den rechten Arm und das rechte Bein beugen und dabei Ellenbogen und Knie über der Hüfte seitlich zueinanderführen. Kurz berühren und wieder in die Ausgangshaltung zurückkehren. Im nächsten Satz die Seite wechseln.

Bei dieser Variante (und auch bei der folgenden Übung) darf das Becken nicht absacken.

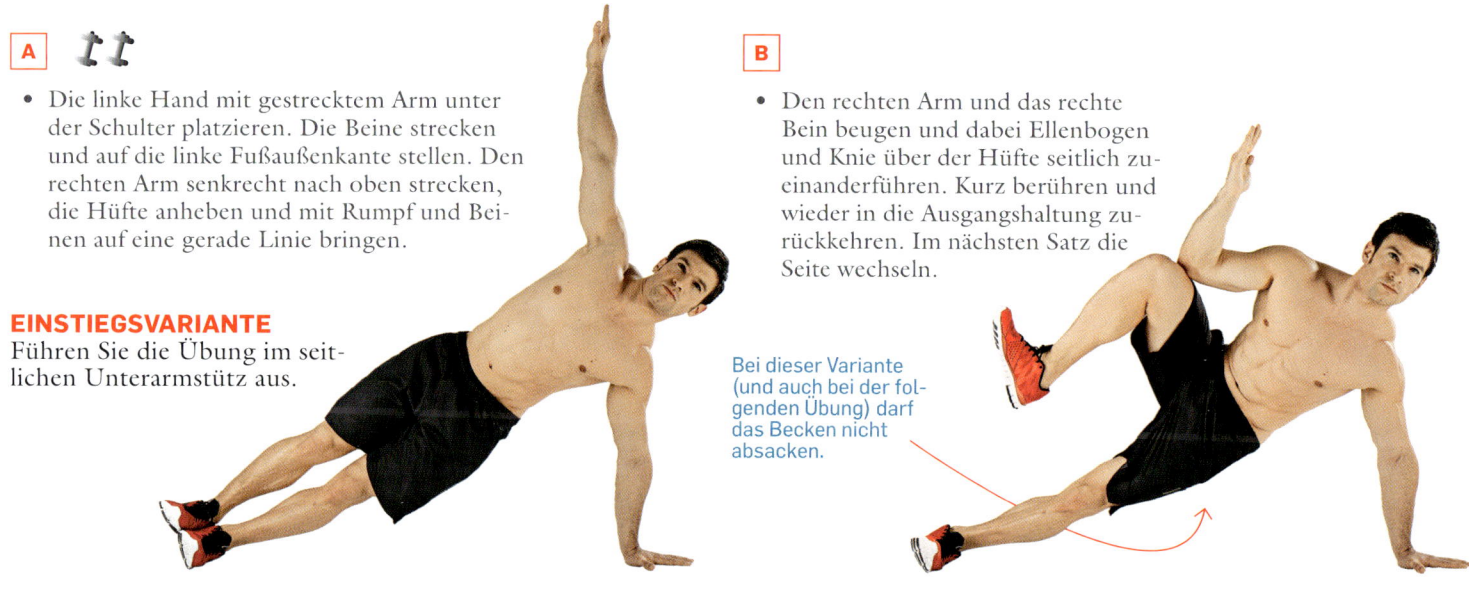

Seitstütz mit seitlichem Crunch über Kreuz

TRAINIERT den ganzen Körper mit dem Schwerpunkt Rumpf.

A

- Mit links in einen Seitstütz gehen, dabei den gestreckten linken Arm unter der Schulter abstützen und den Körper in einer geraden Linie ausrichten. Die Füße voreinander auf der Kante aufsetzen. Den rechten Arm senkrecht nach oben strecken.

ALTERNATIVE
Beugen Sie nur das linke Bein und ziehen Sie das Knie zur Brust. Im nächsten Satz die Seite wechseln.

B

- Den rechten Arm und das linke Bein anwinkeln und Ellenbogen und Knie vor der Hüfte zusammenführen, ohne dass diese absackt. Die Spannung kurz halten, dann zurück in die Ausgangsposition.
- Im nächsten Durchgang Seitenwechsel.

Der Fuß des unteren Beins steht vorn.

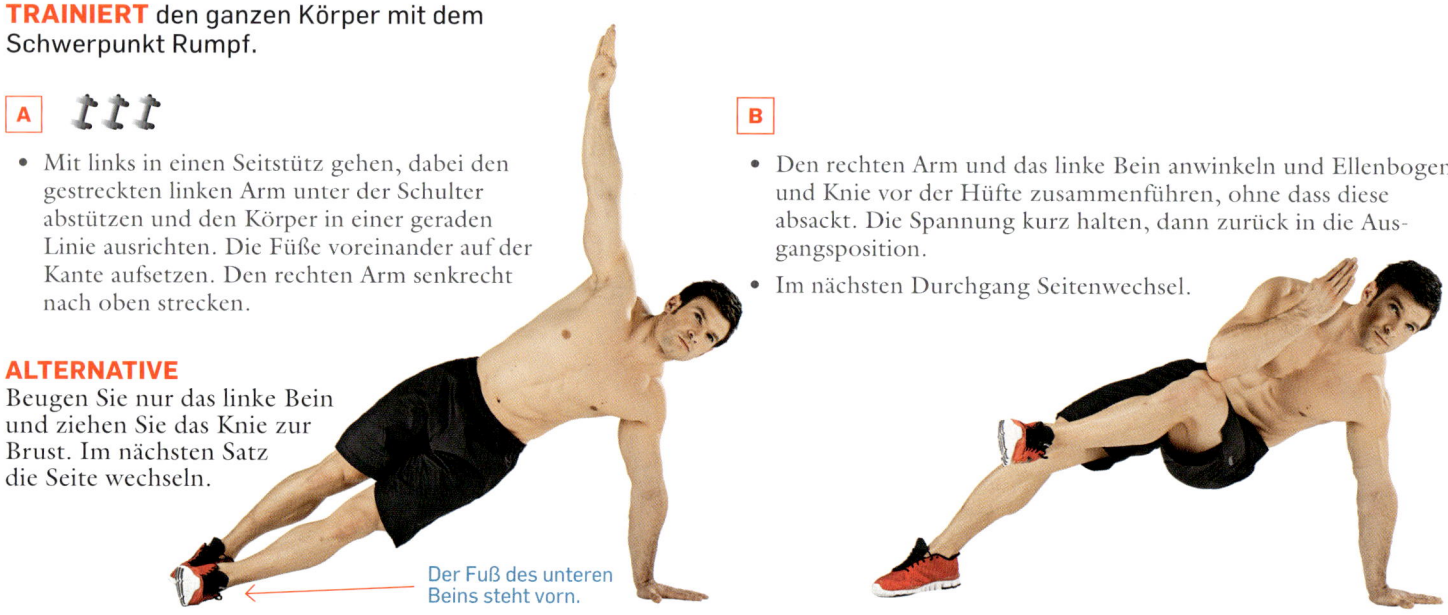

Arm-Bein-Heben in Bauchlage (Superman)

TRAINIERT den unteren und oberen Rücken und die Schultern.

A

- Auf den Bauch legen, die Arme nach vorn über den Kopf strecken und parallel halten. Die gestreckten Beine auf den Zehenspitzen aufstellen.

B

- Das Becken in den Boden pressen und die gestreckten Arme und Beine vom Boden abheben. Dabei den Rumpf so weit nach oben strecken, wie es problemlos und beschwerdefrei möglich ist. Der Kopf bleibt in der Verlängerung der Wirbelsäule. Arme und Beine nicht wieder ablegen.

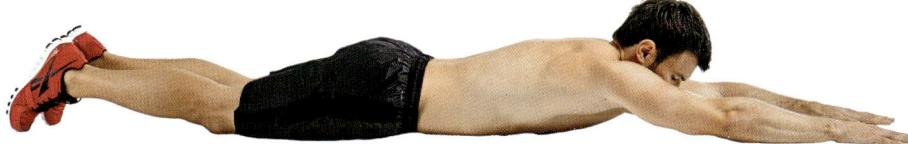

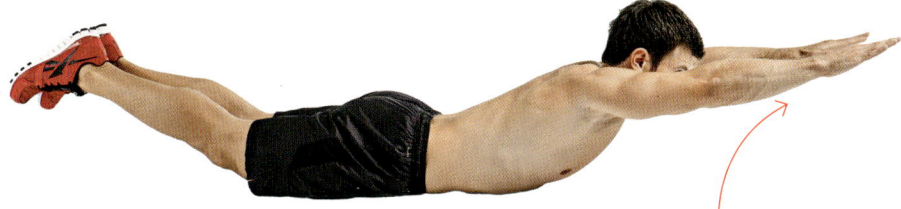

EINSTIEGSVARIANTE
Um die Übung zu entschärfen, heben Sie nur die Beine oder nur die Arme an.

Strecken Sie Arme und Beine so lange, wie es geht, und halten Sie für einige Sekunden die Spannung in der Endposition.

Diagonales Arm-Bein-Heben im Liegen

TRAINIERT den unteren und oberen Rücken und die Schultern.

A

- Mit gestreckten Armen und Beinen auf den Bauch legen, die Arme zeigen nach vorn. Arme und Beine vom Boden lösen – und für den Rest des Satzes nicht mehr ablegen.

B

- Gleichzeitig den linken Arm und das rechte Bein möglichst weit strecken und dabei anheben, kurz halten und wieder absenken. Direkt danach den rechten Arm und das linke Bein strecken und anheben. Anschließend im Wechsel fortfahren.

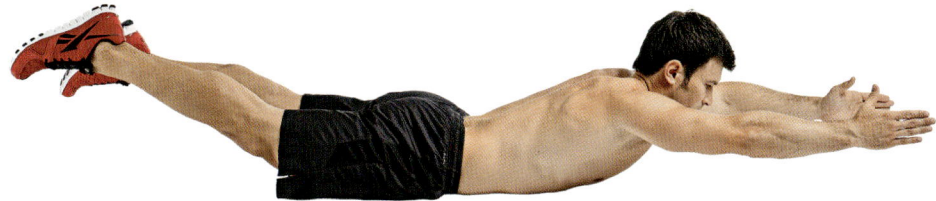

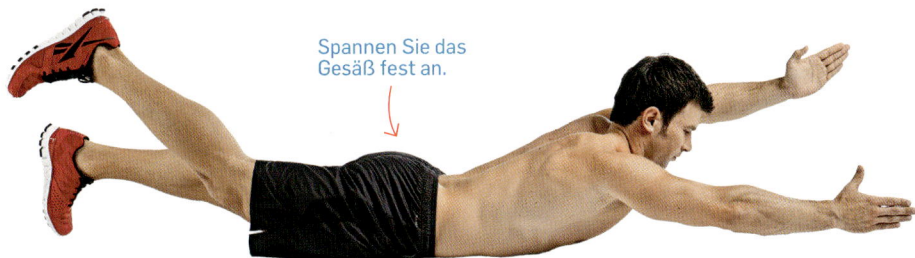

Spannen Sie das Gesäß fest an.

Rumpf

Delfin-Schwimmen

TRAINIERT den unteren und oberen Rücken und die Schultern.

A

- Bäuchlings hinlegen, die Arme nah am Körper halten und zusammen mit den Beinen und der Brust einige Zentimeter vom Boden abheben.

B

- Die Arme nach oben drücken, dann drehen und zur Seite strecken.

C

- Die Bewegung dynamisch fortsetzen und die Arme parallel zueinander weit nach vorn strecken, ohne sie abzulegen. Die Spannung in Rücken- und Schulterbereich kurz halten, dann die Arme am Körper zurück in die Ausgangsposition ziehen.

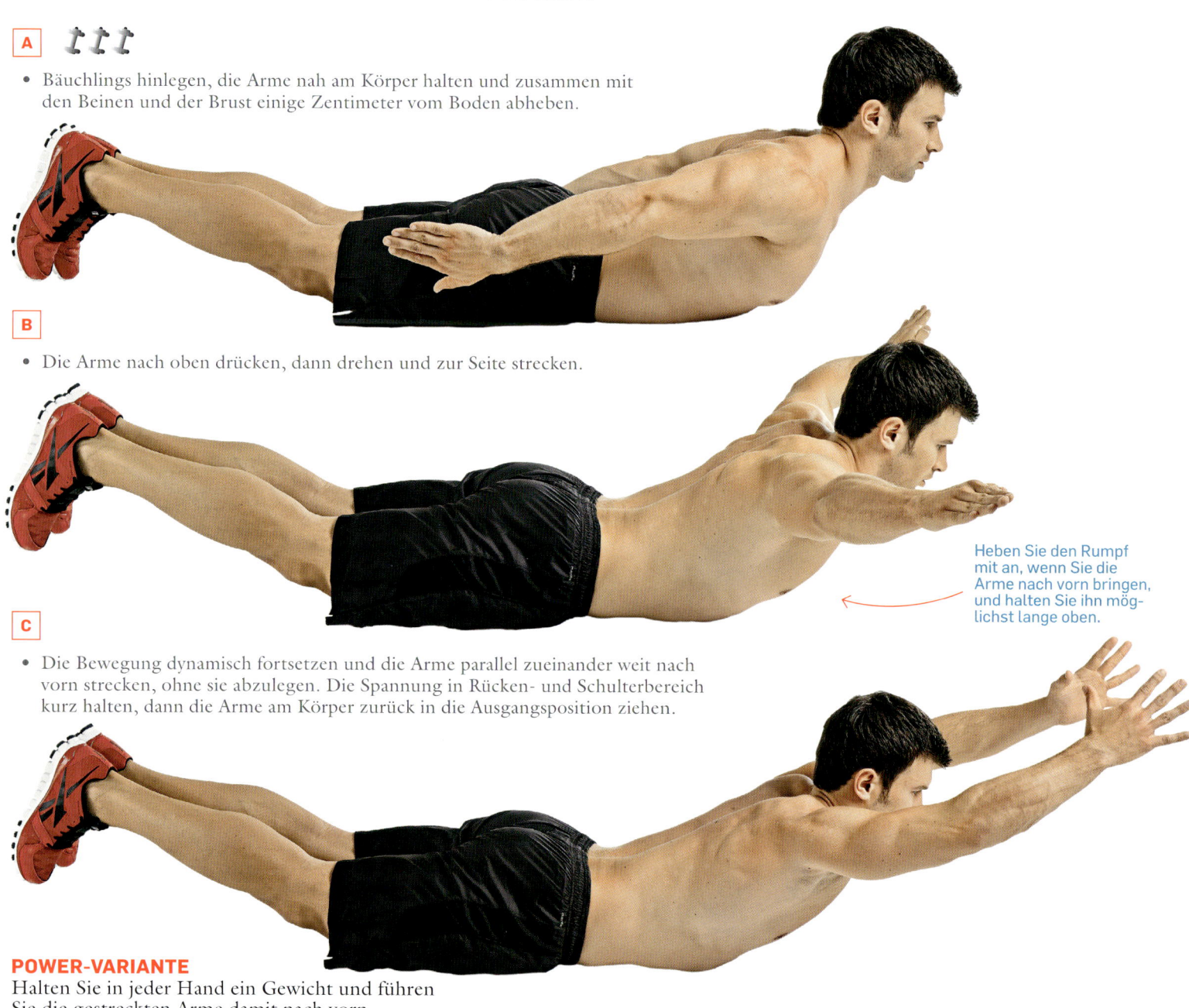

Heben Sie den Rumpf mit an, wenn Sie die Arme nach vorn bringen, und halten Sie ihn möglichst lange oben.

POWER-VARIANTE
Halten Sie in jeder Hand ein Gewicht und führen Sie die gestreckten Arme damit nach vorn.

KAPITEL 4.3

Gedrehtes Rückenstrecken

TRAINIERT den Rumpf, vor allem den unteren Rücken.

A

- In Bauchlage auf eine Erhöhung legen, sodass Oberkörper und Arme ein wenig Spiel nach unten haben und Sie mit dem oberen Bauch auf der Kante liegen. Die Füße auf dem Boden, zur Not auch auf der Erhöhung abstellen. Die Beine strecken, die Arme rechtwinklig beugen und auf Schulterhöhe halten.

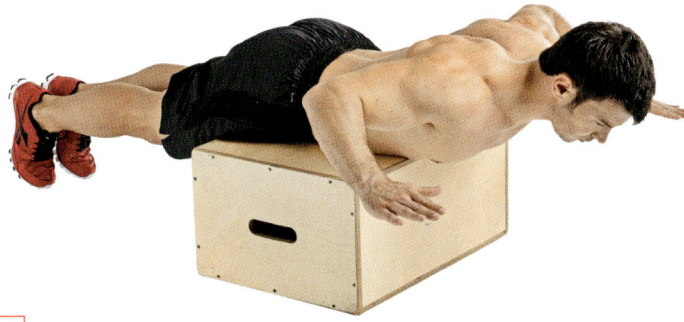

B

- Den Oberkörper anheben und den Rumpf dabei nach rechts drehen. Die Arme gehen passiv mit und bleiben in Position. Durchgehend eine Spannung im Schultergürtel aufrechterhalten. Kurz verharren, zurück und gleich zur anderen Seite drehen. Wechselseitig fortfahren.

Versuchen Sie, den Oberkörper aus dem unteren Rücken anzuheben und zu drehen.

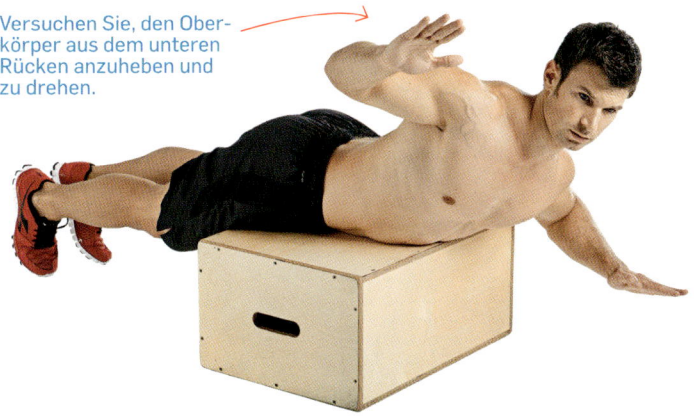

POWER-VARIANTEN
- Halten Sie in jeder Hand einen Gegenstand.
- Kippen Sie in der Ausgangsposition den geraden Oberkörper zusätzlich kurz nach unten und oben.

Rumpfdrehen im Liegestütz

TRAINIERT Rumpf, Brust und Schultern.

A

- In eine Liegestützposition gehen, die gestreckten Beine dabei mit den Fußspitzen auf einer Erhöhung absetzen. Der Körper bildet von Kopf bis Fuß eine gerade Linie.

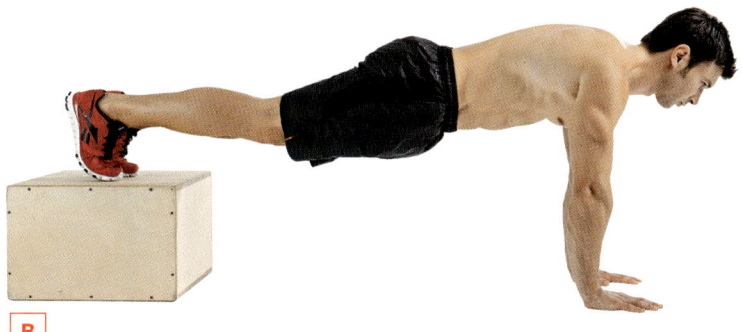

B

- Das rechte Bein gestreckt leicht anheben, dann das Gesäß nach links drehen. Mit der Drehung des Beckenbereichs drehen der Rumpf und das rechte Bein mit, dieses Bein über das stützenden linke hinwegführen. Der linke Fuß dreht auf die Außenseite, das Becken ist zur Seite gekippt, bleibt aber auf derselben Höhe. Die Position kurz halten, dann zurück in die Ausgangsposition und die gleiche Bewegung zur anderen Seite ausführen. Im Wechsel wiederholen.

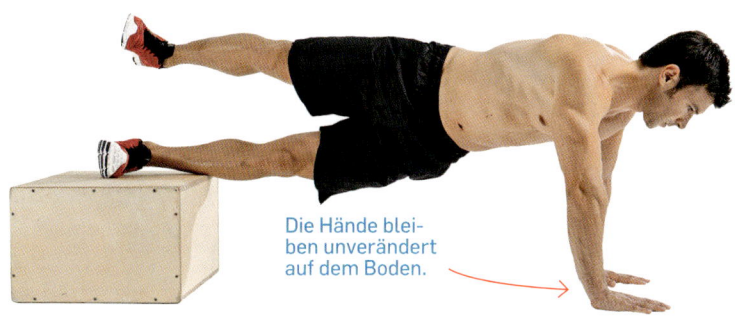

Die Hände bleiben unverändert auf dem Boden.

209

Rumpf

Rückwärtiges Beinheben auf einer Erhöhung

TRAINIERT Gesäß und unteren Rücken.

A

- Mit dem Bauch auf eine Erhöhung wie einen Stuhl legen, sodass die Beine frei beweglich sind. Die Hände mit gestreckten Armen unter den Schultern auf dem Boden platzieren oder mit den Händen an der Erhöhung festhalten und so den Oberkörper fixieren. Die gestreckten Beine anheben und halten.

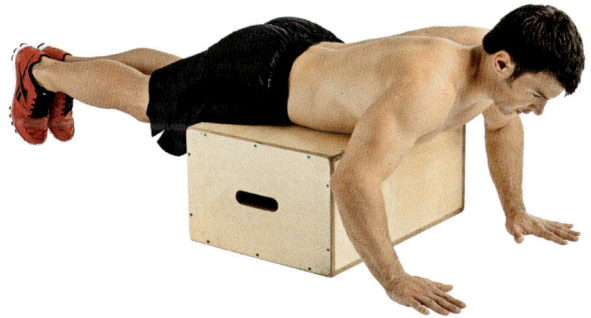

B

- Den Rumpf anspannen, dann die gestreckten Beine parallel möglichst weit anheben. Der Oberkörper darf dabei leicht nach unten kippen. Die Spannung halten, dann wieder zurück in die Ausgangsposition.

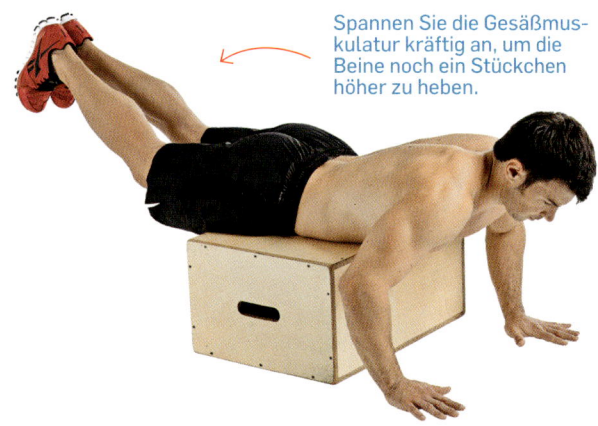

Spannen Sie die Gesäßmuskulatur kräftig an, um die Beine noch ein Stückchen höher zu heben.

ALTERNATIVE
Heben Sie die Beine in einer breiten Grätsche an.

Einbeiniges rückwärtiges Beinheben auf einer Erhöhung

TRAINIERT Gesäß und unteren Rücken.

A

- Bäuchlings so auf eine Erhöhung wie eine Parkbank legen, dass die Beine frei beweglich sind. Mit den Händen auf dem Boden abstützen oder an der Erhöhung festhalten. Das linke Bein gestreckt auf die Fußspitze stellen, das rechte Bein mit angewinkeltem Knie in der Luft halten.

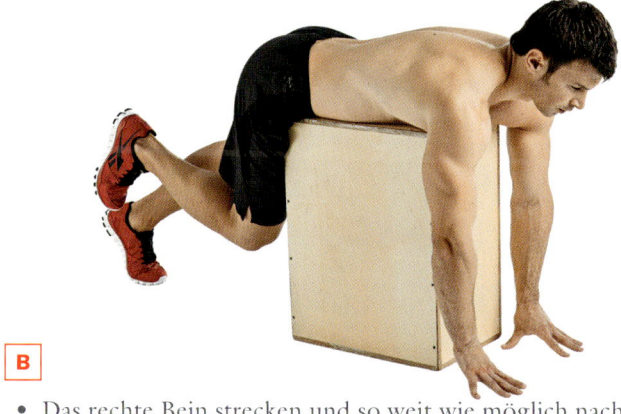

B

- Das rechte Bein strecken und so weit wie möglich nach oben anheben, ohne den unteren Rücken zu überstrecken.
- Im nächsten Durchgang die Seiten wechseln.

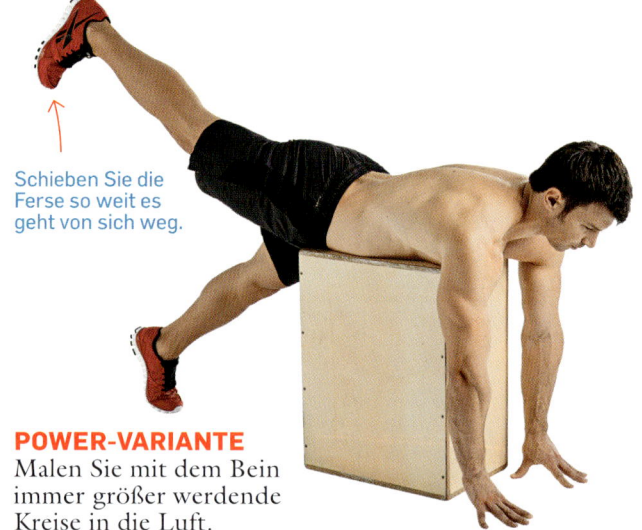

Schieben Sie die Ferse so weit es geht von sich weg.

POWER-VARIANTE
Malen Sie mit dem Bein immer größer werdende Kreise in die Luft.

Angewinkeltes rückwärtiges Beinheben

TRAINIERT Gesäß und unteren Rücken.

A

- Mit dem Bauch auf den Boden legen, die Arme locker verschränken und den Kopf darauf ablegen. Die Knie mit geschlossenen Beinen anwinkeln, bis die Unterschenkel senkrecht stehen.

B

- Die Hüfte fest in den Boden pressen, dann die Oberschenkel anheben und die Fersen zur Decke schieben. Kurz die Spannung halten, zurück in die Ausgangsposition.

EINSTIEGSVARIANTE
Absolvieren Sie die Übung mit einem Bein – und vergessen Sie nicht einen weiteren Satz mit dem anderen.

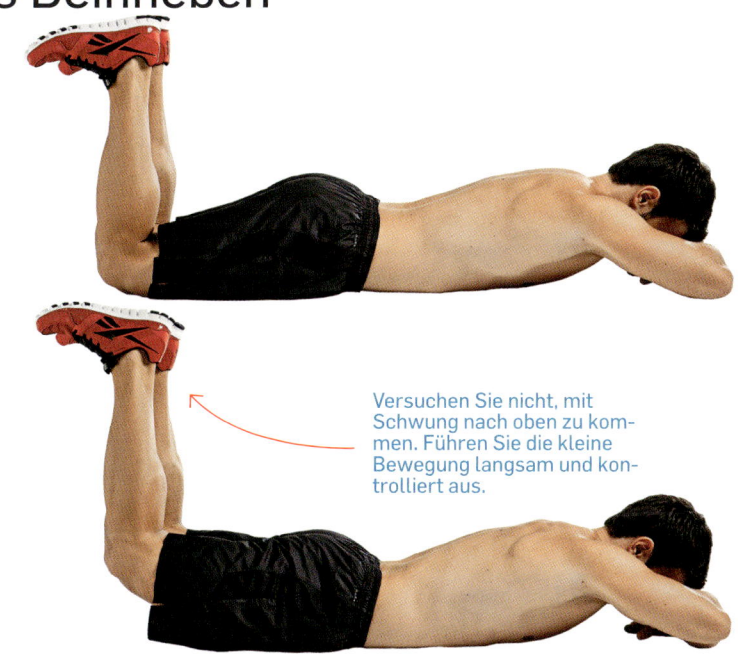

Versuchen Sie nicht, mit Schwung nach oben zu kommen. Führen Sie die kleine Bewegung langsam und kontrolliert aus.

Einbeiniges rückwärtiges Beinheben

TRAINIERT Gesäß und unteren Rücken.

A

- Bäuchlings hinlegen und den Kopf auf dem Handrücken ruhen lassen. Das rechte Bein rechtwinklig ausstellen und ablegen. Das linke Bein gestreckt mit angezogener Fußspitze einige Zentimeter über dem Boden in der Luft halten.

B

- Den Rumpf und das Gesäß anspannen und das linke Bein weit anheben. Die Spannung halten, dann wieder zurück, ohne das Bein abzulegen.
- Im nächsten Satz Seitenwechsel.

POWER-VARIANTE
Halten Sie das angehobene Bein die ganze Zeit über in der Endposition und schieben Sie es dort in kleinen Bewegungen hin und her.

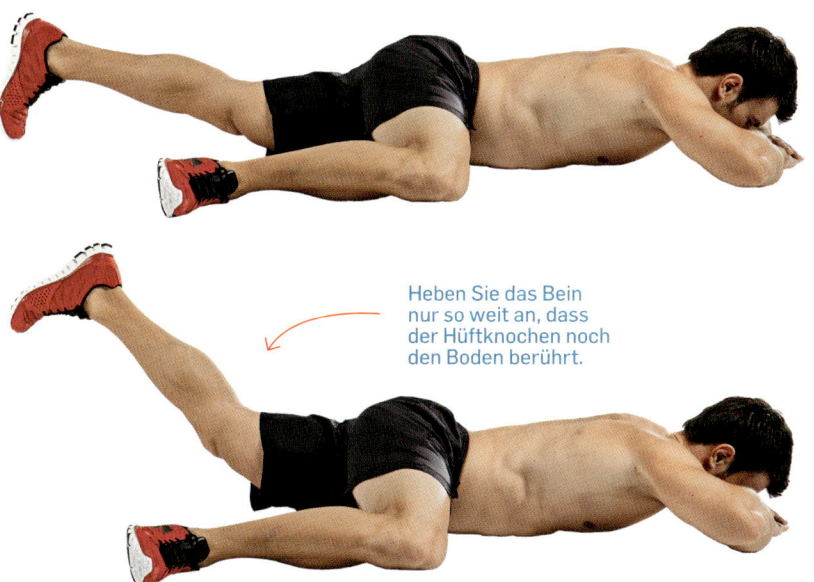

Heben Sie das Bein nur so weit an, dass der Hüftknochen noch den Boden berührt.

Rumpf

Rumpfstrecken im Stehen

TRAINIERT den Rumpf, vorrangig den unteren Rücken.

A

- Aufrecht und schulterbreit hinstellen. Die Hände zu Fäusten ballen und an die Schläfen legen, sodass die Ellenbogen zu den Seiten zeigen. Die Knie leicht beugen.

B

- Den Rumpf mit geradem Rücken um etwa 60 Grad vorbeugen. Der Kopf bleibt in der Verlängerung zur Wirbelsäule. Die Ellenbogen kippen nicht nach vorn. Kurz halten, dann wieder aufrichten.

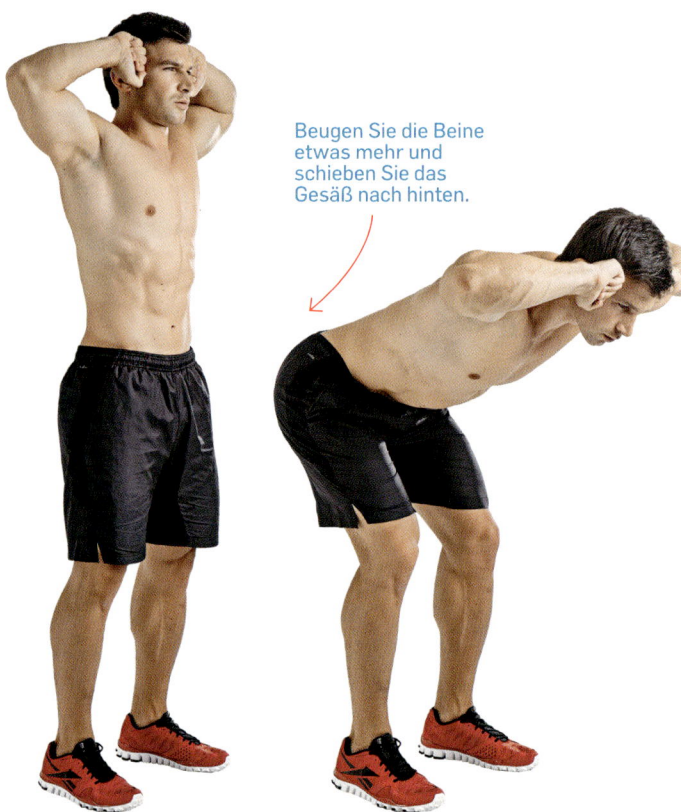

Beugen Sie die Beine etwas mehr und schieben Sie das Gesäß nach hinten.

POWER-VARIANTE
Führen Sie die Übung einbeinig aus: Lösen Sie zunächst ein Bein vom Boden, das Sie beim Absenken des Rumpfs dann nach hinten strecken und in der Folge durchgängig hochhalten. Im nächsten Satz die Beine wechseln.

Kreuzheben

TRAINIERT den unteren Rücken, Beine und Gesäß.

A

- Aufrecht und hüftbreit hinstellen, dann in eine tiefe Hocke gehen, sodass das Gesäß näher am Boden ist als die Knie. Der Oberkörper bleibt gerade. Die Arme fest anspannen, als würden Sie ein schweres Gewicht halten, und sie außen neben den Knien nach unten strecken. Den Blick nach vorn richten.

B

- Kräftig aus den Füßen hochdrücken und den Rumpf mit geradem Rücken aufrichten. Im aufrechten Stand die Brust rausschieben und die Schulterblätter aktiv zusammendrücken. Die Arme weiter unter Spannung halten.

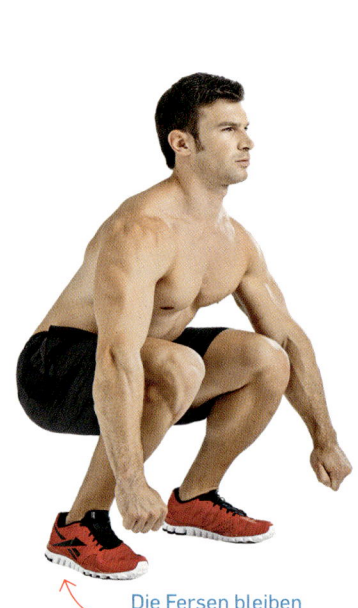
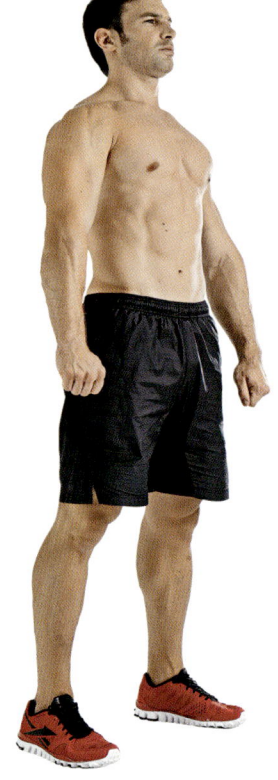

Die Fersen bleiben immer auf dem Boden.

POWER-VARIANTE
Greifen Sie beidhändig oder mit jeder Hand ein Gewicht (zum Beispiel eine leere oder eine volle Wasserkiste).

KAPITEL 4.3

Vorgebeugtes Rumpfdrehen mit gestreckten Armen (Windmühle)

TRAINIERT den Rumpf.

A

- Hüftbreit hinstellen, die Knie leicht beugen und den Oberkörper mit geradem Rücken etwas mehr als 45 Grad vorbeugen. Die Arme anspannen und schulterbreit nach unten strecken. Die Hände sind zur Unterstützung der Armspannung zu Fäusten geballt.

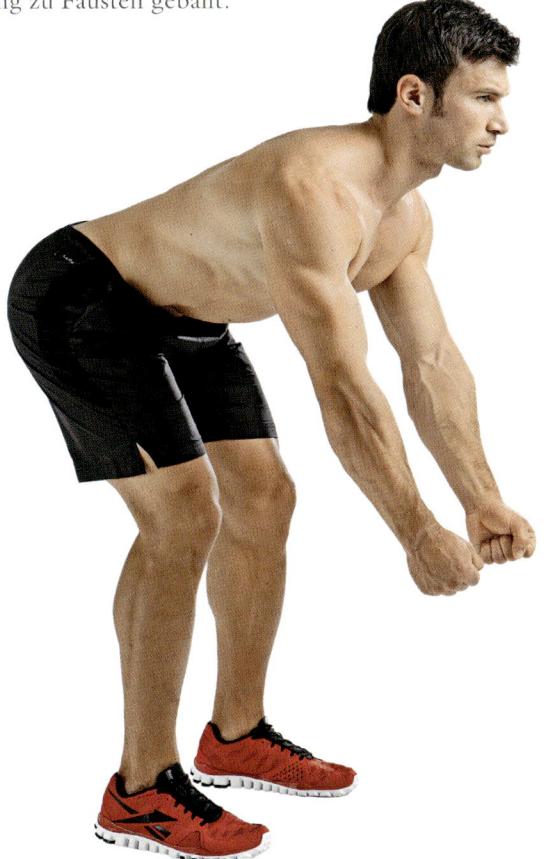

B

- Den Rumpf nach rechts aufdrehen, ohne den Neigungswinkel zu verändern. Dabei den rechten Arm nach oben in der Verlängerung des linken Arms strecken. Das rechte Bein etwas strecken, das linke Knie mehr beugen – dabei aber darauf achten, dass es nicht nach innen wandert. Die Spannung im Körper halten, dann zurück in die Ausgangsstellung. Direkt im Anschluss nach links drehen, dann wechselseitig wiederholen.

Der Kopf bleibt stets in der Verlängerung zur Wirbelsäule, auch wenn der Blick dem oberen Arm folgt.

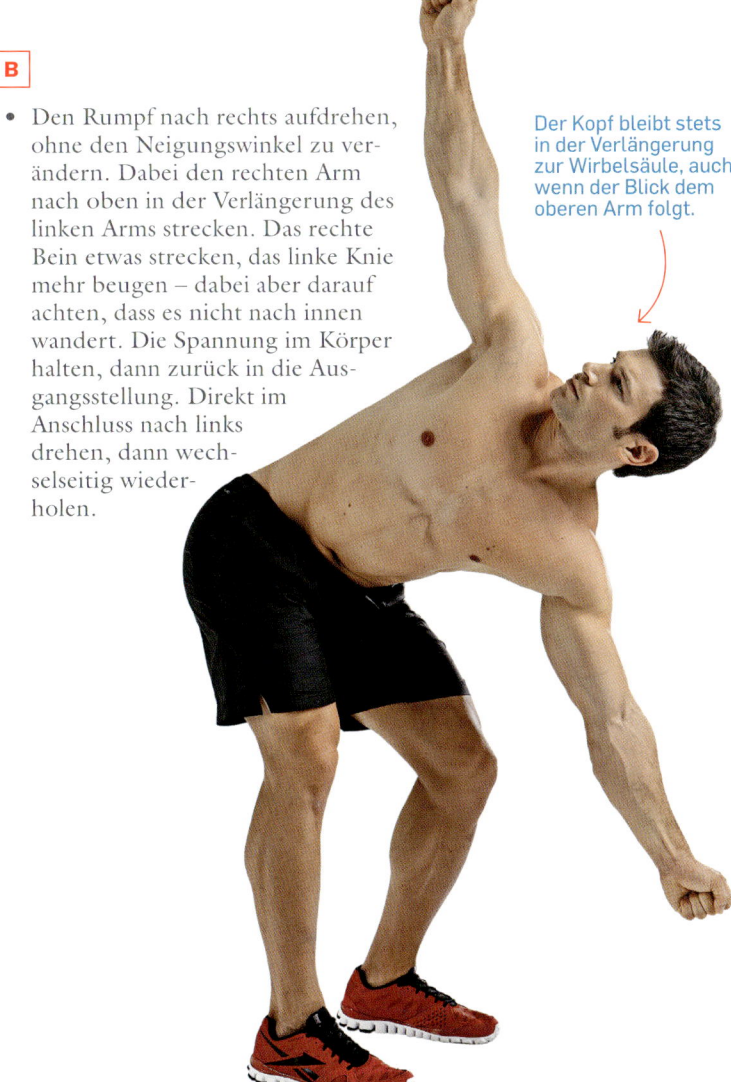

ALTERNATIVE
Führen Sie die Übung im Ausfallschritt aus – das Bein der Seite, zu der Sie aufdrehen, steht hinten.

POWER-VARIANTE
Halten Sie in jeder Hand ein Gewicht.

EINSTIEGSVARIANTE
- Beugen Sie den Rumpf nicht ganz so weit vor.
- Anstatt den oberen Arm zu strecken, legen Sie ihn mit der Hand auf der Brust am Körper an. Der Ellenbogen bewegt sich dann nach oben.

213

Beine

Kräftigungsübungen für den Funktionskreis Beine

In diesem Kapitel geht es um die Basis Ihres Körpers: die Muskulatur des Bein- und Hüftbereichs. Der Funktionskreis Beine schließt mehr als 60 Prozent der Muskelmasse Ihres Körpers ein! Auch unter diesem Aspekt lohnt sich also das Training des unteren Körperbereichs, vor allem wenn Sie metabolisch intensiv trainieren (siehe Seite 61) oder Körperfett loswerden wollen: Denn an Beinen, Po & Co. können Sie sich viel aktives Muskelgewebe antrainieren – in kürzerer Zeit als bei kleineren Muskeln.

Die Bewegungsmuster
Damit fordern Sie die Muskulatur vom Hüftbereich an abwärts:

- das Bewegen der Beine und der Hüfte in alle Richtungen
- das Halten, Stützen und Drücken des Körpers auf einem oder zwei Beinen (gegen die Schwerkraft)
- das Anspannen von Muskeln der Beine und des Gesäßes

Die trainierten Muskeln
1) Beinmuskulatur
Der größte Vertreter der Beinmuskulatur ist der vierköpfige Oberschenkelmuskel, der Quadrizeps. Er sorgt gemeinsam mit kleineren Muskeln dafür, dass Sie die Beine strecken können. Auf der Oberschenkelrückseite liegt die beinbeugende Muskulatur, ein häufig unterentwickelter und verkürzter Muskelbereich, der im Englischen „hamstrings" und bei uns auf lateinischer Basis ischiocrurale Muskulatur genannt wird. Seitlich an Beinaußen- und -innenseite verlaufen die Adduktoren und Abduktoren, mit denen Sie die Beine seitlich nach außen bewegen und wieder anziehen können. Am Unterschenkel ist die Wadenmuskulatur bedeutsam. Mit ihr können Sie den Fuß strecken und so auf die Zehenspitzen steigen oder sich beim Sprint kräftig abdrücken. Im Fußbereich geht es muskulär ähnlich kompliziert zu wie bei den Handgelenken.

2) Hüftbeuger
Diese Muskeln tun genau das, was der Name sagt: Sie beugen die Hüfte. Dabei zieht der Hüftbeuger am Oberschenkelknochen und auf diese Weise das Bein an den Rumpf heran, zum Beispiel beim Laufen oder Treppensteigen. Zudem können diese Muskeln die Lendenwirbelsäule krümmen und zum Beispiel vom Boden aufrichten.

Der größte Hüftbeugemuskel, Lenden-Darmbeinmuskel oder in lateinischer Kurzform Iliopsoas genannt, besteht eigentlich aus zwei Muskeln. Der zweitgrößte ist Ihnen eben schon begegnet: Es handelt sich um einen der vier Köpfe des Quadrizeps, den geraden Schenkelmuskel. Die Hüftbeuger sind bei vielen Bauchübungen im Einsatz. Sie merken das am Ende eines Sit-up- oder Beinhebe-Satzes daran, dass es in den Beinen zieht.

3) Die Hüftstrecker
Auf dem größten Vertreter dieser Muskelgruppe sitzen Sie gerade: Es ist der Gluteus maximus, der große Gesäßmuskel, kurz: Ihr Hintern. Neben dem kleinen Brudermuskel und weiteren streckt er die Hüfte – eine essenzielle Aufgabe, ohne die Sie zum Beispiel nicht stehen (geschweige denn gehen oder Sport treiben) könnten.

Die Hüftstreckmuskulatur geht nahtlos in die tiefe Rückenmuskulatur über. Beide sind durch festes Bindegewebe unmittelbar miteinander verbunden.

KAPITEL 4.4

Ausfallschritte

TRAINIEREN Beine und Gesäß.

A

- Hüftbreit hinstellen. Für mehr Spannung in den Armen und im Oberkörper die Hände zu Fäusten ballen. Den Rumpf aktivieren, indem Sie den Bauchnabel einziehen.

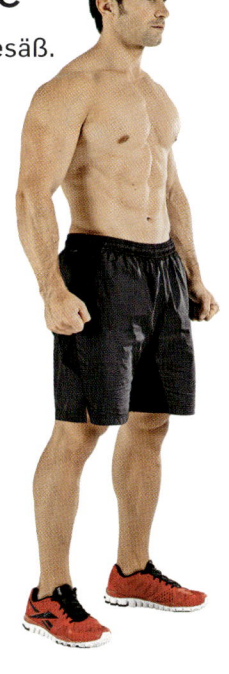

B

- Mit dem rechten Bein einen weiten Schritt nach vorn machen. Den Fuß aufsetzen und das rechte Knie so weit beugen, dass der Oberschenkel waagerecht steht und das linke Knie fast den Boden berührt. Die linke Ferse löst sich vom Boden. Zurück in die Ausgangsposition und dann einen Schritt mit links nach vorn machen. Im Wechsel fortführen.

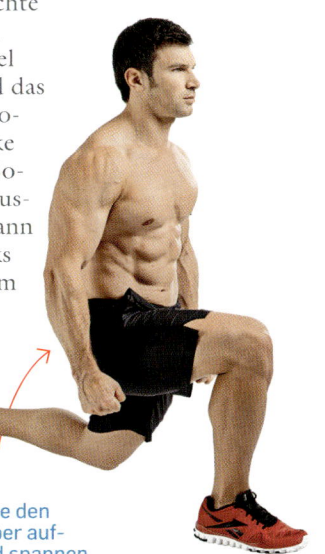

Halten Sie den Oberkörper aufrecht und spannen Sie das Gesäß an.

Ausfallschritte mit Beinheben

TRAINIEREN Beine und Gesäß.

A

- Im aufrechten Stand die Füße hüftbreit platzieren. Die Arme hängen lassen, die Hände zu Fäusten ballen. Mit rechts einen weiten Ausfallschritt nach vorn machen.

Der hintere Unterschenkel und der vordere Oberschenkel stehen etwa waagerecht.

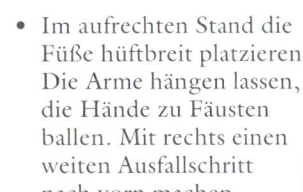

B

- Zurück in den Ausgangsstand drücken, dabei den rechten Oberschenkel waagerecht kurz oben halten. Den Fuß wieder absetzen und mit links, danach wechselseitig fortfahren. Das Becken stabil halten.

ALTERNATIVE
Beginnen Sie im aufrechten Stand und heben Sie erst das Knie an, dann lassen Sie sich kontrolliert nach vorn in den Ausfallschritt „fallen".

POWER-VARIANTE
Heben Sie für zusätzlichen Wadeneinsatz in der Endposition die Ferse des vorderen Fußes an.

KREISVERKEHR

Die hier vorgestellten Ausfallschritte sind Beispiele dafür, was Sie mit dieser Übung anstellen können. Prinzipiell sind Ausfallschritte in alle Richtungen denkbar. Setzen Sie sich doch zum Beispiel das Ziel, innerhalb eines Satzes einmal rundherum im Kreis Ausfallschritte auszuführen. Mit jedem veränderten Schrittwinkel sprechen Sie die Muskulatur anders an. Neben der Kräftigung optimieren Sie auf diese Weise Ihr Koordinationsvermögen und Ihren Gleichgewichtssinn.

Beine

Ausfallschritte zur Seite

TRAINIEREN Beine und Gesäß.

A

- Aufrecht schulterbreit hinstellen, die Hände zu Fäusten ballen und diese vor der Brust nebeneinander halten, sodass die Daumen zum Körper zeigen. Den Rumpf anspannen.

EINSTIEGSVARIANTE
Verringern Sie die Schrittweite zur Seite.

B

- Das Gewicht minimal auf das rechte Bein verlagern, dann mit links einen weiten Schritt zur Seite machen. Den linken Fuß aufsetzen, das linke Knie tief beugen. Fuß und Knie zeigen nach vorn. Das rechte Bein ist gestreckt. Kurz halten, dann in die Mitte zurückkehren und die gleiche Bewegung zur rechten Seite ausführen. Im Wechsel fortfahren.

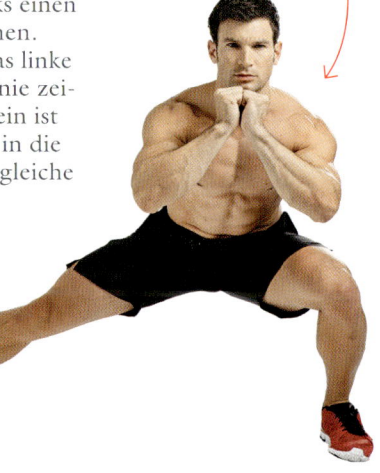

Der Oberkörper ist in der Endposition leicht vorgeneigt, kippt aber nicht zur Seite.

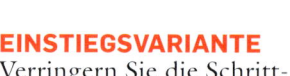

Tiefe rückwärtige Ausfallschritte

TRAINIEREN Beine und Gesäß.

A

- Aufrecht hüftbreit hinstellen. Die Hände zu Fäusten ballen, die Arme anspannen und neben dem Körper halten.

POWER-VARIANTEN
- Führen Sie den hinteren Fuß aus Position B direkt in einen Ausfallschritt nach vorn. Dann zurück zu Position A.
- Stellen Sie sich auf eine kleine Erhöhung, von der Sie den rückwärtigen Ausfallschritt nach unten ausführen.

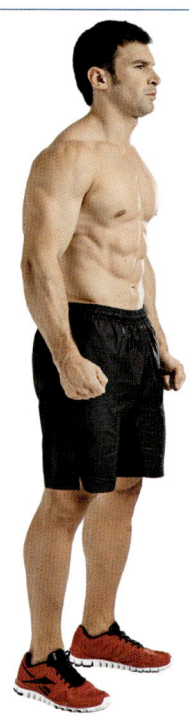

B

- Mit rechts einen weiten Schritt nach hinten machen. Die Fußspitze aufsetzen und die Beine so weit beugen, bis der vordere Oberschenkel waagerecht und das hintere Knie knapp über dem Boden ist. Während des Schrittes die Arme gestreckt nach vorn bringen. Der Oberkörper bleibt aufrecht. Kurz halten und auf gleichem Weg zurück. Als Nächstes einen Schritt mit links machen, im Wechsel fortfahren.

Setzen Sie den Fuß gerade nach hinten, sodass der hüftbreite Abstand zwischen den Beinen erhalten bleibt.

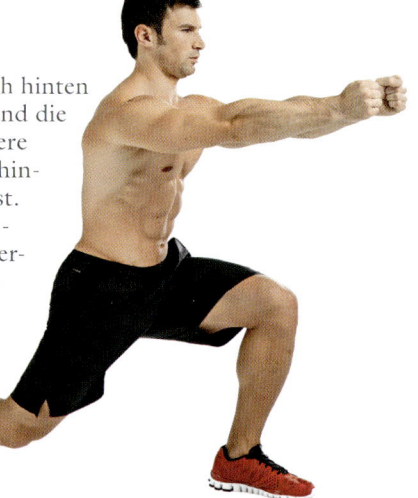

KAPITEL 4.4

Ausfallschritte mit Drehung

TRAINIEREN Beine, Gesäß und Rumpf.

A

- Die Arme auf Schulterhöhe vor dem Körper gestreckt halten und die Handflächen zueinanderdrehen. Die Füße hüftbreit hinstellen, den Körper aufrecht halten und Spannung aufbauen.

POWER-VARIANTEN
- Halten Sie mit beiden Händen eine schweren Gegenstand.
- Kippen Sie den Rumpf in der Endposition zusätzlich nach rechts.

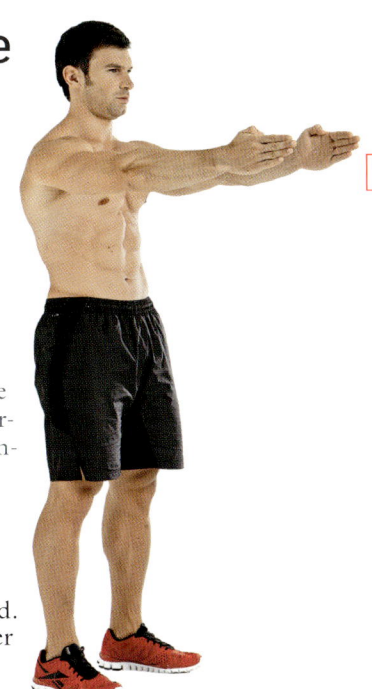

B
- Den rechten Fuß mit einem großen Schritt nach vorn bringen und gleichzeitig den Rumpf mit den gestreckten Armen nach rechts drehen. Der Oberkörper bleibt aufrecht. Die Spannung halten, dann wieder zurück. In der nächsten Wiederholung den linken Fuß vorsetzen und weiter im Wechsel ausführen.

Halten Sie das vordere Knie unbedingt stabil – es zeigt stets in dieselbe Richtung wie der Fuß.

Rückwärtige Ausfallschritte mit Rumpfdrehung

TRAINIEREN Beine, Gesäß und Rumpf.

A

- Aufrecht hinstellen, die Füße stehen hüftbreit auseinander. Die Handflächen locker an den Hinterkopf legen, die Ellenbogen zeigen zur Seite.
- Mit links einen weiten Schritt nach hinten machen und den linken Fuß auf den Zehenspitzen absetzen. Das rechte Knie um 90 Grad beugen und das linke knapp über dem Boden halten.

B
- Den Rumpf so weit wie möglich nach rechts drehen, die Arme und der Kopf folgen der Bewegung. Die Spannung halten, dann auf dem gleichen Weg zurück in den aufrechten Stand. Den nächsten Ausfallschritt mit rechts machen, danach im Wechsel fortfahren.

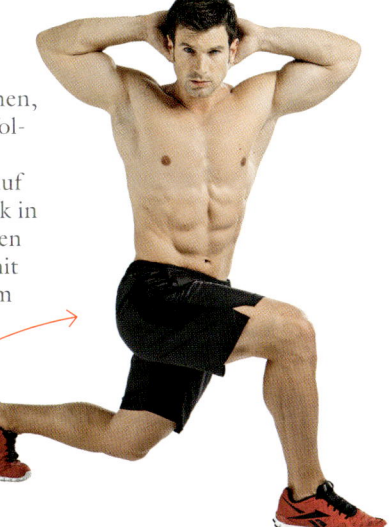

Schieben Sie das Gesäß bei aufrechtem Oberkörper leicht nach vorn. So sollte eine Dehnung im hinteren Oberschenkel spürbar sein.

Beine

Ausfallschritte mit Seitbeugen

TRAINIEREN Beine, Gesäß und Rumpf.

A

- Hüftbreit aufrecht stehen und die Hände zu Fäusten ballen. Den Rumpf anspannen.

B

- Mit rechts einen langen Schritt nach vorn machen und das Knie rechtwinklig beugen. Dabei die Arme zur Seite ausbreiten und den geraden Rumpf nach rechts kippen, bis die rechte Hand fast den Boden berührt und die linke zur Decke zeigt. Die Hüfte stabil halten.
- Kurz halten, zurück und zur anderen Seite ausführen. Wechselseitig fortfahren.

POWER-VARIANTEN
- Strecken Sie die Arme senkrecht über Kopf und verändern Sie ihre Position gegenüber dem Rumpf nicht mehr.
- Halten Sie in jeder Hand einen schwereren Gegenstand.

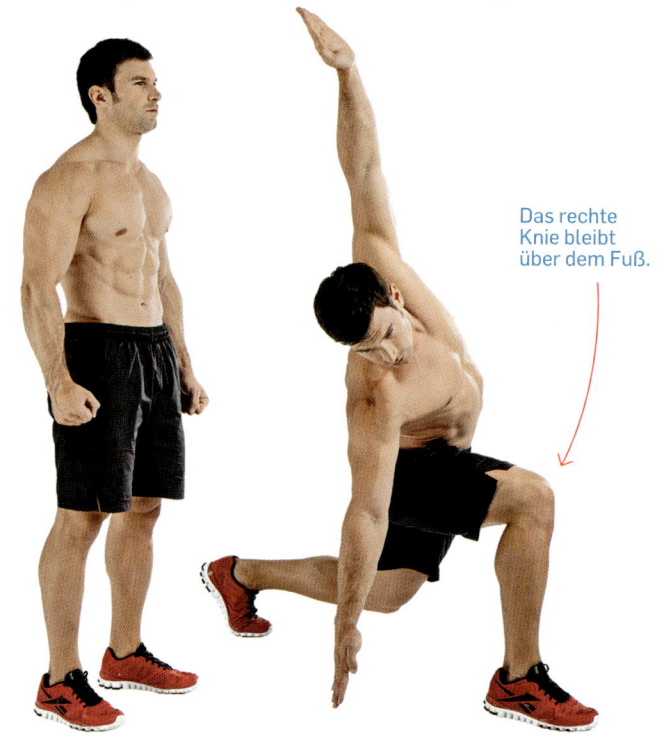

Das rechte Knie bleibt über dem Fuß.

Ausfallschritte mit hochgestreckten Armen

TRAINIEREN Beine, Gesäß und Rumpf.

A

- Schulterbreit hinstellen und die Arme weit über den Kopf strecken, dabei die Handflächen aufeinanderlegen.
- Das rechte Knie hochziehen, bis der Oberschenkel waagerecht steht.

B

- Mit dem rechten Fuß in einen weiten Ausfallschritt nach vorn gehen. Den Oberkörper aufrecht halten.
- In der nächsten Wiederholung den Schritt mit links machen, dann im Wechsel fortfahren.

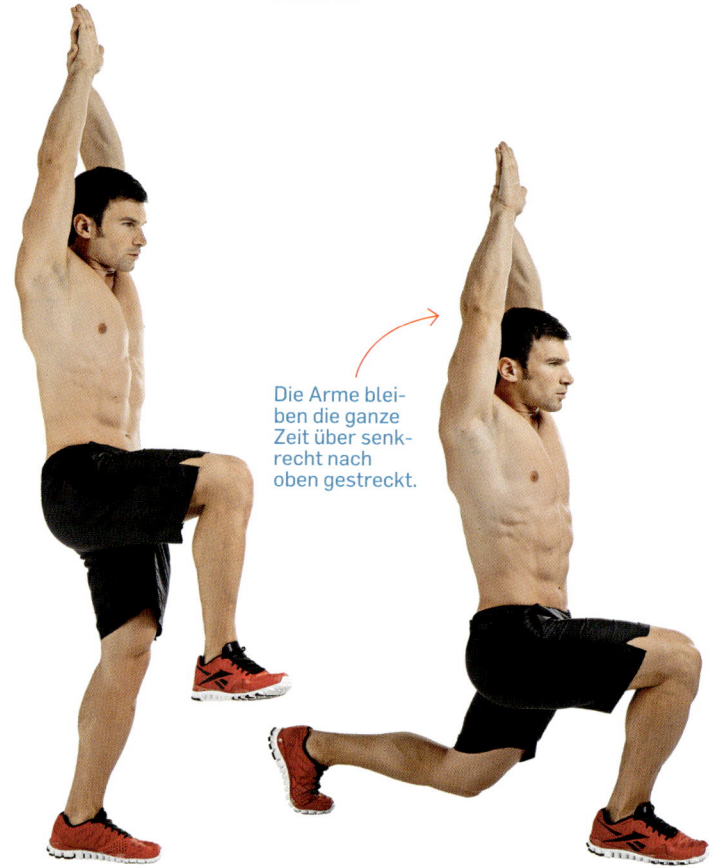

Die Arme bleiben die ganze Zeit über senkrecht nach oben gestreckt.

KAPITEL 4.4

Seitliches Ducken

TRAINIERT Beine, Gesäß und Rumpf.

A
- Mit der linken Seite rechts neben einen Ast (oder eine Stange) stellen, der sich etwa auf Brusthöhe befindet. Eine aufrechte Körperhaltung einnehmen und die Arme beugen, sodass die zu Fäusten geballten Hände nach vorn zeigen.

B
- Mit links einen Schritt unter der Stange hindurch zur Seite machen. Gleichzeitig in eine tiefe Hocke gehen und den geraden Oberkörper etwas vorbeugen, sodass Sie unter der Stange durchtauchen können. Den Körperschwerpunkt nach links verlagern, dann mit dem linken Bein wieder hochdrücken und den rechten Fuß nachziehen, bis Sie …

C
- … in der Ursprungshaltung auf der anderen Seite der Stange stehen. Sofort in einer flüssigen Bewegung auf dem gleichen Weg zurück und fortfahren.

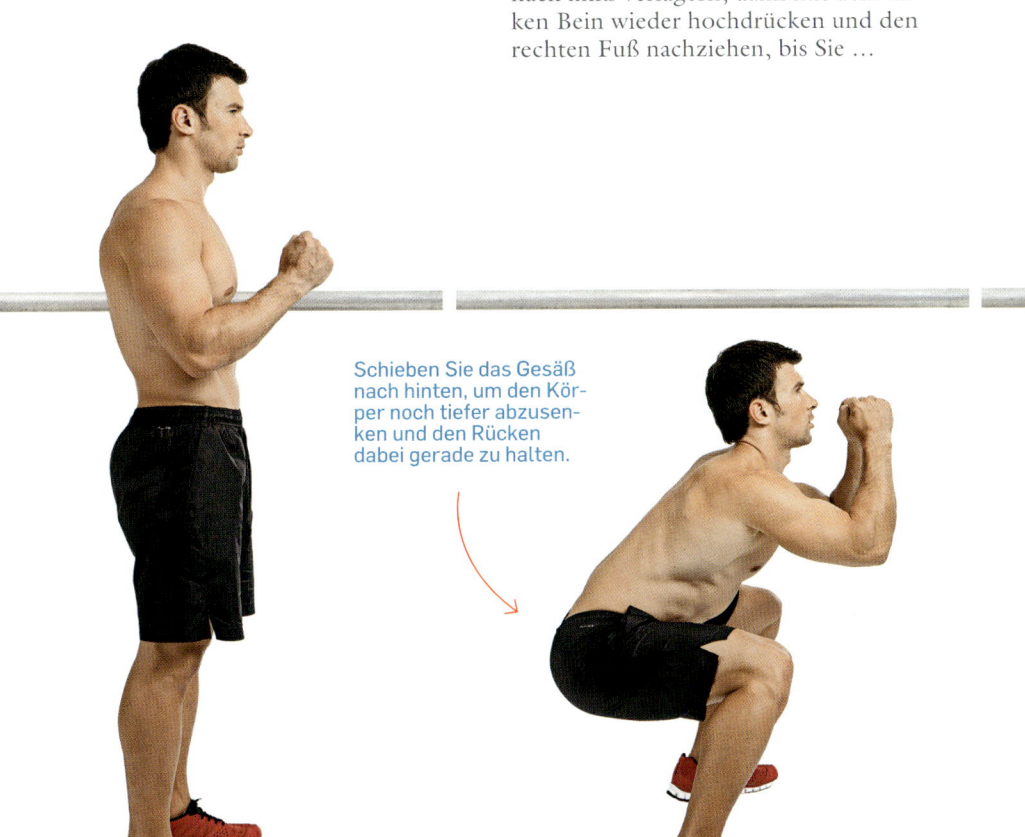

Schieben Sie das Gesäß nach hinten, um den Körper noch tiefer abzusenken und den Rücken dabei gerade zu halten.

ALTERNATIVEN
- Führen Sie die Übung ohne tiefe Kniebeuge aus. Dafür beugen Sie den Oberkörper wie beim Rumpfstrecken (siehe Seite 212) gerade bis fast in die Waagerechte vor.
- Stehen weder Ast noch Stange zur Verfügung, arbeiten Sie mit einem imaginären Hindernis.

Beine

Rückwärtige Ausfallschritte über Kreuz

TRAINIEREN Beine, Gesäß und Rumpf.

A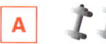

- Aufrecht schulterbreit hinstellen und Körperspannung aufbauen.

ALTERNATIVE
Führen Sie die Übung nach vorn aus, indem Sie mit dem rechten Fuß diagonal nach vorn links, in der nächsten Wiederholung mit dem linken Fuß nach vorn rechts gehen. Achten Sie bitte besonders darauf, dass die Knie immer in die Richtung des jeweiligen Fußes zeigen.

B

- Den rechten Fuß diagonal nach links hinten setzen und das Bein weit strecken. Dabei in die Knie gehen, bis der vordere Oberschenkel etwa waagerecht ist. Gleichzeitig die Arme nach vorn in die Waagerechte heben. Den Oberkörper gerade etwas vorbeugen, das linke Knie über dem linken Fuß halten.
- Das rechte Bein zurück in die Ausgangsposition ziehen. Dann die gleiche Bewegung mit links durchführen. Im Wechsel wiederholen.

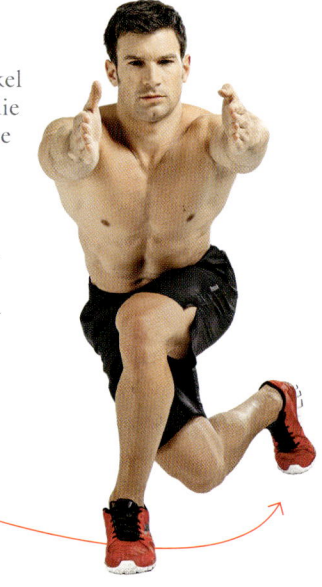

Setzen Sie den rechten Fuß möglichst weit links von der Körperachse auf, ohne dass das Becken ausbricht.

Ausfallschritte über Kreuz

TRAINIEREN Beine, Gesäß und Rumpf.

A

- Aufrecht hinstellen und die Arme beugen. Die Hände zu Fäusten ballen und vor der Brust halten.
- Mit links einen diagonalen Ausfallschritt nach hinten rechts machen und dabei in die Knie gehen.

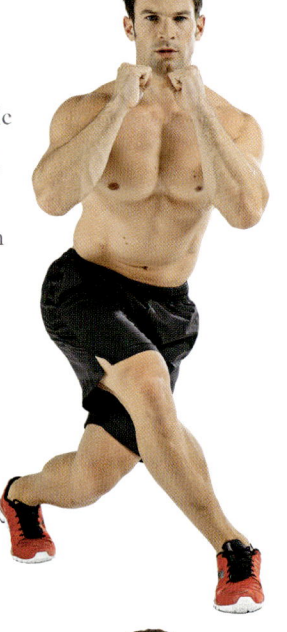

B

- Das linke Bein wieder nach vorn bringen, sofort vor dem Körper nach rechts ziehen und vorn rechts aufsetzen. Das rechte Bein ist nun nach links hinten gestreckt. Kurz halten, dann auf gleichem Weg zurück.
- Im nächsten Durchgang die Seiten wechseln.

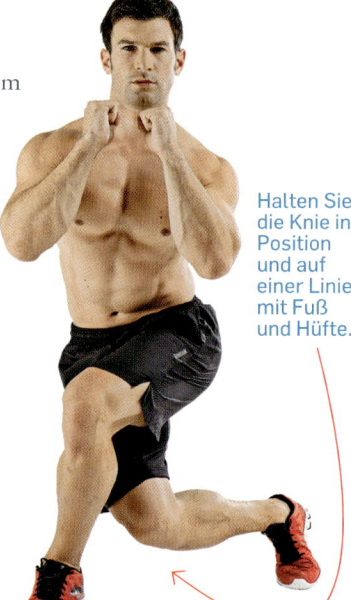

Halten Sie die Knie in Position und auf einer Linie mit Fuß und Hüfte.

ALTERNATIVE
Heben Sie das linke Knie betont bis auf Brusthöhe und führen Sie es in einem besonders weiten Bogen über die linke Seite nach vorn rechts vor den Körper.

Ausfallschritt-Wechselsprünge

TRAINIEREN Beine und Gesäß.

A

- Mit dem linken Fuß nach vorn in einen tiefen Ausfallschritt gehen. Den rechten Arm angewinkelt nach vorn führen, den linken zurückziehen. Körperspannung aufbauen.

B

- Mit beiden Beinen explosiv abspringen und möglichst schnell vom Boden lösen. In der Luft die Arme und die Beine wechseln, sodass …

C

- … Sie mit dem rechten Fuß vorn in einem weiten Ausfallschritt landen. Der linke Arm ist jetzt vorn. Abfedern und kurz halten, dann direkt wieder zurückspringen und im Wechsel fortfahren.

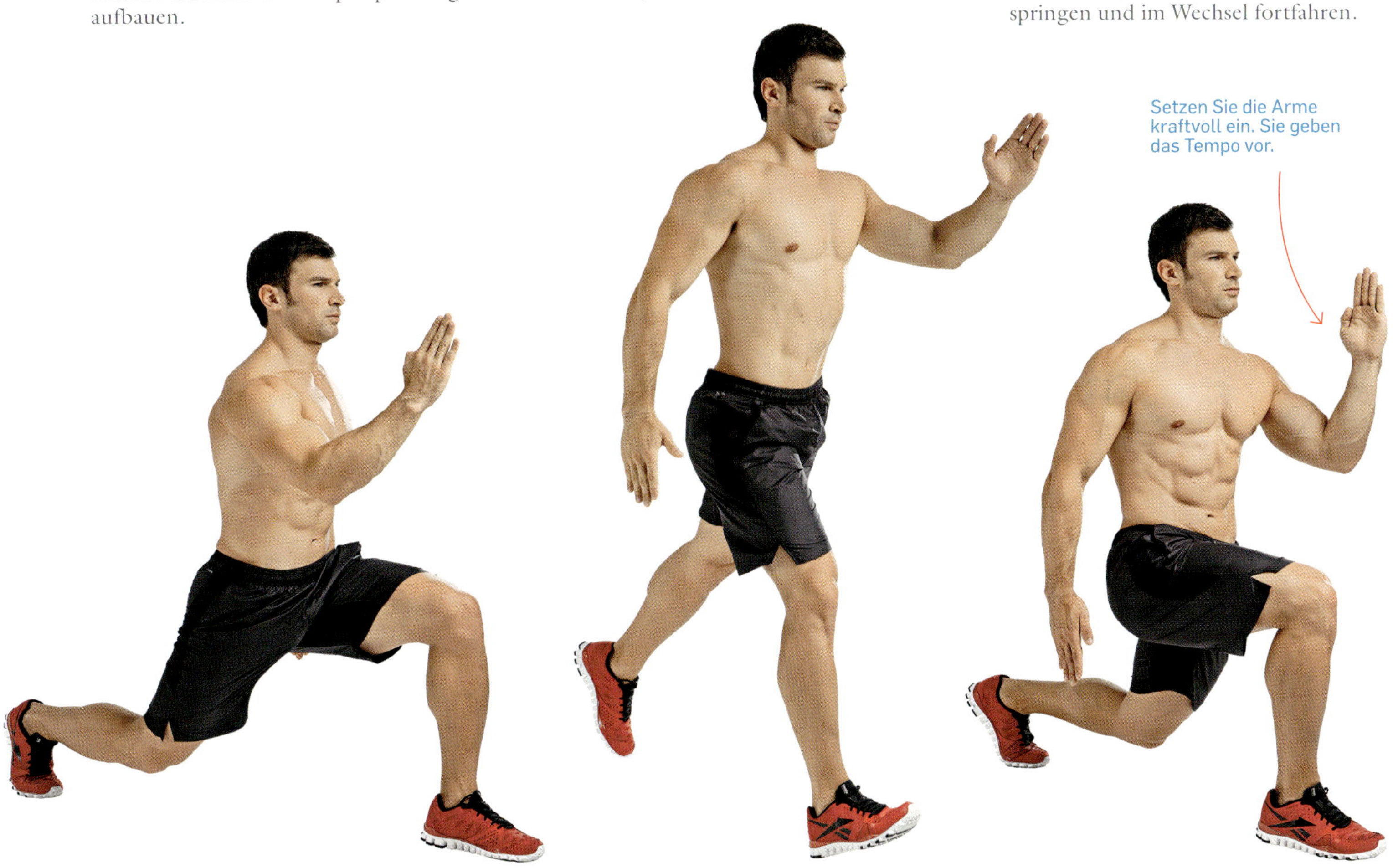

> Setzen Sie die Arme kraftvoll ein. Sie geben das Tempo vor.

POWER-VARIANTEN
- Versuchen Sie so hoch wie möglich zu springen.
- Halten Sie Gewichte in den Händen.
- Führen Sie die Übung mit angelegten Armen durch.

Beine

DIE PERFEKTE KNIEBEUGE

So haben Sie viel Freude an dieser Bewegung:

1) Stellen Sie sich hüftbreit oder etwas breiter hin. Die Füße zeigen leicht nach außen.

2) Um den Oberkörper aufrecht und unter Spannung zu halten, legen Sie die Hände an den Hinterkopf oder strecken Sie sie hoch.

3) Die Bewegung beginnt im Hüftbereich: Schieben Sie zunächst das Gesäß nach hinten unten. Stellen Sie sich vor, Sie würden sich auf einen etwas weiter entfernten Stuhl setzen.

4) Hüft-, Knie- und Sprunggelenk arbeiten stets in die Richtung, die die Füße vorgeben. Vor allem beim Knie besteht die Gefahr, dass es aus dieser Gelenkachse nach innen oder außen ausbricht – dadurch kann es Schaden nehmen.

5) Wenn Sie sich aufgerichtet haben, halten Sie die Muskelspannung im ganzen Körper – Beine und Gesäß eingeschlossen. Strecken Sie die Gelenke nicht ganz durch.

6) Erst wenn Sie die Übung korrekt bewältigen, dürfen Sie zusätzliche Gewichte einsetzen.

Kniebeugen mit den Armen hinter dem Kopf

TRAINIEREN Beine und Gesäß.

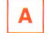

A
- Aufrecht schulterbreit hinstellen und die Handflächen locker an den Hinterkopf legen. Die Ellenbogen nach hinten ziehen und die Brust rausstrecken.

B
- Das Gesäß nach hinten unten schieben und dabei die Knie beugen, bis die Oberschenkel etwa waagerecht sind. Beide Füße halten den Bodenkontakt mit ganzer Sohle.

POWER-VARIANTEN
- Greifen Sie mit den Händen ein Gewicht und strecken Sie die Arme parallel auf Schulterhöhe durchgängig nach vorn oder legen Sie sich einen Sack Kartoffeln oder Blumenerde in den Nacken.
- Gehen Sie noch tiefer in die Knie, bis das Gesäß so dicht wie möglich über dem Boden ist. Auch dabei lösen sich die Fersen nicht vom Boden.

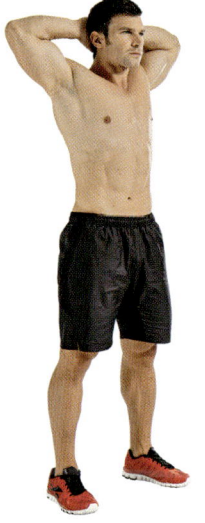

Der Rücken bleibt stets gerade und der Oberkörper so aufrecht wie möglich.

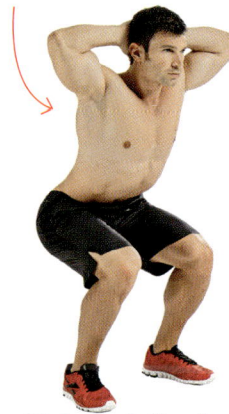

Kniebeugen mit hochgestreckten Armen

TRAINIEREN Beine, Gesäß und Rumpf.

A
- Die Arme neben dem Kopf nach oben strecken und die Füße etwa schulterbreit stellen.

B
- Die Knie beugen und das Gesäß nach hinten schieben, bis die Oberschenkel waagerecht stehen. Den Oberkörper aufrecht halten. Die Spannung kurz halten, dann die Beine wieder strecken.

POWER-VARIANTE
Heben Sie in Position B abwechselnd einen Fuß einige Zentimeter vom Boden ab.

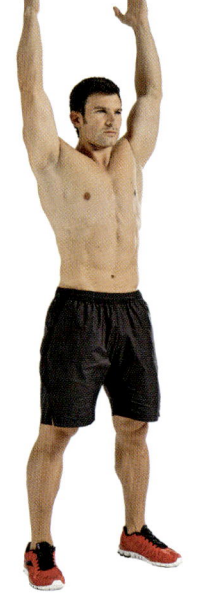

Die Arme bleiben neben dem Kopf in Position und kippen nicht nach vorn.

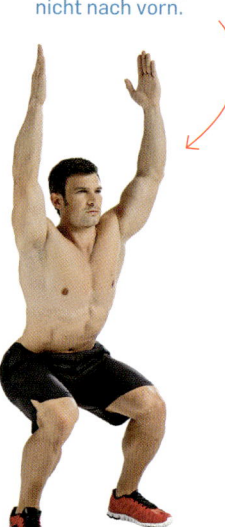

KAPITEL 4.4

Kniebeugen an der Wand

TRAINIEREN Beine und Gesäß.

A

- In etwa einem halben Meter Entfernung mit dem Rücken vor eine Wand stellen. Die Füße stehen hüftbreit auseinander. Mit dem Rücken anlehnen, den Oberkörper aufrecht halten und die Arme auf Schulterhöhe nach vorn strecken.

POWER-VARIANTE
Heben Sie einen Fuß schon in der Startposition leicht an und halten Sie ihn während der gesamten Übung in der Luft.

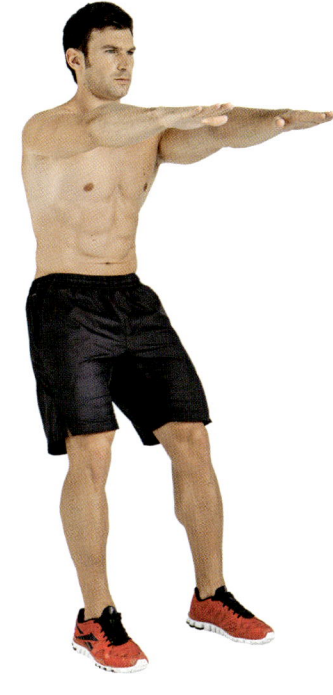

B

- Die Knie beugen und mit dem Rücken die Wand hinabgleiten, bis die Beine einen rechten Winkel bilden. Die Position einige Sekunden lang halten, dann wieder zurück.

Der ganze Rücken hält Kontakt mit der Wand.

ALTERNATIVEN
- Führen Sie die Kniebeuge in Minischritten aus. Halten Sie dabei jede Zwischenposition fünf Sekunden lang, bevor Sie erneut einige Zentimeter weiter beugen. So fortfahren, bis die Knie rechtwinklig sind.
- Halten Sie beim Wandsitzen „einfach nur" die tiefste Position so lange wie möglich. Der Weltrekord liegt bei über elf Stunden – nur mal so …

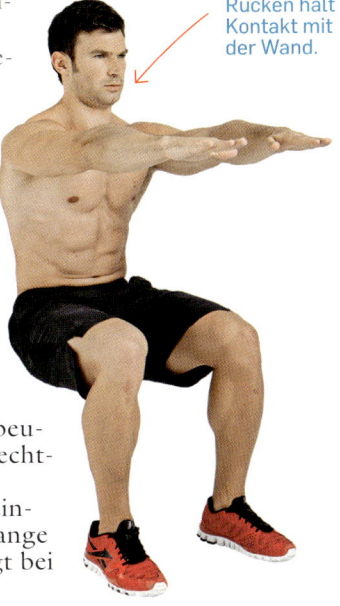

Seitliche Kniebeugen

TRAINIEREN Beine und Gesäß.

A

- In einem aufrechten Stand die Beine weit grätschen und die Arme auf Schulterhöhe nach vorn strecken.

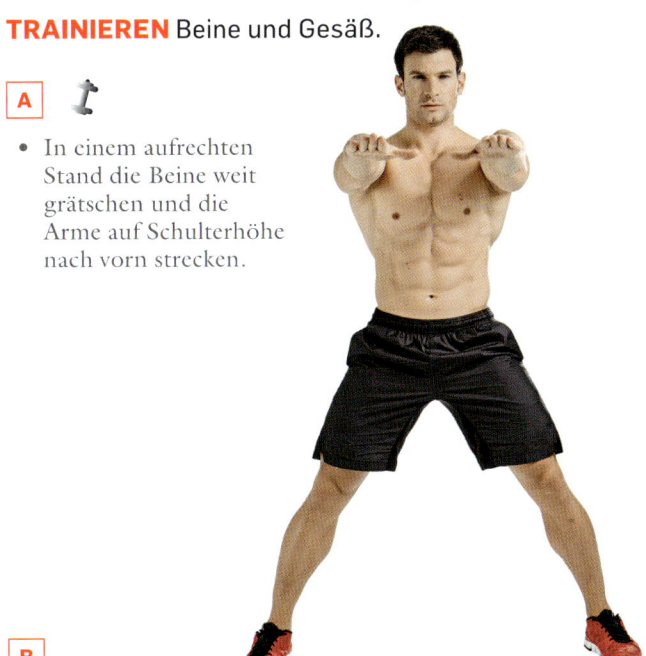

B

- Das Gewicht zur rechten Seite verlagern und das rechte Knie beugen, bis der Oberschenkel waagerecht steht. Das linke Bein ist gestreckt, der Oberkörper leicht nach vorn geneigt. In dieser Haltung kurz verharren, dann zurück in die Ausgangsposition und die gleiche Bewegung zur linken Seite ausführen. Im Wechsel fortfahren.

POWER-VARIANTEN
- Heben Sie in der Endpositon den Fuß des gestreckten Beins an und halten Sie ihn über dem Boden, bis Sie sich wieder hochdrücken.
- Führen Sie die Arme während der Kniebeuge gestreckt über den Kopf und beim Aufrichten wieder nach vorn.

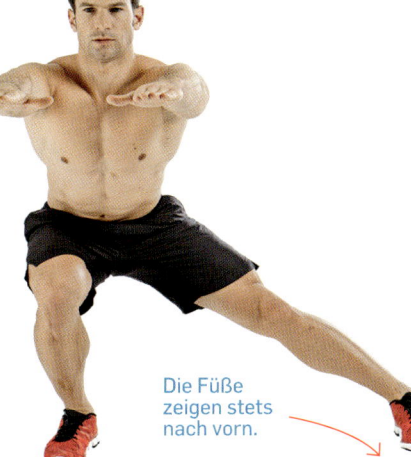

Die Füße zeigen stets nach vorn.

223

Beine

Kniebeugen auf Zehenspitzen

TRAINIEREN Beine (inklusive Waden) und Gesäß.

A

- Mit gestreckten Beinen aufrecht hinstellen, die Füße sind schulterbreit auseinander. Die Fersen vom Boden abheben, die Arme anwinkeln und die Handflächen locker an den Hinterkopf legen.

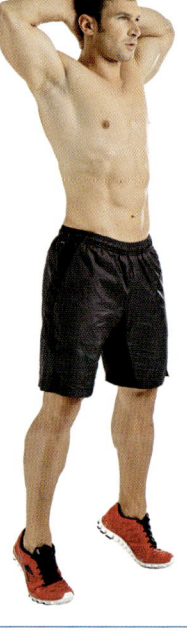

B

- Die Knie beugen, bis die Oberschenkel etwa waagerecht stehen. Der Oberkörper bleibt aufrecht, die Ellenbogen zeigen stets zu den Seiten und kippen nicht nach vorn. Kurz die Spannung halten, dann wieder zurück. Die Fersen während des Satzes nicht absetzen.

Drücken Sie die Fersen die ganze Zeit so hoch wie möglich – das trainiert intensiv Ihre Waden.

EINSTIEGSVARIANTE
Setzen Sie die Fersen zwischen den Wiederholungen kurz ab.

Sumo-Kniebeugen auf Zehenspitzen

TRAINIEREN Beine (inklusive Waden) und Gesäß.

A

- Die Füße etwa in doppelter Hüftbreite aufsetzen und die Fußspitzen leicht nach außen drehen. Die Arme strecken, auf Schulterhöhe heben und die Fingerspitzen nach vorn drücken.
- Tief in die Knie gehen, bis die Oberschenkel waagerecht stehen.

POWER-VARIANTEN
• Drücken Sie sich auf Zehenspitzen zurück in den aufrechten Stand.
• Nachdem Sie sich in der Endposition auf den Zehen gehalten haben, setzen Sie die Fersen ab und heben die Zehen an. Halten Sie sich so zwei bis drei Sekunden auf den Fersen, dann mit dem ganzen Fuß wieder hochdrücken.

B

- Aus dieser Position heraus die Fersen so hoch wie möglich vom Boden abheben. Fünf Sekunden lang halten, die Füße wieder ganz absetzen und zurück in den aufrechten Stand drücken.

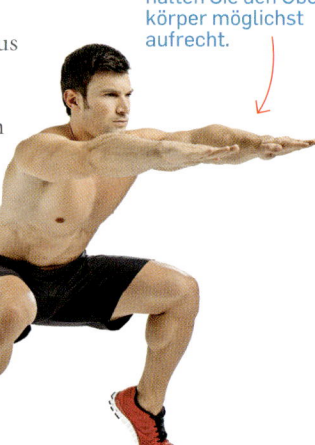

Kippen Sie die Arme nicht nach vorn und halten Sie den Oberkörper möglichst aufrecht.

KAPITEL 4.4

Indische Kniebeugen

TRAINIEREN Beine und Gesäß.

A

- Aufrecht mit fast geschlossenen Beinen hinstellen. Die Arme hängen leicht angespannt seitlich neben dem Körper. Den Rumpf anspannen.

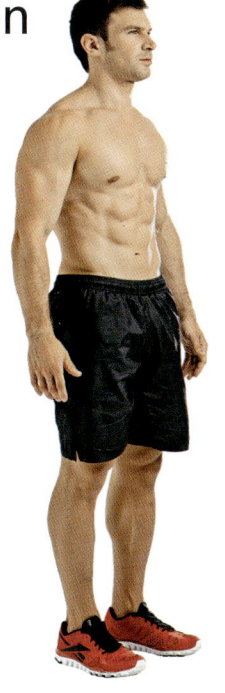

B

- In einer zügigen Bewegung die Knie so tief beugen, dass das Gesäß (fast) die Fersen berührt. Dabei die Ellenbogen nach hinten drücken und auf die Zehenspitzen gehen. Der Oberkörper bleibt aufrecht.
- Ohne innezuhalten wieder hochdrücken, dabei die Arme in einer Kreisbewegung nach vorn schwingen. Die Fersen aufsetzen und in den aufrechten Stand aufrichten. Dabei die Arme wieder anlegen. Dynamisch fortfahren.

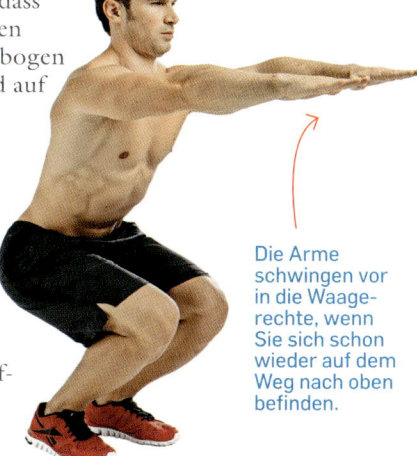

Die Arme schwingen vor in die Waagerechte, wenn Sie sich schon wieder auf dem Weg nach oben befinden.

Sumo-Kniebeuge und Gleitschritte zur Seite

TRAINIEREN Beine und Gesäß.

A

- Die Füße schulterbreit aufstellen und so tief in die Knie gehen, dass die Oberschenkel waagerecht stehen. Den Oberkörper gerade halten. Arme anwinkeln, die Hände zu Fäusten ballen und vor der Brust halten, die Ellenbogen zeigen nach unten.

ALTERNATIVE
Führen Sie in der beschriebenen Haltung Schritte nach vorn und nach hinten aus.

POWER-VARIANTE
Noch anstrengender wird die Übung, wenn Sie bei jedem Schritt das Knie aktiv anheben, ohne mit dem Oberkörper nach vorn zu kippen.

B

- Mit rechts einen weiten Schritt zur Seite machen.
- Im breiten Stand die Beine strecken und den Körper hochdrücken.
- Den Körper wieder absenken, dann den linken Fuß nachsetzen und so die ursprüngliche Schrittbreite wiederherstellen.
- Erneut mit rechts einen Schritt zur Seite machen. Nach der halben Zeit die Richtung wechseln.

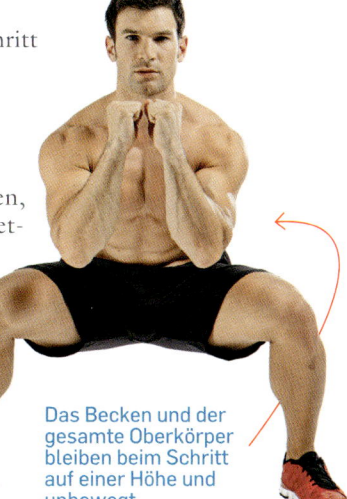

Das Becken und der gesamte Oberkörper bleiben beim Schritt auf einer Höhe und unbewegt.

Beine

Kniebeugen mit seitlichem Armstrecken und Rumpfdrehen

TRAINIEREN Beine, Gesäß, Rumpf und Schultern.

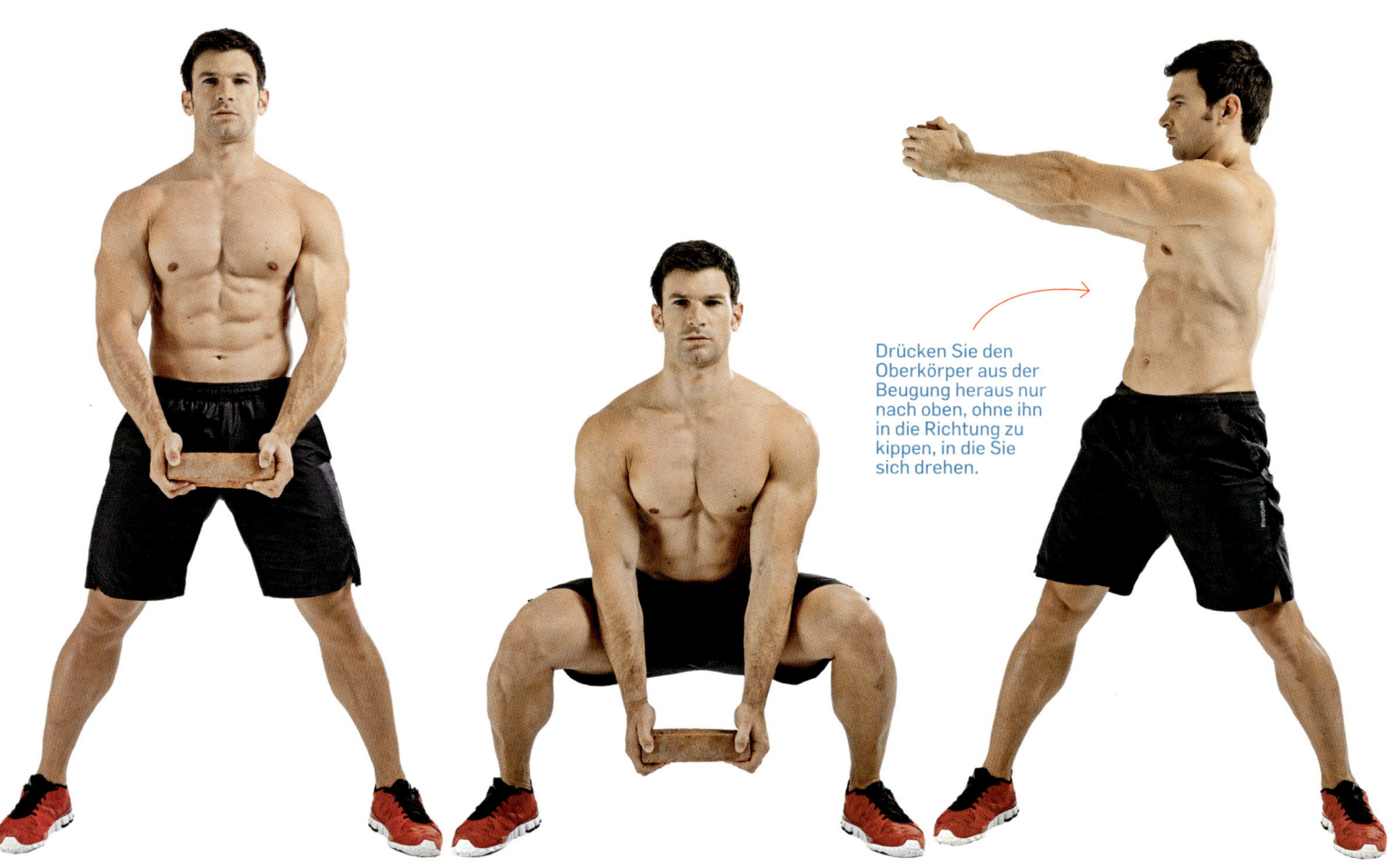

Drücken Sie den Oberkörper aus der Beugung heraus nur nach oben, ohne ihn in die Richtung zu kippen, in die Sie sich drehen.

A
- Die Füße etwa doppelt hüftbreit aufstellen und die Fußspitzen etwas nach außen drehen. An fast gestreckten Armen vor dem Körper einen Gegenstand halten.

EINSTIEGSVARIANTE
Das Ganze geht auch ohne Zusatzgewicht. Halten Sie dann die Arme die ganze Zeit über unter Spannung.

B
- Die Knie beugen, bis die Oberschenkel parallel zum Boden stehen und die Hände zwischen den Knien etwa auf Knöchelhöhe sind. Den Oberkörper aufrecht halten.

C
- Die Knie zügig durchdrücken und den Rumpf nach rechts drehen, dabei die gestreckten Arme zur rechten Seite bis auf Schulterhöhe führen. Die Knie gehen leicht mit, zeigen aber weiter in Richtung der Füße.
- Kontrolliert zurück in Position B, dann als Nächstes zur linken Seite drehen. Im Wechsel fortfahren.

KAPITEL 4.4

Kniebeuge-Kniehebe-Kombinationen

TRAINIEREN Beine, Gesäß und Rumpf.

A

- Die Füße mehr als schulterbreit auseinanderstellen und die Knie beugen. Die Oberschenkel stehen waagerecht, die Hände sind vor der Brust zu Fäusten geballt.

B

- Die Beine kräftig durchstrecken. Dabei den rechten Fuß vom Boden lösen und das rechte Knie weit nach oben links ziehen, von dort kreisförmig vor dem Körper zurück zur rechten Seite führen. Dann den rechten Fuß in der Ausgangsposition wieder absetzen.
- Sofort in eine Kniebeuge gehen und anschließend die Übung mit dem linken Bein absolvieren. Im Wechsel dynamisch fortfahren.

Versuchen Sie, mit dem Knie einen möglichst großen Kreis zu beschreiben.

Einbeinige Kniebeugen mit dem Fuß auf einer Erhöhung

TRAINIEREN Beine und Gesäß.

A

- In etwa einem halben Meter Entfernung mit dem Rücken vor eine Erhöhung stellen. Den rechten Fuß auf der Erhöhung ablegen. Den Oberkörper dabei aufrecht halten.

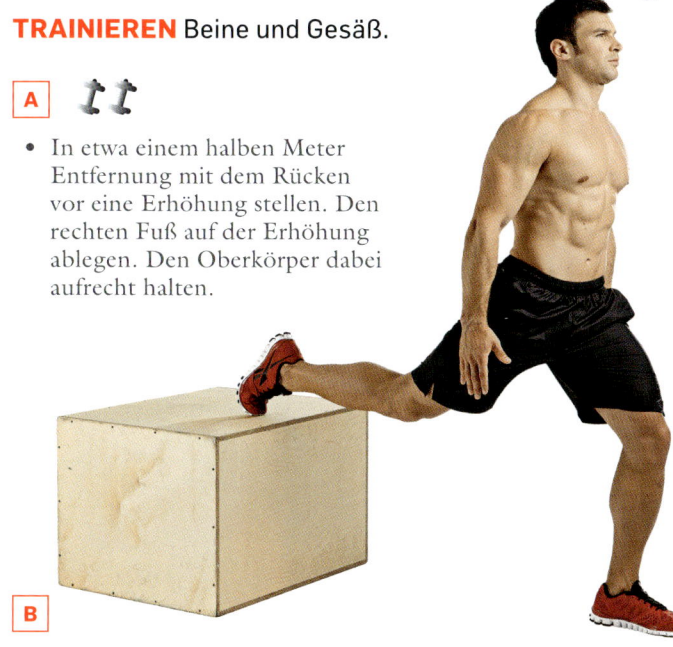

B

- Das linke Knie kontrolliert beugen, bis der Oberschenkel waagerecht ist. Die Arme und den aufrechten Oberkörper ruhig halten. Kurz verharren, dann zügig zurück.
- Im nächsten Satz das Standbein wechseln.

POWER-VARIANTEN
- Vergrößern Sie den Abstand zur Erhöhung. Das erhöht den Dehnreiz und die Balancearbeit.
- Drücken Sie sich auf dem Weg nach oben immer auf die Zehenspitzen.

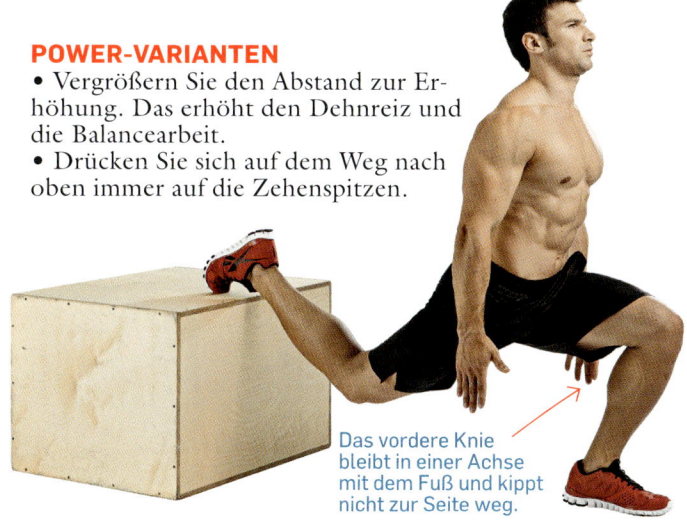

Das vordere Knie bleibt in einer Achse mit dem Fuß und kippt nicht zur Seite weg.

227

Beine

Einbeiniges Aufstehen

TRAINIERT Beine und Gesäß.

A

- Gerade auf eine Erhöhung setzen, die gestreckten Arme auf Schulterhöhe vor dem Körper halten. Das rechte Bein ebenfalls nach vorn wegstrecken und die Zehen anziehen.

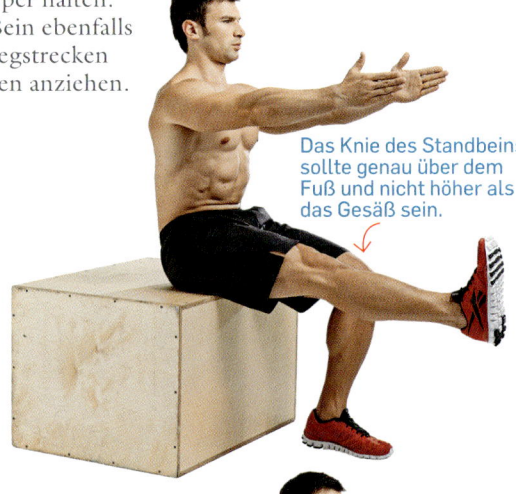

Das Knie des Standbeins sollte genau über dem Fuß und nicht höher als das Gesäß sein.

B

- Mit dem linken Bein hochdrücken. Dabei den Rücken gerade halten und den Oberkörper nicht vorbeugen. Das rechte Bein bleibt gestreckt in der Luft. Kurz stehen bleiben, dann langsam wieder setzen, aber nicht fallen lassen.
- Im nächsten Satz Beinwechsel.

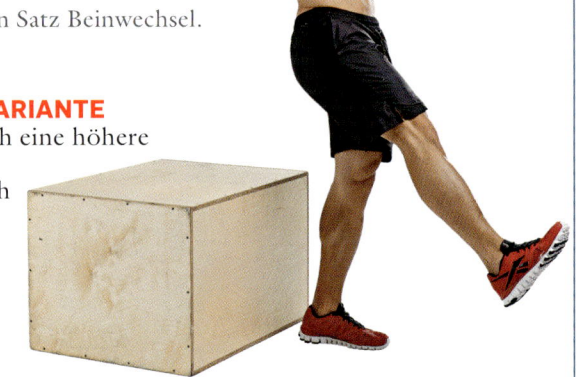

EINSTIEGSVARIANTE
Suchen Sie sich eine höhere Sitzposition, aus der Sie sich nicht so weit hochdrücken müssen.

Einbeinige Kniebeugen auf einer Erhöhung

TRAINIEREN Beine und Gesäß.

A

- Mit dem linken Fuß auf die Kante einer Erhöhung stellen. Die Arme gerade vor der Brust ausstrecken. Auch das rechte Bein etwas vorstrecken, die Zehenspitzen anziehen.

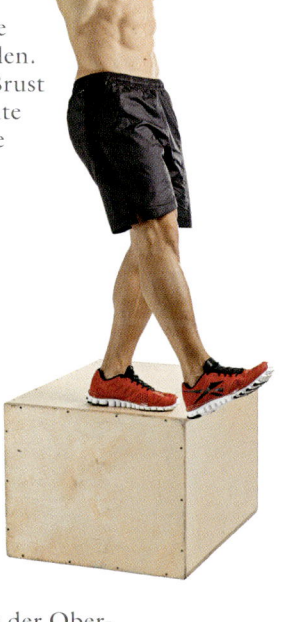

B

- Das linke Knie beugen, bis der Oberschenkel etwa waagerecht steht. Die Spannung kurz halten, dann kontrolliert hochdrücken, ohne das Gleichgewicht zu verlieren.
- Im nächsten Durchgang Seitenwechsel.

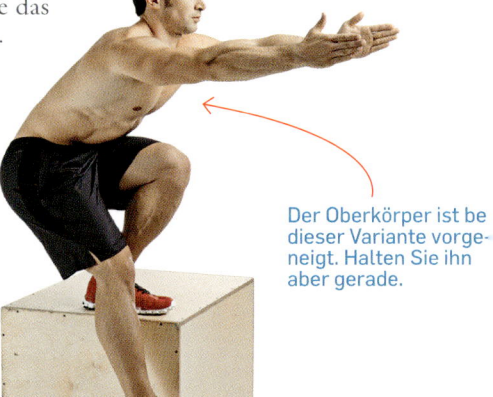

Der Oberkörper ist bei dieser Variante vorgeneigt. Halten Sie ihn aber gerade.

EINSTIEGSVARIANTE
Steigen Sie mit dem linken Fuß wiederholt auf die Erhöhung, dann zurück auf den Boden. So üben Sie das einbeinige Hochdrücken und Herablassen. Versuchen Sie, die Phasen auf einem Bein immer länger werden zu lassen.

KAPITEL 4.4

Einbeinige Kniebeugen mit Überkreuzen der Beine

TRAINIEREN Beine und Gesäß.

A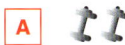

- Auf eine Erhöhung stellen und das rechte Bein anheben. Die Arme rechtwinklig beugen, sodass die Oberarme auf Schulterhöhe nach außen und die Unterarme nach oben zeigen.

B

- Das linke Knie möglichst tief beugen, dabei das rechte Bein diagonal nach hinten links wegdrücken, ohne es abzusetzen – es bleibt während des gesamten Satzes in der Luft.
- Im nächsten Durchgang Seitenwechsel.

ALTERNATIVE
Die Erhöhung soll Freiraum für das hintere Bein schaffen – Sie können die Übung aber natürlich auch ohne durchführen.

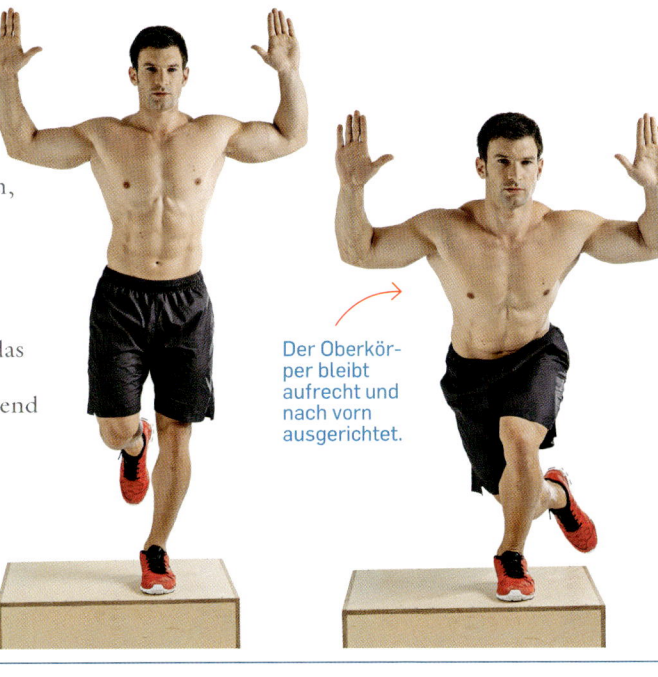

Der Oberkörper bleibt aufrecht und nach vorn ausgerichtet.

DAS GEHT AUF DIE KNIE

Die tiefe einbeinige Kniebeuge, als Pistol bekannt, gehört zu den härtesten Übungen, die Sie Ihren Beinen antun können. Und damit auch Ihren Knie-, Fuß- und Hüftgelenken! Deshalb sollten Sie sie nur ausführen, wenn Sie über eine sehr gut trainierte Bein-, Gesäß- und Hüftmuskulatur verfügen und keine Probleme mit den genannten Gelenken, allen voran den Kniegelenken, haben. Ansonsten vergnügen Sie sich zunächst mit einer der vielen anderen Kniebeuge-Variationen und bauen so Muskeln und Sicherheit auf, die Sie für diese Königsdisziplin der Kniebeugen benötigen.

Tiefe einbeinige Kniebeugen (Pistols)

TRAINIEREN Beine und Gesäß.

A

- Aufrecht hinstellen, das rechte Bein gestreckt nach vorn anheben und die Zehen anziehen. Die Arme auf Schulterhöhe nach vorn strecken und Körperspannung aufbauen.

B

- Das linke Bein tief beugen, bis das Gesäß unterhalb des Knies ist. Das rechte Bein gerade vorstrecken. Der Rumpf ist vorgebeugt, aber gerade. Kurz halten, kontrolliert zurück.
- Im nächsten Satz Beinwechsel.

EINSTIEGSVARIANTE
Beugen Sie das rechte Knie um 90 Grad. Dann die Übung ausführen, bis die rechte Fußspitze den Boden berührt.

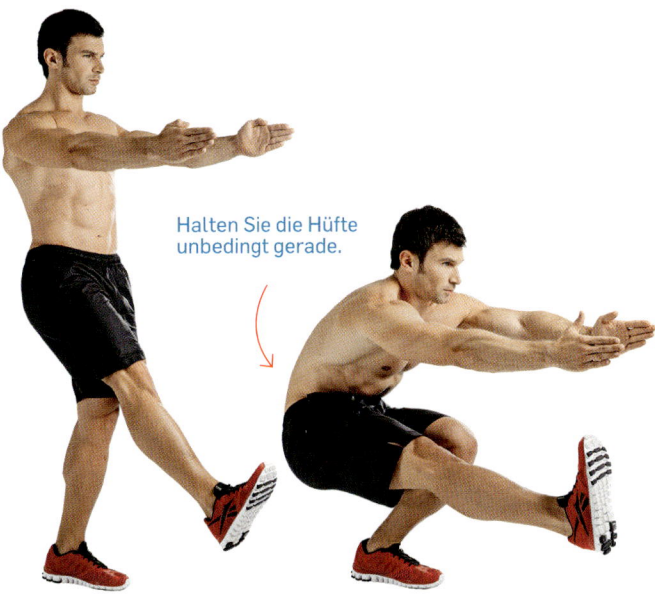

Halten Sie die Hüfte unbedingt gerade.

Beine

Strecksprünge mit Armeinsatz

TRAINIEREN Beine und Gesäß.

- In einen schulterbreiten Stand gehen, die Knie beugen und das Gesäß nach hinten strecken. Dabei den geraden Oberkörper vorbeugen und die gestreckten Arme dicht am Körper nach hinten führen.

- Explosiv hochspringen, die Arme über den Kopf reißen und den ganzen Körper strecken. Die Landung weich abfedern und direkt zurück in die Ausgangsposition. Kurz innehalten, dann den nächsten Sprung durchführen.

Schwingen Sie die Arme beim Abspringen kraftvoll nach oben und springen Sie so hoch wie möglich.

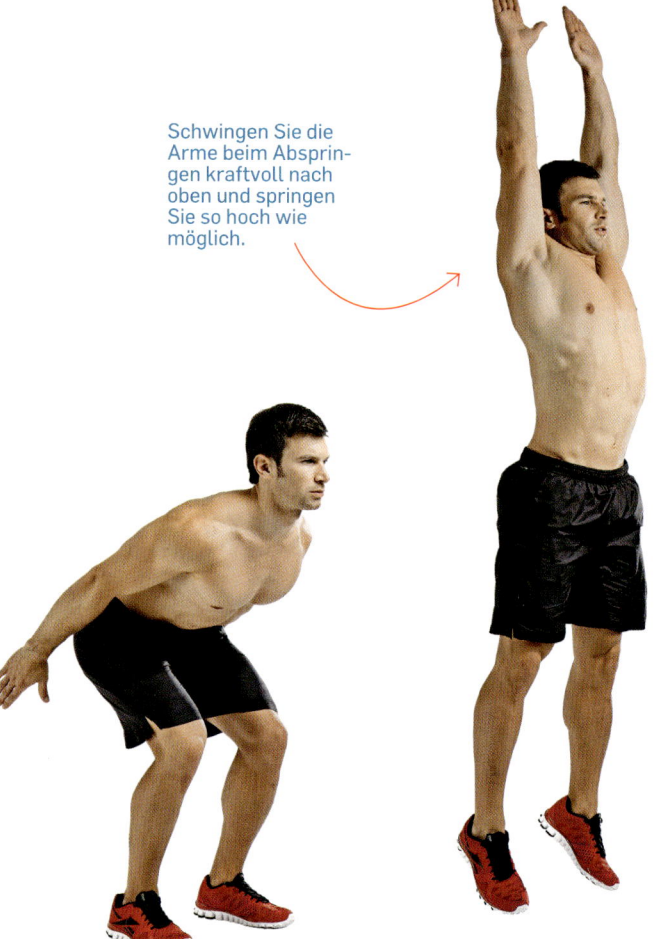

Sprung-Kniebeugen mit angelegten Armen

TRAINIEREN Beine, Gesäß und Rumpf.

- Hüftbreit hinstellen, in die Knie gehen und den geraden Oberkörper etwas vorbeugen. Die Hände zu Fäusten ballen und vor der Brust halten, die Ellenbogen zeigen nach unten.

- Explosiv abdrücken und so hoch wie möglich springen, ohne die Arme zu benutzen. Weich in der Ausgangsposition landen.

EINSTIEGSVARIANTE
Absolvieren Sie im Wechsel eine normale Kniebeuge und eine Sprung-Kniebeuge.

Drücken Sie sich beim Absprung kräftig mit den Fußgelenken ab.

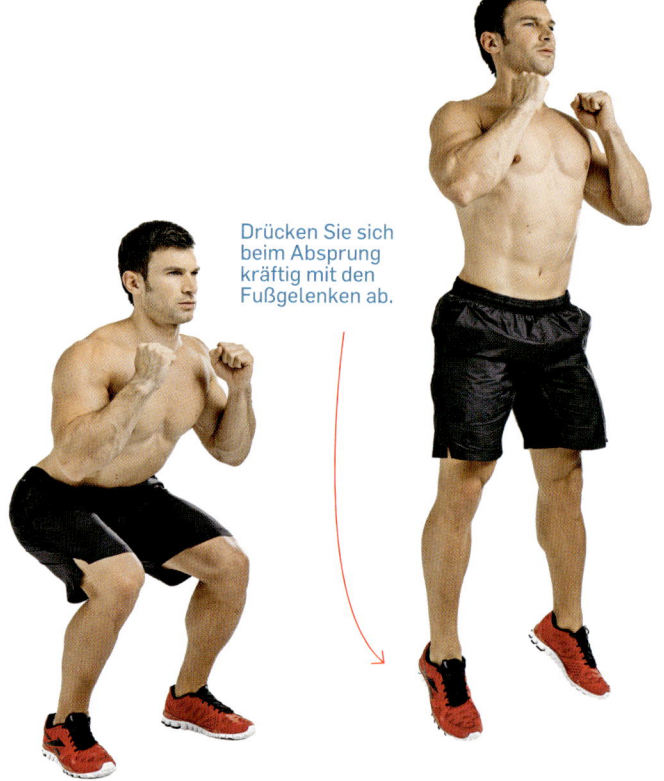

KAPITEL 4.4

Sprünge von einer Erhöhung

TRAINIEREN Beine und Gesäß.

A
- Auf eine Erhöhung stellen und die Fußspitzen an der Kante platzieren. Die Knie etwas beugen, den geraden Oberkörper vorneigen und die Arme leicht anspannen.

B
- Mit beiden Beinen locker abspringen. Auf dem Boden landen, möglichst tief in die Knie gehen und die Arme zum Schwungholen gestreckt nach hinten führen.

C
- Dynamisch sofort die Beine wieder strecken und so hoch es geht springen. Dabei die Arme nach oben reißen und den Körper maximal strecken.
- Die Landung abfedern, dann die Haltung auflösen und zurück auf die Erhöhung steigen.

ALTERNATIVE
Anstatt so hoch zu springen, wie es geht, versuchen Sie, die Bodenkontaktzeit so kurz wie möglich zu halten. Dazu gehen Sie bei der Landung nicht mehr so tief in die Knie, sondern lösen sich wie ein Flummi sofort wieder vom Boden.

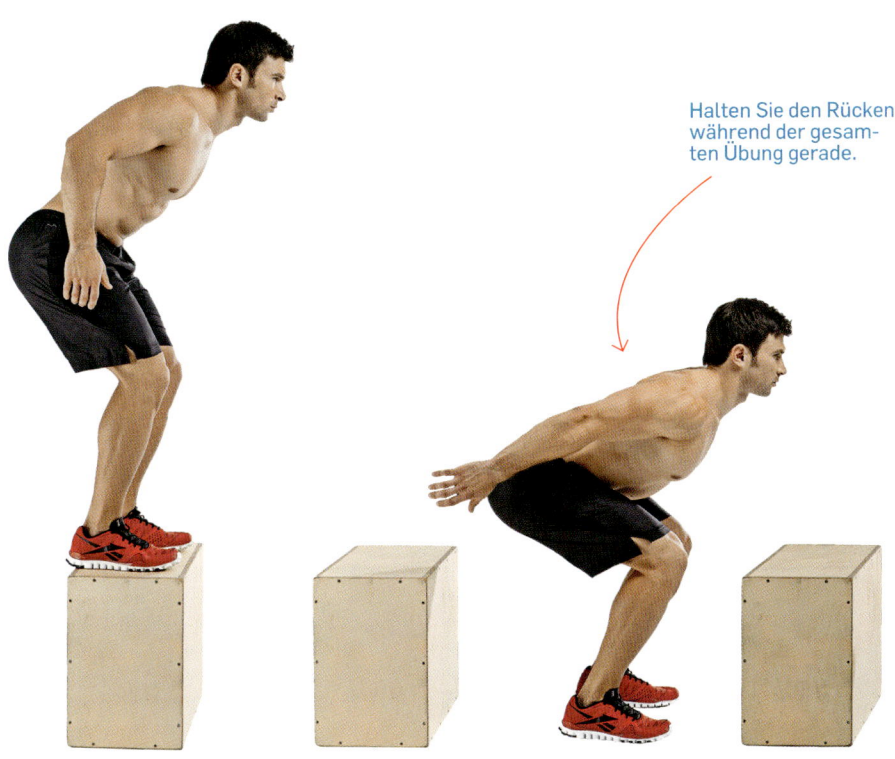

Halten Sie den Rücken während der gesamten Übung gerade.

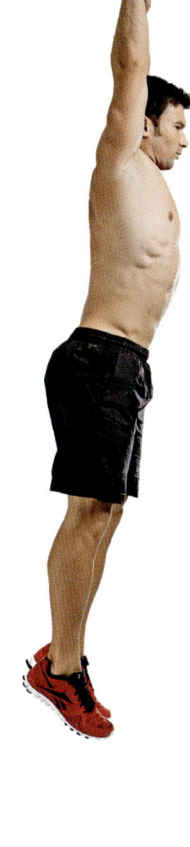

DAS IST DOCH DIE HÖHE – ODER DIE WEITE?

Für die Übungen auf dieser sowie der folgenden Doppelseite gilt: Die Größe der Erhöhung, von der oder auf die Sie springen, sowie der Abstand, den Sie dazu vor dem Absprung einnehmen, bestimmen die Intensität der Übung. Klar ist: Je höher bzw. weiter Sie springen, desto mehr Kraft müssen Sie aufbringen. Doch auch die Beschaffenheit des Bodens trägt einiges zur Effektivität bei. Versuchen Sie zum Beispiel mal, sich aus weichem Sand heraus kräftig und schnell abzudrücken. Oder nutzen Sie einen liegenden Baumstamm, auf dessen runder Oberseite Sie beim Absprung oder bei der Landung erst einmal das Gleichgewicht finden müssen.

Beine

Sprünge auf eine Erhöhung

TRAINIEREN Beine und Gesäß.

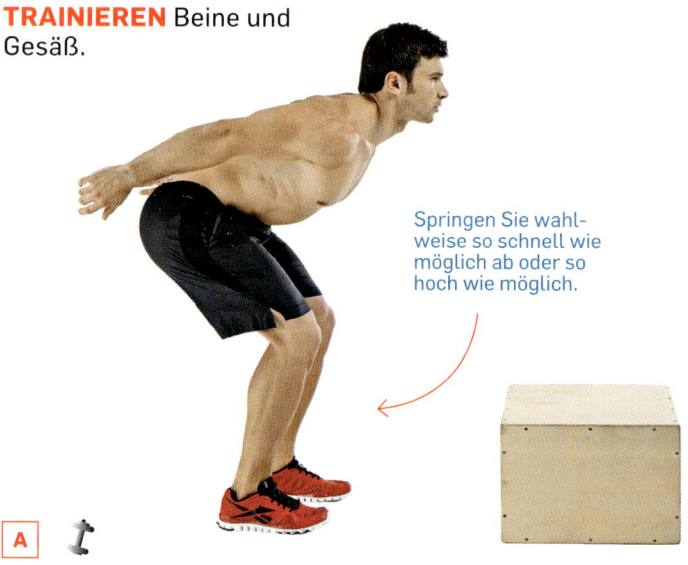

Springen Sie wahlweise so schnell wie möglich ab oder so hoch wie möglich.

A

- In wenigstens einem halben Meter Abstand vor eine Erhöhung stellen, die stabil genug ist, um darauf zu landen. Die Füße hüftbreit setzen, leicht in die Knie gehen und den Oberkörper gerade vorbeugen. Die Arme parallel neben dem Rumpf halten.

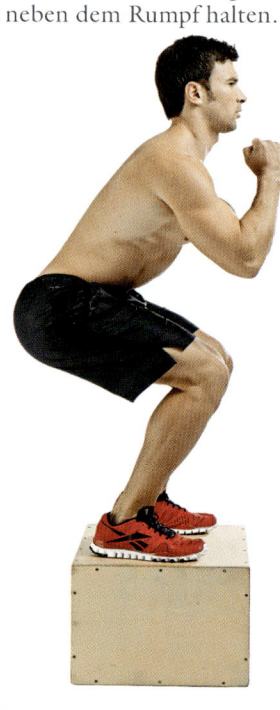

B

- Kräftig abdrücken und mit gebeugten Knien auf der Erhöhung landen. Dabei die Arme zum Schwungholen aktiv einsetzen. Der Rücken bleibt gerade. In der Landeposition kurz verharren, dann zurück.

POWER-VARIANTEN
- Springen Sie von der Erhöhung bei jeder Wiederholung sofort rückwärts wieder herunter.
- Führen Sie die Übung auf einem Bein aus.
- Ziehen Sie die Knie in der Luft möglichst hoch.

Strecksprünge mit 180-Grad-Rotation

TRAINIEREN Beine, Gesäß und Rumpf.

A

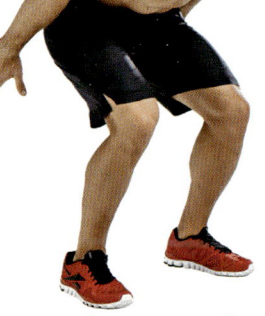

- Die Füße hüftbreit platzieren, die Knie beugen und den geraden Oberkörper nach vorn neigen. Die Arme angespannt neben dem Rumpf halten.

B

- Mit größtmöglicher Kraft hochspringen und den Körper dabei strecken. Im Uhrzeigersinn um die Längsachse drehen.
- Nach einer Drehung von etwa 180 Grad weich landen und in einer leichten Hocke abfedern. Kurz sammeln, dann in die entgegengesetzte Richtung zurückspringen. Anschließend immer im Wechsel wiederholen.

POWER-VARIANTE
Versuchen Sie, bei der Drehung in der Luft noch weiter zu kommen. Schaffen Sie 360 Grad? Dann in die andere Richtung genauso weit drehen.

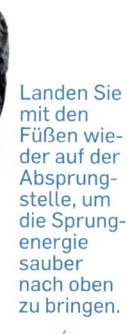

Landen Sie mit den Füßen wieder auf der Absprungstelle, um die Sprungenergie sauber nach oben zu bringen.

KAPITEL 4.4

Hampelmann-Strecksprünge

TRAINIEREN Beine, Gesäß, Rumpf und Schultern.

A

- Die Füße weiter als schulterbreit platzieren. Die Knie leicht beugen, den Oberkörper nach vorn neigen und die Arme an der Seite gestreckt halten.

B

- Aus den Beinen explosiv abspringen und die Arme nach oben über den Kopf schwingen. Gleichzeitig die Beine in der Luft spreizen. Weich in der Ausgangsschrittstellung landen und sofort zur nächsten Wiederholung ansetzen.

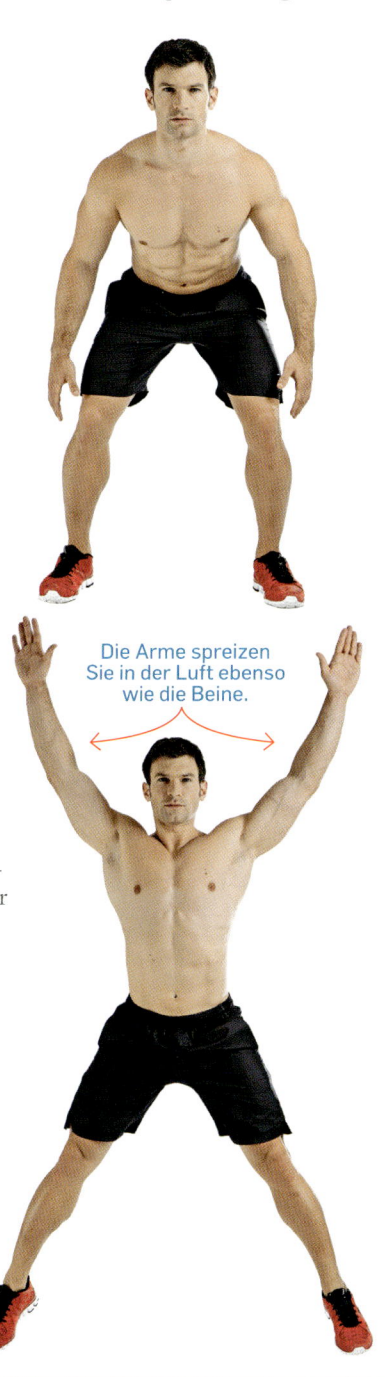

Die Arme spreizen Sie in der Luft ebenso wie die Beine.

POWER-VARIANTE
Spreizen Sie die Beine so weit wie möglich und versuchen Sie, mit den Händen die Füße zu berühren.

Froschhüpfen

TRAINIERT Beine, Gesäß und Rumpf.

A

- Aufrecht schulterbreit hinstellen, in die Knie gehen und die gestreckten Arme nach hinten führen. Den Oberkörper in gerader Haltung nach vorn beugen und aus dieser Position heraus Schwung holen.

B

- Kraftvoll mit beiden Beinen abdrücken, die Arme dabei nach vorn oben bringen und so weit wie möglich springen. Die Landung mit den Knien tief abfedern, das Gleichgewicht finden und direkt fortfahren.

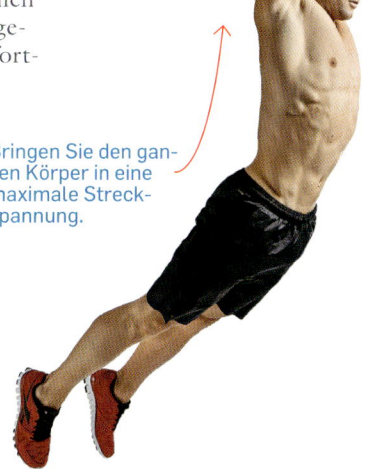

Bringen Sie den ganzen Körper in eine maximale Streckspannung.

POWER-VARIANTE
Springen Sie aus größtmöglicher Distanz auf eine Erhöhung. Aber bitte vorsichtig an den Abstand zur Erhöhung herantasten.

233

Beine

Skater-Sprünge

TRAINIEREN Beine und Gesäß.

A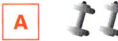

- Aufrecht hinstellen, dann das rechte Bein in der Luft hinter das linke führen. Die Knie beugen und den geraden Oberkörper vorneigen. Den gestreckten linken Arm auf Schulterhöhe und parallel dazu den rechten Unterarm nach links führen. Körperspannung aufbauen und auf einen Sprung nach rechts vorbereiten.

B

- Mit links kraftvoll abdrücken und so weit es geht zur Seite springen. Bei der Landung mit rechts das linke Bein hinter dem rechten vorbeiführen und die Arme nach rechts ausschwingen. Ist der Körper ausgebremst, sofort wieder zurück zur linken Seite abdrücken, dann im Wechsel fortfahren.

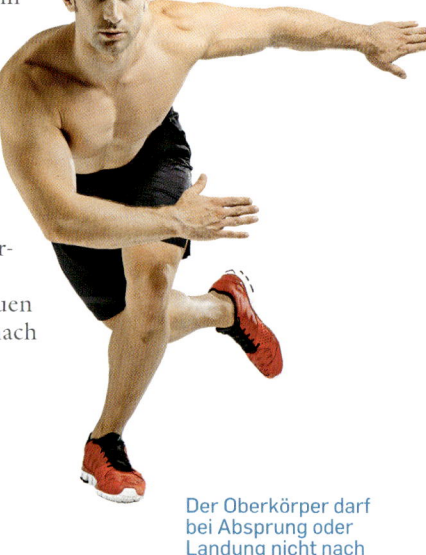

Der Oberkörper darf bei Absprung oder Landung nicht nach links oder rechts abknicken.

EINSTIEGSVARIANTE
Für einen besseren Halt tippen Sie bei der Landung mit der Fußspitze des freien Beins kurz auf den Boden.

Explosive Step-ups

TRAINIEREN Beine und Gesäß.

A

- Den linken Fuß auf eine Erhöhung stellen und den rechten Arm rechtwinklig gebeugt vor dem Körper halten, sodass der Unterarm nach oben zeigt.

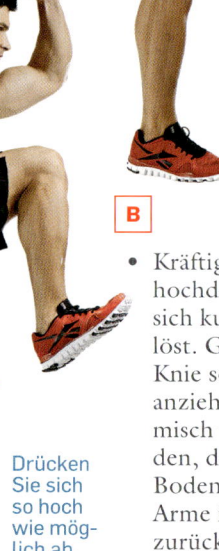

B

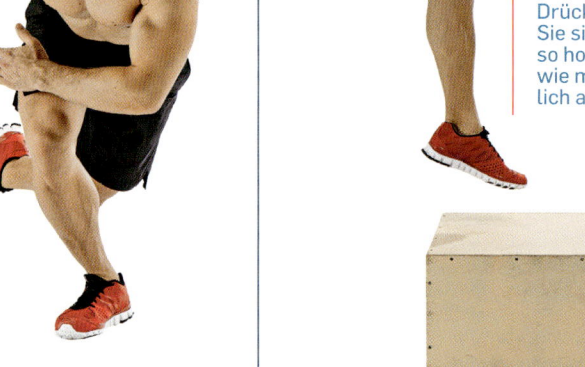

Drücken Sie sich so hoch wie möglich ab.

- Kräftig mit dem linken Bein hochdrücken, sodass der Fuß sich kurz von der Erhöhung löst. Gleichzeitig das rechte Knie so hoch wie möglich anziehen und die Arme dynamisch wechseln. Mit links landen, den rechten Fuß auf dem Boden absetzen und auch die Arme in die Ausgangsstellung zurückführen.
- Den nächsten Satz mit dem anderen Bein ausführen.

ALTERNATIVE
Landen Sie mit dem rechten Bein auf der Erhöhung und führen Sie die Übung wechselseitig aus.

Seitliches Über-Kreuz-Gehen über ein Hindernis

TRAINIERT Beine und Gesäß.

A

- Rechts neben eine schmale Erhöhung stellen. Den rechten Fuß vor dem linken Bein auf die Kante der Erhöhung setzen. Den Oberkörper aufrichten. Körperspannung aufbauen.

ALTERNATIVE
Wenn Sie keine schmale Erhöhung zur Verfügung haben, steigen Sie einfach auf derselben Seite einer Erhöhung gleich wieder ab, indem Sie den linken Fuß hinter dem rechten Bein auf den Boden setzen.

B

- Mit dem rechten Bein hochdrücken, dann den linken Fuß neben den rechten auf die Erhöhung stellen. Den rechten Fuß anheben und hinter dem linken Bein kreuzen, dann neben der Erhöhung auf den Boden setzen.
- Auf dem gleichen Weg zurück.

Halten Sie die Knie gerade und stabil – sie zeigen immer in Richtung der Füße.

POWER-VARIANTE
Stoßen Sie sich so kräftig ab, dass sich der rechte Fuß von der Erhöhung löst, bevor Sie mit dem linken darauf landen.

Hohe Tritte im Gehen

TRAINIEREN Beine und Gesäß.

A

- Gerade hinstellen und die Füße hüftbreit auseinandersetzen. Die Arme seitlich am Körper hängen lassen.

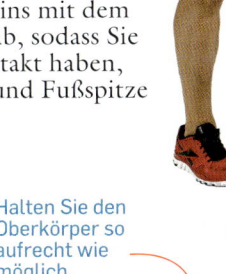

POWER-VARIANTEN
- Ist das rechte Bein nach vorn gestreckt, machen Sie mit dem Standbein eine Kniebeuge.
- Springen Sie beim Vorschwingen des Beins mit dem Standbein leicht ab, sodass Sie keinen Bodenkontakt haben, wenn sich Hand und Fußspitze berühren.

Halten Sie den Oberkörper so aufrecht wie möglich.

B

- Dynamisch das gestreckte rechte Bein vor dem Körper auf Brusthöhe schwingen. Gleichzeitig den linken Arm vorstrecken und die Fußspitze mit der Hand berühren.
- In der nächsten Wiederholung die Übung mit dem linken Bein und dem rechten Arm ausführen, dann wechselseitig fortfahren.

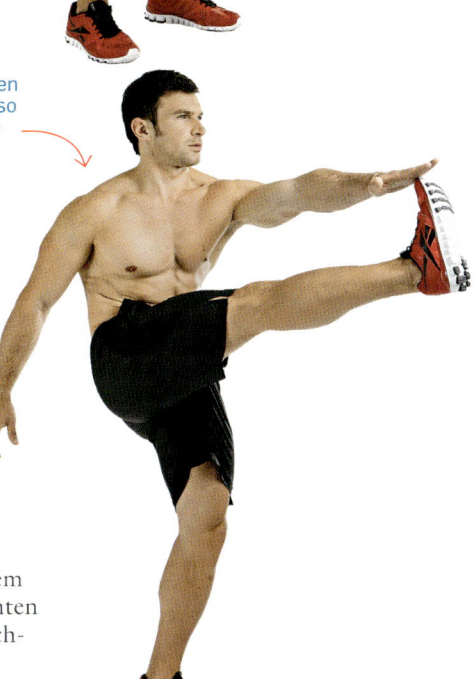

Beine

Tritte nach vorn

TRAINIEREN Beine, Gesäß und Rumpf.

A
- In eine leichte Schrittstellung gehen, der linke Fuß steht vorn. Die Arme anwinkeln und die zu Fäusten geballten Hände vor der Brust halten. Rumpfspannung aufbauen.

B
- Das rechte Knie zur Brust ziehen, sodass der Oberschenkel waagerecht steht. Kurz ausbalancieren, dann …

C
- … dynamisch das rechte Bein strecken und mit angezogener Fußspitze gerade nach vorn treten. Den Unterschenkel beugen und zurück zu Position B, dann den Fuß wieder absetzen.
- Im nächsten Satz die Schrittstellung ändern.

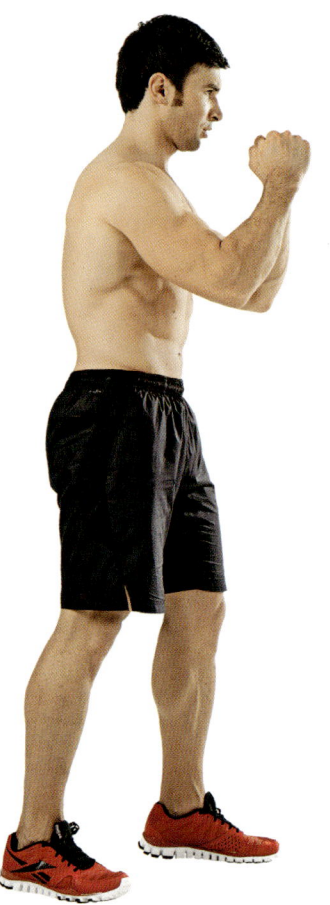
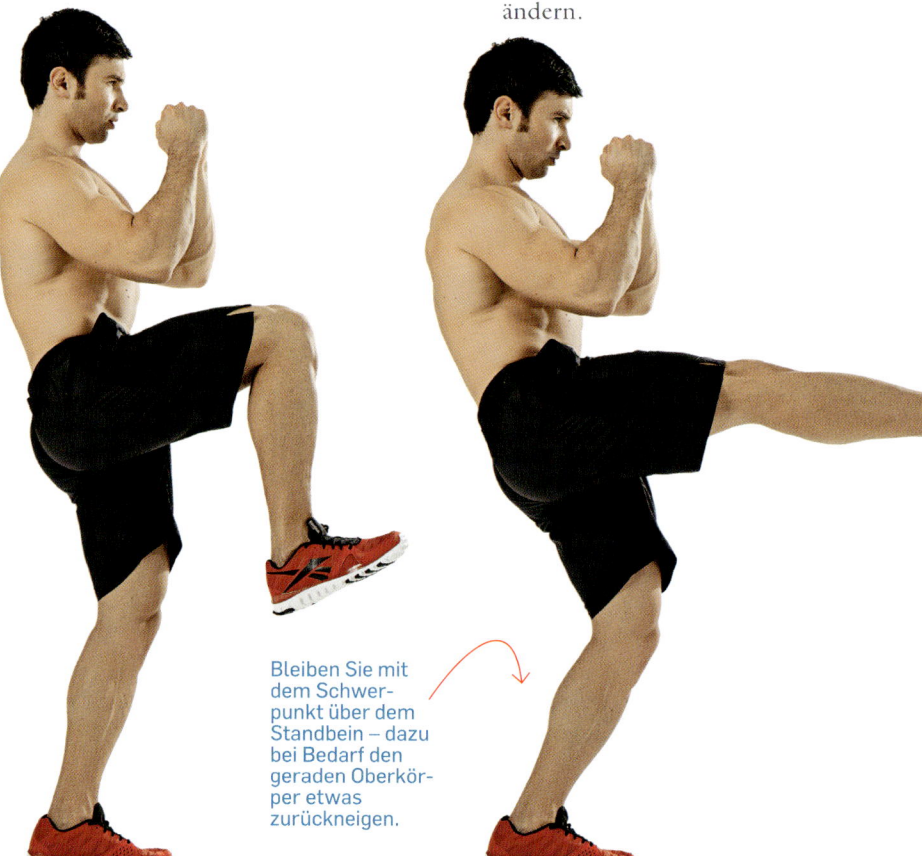

Bleiben Sie mit dem Schwerpunkt über dem Standbein – dazu bei Bedarf den geraden Oberkörper etwas zurückneigen.

ALTERNATIVEN
Führen Sie aus der Position B heraus Tritte zur Seite oder nach hinten aus. Auch dabei darf der gerade Oberkörper etwas zur anderen Seite beziehungsweise nach vorn kippen. Achten Sie darauf, das Knie des Standbeins stabil zu halten – und im nächsten Satz die Seiten zu wechseln.

Kniestöße

TRAINIEREN Beine und Gesäß.

A

- Mit dem linken Fuß in eine lockere Schrittstellung gehen, den rechten Fuß etwa 45 Grad nach außen drehen. Die Knie leicht beugen und die Hände zu Fäusten geballt, wie beim Boxen mit den Handflächen nach innen, vor dem Körper halten.

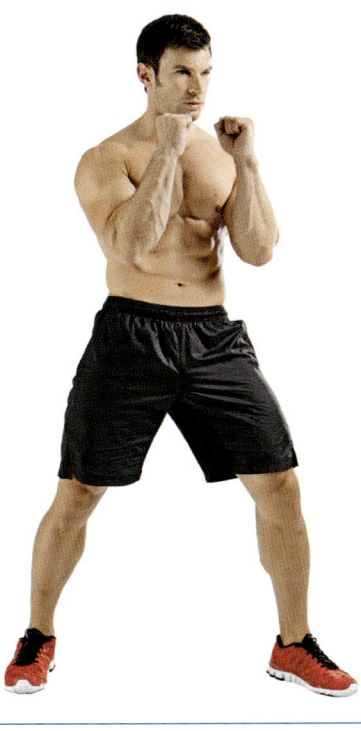

POWER-VARIANTE
Kicken Sie nach dem Anziehen des Knies den Unterschenkel auf dem höchsten Punkt der Bewegung nach vorn.

B

- Das rechte Knie kraftvoll zur Brust ziehen, die rechte Rumpfseite dreht dabei mit nach vorn.
- Den rechten Fuß in der Ausgangsposition absetzen, dann sofort wieder zur Brust ziehen. So dynamisch fortfahren.
- Im nächsten Satz die gleiche Bewegung mit dem linken Knie ausführen.

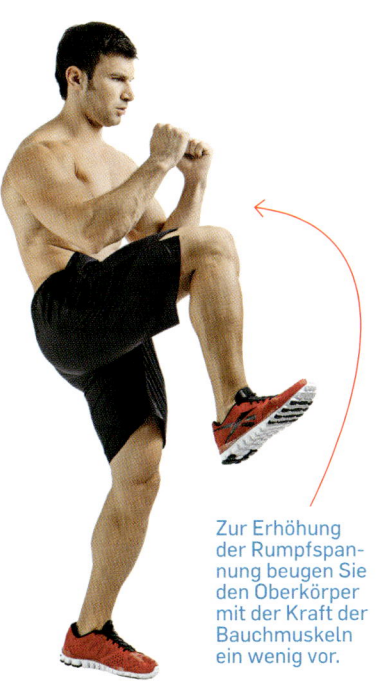

Zur Erhöhung der Rumpfspannung beugen Sie den Oberkörper mit der Kraft der Bauchmuskeln ein wenig vor.

Einbeiniges Hüftheben

TRAINIERT Beine und Gesäß.

A

- Auf den Rücken legen und die Arme neben dem Körper ausstrecken. Das linke Bein aufstellen und die Ferse in den Boden stemmen. Das rechte Bein gestreckt über dem Boden halten.

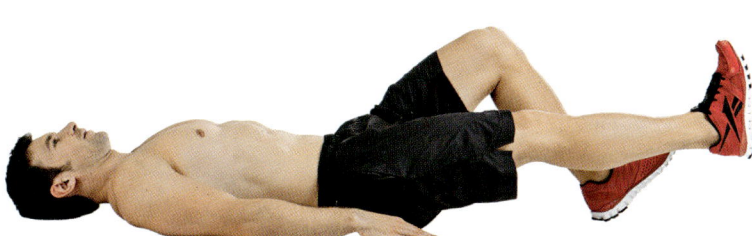

EINSTIEGSVARIANTE
Führen Sie die Übung mit beiden Füßen auf dem Boden aus.

B

- Die Hüfte so weit vom Boden abheben, dass Oberschenkel, Becken und Oberkörper zusammen mit dem gestreckten rechten Bein eine gerade Linie bilden. Kurz halten und wieder absenken.
- Im nächsten Satz die Seite wechseln.

Legen Sie das Gesäß nach der ersten Wiederholung nicht mehr ab.

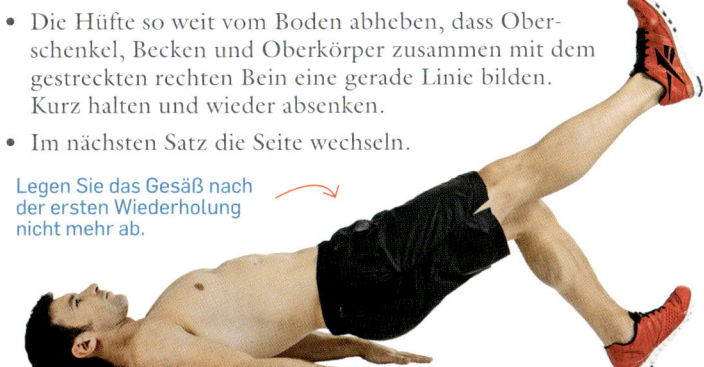

POWER-VARIANTE
Platzieren Sie die Füße weiter weg vom Gesäß.

Beine

Hüftheben mit Beinstrecken

TRAINIERT Beine, Gesäß und Rumpf.

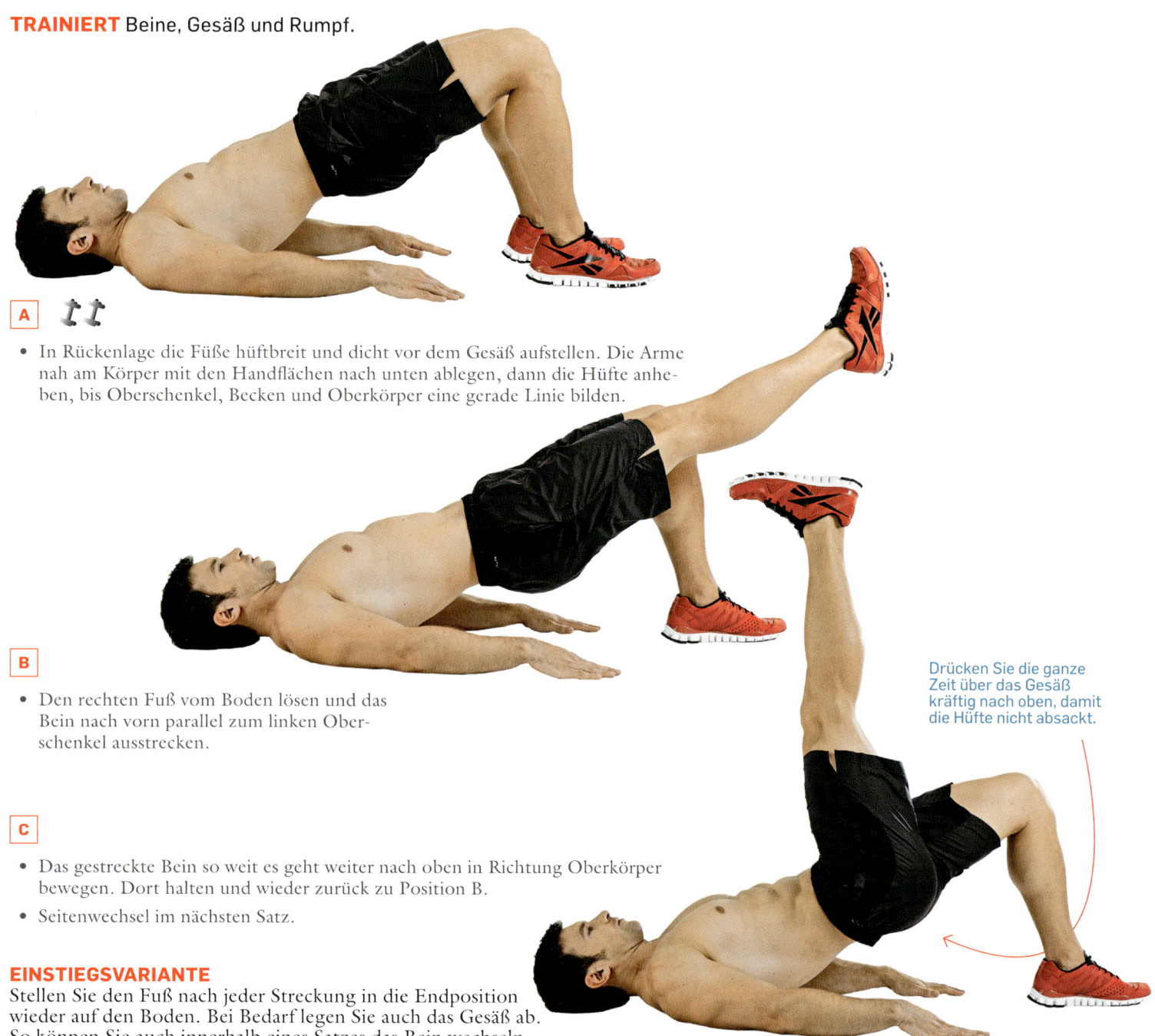

A
- In Rückenlage die Füße hüftbreit und dicht vor dem Gesäß aufstellen. Die Arme nah am Körper mit den Handflächen nach unten ablegen, dann die Hüfte anheben, bis Oberschenkel, Becken und Oberkörper eine gerade Linie bilden.

B
- Den rechten Fuß vom Boden lösen und das Bein nach vorn parallel zum linken Oberschenkel ausstrecken.

C
- Das gestreckte Bein so weit es geht weiter nach oben in Richtung Oberkörper bewegen. Dort halten und wieder zurück zu Position B.
- Seitenwechsel im nächsten Satz.

Drücken Sie die ganze Zeit über das Gesäß kräftig nach oben, damit die Hüfte nicht absackt.

EINSTIEGSVARIANTE
Stellen Sie den Fuß nach jeder Streckung in die Endposition wieder auf den Boden. Bei Bedarf legen Sie auch das Gesäß ab. So können Sie auch innerhalb eines Satzes das Bein wechseln.

Hüftheben mit den Beinen auf einer Erhöhung

TRAINIERT Beine und Gesäß.

A

- Rücklings vor eine Erhöhung legen und die Fersen bei rechtwinklig gebeugten Beinen auf der Erhöhung ablegen. Die Arme seitlich neben dem Körper ausstrecken, die Handflächen zeigen nach unten.

B

- Das Becken möglichst weit nach oben heben, bis Rumpf und Oberschenkel eine gerade Linie bilden. In dieser Position kurz verharren, dann wieder absenken, ohne das Gesäß abzulegen.

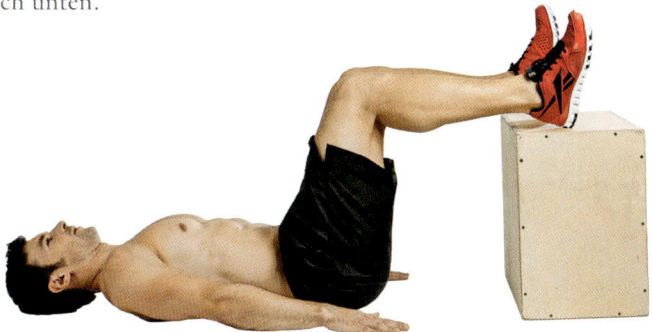
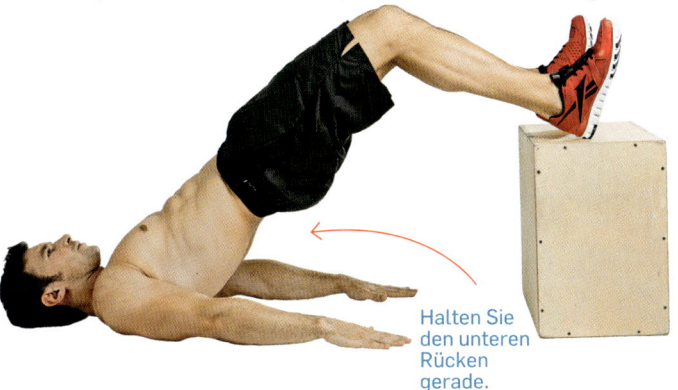

Halten Sie den unteren Rücken gerade.

POWER-VARIANTEN
Heben Sie in der Endposition wechselseitig einen Fuß von der Erhöhung und strecken ihn nach oben oder ziehen Sie das Knie zur Brust.

Gestrecktes Hüftheben mit den Beinen auf einer Erhöhung

TRAINIERT Beine, Gesäß und Rumpf.

A

- Mit den Füßen zu einer Erhöhung so auf den Rücken legen, dass Sie die Fersen bei gestreckten Beinen auf der Erhöhung platzieren können. Die Arme mit den Handflächen nach unten ablegen.

B

- Die Fersen in die Erhöhung drücken, Rumpfspannung aufbauen und die Hüfte so weit vom Boden abheben, dass der ganze Körper eine gerade Linie bildet. Halten oder absenken, ohne abzulegen.

ALTERNATIVE
Sie können die Übung auch ohne Erhöhung ausführen – dazu die Fersen so weit vom Gesäß entfernt platzieren, dass noch ein Anheben des Beckens möglich ist.

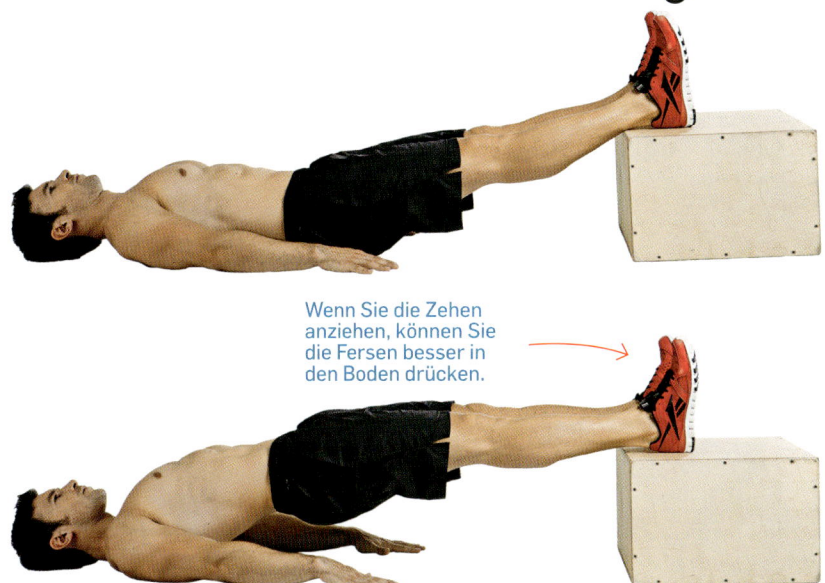

Wenn Sie die Zehen anziehen, können Sie die Fersen besser in den Boden drücken.

Beine

Aufgestützte Oberschenkel-Curls

TRAINIEREN Beine und Gesäß.

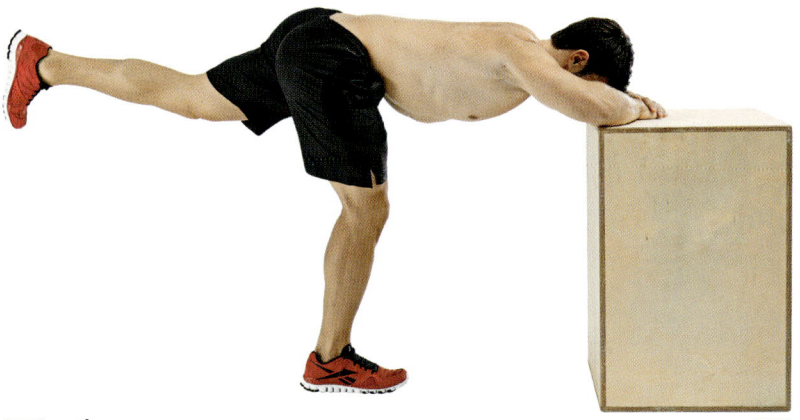
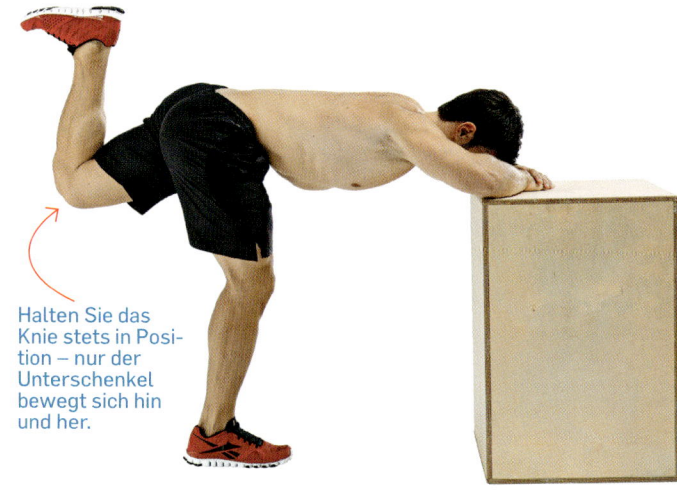

Halten Sie das Knie stets in Position – nur der Unterschenkel bewegt sich hin und her.

A

- Vor einer etwa hüfthohen Erhöhung mit geradem Rücken vorbeugen, die Unterarme auf der Erhöhung platzieren und den Kopf darauf ablegen. Das rechte Bein leicht beugen, das linke Bein gerade nach hinten strecken und die Zehen anziehen.

B

- Das linke Knie langsam anwinkeln und die Ferse so weit es geht in Richtung Gesäß ziehen.
- Im nächsten Satz Beinwechsel.

Beinüberkreuzen im Vierfüßlerstand

TRAINIERT Beine und Gesäß.

A

- In den Vierfüßlerstand gehen: Die Hände stützen unterhalb der Schultern ab, die Oberschenkel stehen senkrecht. Den Rumpf mit geradem Rücken anspannen, das rechte Bein strecken und etwa im 45-Grad-Winkel nach rechts außen führen. Die Fußspitze anziehen.

B

- Das rechte Bein gestreckt möglichst weit nach links über das andere Bein hinwegführen. Das Gesäß die ganze Zeit über unter Spannung halten.
- Im nächsten Durchgang die Seite wechseln.

Das stützende Knie bleibt in Position und zeigt wie der Rumpf stets in dieselbe Richtung.

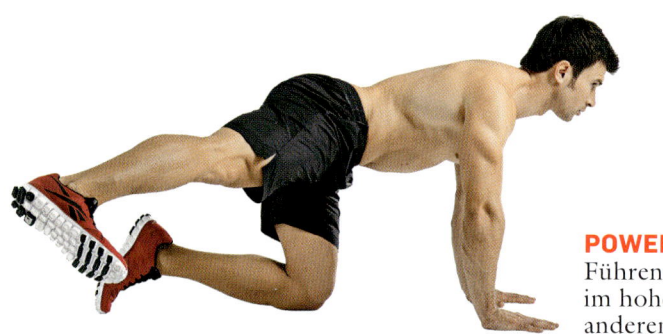

POWER-VARIANTE
Führen Sie das Bein im hohen Bogen zur anderen Seite.

KAPITEL 4.4

Unterarmstütz-Kickbacks

TRAINIEREN Rumpf, Gesäß und Beine.

A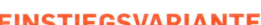

- Einen Unterarmstütz einnehmen: Die Ellenbogen unter den Schultern platzieren und die Füße auf den Zehen aufstellen. Die Knie etwas angewinkelt in der Luft halten.

B

- Das rechte Bein dynamisch nach hinten oben strecken und die Ferse so weit wie möglich wegdrücken – es bildet jetzt mit Kopf und Rumpf eine gerade Linie. Den Fuß während des Satzes nicht wieder ganz abstellen.
- Im nächsten Durchgang Seitenwechsel.

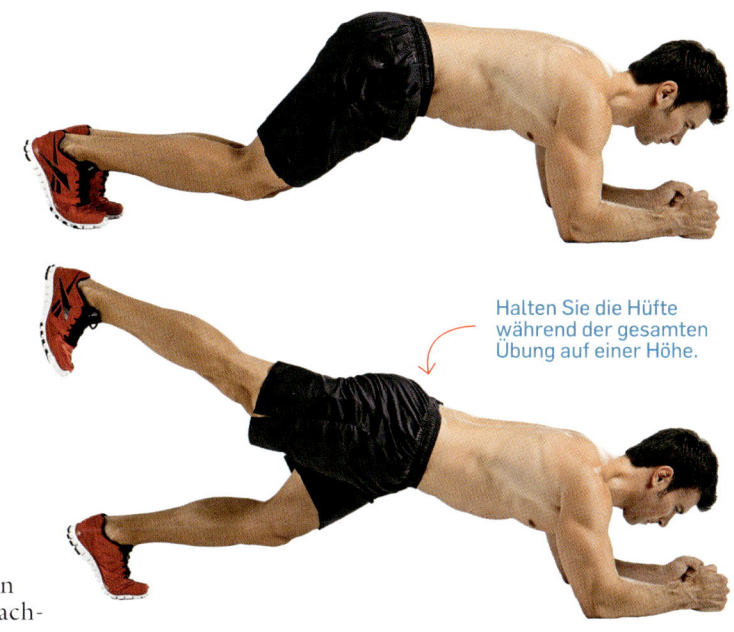

Halten Sie die Hüfte während der gesamten Übung auf einer Höhe.

EINSTIEGSVARIANTE
Absolvieren Sie die Übung aus dem Vierfüßlerstand mit den Knien auf dem Boden.

POWER-VARIANTE
Hüpfen Sie in der Endposition mit dem Standbein dreimal nacheinander kurz hoch.

Statisches Einbeindrücken gegen eine Wand

TRAINIERT Beine und Gesäß.

Ausführung

- Mit dem Rücken vor eine Wand stellen, das linke Bein leicht beugen und den rechten Fuß mit der Sohle auf die Wand setzen, sodass der Unterschenkel waagerecht ist. Die Arme vor der Brust kreuzen und die Hände auf der vorderen Schulter ablegen. Den Oberkörper aufrecht halten und Rumpfspannung aufbauen.
- Mit der rechten Fußsohle kräftig gegen die Wand drücken, ohne dass sich die Position des Körpers verändert. Diese Spannung für wenigstens fünf Sekunden halten, kurz lockern, dann wiederholen. Alternativ den Fuß dauerhaft gegen die Wand pressen, dabei den Druck kontinuierlich erhöhen, als wollten Sie die Wand wegschieben.
- Das Bein im nächsten Satz wechseln.

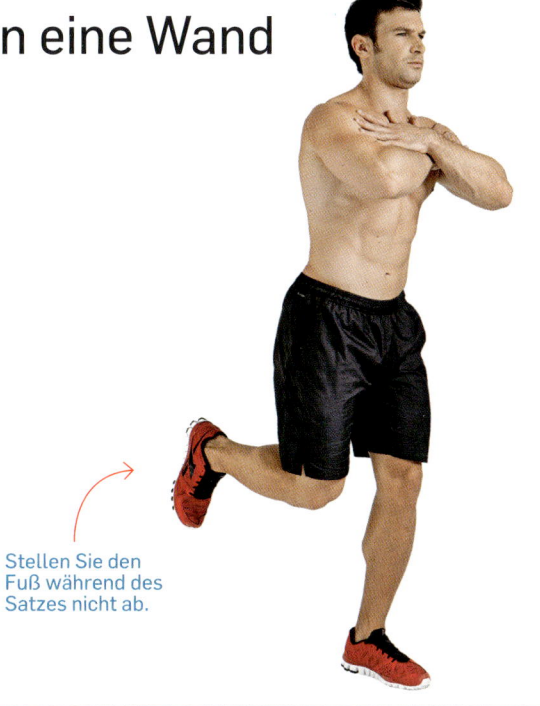

Stellen Sie den Fuß während des Satzes nicht ab.

241

Beine

Hocksprünge aus dem Knien

TRAINIEREN Beine, Gesäß und Rumpf.

A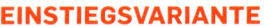

- Hinknien, ohne das Gesäß auf den Fersen abzusetzen. Den Oberkörper gerade halten und etwas vorneigen. Die Arme zum Schwungholen nach hinten strecken.

EINSTIEGSVARIANTE
Stellen Sie einen Fuß bereits zu Beginn auf und drücken Sie sich dann hoch.

B

- In einer kraftvollen, explosiven Bewegung vor allem aus den Füßen abdrücken, diese dann blitzschnell unter die Hüfte ziehen und in einer Kniebeuge landen. Den Oberkörper möglichst aufrecht halten. Die Arme zeigen waagerecht nach vorn.
- Die Haltung auflösen und in die Ausgangsposition zurückkehren.

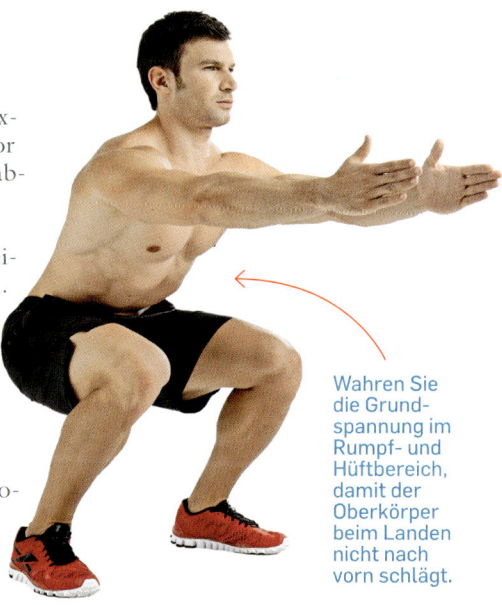

Wahren Sie die Grundspannung im Rumpf- und Hüftbereich, damit der Oberkörper beim Landen nicht nach vorn schlägt.

Rumpfneigen nach hinten auf den Knien

TRAINIERT Beine und Rumpf.

A

- Auf den Boden knien, sodass Oberschenkel, Hüfte und Oberkörper eine gerade Linie bilden. Die Arme neben dem Körper hängen lassen. Beide Füße mit dem Spann ablegen und Rumpfspannung aufbauen.

EINSTIEGSVARIANTE
Ziehen Sie die Zehen an und stellen Sie die Füße auf die Zehenspitzen.

POWER-VARIANTE
Strecken Sie die Arme während der gesamten Übung nach oben über den Kopf.

B

- Rumpf und Oberschenkel langsam so weit es geht nach hinten neigen. In der Endposition für einige Sekunden halten, dann zurück.

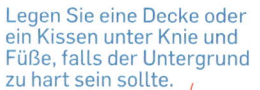

Legen Sie eine Decke oder ein Kissen unter Knie und Füße, falls der Untergrund zu hart sein sollte.

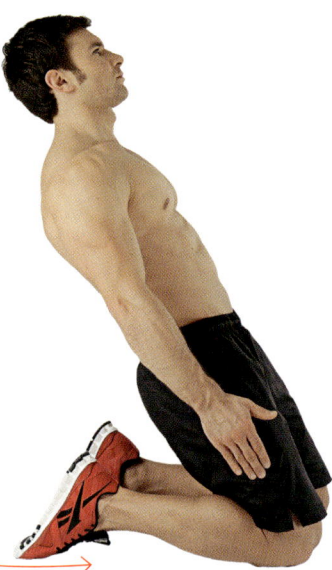

KAPITEL 4.4

Hüftadduktionen im Liegen

TRAINIEREN Beine und Gesäß.

A

- Auf die linke Seite legen, den linken Arm gestreckt nach vorn ablegen oder wahlweise auf dem Ellenbogen abstützen. Das rechte Knie anziehen und den Fuß vor dem Knie des gestreckten linken Beins abstellen. Die rechte Hand vor der Brust auf dem Boden abstützen. Das linke Bein gestreckt dicht über dem Boden halten.

B

- Das linke Bein so weit wie möglich anheben, dabei zusammen mit dem Gesäß maximal anspannen. Am höchsten Punkt einige Sekunden verharren, dann langsam wieder zurück, ohne das Bein ganz abzulegen.
- Im nächsten Satz die Seite wechseln.

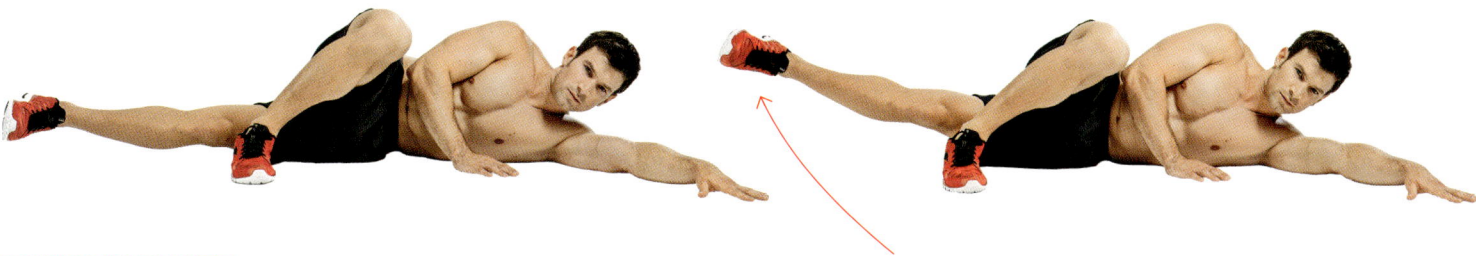

POWER-VARIANTE
Drehen Sie das Bein in der Endposition in der Längsachse ganz leicht hin und her.

Spielen Sie mit der Stellung des Fußes: Einmal gestreckt, dann die Zehen angezogen – so verändern Sie die Spannung im Bein.

Hüftabduktionen im Liegen

TRAINIEREN Beine und Gesäß.

A

- Mit gestreckten Beinen auf die linke Körperseite legen. Das rechte Bein anheben und in der Luft halten. Der linke Arm ist auf dem Boden ausgestreckt, die rechte Hand stützt vor dem Bauch ab.

ALTERNATIVE
Sie können die Übung auch im Stehen durchführen. Dazu halten Sie sich am besten an einer Wand fest.

B

- Das rechte Bein in einer flüssigen Bewegung so weit wie möglich nach oben heben. Die Spannung halten, dann wieder zurück, ohne das Bein abzulegen.
- Im nächsten Durchgang Seitenwechsel.

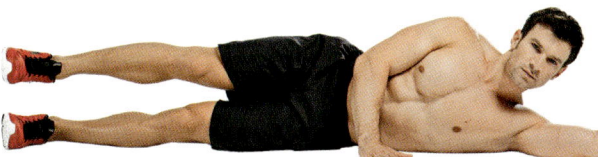

Kommen Sie dem oberen Bein nicht mit dem Rumpf entgegen.

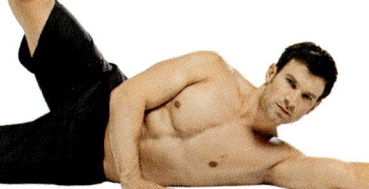

Beine

ZEHENGYMNASTIK

Auch Ihre Fußgelenkmuskulatur soll nicht zu kurz kommen. Kleine Zehenübungen sind für diesen Zweck bestens geeignet. Alles, was Sie brauchen, ist ein Bleistift oder ein kleines Tuch.

Übung 1:
Legen Sie den Stift auf den Boden und versuchen Sie, ihn barfuß mit den Zehen zu greifen, anzuheben und anderswo abzulegen. Sie können ihn auch nur für einige Zeit hochhalten und dann ganz bewusst wieder ablegen. Bevor Sie mit den Zehen zupacken, strecken Sie sie aus, indem Sie sie so weit wie möglich spreizen.

Übung 2:
Legen Sie ein Handtuch auf den Boden und stellen Sie sich an ein Ende. Greifen Sie mit den Zehen eines Fußes in das Tuchende und ziehen Sie das Handtuch durch Einrollen der Zehen vollständig zu sich heran. Ganz Starke legen noch ein Gewicht auf das andere Ende des Tuchs, zum Beispiel ein dickes Buch.

Für beide Übungen sollten Sie jeweils wenigstens eine Minute pro Fuß investieren.

Hüftrotationen im Liegen

TRAINIEREN Beine und Gesäß.

A

- Mit der linken Körperseite auf den Boden legen, den linken Ellenbogen etwa unterhalb der Schulter aufsetzen und den Oberkörper darauf abstützen. Die rechte Hand vor dem Bauch in den Boden drücken. Das gestreckte rechte Bein anheben und in der Waagerechten halten.

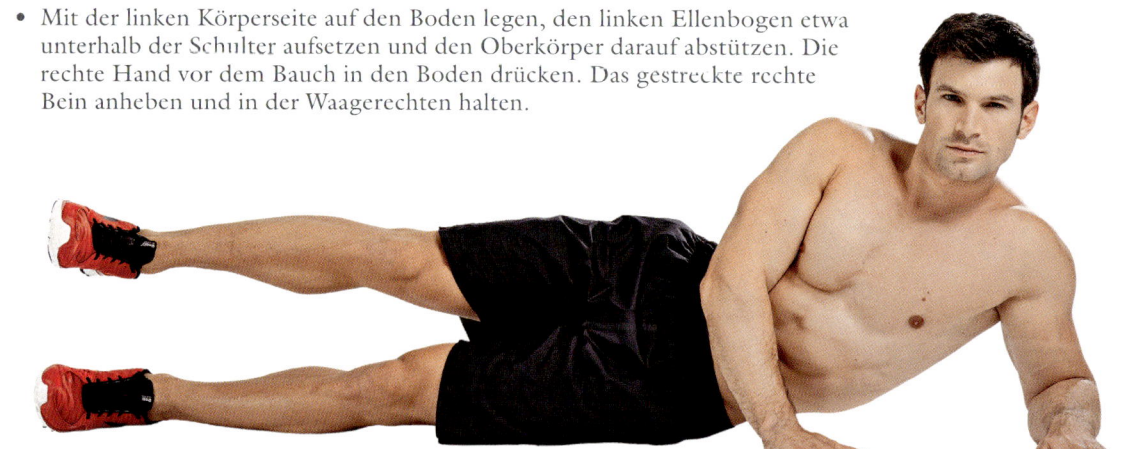

B

- Das rechte Bein in der Längsachse um 90 Grad nach hinten drehen, sodass die Fußspitze nun nach oben zeigt. Dabei das Bein in keine Richtung bewegen. Die Spannung einige Sekunden halten, dann das Bein so weit es geht in die Gegenrichtung drehen.
- Im nächsten Satz die Seite wechseln.

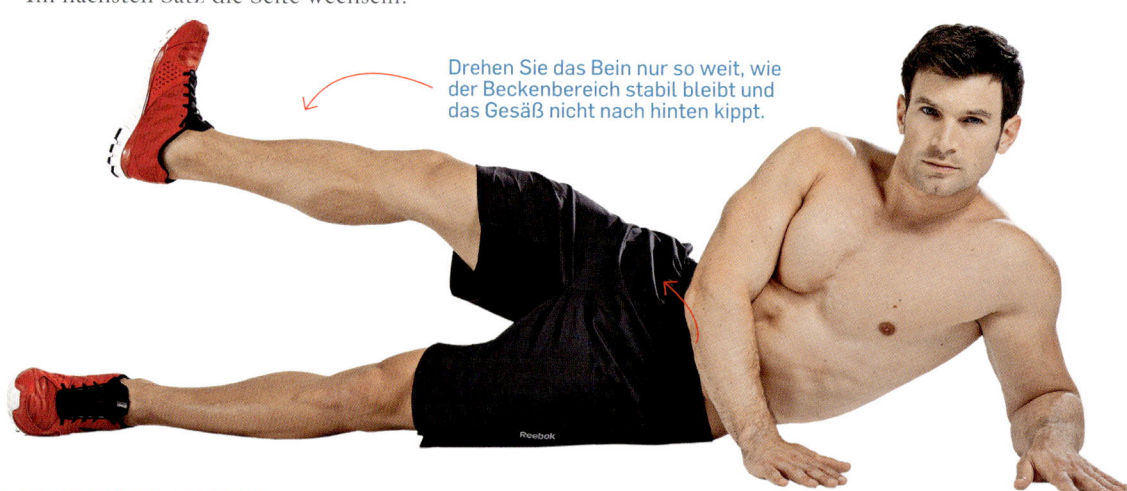

Drehen Sie das Bein nur so weit, wie der Beckenbereich stabil bleibt und das Gesäß nicht nach hinten kippt.

EINSTIEGSVARIANTE
Beugen Sie das Knie in der Luft und drehen Sie nur den Oberschenkel.

KAPITEL 4.4

Wadenheben

TRAINIERT die Waden.

A

- In einem aufrechten, schulterbreiten Stand die Fußballen auf den Rand einer kleinen Erhöhung setzen, die Fersen ragen über den Rand hinaus. Die Hände locker in die Hüften stemmen und Körperspannung aufbauen.

B

- Erst die Fersen ein wenig absenken, dann so weit wie möglich auf die Zehenspitzen hochdrücken. Diese Position kurz halten, dann die Fersen wieder ganz absenken.

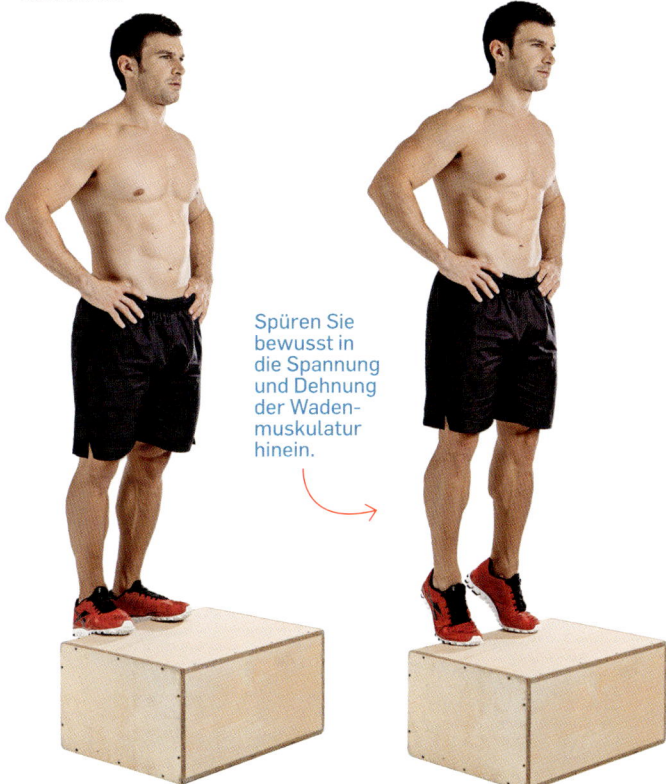

Spüren Sie bewusst in die Spannung und Dehnung der Wadenmuskulatur hinein.

POWER-VARIANTE
Halten Sie während der Übung mit beiden Händen einen schweren Gegenstand wie etwa eine Kiste Wasser.

Einbeiniges Wadenheben

TRAINIERT die Waden.

A

- Den Oberkörper mit geradem Rücken vorneigen und die Hände mit gestreckten Armen an einer Wand abstützen oder auf einem hüfthohen Gegenstand ablegen. Den linken Fuß anheben und mit dem Spann an den rechten Unterschenkel legen.

B

- Die rechte Ferse vom Boden lösen und so hoch heben wie möglich. Einige Sekunden halten, dann langsam wieder absenken.
- Im nächsten Durchgang die Seite wechseln.

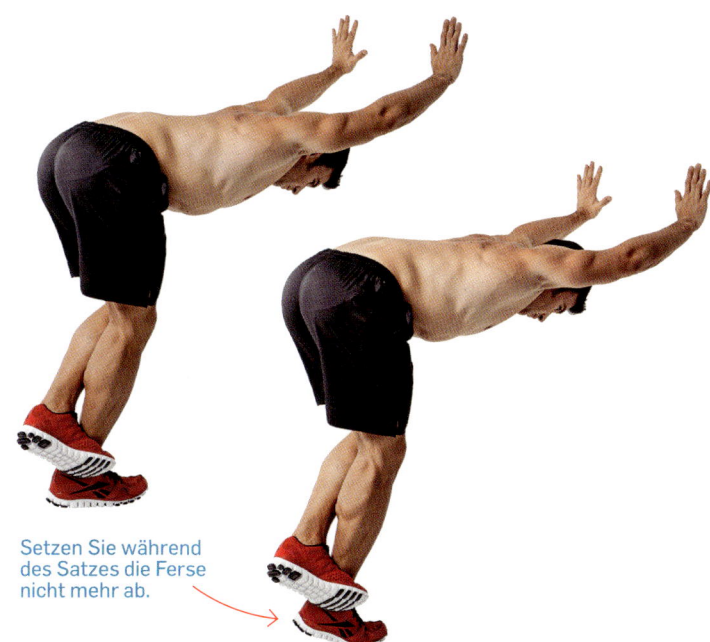

Setzen Sie während des Satzes die Ferse nicht mehr ab.

ALTERNATIVEN
- Einen größeren Arbeitsweg für die Muskulatur schaffen Sie, wenn Sie mit dem Ballen auf einen kleinen Gegenstand steigen, zum Beispiel einen flachen Stein.
- Sie können die Übung auch im aufrechten Stand ausführen.

POWER-VARIANTE
Richten Sie sich direkt nach der letzten Wiederholung auf und hüpfen Sie sofort für 30 Sekunden auf dem Fußballen des eben geforderten Beins, ohne das andere abzusetzen. Auch dabei bei jedem Hüpfer kräftig aus den Zehen hochdrücken.

245

Der ganze Körper

Übergreifende Kräftigungsübungen für den ganzen Körper

Zum Abschluss aller Kraftübungen bekommen Sie hier noch einmal einen intensiven Cocktail aus übergeordneten, kombinierten Bewegungen. Diese komplexen Bewegungsformen beanspruchen ganze Muskelketten, die sich über mehrere Funktionskreise verteilen. Die Beobachtung, dass eine Übung über zwei oder mehr Funktionskreise ihre Wirkung intensiv entfaltet, macht sie in diesem Buch zu einer Ganzkörperübung (siehe dazu auch Seite 96).

Dass ein derart als Ganzkörperübung definierter Bewegungsablauf nicht wirklich jeden Muskel Ihres Körper fordert, wird Ihnen sicher klar sein. Tatsächlich werden Sie lange suchen müssen, um eine Übung zu finden, die auch noch den letzten Skelettmuskel (siehe die Ausführungen dazu auf Seite 31) Ihres Körpers erreicht. Aber wozu auch? Sie können sich ja einfach aus mehreren Übungen jedes beliebige Workout zusammenstellen, das Sie für Ihr Trainingsziel benötigen. Außerdem bleibt es nach wie vor das Grundwesen des Eigengewichtstrainings, den ganzen Körper einzusetzen, um Bewegungsmuster zu schulen, wie sie Alltag und Umgebung erfordern. Mehr „Ganzkörper" brauchen Sie nicht.

Bei einigen Übungen gibt es eine gewisse Ähnlichkeit zu Übungen aus dem Kapitel 4.1, dass Ihnen Anregungen zum Warmmachen gibt und Ihnen Möglichkeiten bietet, Ihre Agilität unter Beweis zu stellen. An dieser Stelle soll es dagegen primär um die Kräftigung der beteiligten Körperstrukturen gehen, weniger um Kardio-, Aufwärm- oder Stretching-Effekte und auch nicht um Schnelligkeit oder Explosivität. Selbstverständlich dürfen Sie Übungen aus beiden Kapiteln – und allen anderen auch – gerne mischen.

KAPITEL 4.5

Liegestütze mit Tritten zur Seite

TRAINIEREN den ganzen Körper.

A

- Eine Liegestützposition einnehmen: Die Hände senkrecht unter den Schultern platzieren, den Körper in einer geraden Linie ausrichten. Die Arme beugen und den Körper bis knapp über den Boden absenken.

EINSTIEGSVARIANTE
Winkeln Sie das linke Bein rechtwinkig an, wenn Sie es unter dem Körper hindurchführen. Dann legen Sie kurz die rechte Hand aufs linke Knie, bevor Sie zurück in die Ausgangshaltung gehen.

B

- Dynamisch hochdrücken, den Körper nach rechts aufdrehen und dabei das linke Bein unter dem Körper hindurchschwingen und gestreckt zur rechten Seite drücken. Gleichzeitig den rechten Arm in die gleiche Richtung strecken, sodass Arm und Bein waagerecht in der Luft stehen. In den tiefen Liegestütz zurückkehren, das Ganze zur anderen Seite absolvieren und danach wechselseitig wiederholen.

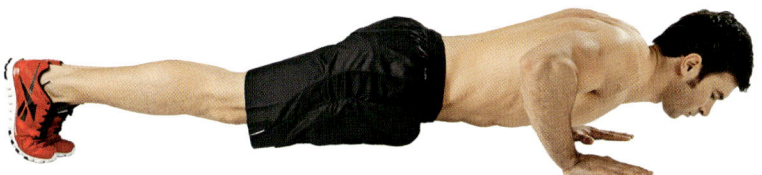

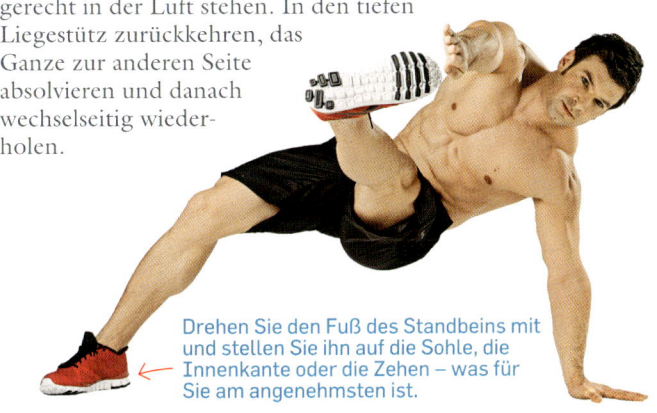

Drehen Sie den Fuß des Standbeins mit und stellen Sie ihn auf die Sohle, die Innenkante oder die Zehen – was für Sie am angenehmsten ist.

Liegestütze mit Beinstrecken zur Seite

TRAINIEREN den ganzen Körper.

A

- In eine Liegestützposition gehen, den Körper in einer geraden Linie ausrichten und den Rumpf anspannen.

B

- Die Ellenbogen beugen und den Körper absenken. Dabei den Rumpf nach rechts drehen und das linke Bein unter dem Körper hindurch zur rechten Seite strecken. Der rechte Fuß dreht mit. Zurück in die Ausgangsposition, anschließend zur anderen Seite ausführen.

Halten Sie das Bein so dicht wie möglich über dem Boden und legen Sie es nicht ab.

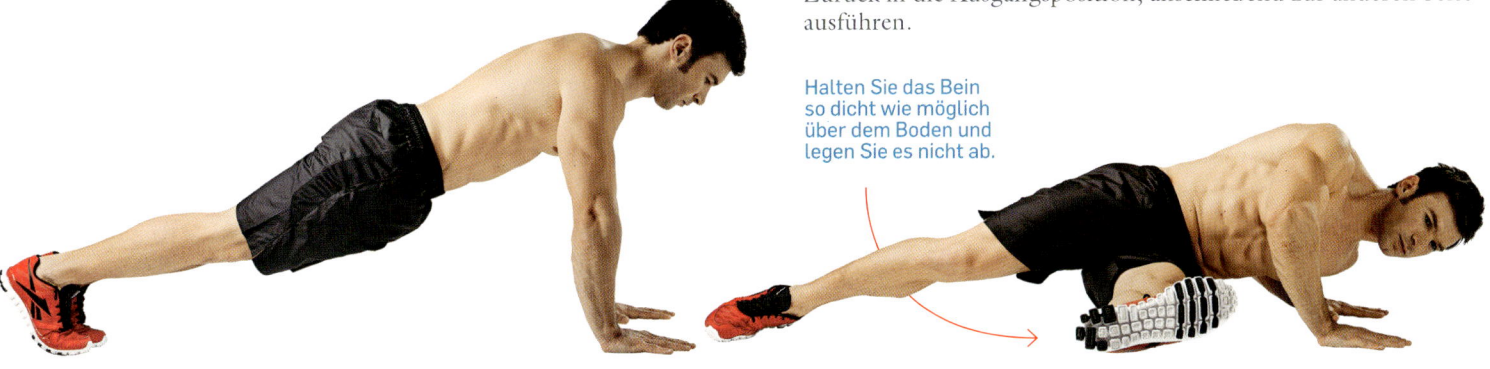

247

Der ganze Körper

Liegestütze mit Überkreuzen der Beine

TRAINIEREN den ganzen Körper.

A
- In einen Liegestütz gehen, die Hände unter den Schultern platzieren und die Füße auf die Zehenspitzen stellen.

B
- Den linken Fuß anheben und das gestreckte Bein so weit es geht nach oben führen. Dabei die gerade Körperlinie auflösen.

C
- Die Arme beugen und den Körper absenken. Gleichzeitig den linken Fuß über das rechte Bein nach rechts führen, das Bein rechtwinklig beugen und mit dem Fuß wenn möglich den Boden berühren. Der Rumpf dreht dabei nach links auf. In umgekehrter Reihenfolge zurück, als Nächstes zur anderen Seite arbeiten und anschließend im Wechsel fortfahren.

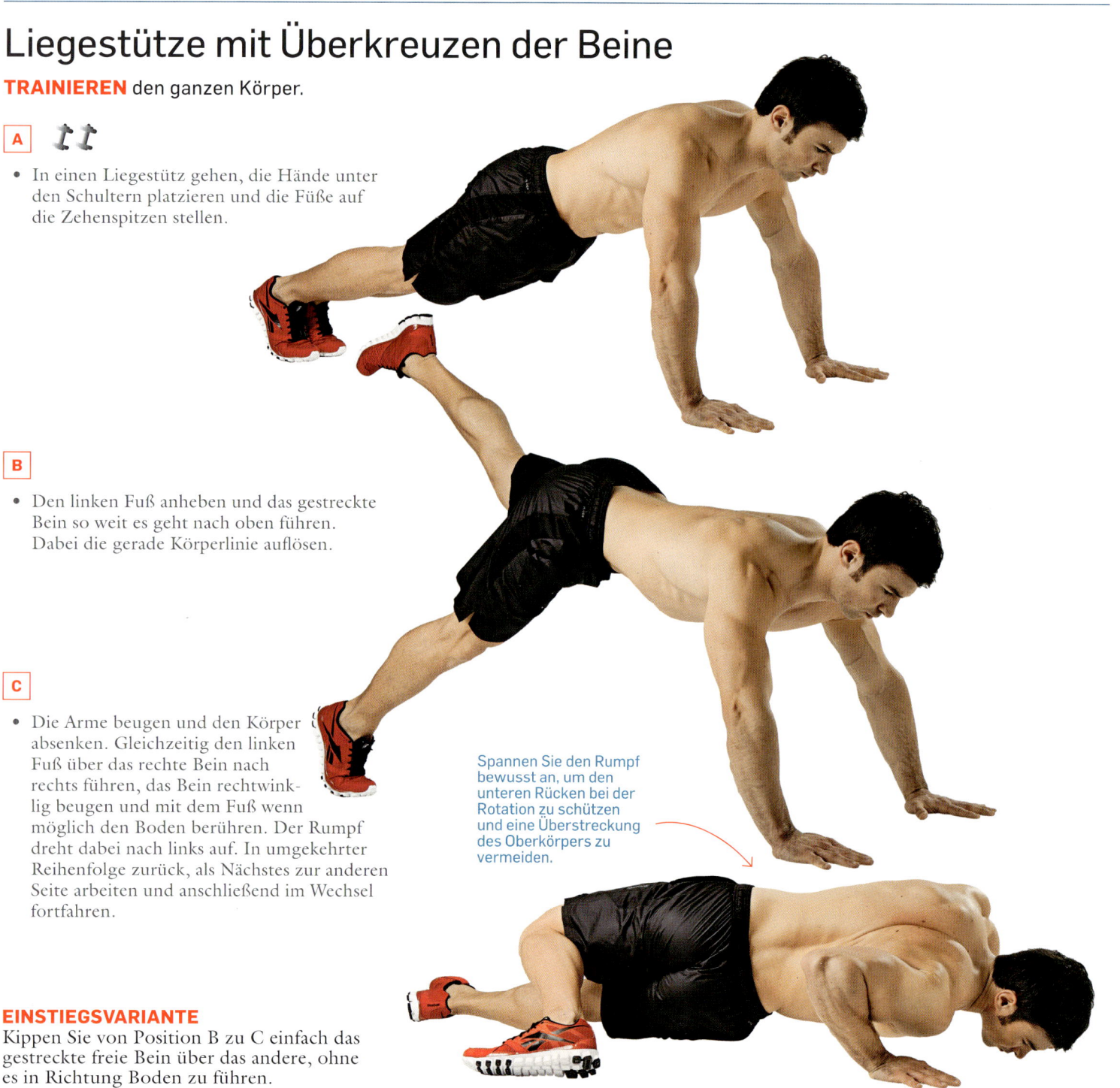

Spannen Sie den Rumpf bewusst an, um den unteren Rücken bei der Rotation zu schützen und eine Überstreckung des Oberkörpers zu vermeiden.

EINSTIEGSVARIANTE
Kippen Sie von Position B zu C einfach das gestreckte freie Bein über das andere, ohne es in Richtung Boden zu führen.

Liegestütz-Ausfallschritt-Kombinationen

TRAINIEREN den ganzen Körper.

A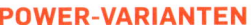

- Aus einer Liegestützposition mit den Händen so weit zu den Füßen wandern, dass die Hüfte etwa rechtwinklig gebeugt ist. Das linke Bein gestreckt anheben und in der Verlängerung zum Rumpf halten.

POWER-VARIANTEN
- Absolvieren Sie vor dem Wechsel von A zu B einen Liegestütz.
- Führen Sie die Übung explosiv aus, springen Sie in die Endposition.

B

- Das linke Knie schwungvoll anziehen und dann den Fuß rechts neben der linken Hand abstellen. Den Rumpf aufrichten, die Hände vom Boden lösen und eine lange Schrittstellung einnehmen. Auf dem gleichen Weg zurück.
- Im nächsten Satz Beinwechsel.

Strecken Sie die Arme zu den Seiten aus und pressen Sie die Schulterblätter zusammen.

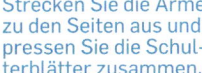
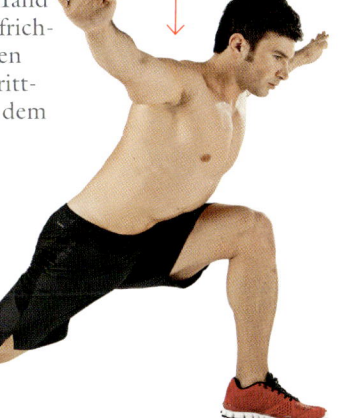

Tiefes Schleichen im Liegestützgang

TRAINIERT den ganzen Körper.

A

- In eine Liegestützposition gehen, dann den gestreckten Körper bis dicht über den Boden absenken. Die linke Hand nach vorn setzen, gleichzeitig das rechte Bein anwinkeln und das Knie zum Ellenbogen führen.

B

- Dann die rechte Hand nach vorn setzen und das linke Knie zum linken Ellenbogen ziehen. Auf diese Weise in einer möglichst fließend-geschmeidigen Bewegung wie eine geduckte Katze durch den Raum schleichen.

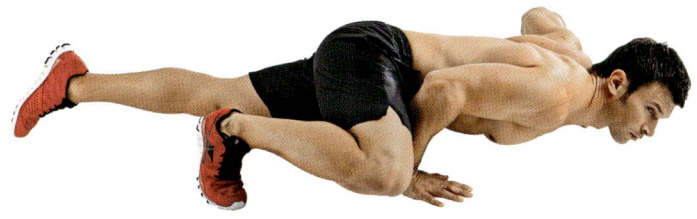

EINSTIEGSVARIANTE
Gehen Sie in einen weniger tiefen Liegestütz und bewegen Sie sich so durch den Raum.

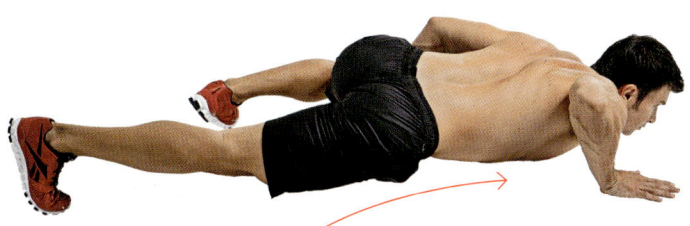

Versuchen Sie, den ganzen Körper während der Übung gerade und so dicht wie möglich über dem Boden nach vorn zu bewegen.

Der ganze Körper

Seitlicher Liegestützgang mit Überkreuzen der Arme

TRAINIERT den ganzen Körper.

A

- Eine Liegestützposition einnehmen, die Hände und Füße dabei jeweils etwas mehr als schulterbreit aufsetzen.

B

- Die linke Hand über die rechte hinwegsetzen, gleichzeitig den linken Fuß neben den rechten ziehen.
- Dann die rechte Hand anheben und nach rechts setzen, sodass die Handstellung der Ausgangsposition wiederhergestellt ist. Gleichzeitig auch den rechten Fuß nach rechts bewegen, bis er wieder mehr als schulterbreit vom linken entfernt ist. Auf diese Weise fortfahren, im nächsten Satz die Richtung wechseln.

POWER-VARIANTEN
Senken Sie sich in der normalen, der überkreuzten oder sogar in beiden Positionen jeweils in einen tiefen Liegestütz ab.

Platzieren Sie die linke Hand direkt rechts neben der rechten.

KAPITEL 4.5

Raupengang

TRAINIERT den ganzen Körper.

A

- Aufrecht hinstellen und den Oberkörper so weit vorbeugen, dass Sie mit den Händen den Boden vor den Füßen berühren können.

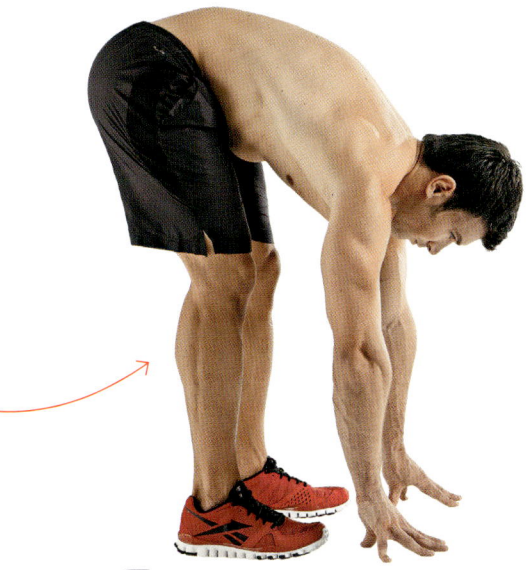

Die Beine sollten möglichst gestreckt bleiben, aber Einsteiger dürfen die Knie leicht beugen, damit auch sie schon zu Beginn die Hände auf dem Boden platzieren können.

B

- Mit den Händen Schritt für Schritt vorwärts wandern. Die Füße bleiben in Position, nur die Fersen heben dabei vom Boden ab. Auf diese Weise ...

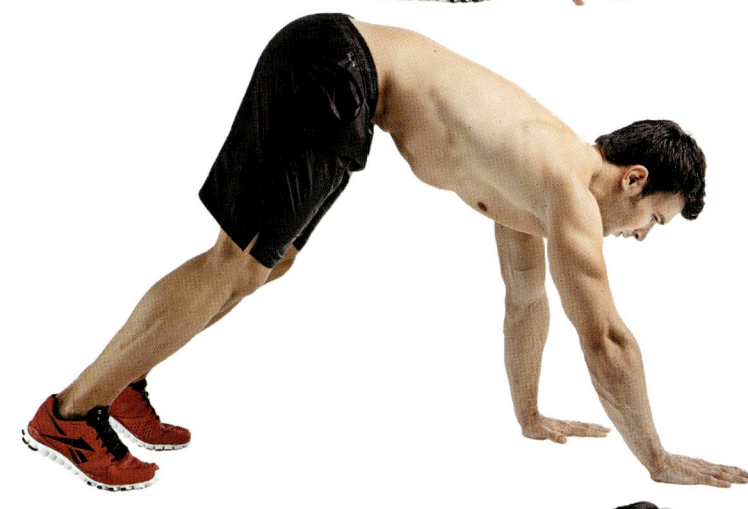

C

- ... eine langgestreckte Position erreichen, die Sie gerade noch halten können.
- Nun mit den Füßen wieder zu den Händen wandern, ohne die Beine zu beugen. Den Körper ganz aufrichten, dann die nächste Wiederholung ausführen.

POWER-VARIANTE
Heben Sie einen Fuß an, wenn die Hände nach vorn wandern, und eine Hand, wenn die Füße folgen.

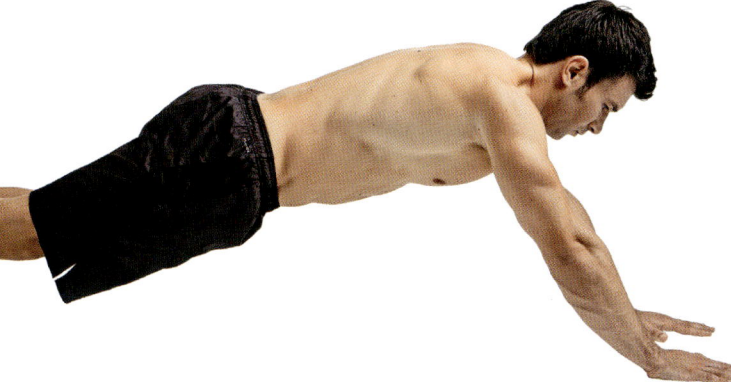

Der ganze Körper

Liegestütz-Kombinationen mit Rumpfstrecken

TRAINIEREN den ganzen Körper mit dem Schwerpunkt Oberkörper.

A

- Eine Liegestützposition einnehmen, die Hände sind etwas mehr als schulterbreit auseinander. Mit kleinen Schritten auf den Ballen in Richtung der Hände wandern, bis die Hüfte etwa rechtwinklig gebeugt ist und das Gesäß zur Decke zeigt. Diese Position wird in ihrer reinen Form im Yoga als „herabschauender Hund" bezeichnet.

B

- Die Arme beugen und den Oberkörper dabei nach vorn zwischen die Hände schieben. Als Letztes nähert sich der Beckenbereich dem Boden. Dann ist der Kopf …

C

- … schon auf dem Weg nach oben, er führt die Bewegung. In der Folge ist der Rücken schließlich gestreckt und der Rumpf möglichst weit nach hinten angehoben, ohne ins Hohlkreuz zu fallen. Die Arme sind durchgestreckt, der Kopf wandert in den Nacken und der Blick nach oben. Im Yoga nennt sich diese Position in leicht abgewandelter Form „heraufschauender Hund". Die Spannung halten, dann auf gleichem Weg zurück.

Drücken Sie das Becken in den Boden, um Spannung und Dehnung zu erhöhen.

EINSTIEGSVARIANTE
Legen Sie auf dem Weg nach unten den Körper nach und nach ab und strecken Sie den Oberkörper in der liegenden Endposition so weit es geht nach oben, die Arme bleiben angewinkelt. Diese Position wird im Yoga als „Kobra" bezeichnet.

KAPITEL 4.5

Liegestütz-Brücke-Kombinationen

TRAINIEREN den ganzen Körper.

A

- Auf den Boden setzen, die Knie rechtwinklig beugen und die Füße aufstellen. Die Hände neben dem Körper kurz hinter dem Gesäß aufsetzen, die Daumen zeigen nach außen. Den Oberkörper leicht zurücklehnen, dann das Becken anheben, sodass Oberschenkel und Rumpf waagerecht stehen.

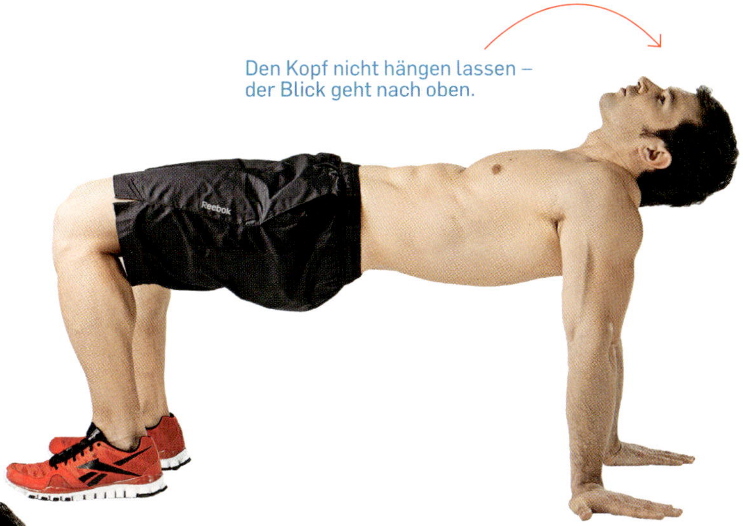

Den Kopf nicht hängen lassen – der Blick geht nach oben.

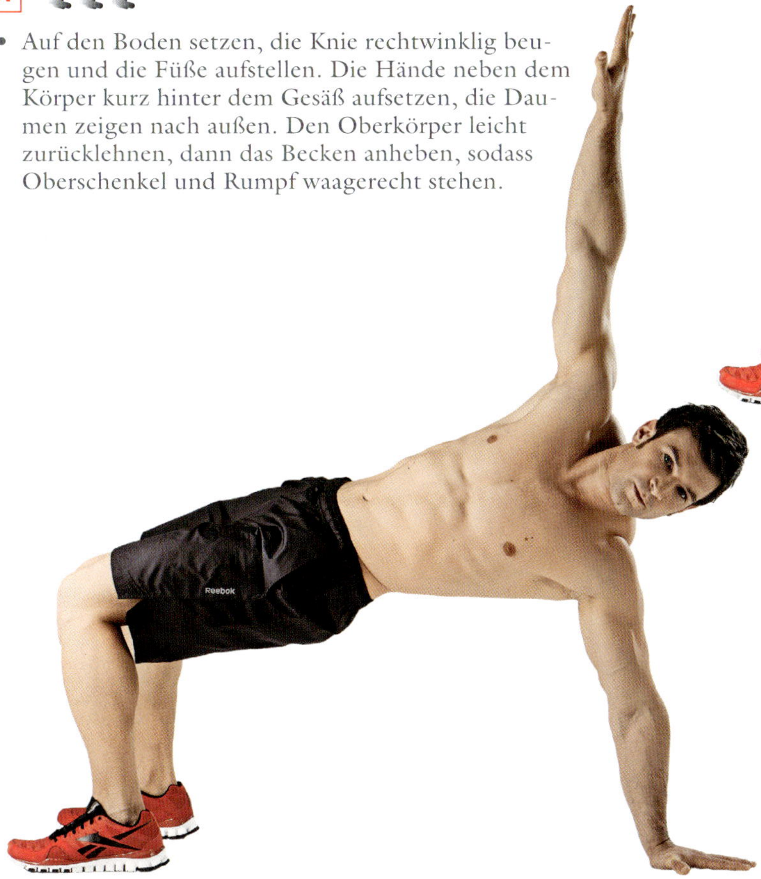

B

- Die rechte Hand vom Boden lösen und den Arm senkrecht nach oben strecken.
- Den Rumpf nach links drehen, den Körper schließlich kippen und die rechte Hand so aufsetzen, dass Sie in einem schulterbreiten Liegestütz landen. Der rechte Fuß geht mit und setzt gleichzeitig auf der Fußspitze auf.

C

- Die Arme beugen und in einen tiefen Liegestütz absenken. Kurz halten, dann wieder hochdrücken und in umgekehrter Reihenfolge zurück in die Ausgangsposition. In der nächsten Wiederholung in die andere Richtung bewegen, dann wechselweise fortfahren.

EINSTIEGSVARIANTE

Lösen Sie die Brücke auf, indem Sie das Gesäß absinken lassen und sich dann in den Liegestütz herumschwingen. Das Gesäß sollten Sie aber auch dabei nicht auf dem Boden absetzen.

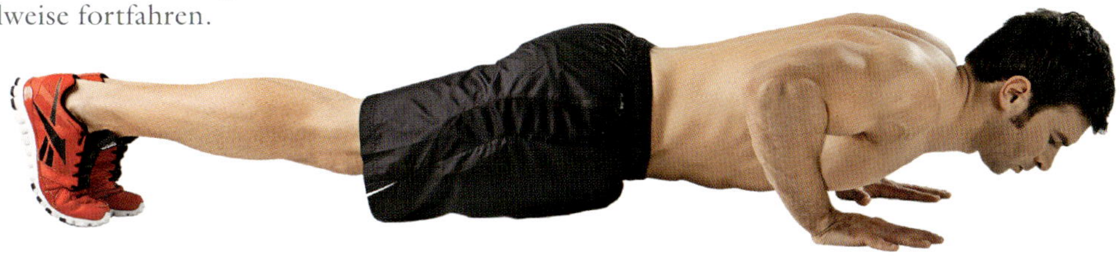

Der ganze Körper

KLUG KOMBINIERT

Wer mehrere Bewegungsabläufe in einer einzigen Übung sinnvoll aneinanderreiht, trainiert so effektiv wie nie. Sehen Sie als Beispiel die hier abgebildete Übung: Deren einzelne Elemente sind relativ einfach und für jedermann zu schaffen, in der Kombination werden Sie allerdings ganz schön ins Schwitzen kommen. Der Effekt dieser Kombi-Bewegungen ist also mehr als die Summe dessen, was die einzelnen Übungen bewirken. Sehen Sie das als Appell an: Seien Sie kreativ, stellen Sie sich Ihre eigenen Kombinationsübungen (neudeutsch auch Compound Moves genannt) zusammen.

Liegestütz-Crunch-Roll-Kombinationen

TRAINIEREN den ganzen Körper.

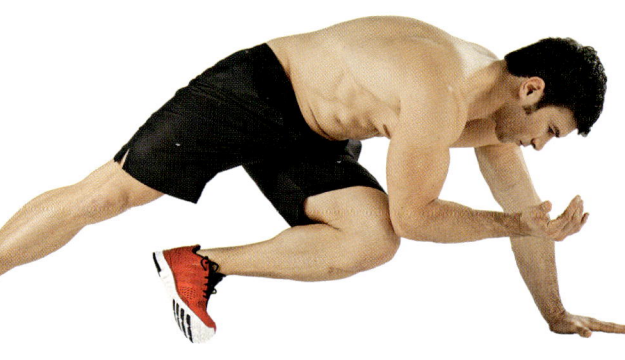

- In eine Liegestützposition gehen und einen Liegestütz ausführen.
- Den Rumpf beugen und den rechten Ellenbogen und das linke Knie zusammenführen.
- Hand und Fuß wieder abstellen, dann mit linkem Ellenbogen und rechtem Knie wiederholen.

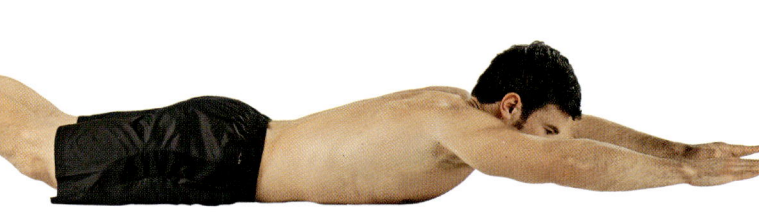

- Aus dem hohen Liegestütz auf dem Boden ablegen. Die gestreckten Arme und Beine parallel zum Boden halten.

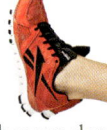

- Aus dem Rumpf heraus den gestreckten Körper ohne Abstoßen auf den Rücken drehen.

Auch in dieser Position legen Sie die Arme und Beine nicht ab.

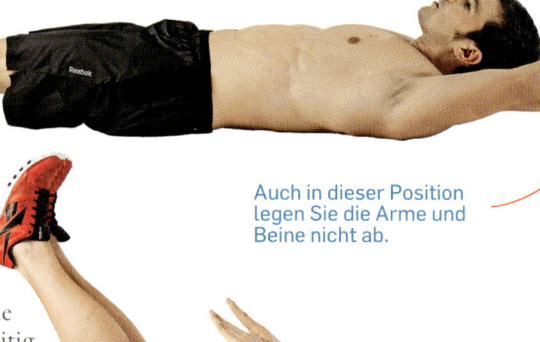

- Einen Crunch mit Beinheben durchführen: Dazu den Schulterbereich mit gerade vorgestreckten Armen anheben, gleichzeitig auch die gestreckten Beine heben, sodass Arme und Beine parallel sind. Kurz halten, die Beine senken und ebenso wie die Arme wieder parallel zueinander und waagerecht halten.
- Aus dem Rumpf heraus zurück auf den Bauch drehen, die Hände unterhalb der Schultern platzieren und in die hohe Liegestützposition drücken. Das ist eine Wiederholung.

KAPITEL 4.5

Dynamische Liegestütze mit Klatschen im Ausfallschritt

TRAINIEREN den ganzen Körper.

A
- Eine Liegestützposition einnehmen, die Hände unter den Schultern platzieren und die Füße eng aufstellen. Dynamisch in den tiefen Liegestütz gehen, Spannung aufbauen und dann …

B
- … blitzschnell und explosiv die Arme strecken, so den Körper hochkatapultieren. Den rechten Fuß unter dem Oberkörper aufstellen, dann hinter dem Unterschenkel in die Hände klatschen.
- Den Fuß sofort zurücksetzen, die Hände vor den Körper bringen und den fallenden Rumpf auffangen. Zurück zur Position A. Durchatmen, dann ist das andere Bein an der Reihe. Wechselseitig fortfahren.

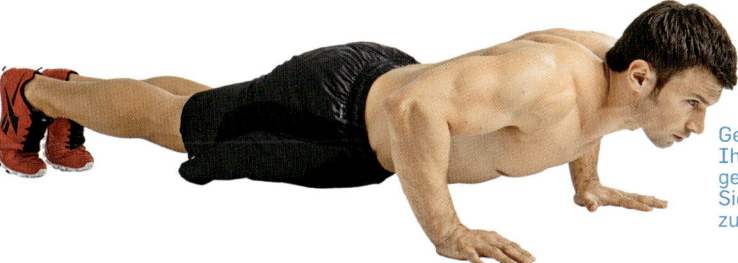

Gehen Sie sicher, dass Ihre Hände schnell genug vorn sind, bevor Sie das Bein wieder zurückziehen.

Sprünge aus dem engen Liegestütz

TRAINIEREN den ganzen Körper.

A
- In eine tiefe Hockposition gehen, dann den Oberkörper nach vorn kippen und die Hände schulterbreit auf dem Boden platzieren. Dabei die Füße auf die Zehenspitzen stellen.

B
- Die Arme und den Rumpf anspannen, dann gleichzeitig mit allen vieren abdrücken und so weit wie möglich vom Boden lösen. Wieder auf allen vieren landen und abfedern.

Halten Sie die Knie dicht über dem Boden.

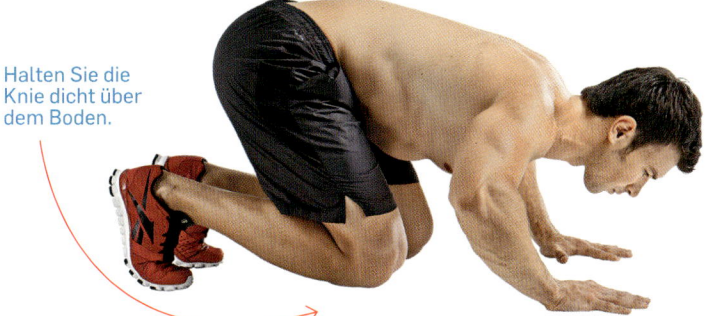
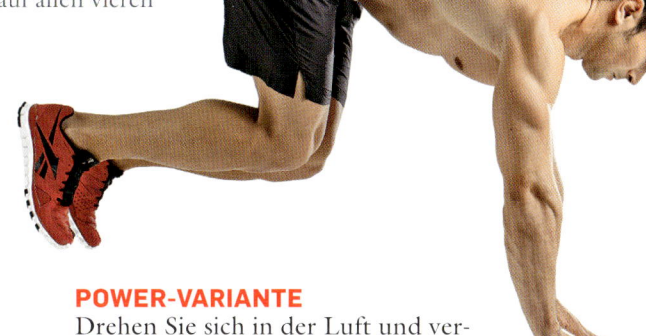

POWER-VARIANTE
Drehen Sie sich in der Luft und versuchen Sie beispielsweise, um 90 Grad versetzt wieder aufzukommen.

Der ganze Körper

Eselstritte mit verdrehten Liegestützen

TRAINIEREN den ganzen Körper.

 A

- In einen Vierfüßlerstand gehen und die Knie leicht vom Boden heben.

B

- Explosiv mit den Füßen abspringen und so den Oberkörper in eine steile Lage bringen. Dabei mit den Füßen nach hinten austreten.

C

- Wieder landen und sofort das Gesäß nach links kippen. Dabei die Arme beugen und den Oberkörper in einer tiefen Schräglage nach vorn schieben.
- Den Rumpf dicht über dem Boden wieder gerade ausrichten und das Gesäß in die Ausgangsposition zurückschieben.
- In der nächsten Wiederholung zur anderen Seite drehen und im Wechsel fortfahren.

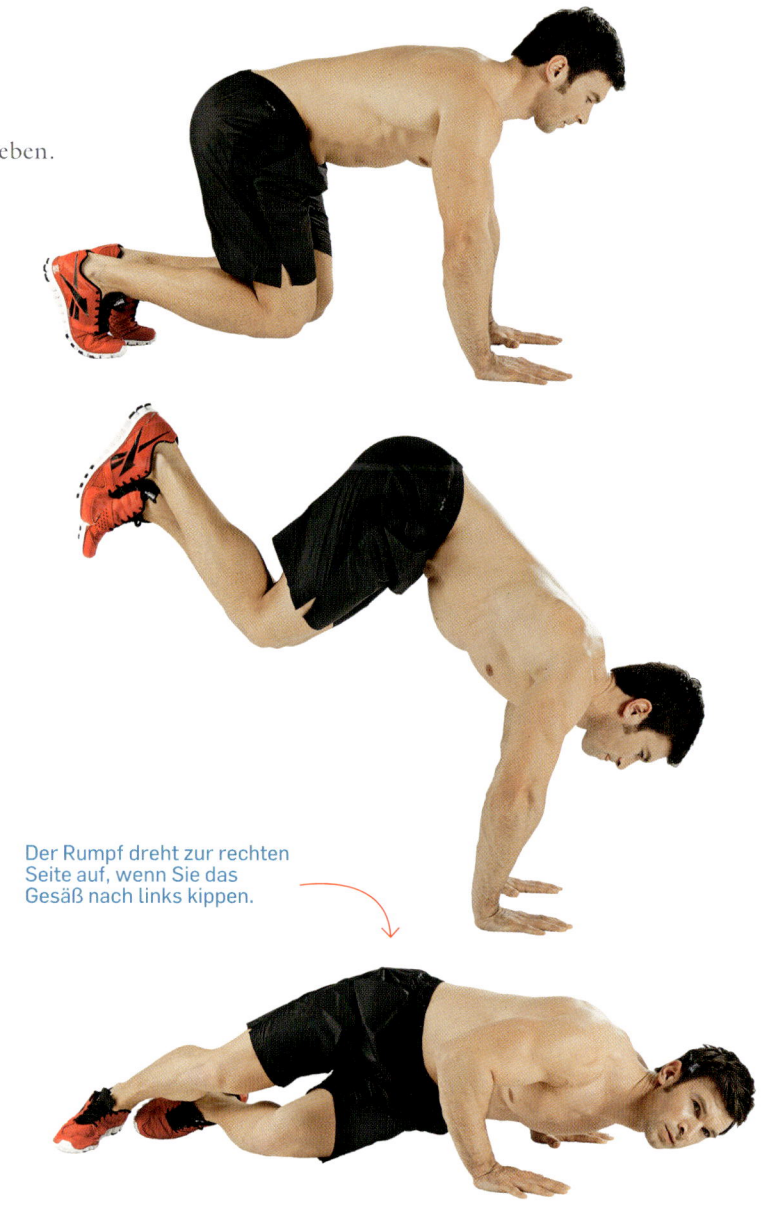

Der Rumpf dreht zur rechten Seite auf, wenn Sie das Gesäß nach links kippen.

EINSTIEGSVARIANTE
Gehen Sie nach den Eselstritten einfach in einen geraden Liegestütz. Zudem können Sie die Knie nach dem Sprung und vor dem Liegestütz erst kurz absetzen.

POWER-VARIANTEN
Ziehen Sie die Fersen in der Flugphase von Position B ans Gesäß oder strecken Sie wahlweise die Beine in der Luft einmal ganz durch, bevor Sie sie zur Landung wieder beugen.

Eselstritte aus dem Vierfüßlerstand

TRAINIEREN den ganzen Körper.

A

- In einen Vierfüßlerstand gehen, dann die Knie anheben, sodass die Unterschenkel waagerecht stehen.

B

- Explosiv mit den Füßen abspringen und die Beine nach hinten oben strecken. Die Knie wieder anwinkeln und in der Ausgangshaltung landen.

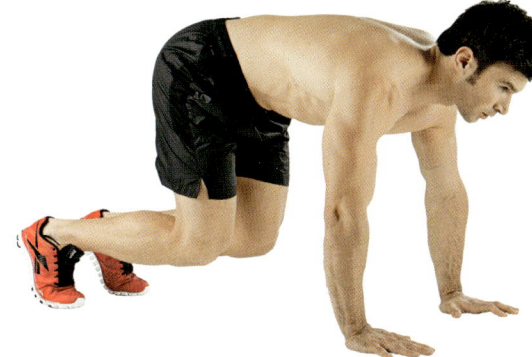

Am höchsten Punkt befindet sich der Körper auf einer Linie.

POWER-VARIANTE
Setzen Sie eine Hand vor, die andere auf eine Treppenstufe. Dann drücken Sie sich von Position A zu B auch mit den Händen ab und wechseln diese blitzschnell. Wechselweise fortfahren.

EINSTIEGSVARIANTE
Strecken Sie abwechselnd ein Bein aus.

Beinstrecken im Barrenstütz

TRAINIERT den ganzen Körper.

A

- Auf eine Erhöhung setzen und die Hände neben den Oberschenkeln platzieren. Rumpfspannung aufbauen, dann das Gesäß hochdrücken.

B

- Die Beine waagerecht nach vorn strecken und einige Sekunden halten. Die Knie wieder beugen, kurz die Ausgangsposition halten und dann wieder strecken, ohne das Gesäß abzusetzen.

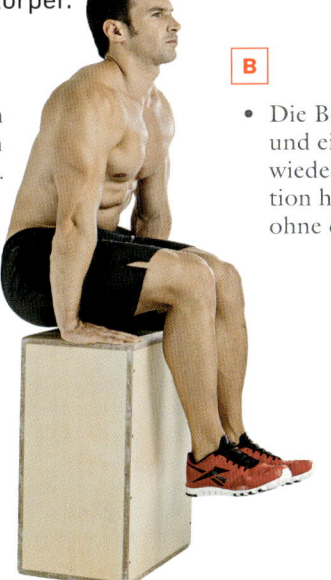
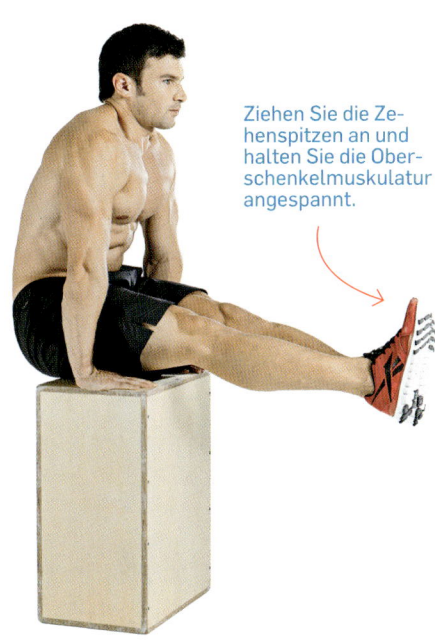

Ziehen Sie die Zehenspitzen an und halten Sie die Oberschenkelmuskulatur angespannt.

EINSTIEGSVARIANTE
Setzen Sie das Gesäß zwischendurch ab. Alternativ stützen Sie die Hände nur so stark ab, dass das Gesäß noch leichten Kontakt zur Fläche hat.

Der ganze Körper

Gestützte Hocke in der Luft

TRAINIERT den ganzen Körper.

A

- Auf den Boden knien, das Gesäß etwas nach hinten schieben, die Arme schräg nach vorn strecken und die Hände etwa schulterbreit auf den Boden setzen.

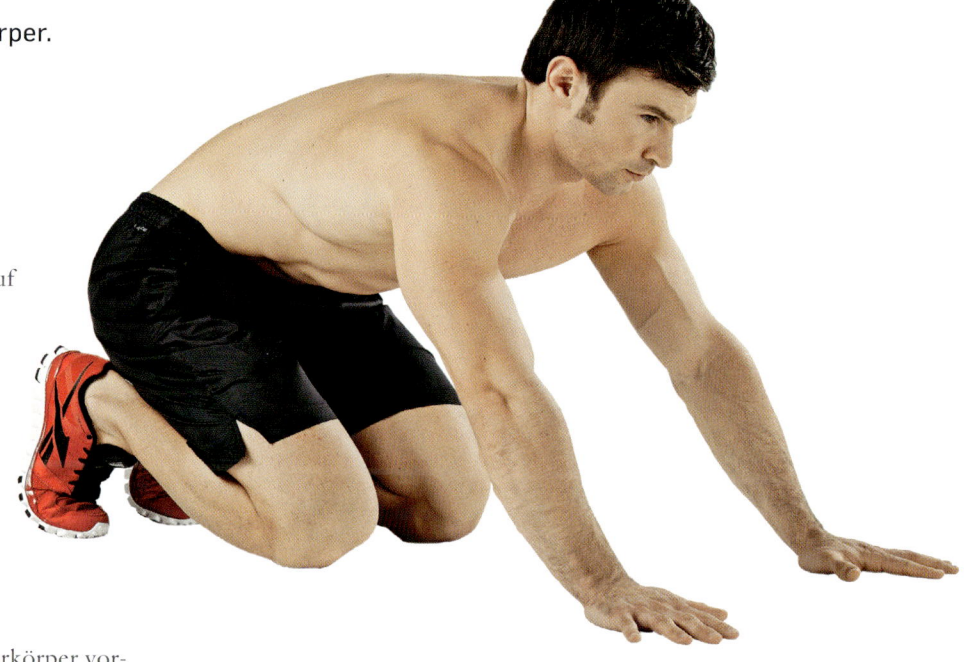

B

- Die Arme beugen, den Oberkörper vorschieben und den Kopf in Richtung Boden absenken. Dabei die Knie anheben und in Richtung Kopf drücken. Das Gewicht nach vorn verlagern, bis die Füße ganz abheben. Den Blick zum Boden richten, die Position kurz halten und dann wieder zurück.

Bei dieser schweren Variante befinden sich die Knie zwischen den Unterarmen. Leichter wird es, wenn die Knie von hinten an den Unterarmen anliegen – und noch leichter, wenn sie von außen auf den Ellenbogen anliegen (siehe die nächste Übung).

POWER-VARIANTEN
Strecken Sie aus der Armbalance das rechte Bein nach hinten und ziehen Sie es wieder heran. Dann das linke Bein strecken und wechselseitig wiederholen. Ganz Starke drücken sich aus dieser Übung in den Handstand.

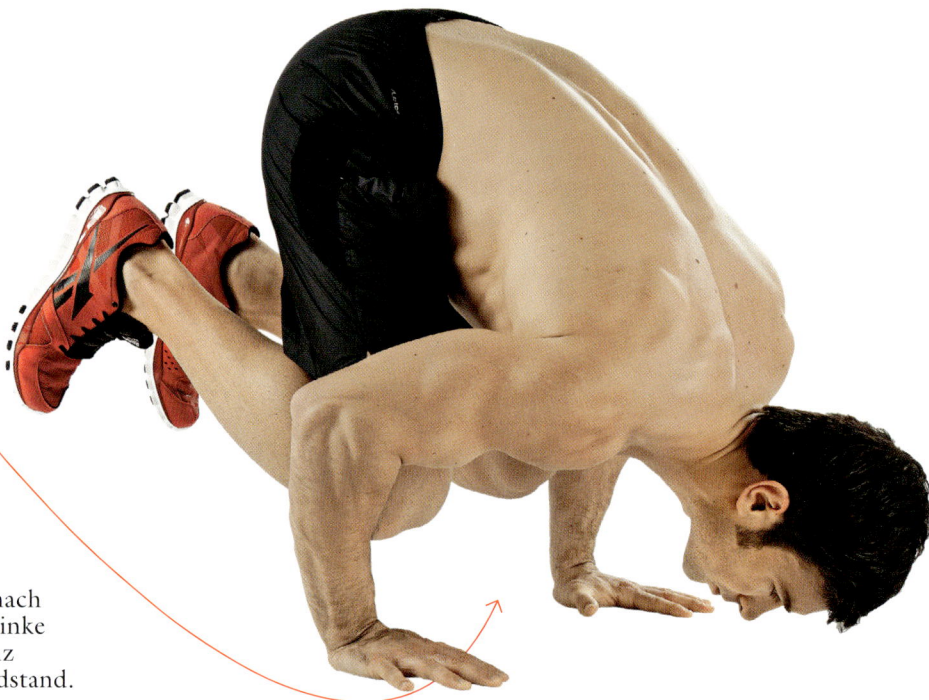

KAPITEL 4.5

Hockstütz-Handstand-Kombinationen

TRAINIEREN den ganzen Körper.

A

- Auf die Knie gehen, die Fußspitzen aufstellen und das Gesäß nach hinten schieben. Den Oberkörper weit vorbeugen und die Arme nach vorn strecken. Die Hände liegen etwa schulterbreit auseinander.

B

- In einer fließenden Bewegung mit den Füßen nach vorn abdrücken, die Knie anheben und an den Ellenbogen außen vorbeischieben. Dabei das Gesäß nach oben drücken und schließlich die Füße vom Boden abheben. Auf den Händen balancieren.

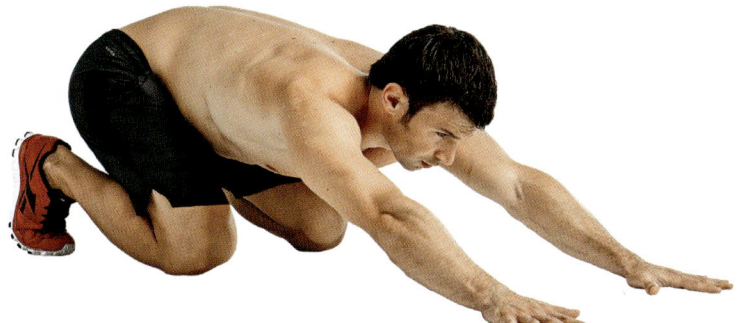

Die Knieinnenseite drückt zur Stabilisierung von außen leicht auf die gebeugten Ellenbogen.

C

- Mit einem Impuls aus einer kleinen zusätzlichen Beugung der Arme heraus dynamisch in einem Zug die Arme strecken, die Knie von den Armen lösen und auch die Beine nach oben strecken, während Sie den Oberkörper senkrecht stellen. So in einen Handstand gehen. Bei Bedarf mit Beinausgleichsbewegungen die Balance halten. Wer es schafft, geht anschließend auf gleichem Weg zurück.

EINSTIEGSVARIANTE
Deuten Sie den Schwung in den Handstand nur an: Üben Sie den Übergang aus der Hockstütze in den Handstand separat, am besten auf Turnmatten, auf Rasen oder einem anderen Untergrund, der hart genug zum Abdrücken, aber ausreichend weich für die vielen Fehllandungen ist, die Sie auf dem Weg in den Handstand machen werden. Viel Erfolg, eines Tages wird es klappen!

Der ganze Körper

Armwaage

TRAINIERT den ganzen Körper.

Ausführung

- Vor eine hüfthohe Erhöhung stellen und die Hände seitlich auf den Kanten abstützen. Die Arme leicht beugen, das Gewicht auf die Hände verlagern und den Oberkörper weit nach vorn schieben. Den Punkt finden, an dem Sie die Füße vom Boden lösen können. Die gestreckten Beine weiter anheben und den Körper ausbalanciert möglichst lange halten.

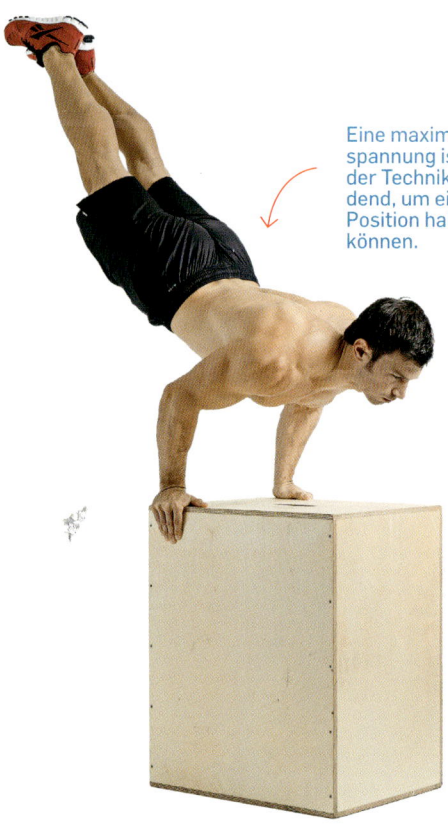

Eine maximale Körperspannung ist neben der Technik entscheidend, um eine solche Position halten zu können.

EINSTIEGSVARIANTE
Fassen Sie so an die Erhöhung, dass Sie die Ellenbogen unter die Rippen pressen können, wenn Sie sich vorbeugen. Mit diesen Stützen führen Sie dann die Körperwaage aus.

Kopfstand

TRAINIERT den ganzen Körper.

A

- In einen Vierfüßlerstand gehen, die Unterarme ablegen und die Hände nebeneinander platzieren. Den Kopf zwischen den Unterarmen aufsetzen, die Knie heben und die Beine strecken. Körperspannung aufbauen, dann mit den Füßen in Richtung Kopf wandern, bis der Oberkörper fast senkrecht steht.

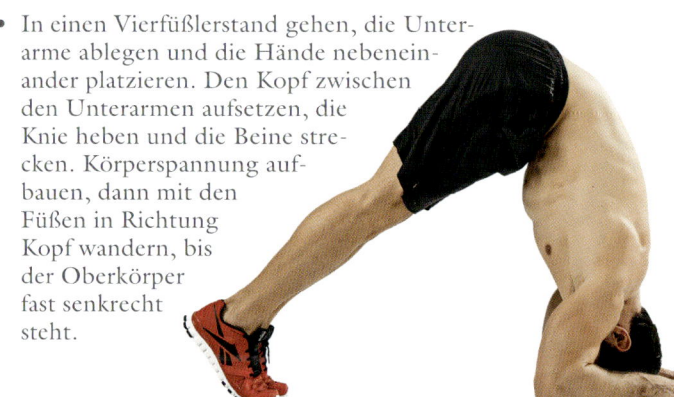

B

- Das Gewicht noch weiter auf die Unterarme verlagern, ein Bein anwinkeln und kontrolliert vom Boden abheben. Das andere Bein nachziehen, die Balance finden und dann beide Beine langsam nach oben strecken und schließen. Der Kopf bleibt in der Verlängerung zur Wirbelsäule!

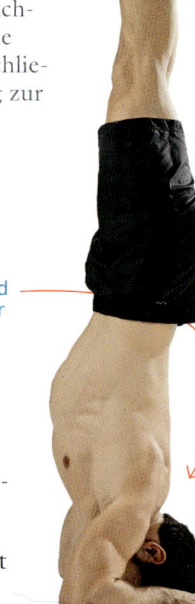

Beim Kopfstand ist die Verletzungsgefahr für den Nacken besonders hoch. Arbeiten Sie auf keinen Fall mit Schwung und legen Sie bei Bedarf Kissen oder Handtücher unter den Kopf.

EINSTIEGSVARIANTE
Heben Sie aus der Startposition heraus immer wieder einen Fuß vom Boden ab und schauen Sie, wie weit Sie das Bein nach oben bekommen – mit genug Übung folgt der zweite Fuß dem ersten automatisch. Probieren Sie das mit beiden Beinen.

Brücke

TRAINIERT den ganzen Körper.

Ausführung

- Auf den Boden setzen, die Beine strecken und den Rumpf nach hinten neigen. Auf den Unterarmen abstützen. Die Fersen in den Boden drücken und das Gesäß anheben, bis Beine und Rumpf eine gerade Linie bilden. Den Körper durchgängig in der Luft halten, ohne das Gesäß ganz abzulegen, oder wahlweise Wiederholungen von drei bis fünf Sekunden Länge durchführen.

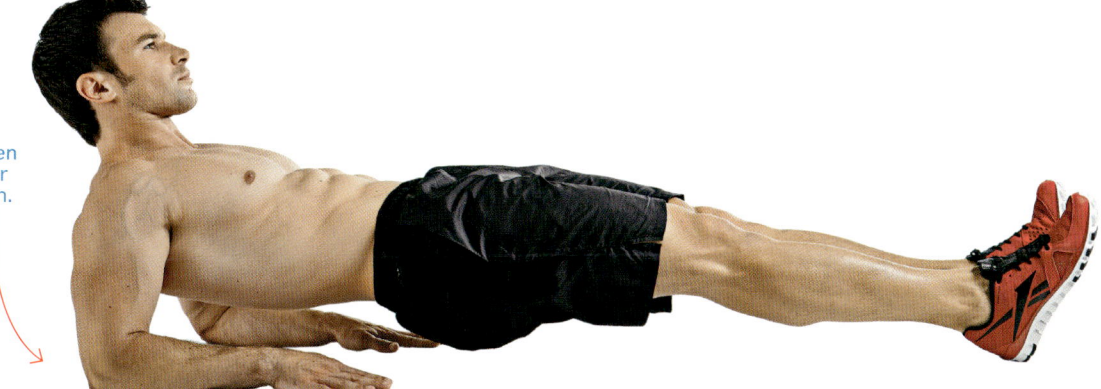

Die Ellenbogen sollten etwa senkrecht unter den Schultern stehen.

EINSTIEGSVARIANTE
Winkeln Sie die Beine mehr an und bringen Sie die Fersen näher zum Gesäß.

Einbeinige Brücke

TRAINIERT den ganzen Körper.

Ausführung

- Hinsetzen, den Oberkörper nach hinten neigen und so auf den Unterarmen abstützen, dass die Ellenbogen unter den Schultern sind. Die Fersen aufstellen, sodass die Knie etwa rechtwinklig gebeugt sind. Das Gesäß anheben, dann das linke Bein strecken und die Zehen anziehen. Die Position für fünf Sekunden halten. Anschließend das rechte Bein anheben und wechselseitig fortfahren.

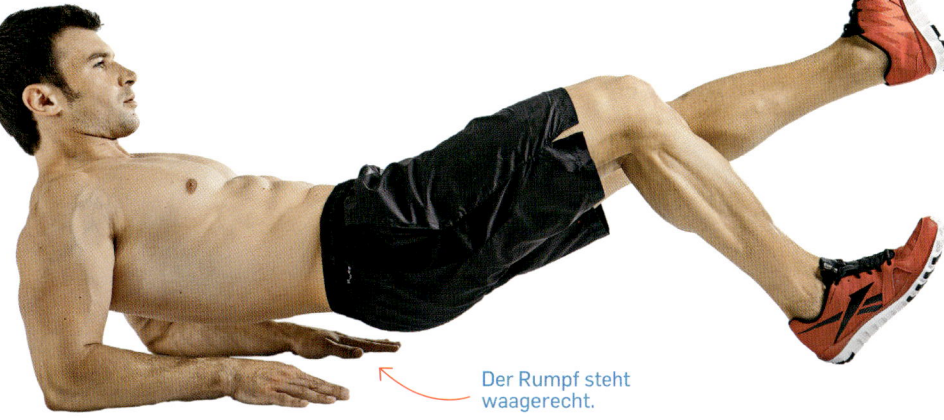

POWER-VARIANTE
Winkeln Sie das freie Bein am höchsten Punkt an und ziehen Sie das Knie in Richtung Brust.

Der Rumpf steht waagerecht.

Der ganze Körper

Rückenbrücke

TRAINIERT den ganzen Körper.

Ausführung

- Mit gestreckten Armen und Beinen auf den Rücken legen. Die Fersen in den Boden drücken und die Arme hinter dem Kopf ablegen. Den Rumpf anspannen und die Hüfte möglichst weit anheben. In dieser Position berühren nur noch Fersen, Schultern und Arme den Boden. Wenigstens drei bis fünf Sekunden halten, dann wieder für kurze Zeit ganz ablegen.

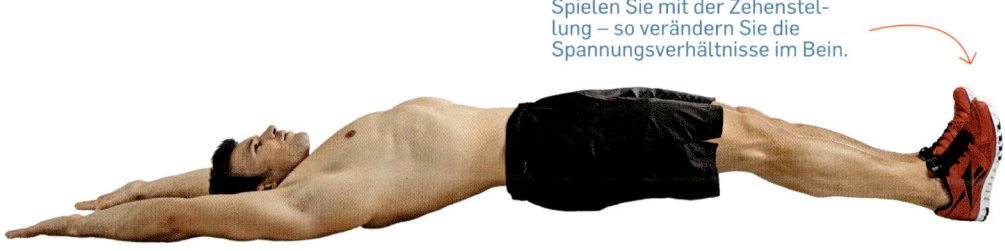

Spielen Sie mit der Zehenstellung – so verändern Sie die Spannungsverhältnisse im Bein.

POWER-VARIANTE
Fortgeschrittene heben in der Endposition ein Bein leicht vom Boden ab. Bei der nächsten Wiederholung dann die Seite wechseln.

Dynamische Brücke

TRAINIERT den ganzen Körper.

A

- Aufrecht hinsetzen, die Beine strecken. Die Hände neben dem Gesäß platzieren, die Finger zeigen zu den Füßen oder leicht zur Seite. Fersen und Hände in den Boden drücken, Spannung im Rumpf erzeugen und das Gesäß minimal vom Boden lösen.

POWER-VARIANTE
Strecken Sie in der Endposition abwechselnd die jeweils gegenüberliegenden Arme und Beine gleichzeitig kurz waagerecht aus.

B

- Das Gesäß dynamisch hochdrücken, bis Oberschenkel und Rumpf eine waagerechte Linie bilden. Kurz halten, langsam zurück, ohne das Gesäß vollständig abzusetzen. Zügig fortfahren.

Stellen Sie die Füße entweder auf die Fersen oder ganz auf den Boden. Schwieriger wird es, wenn Sie nur auf den Fußballen stehen.

KAPITEL 4.5

Dynamische Brücke mit Hochgreifen

TRAINIERT den ganzen Körper.

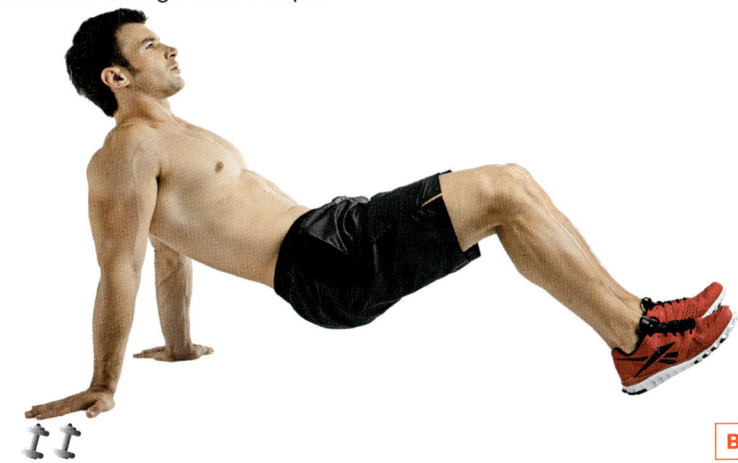

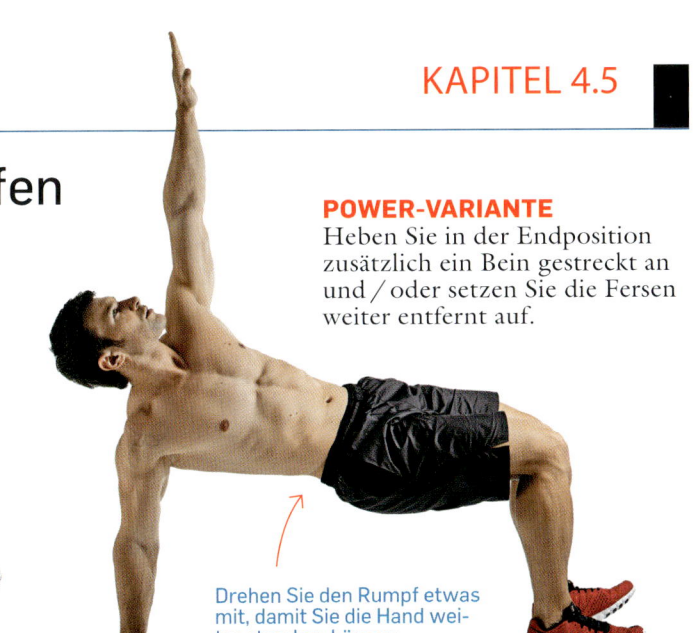

POWER-VARIANTE
Heben Sie in der Endposition zusätzlich ein Bein gestreckt an und / oder setzen Sie die Fersen weiter entfernt auf.

Drehen Sie den Rumpf etwas mit, damit Sie die Hand weiter strecken können.

A
- Auf den Boden setzen, leicht zurücklehnen und mit gestreckten Armen die Hände hinter dem Gesäß schulterbreit aufsetzen. Die Beine leicht anwinkeln, die Füße auf die Fersen stellen und das Gesäß anheben.

B
- Das Gesäß dynamisch auf eine Höhe mit Rumpf und Oberschenkeln drücken und die linke Hand möglichst weit hochschieben.
- In der nächsten Wiederholung den rechten Arm strecken und dann abwechselnd zügig fortfahren.

Umgekehrter Liegestütz

TRAINIERT den ganzen Körper.

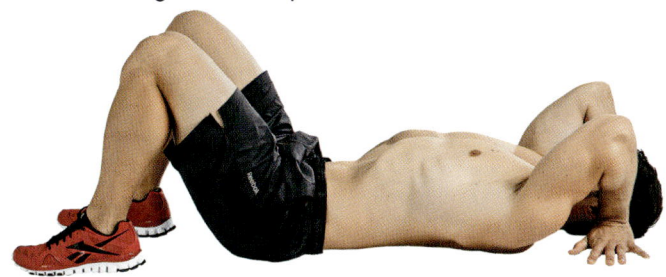

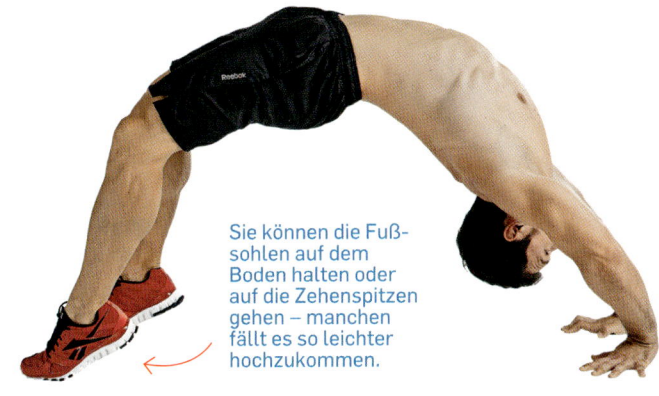

Sie können die Fußsohlen auf dem Boden halten oder auf die Zehenspitzen gehen – manchen fällt es so leichter hochzukommen.

A
- Auf den Rücken legen und die Füße nahe dem Gesäß aufstellen. Die Handflächen neben dem Kopf platzieren, sodass die Finger nach außen zeigen. Die Ellenbogen zeigen nach oben.

B
- Rumpfspannung aufbauen, Hände und Füße in den Boden pressen und den Körper so hochdrücken, bis die Arme gestreckt sind. Die Position kurz halten, dann langsam wieder absenken.

EINSTIEGSVARIANTE
Diese Übung setzt viel Beweglichkeit in der Schulter voraus. Wer die Arme nicht durchstrecken kann, setzt sich zunächst zum Ziel, den Oberkörper so hoch wie möglich zu drücken und dort kurz zu halten.

Der ganze Körper

Hohe Brücke mit Beinstrecken

TRAINIERT den ganzen Körper.

Ausführung

- Aufrecht hinsetzen und die Hände neben dem Gesäß platzieren. Die Beine rechtwinklig beugen und die Füße hüftbreit nebeneinanderstellen. Die Füße und die Hände in den Boden drücken und die Hüfte anheben, bis Rumpf und Oberschenkel in der Waagerechten sind.
- Das rechte Bein in der Verlängerung des Rumpfes nach vorn strecken. Drei Sekunden halten, den Fuß wieder abstellen und das Bein wechseln, ohne das Gesäß abzusenken. Dann wechselseitig wiederholen.

EINSTIEGSVARIANTE
Halten Sie nur die obere Position ohne Beinstreckung oder senken Sie zwischen jedem Strecken die Hüfte ab.

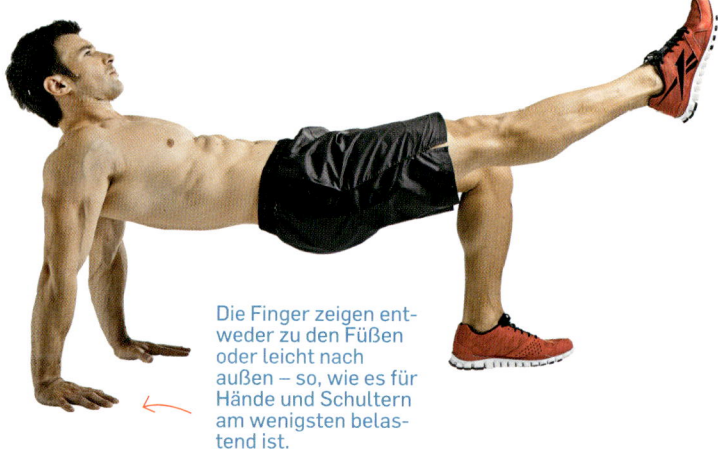

Die Finger zeigen entweder zu den Füßen oder leicht nach außen – so, wie es für Hände und Schultern am wenigsten belastend ist.

Beinstrecken im rückwärtigen Liegestütz

TRAINIERT den ganzen Körper.

A

- Mit gestreckten Beinen auf den Boden setzen. Die Hände schulterbreit hinter dem Gesäß platzieren, die Fingerspitzen sind in Richtung der Füße gedreht. Den Oberkörper zurücklehnen und die Hüfte anheben, sodass der Körper eine gerade Linie bildet.

B

- Das rechte Bein gestreckt anheben. Der Beckenbereich bleibt stabil. Drei Sekunden halten, wieder absenken und die Übung mit links wiederholen, ohne das Gesäß absinken zu lassen. Auf diese Weise wechselseitig fortfahren.

POWER-VARIANTE
Diese Übung kommt aus der Pilates-Tradition. Die Idee ist, das freie, gestreckte Bein möglichst weit anzuheben. Profis erreichen die Senkrechte, ohne dass der Körper absackt. Wie weit kommen Sie?

EINSTIEGSVARIANTE
Lösen Sie die Körperstreckung auf und lassen Sie das Gesäß zwischendurch sinken, ohne es ganz abzusetzen.

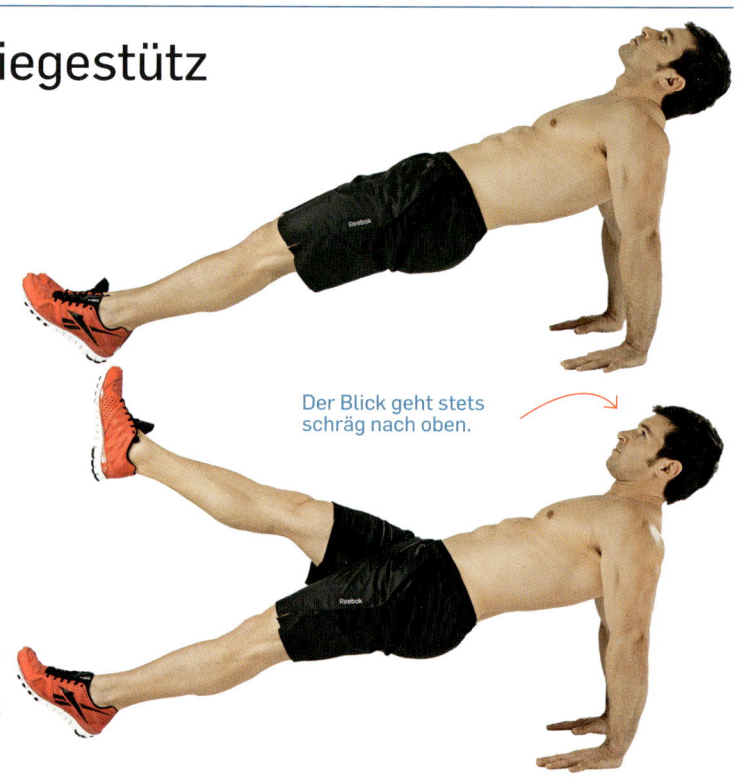

Der Blick geht stets schräg nach oben.

KAPITEL 4.5

Dynamisches Beinstrecken im rückwärtigen Stütz

TRAINIERT den ganzen Körper.

A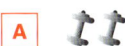

- Mit gestreckten Armen hinter dem Rücken auf einer etwa hüfthohen stabilen Erhöhung abstützen. Die Knie rechtwinklig beugen, die Füße mit ganzer Sohle auf den Boden stellen und die Oberschenkel waagerecht halten.

EINSTIEGSVARIANTE
Strecken Sie das rechte und das linke Bein abwechselnd aus der Startposition heraus, sodass sich immer ein Fuß auf dem Boden befindet.

B
- Dynamisch das rechte Bein in die Waagerechte strecken und sofort wieder zurückziehen.

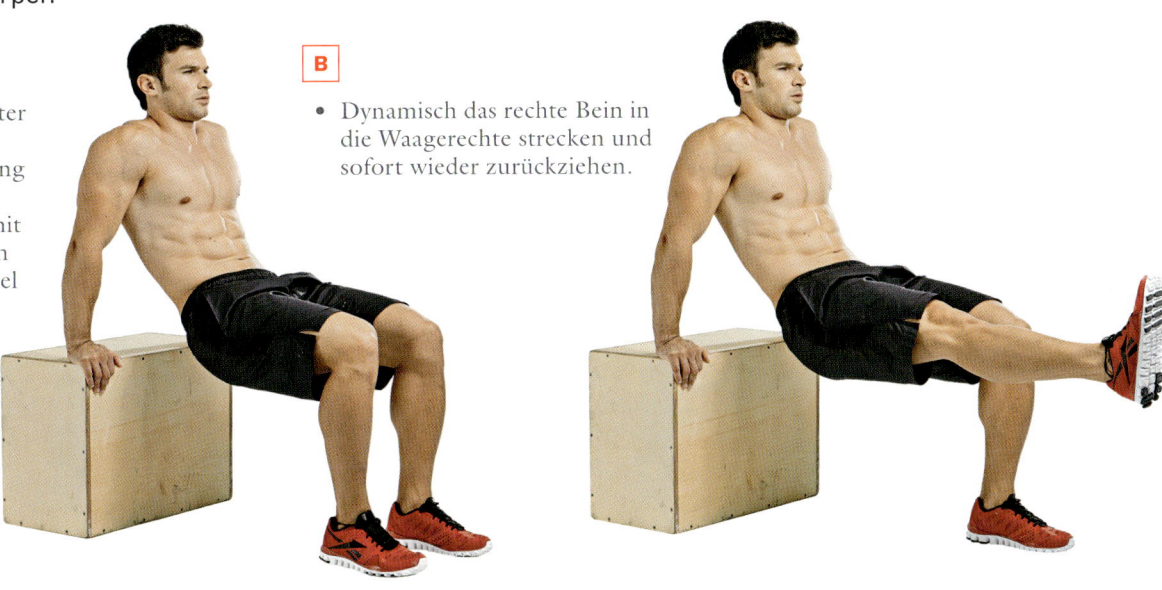

C
- Das linke Bein in die Waagerechte strecken. Den Fuß dabei mit einem leichten Hüpfer bereits vom Boden lösen, wenn der rechte noch nicht wieder steht.

D
- Den linken Fuß zurücksetzen und sofort blitzschnell beide Beine gleichzeitig nach vorn werfen. Beidbeinig landen, dann mit Schritt B fortfahren.

POWER-VARIANTEN
- Führen Sie nach jedem Zwischenschritt Dips aus, indem Sie die Arme rechtwinklig beugen und sich dann wieder hochdrücken.
- Ganz Harte absolvieren die gesamte Übung mit einer gebeugten Armhaltung.

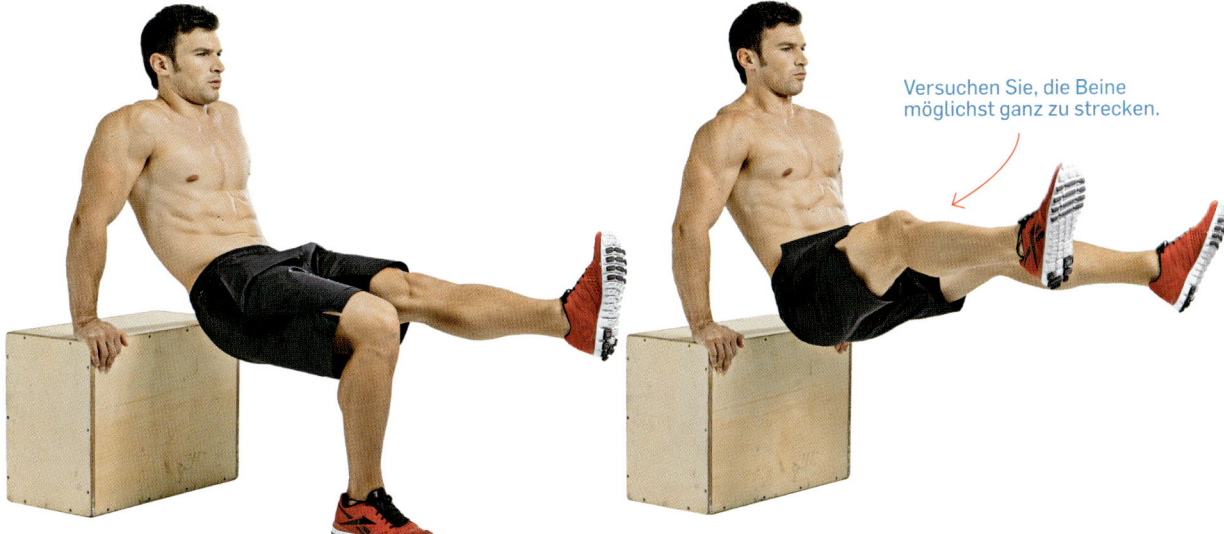

Versuchen Sie, die Beine möglichst ganz zu strecken.

Der ganze Körper

Kombinationen aus Ausfallschritt, Step-up und Standwaage

TRAINIEREN den ganzen Körper.

A

- Vor eine etwa kniehohe Erhöhung stellen und mit links einen tiefen Ausfallschritt nach hinten machen. Die Arme vor dem Körper rechtwinklig beugen, die Hände zu Fäusten ballen und den Oberkörper gerade halten.

B

- Dynamisch hochdrücken, das linke Bein nach vorn ziehen und den Fuß auf der Erhöhung abstellen. Die Arme dabei strecken und nach hinten führen. Ohne Pause zügig …

C

- … mit links hochdrücken, dann den geraden Oberkörper vorbeugen. Das freie rechte Bein nach hinten und die Arme nach vorn strecken. Das linke Knie ist leicht gebeugt. Kurz halten, dann auf gleichem Weg zurück.
- Im nächsten Satz Seitenwechsel.

EINSTIEGSVARIANTE
Ziehen Sie das rechte Knie zur Brust, anstatt in die Waage zu gehen, oder beugen Sie den Oberkörper nur leicht vor. Bei beiden Varianten setzen Sie das freie Bein nicht ab.

POWER-VARIANTE
Führen Sie in der Endposition eine Kniebeuge aus, indem Sie das Knie des Standbeins beugen, ohne die Körperhaltung dabei aufzugeben (siehe auch die nächste Übung).

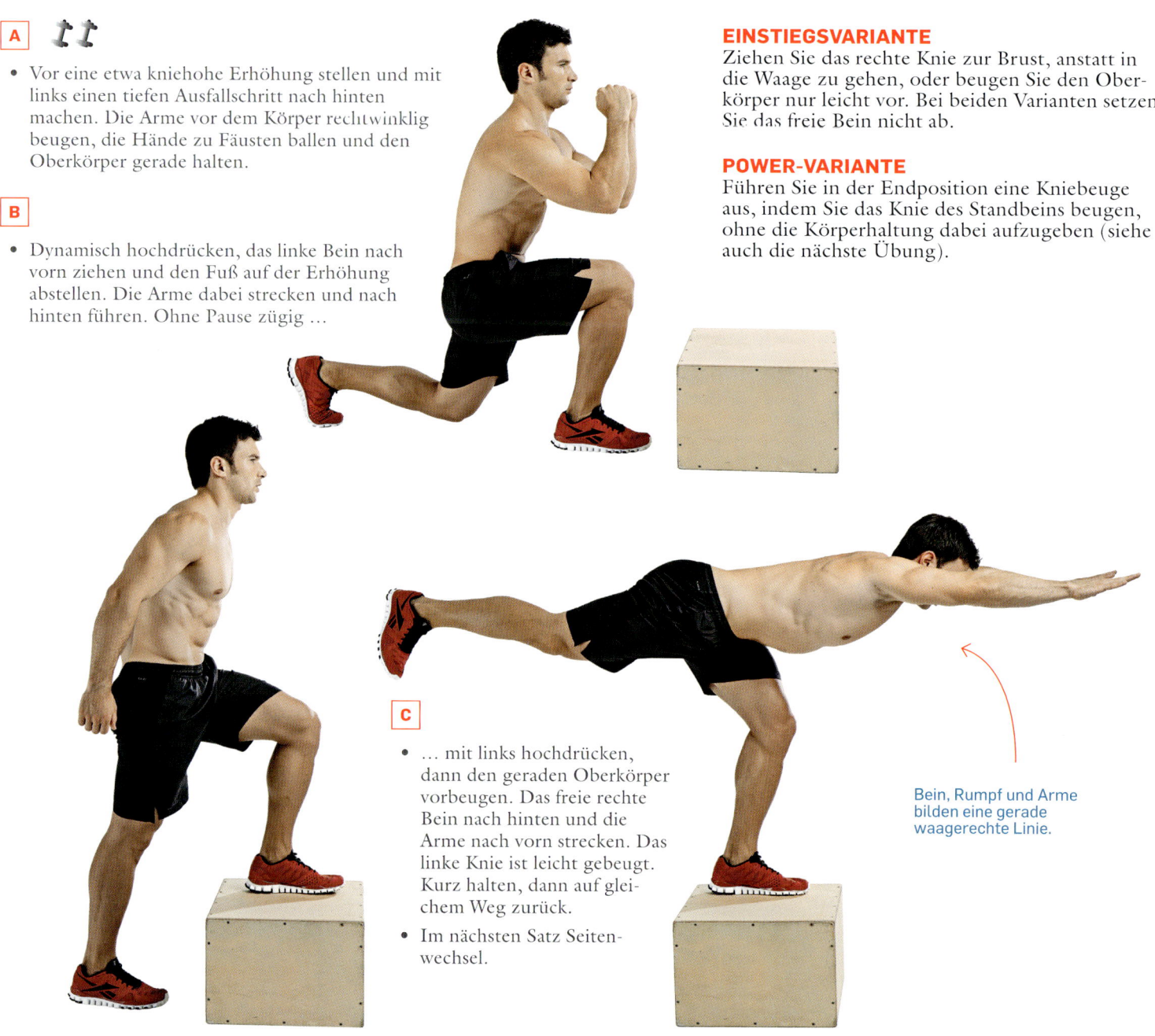

Bein, Rumpf und Arme bilden eine gerade waagerechte Linie.

KAPITEL 4.5

Standwaage mit Kniebeugen

TRAINIERT den ganzen Körper.

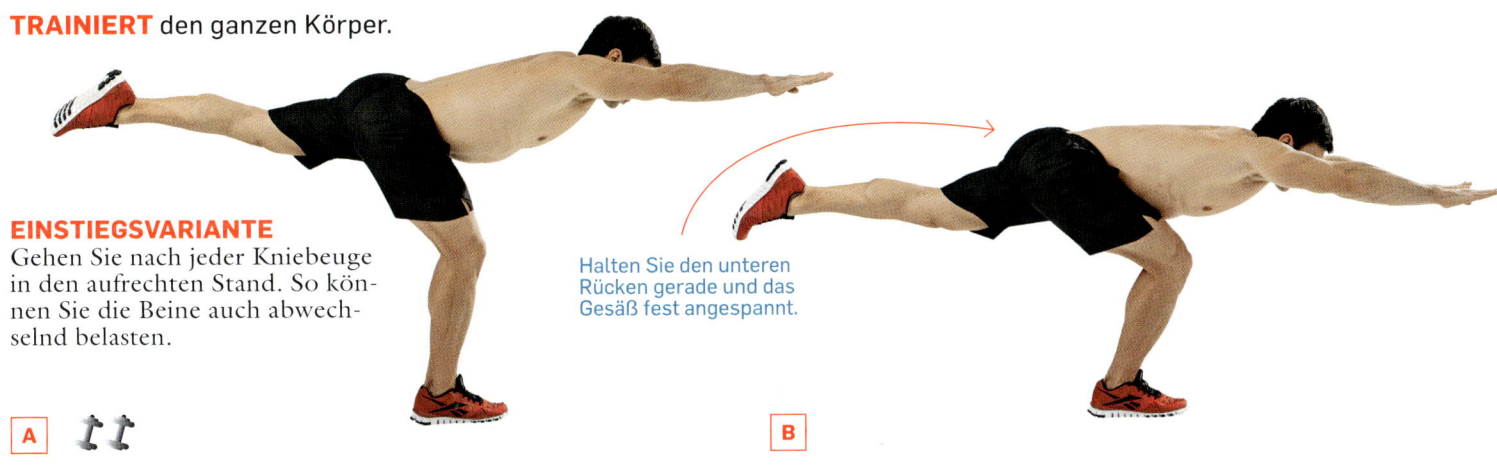

Halten Sie den unteren Rücken gerade und das Gesäß fest angespannt.

EINSTIEGSVARIANTE
Gehen Sie nach jeder Kniebeuge in den aufrechten Stand. So können Sie die Beine auch abwechselnd belasten.

A

- Auf das rechte Bein stellen. Den Oberkörper in die Waagerechte vorbeugen, die Arme über den Kopf strecken und das linke Bein gestreckt anheben, bis es mit Rumpf und Armen eine gerade Linie bildet.

B

- In der Waage einbeinige Kniebeugen ausführen. Der ganze Körper bleibt dabei möglichst unbewegt in Position. Die tiefe Position kurz halten, dann wieder hochdrücken.
- Im nächsten Satz die Seite wechseln.

Rumpfaufdrehen im Vierfüßlerstand

TRAINIERT den ganzen Körper.

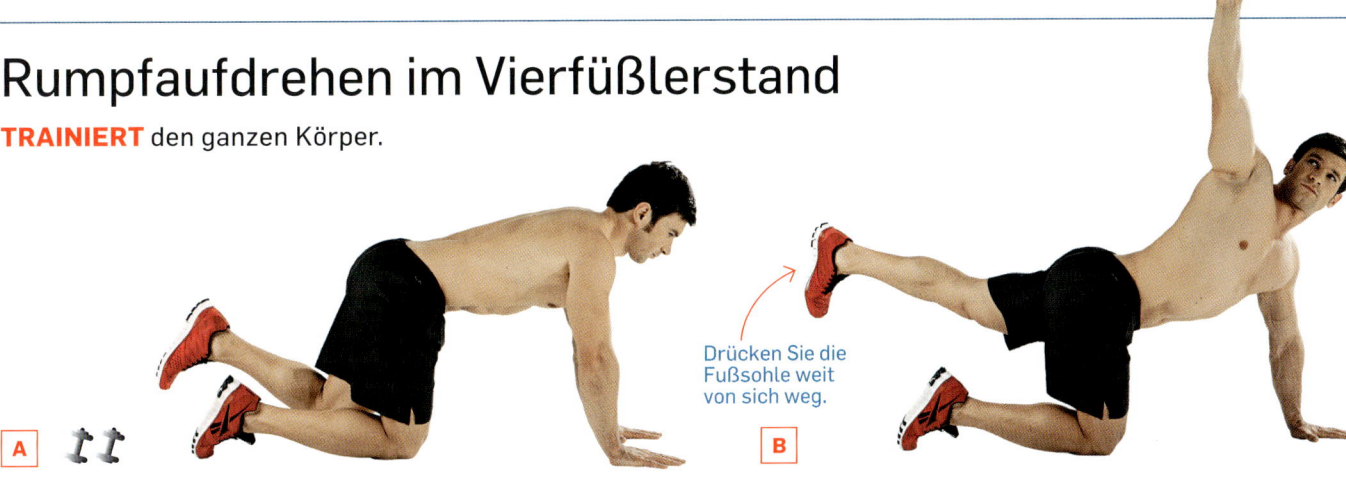

Drücken Sie die Fußsohle weit von sich weg.

A

- In einen Vierfüßlerstand gehen, das linke Knie leicht anheben und in der Luft halten.

ALTERNATIVE
Legen Sie die rechte Hand locker auf das rechte Ohr, der Ellenbogen zeigt zum Boden. Beim Aufdrehen nach rechts den Ellenbogen möglichst senkrecht nach oben strecken. Im Anschluss Seitenwechsel.

B

- Den Rumpf nach rechts aufdrehen, dabei den rechten Arm gestreckt nach oben führen. Der Blick folgt der Hand. Gleichzeitig das linke Bein nach hinten strecken. Drei bis fünf Sekunden halten. Zurück, ohne Knie und Hand abzusetzen.
- Im nächsten Satz die Seiten wechseln.

Der ganze Körper

Rumpfsenken nach vorn mit eingeklemmten Füßen

TRAINIERT den ganzen Körper mit dem Schwerpunkt auf Beinen, Gesäß und Rumpf.

Ausführung

- Eine niedrige Querstange suchen, zum Beispiel an einem Geländer. Mit dem Rücken zur Stange hinknien und die Füße so fixieren, dass sie nicht vom Boden abheben können. Bei Bedarf ein Handtuch oder ein Kissen unter die Knie legen. Die Hüfte strecken und den Körper von den Knien aufwärts in einer geraden Linie halten. Die Arme vor dem Körper überkreuzen und die Hände auf die Brust legen.
- Langsam den Oberkörper mit geradem Rücken vorneigen. Vortasten, dann in der Ihnen möglichen Endposition halten. Alternativ nach einigen Sekunden zurück in die Ausgangsposition, danach weitere Wiederholungen anschließen.

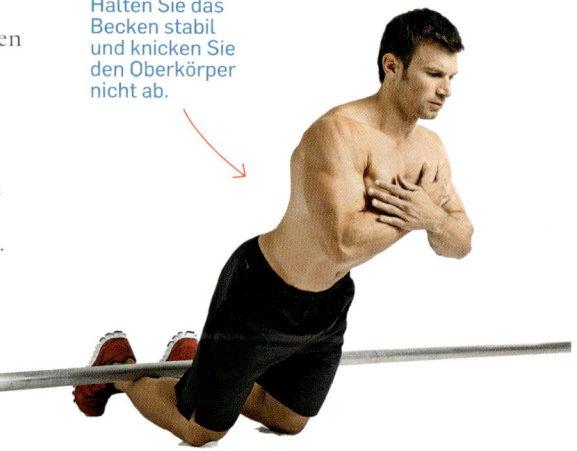

Halten Sie das Becken stabil und knicken Sie den Oberkörper nicht ab.

EINSTIEGSVARIANTE
Strecken Sie beim Rumpfsenken die Arme nach vorn. Sobald Sie Ihren Körper nicht mehr halten können, stützen oder fangen Sie sich mit den Händen auf dem Boden ab.

Tritte mit Rumpfbeugen

TRAINIEREN den ganzen Körper.

A

- Schulterbreit hinstellen und die Hände an den Hinterkopf legen. Das linke Knie zur Seite anheben, den Oberkörper nach links neigen und den Ellenbogen dem Knie entgegenführen. Dabei nicht den Oberkörper nach vorn krümmen.

B

- Das linke Bein strecken und mit dem Fuß dynamisch zur Seite treten.
- Das Bein wieder beugen, den Oberschenkel weiter waagerecht halten und so die nächsten Wiederholungen anschließen.
- Im nächsten Satz Seitenwechsel.

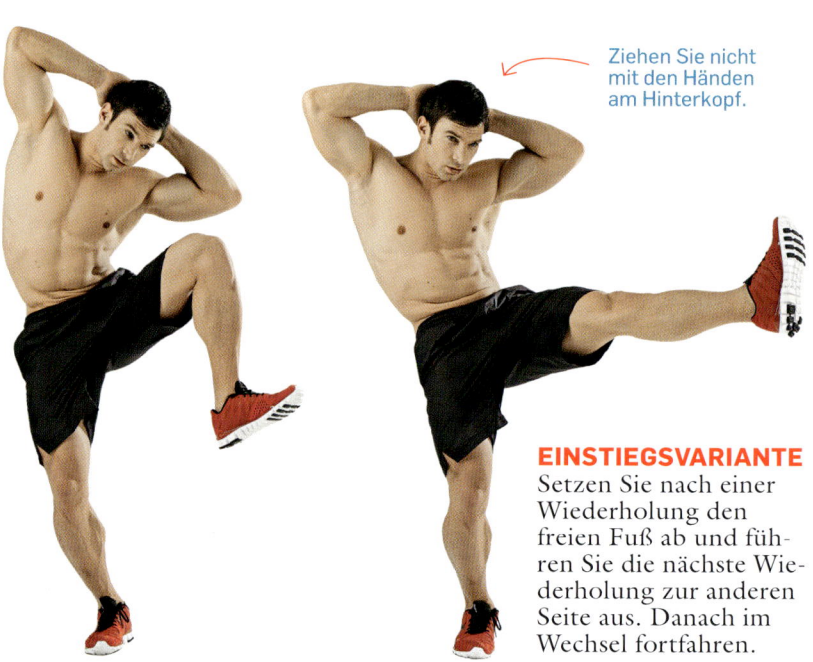

Ziehen Sie nicht mit den Händen am Hinterkopf.

EINSTIEGSVARIANTE
Setzen Sie nach einer Wiederholung den freien Fuß ab und führen Sie die nächste Wiederholung zur anderen Seite aus. Danach im Wechsel fortfahren.

Vorwärtsgehen in der Kniebeuge

TRAINIERT den ganzen Körper.

A

- Schulterbreit hinstellen und die Hände locker an den Hinterkopf legen. Die Knie beugen, bis die Oberschenkel etwa waagerecht sind. Dabei das Gesäß nach hinten absenken und den Oberkörper möglichst aufrecht und gerade halten.

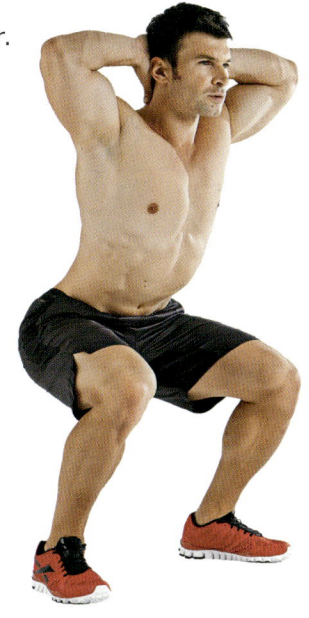

B

- Den rechten Fuß einen Schritt nach vorn setzen, ohne die Körperhaltung zu verändern.
- In dieser Form als Nächstes den linken Fuß vorsetzen, dann so durch den Raum laufen.

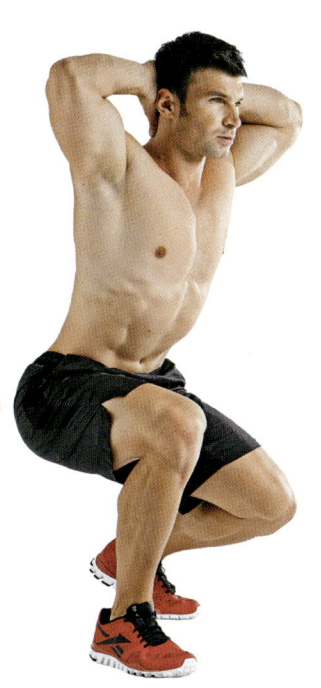

Halten Sie die Oberschenkel stets auf derselben Höhe.

POWER-VARIANTEN
- Machen Sie größere Schritte.
- Strecken Sie die Arme während der gesamten Übung nach oben.
- Gehen Sie auch seit- und rückwärts.

Turnerklimmzüge

TRAINIEREN den ganzen Körper mit dem Schwerpunkt auf Armen, Schultern und Rumpf.

A

- Mit den Händen schulterbreit im Obergriff an einen stabilen Ast oder eine Stange fassen. Rumpf- und Armspannung aufbauen, dann die Beine gestreckt in die Senkrechte führen, bis die Schienbeine an der Stange sind.

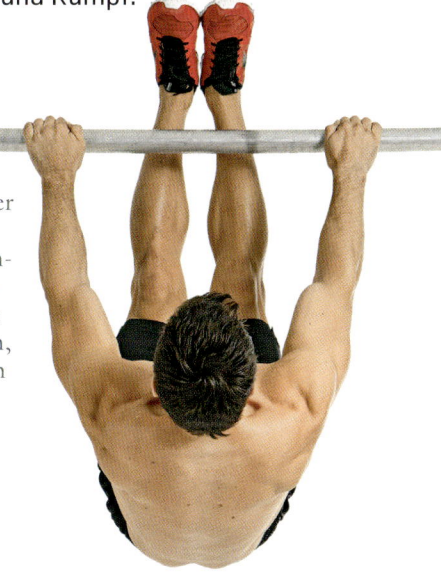

B

- Die Arme beugen und Körper und Beine unbewegt nach oben ziehen, bis die Ellenbogen rechtwinklig gebeugt sind und die Knie die Stange passiert haben. Kurz halten und langsam zurück.

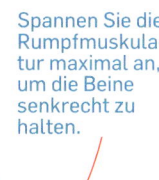

Spannen Sie die Rumpfmuskulatur maximal an, um die Beine senkrecht zu halten.

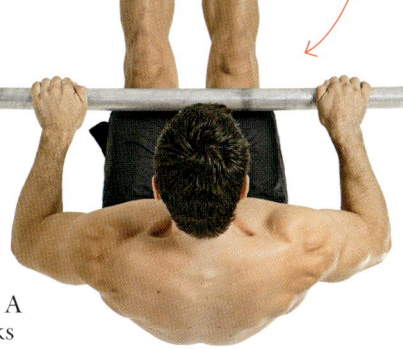

ALTERNATIVE
Fassen Sie im Untergriff an die Stange.

POWER-VARIANTE
Pendeln Sie in Position A die Beine weit nach links und rechts – das sind sogenannte „windshield wipers" oder „Scheibenwischer", die den Bauch gehörig fordern.

Der ganze Körper

DER WEG ZUR KÖRPERFAHNE

Gönnen Sie sich für diese komplexe Übung eine optimale mehrwöchige Vorbereitung:

1) Springen Sie immer wieder mit den beschriebenen Griffen locker vom Boden ab, sodass sich kurze Hängephasen ergeben. Verlängern Sie diese und springen Sie immer höher.

2) Führen Sie die Fahne mit angezogenen Knien durch, bis Sie sich schließlich kurz halten können.

3) Klappt? Dann als Nächstes die gestreckten Beine ganz hochziehen, sodass sie steil nach oben zeigen, während der Rumpf fast waagerecht ist.

4) Nächste Übungsstufe: Senken Sie die gestreckten Beine aus der steilen Position immer wieder langsam ab, sodass Sie die Endposition der „echten" Fahne passieren.

5) Stoßen Sie sich schwungvoll in die Endposition der Fahne hoch – dann möglichst lange halten.

6) Letzte Phase: Üben Sie, die Beine aus dem seitlichen Rumpf heraus ruhig hochzuziehen – wie es sich für eine echte Fahne gehört. Glückwunsch!

Hüftdrehen mit gestreckten Beinen im Hang

TRAINIERT den ganzen Körper.

A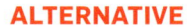

- Eine stabile Stange schulterbreit im Obergriff fassen. Die Arme rechtwinklig beugen und die geschlossenen Beine waagerecht nach vorn strecken. Die Hüfte nach links drehen, sodass die Fußspitzen zur Seite zeigen.

B

- Beine und Hüfte über die Mitte hinweg nach rechts drehen. Kurz halten, dann wechselseitig hin und her bewegen.

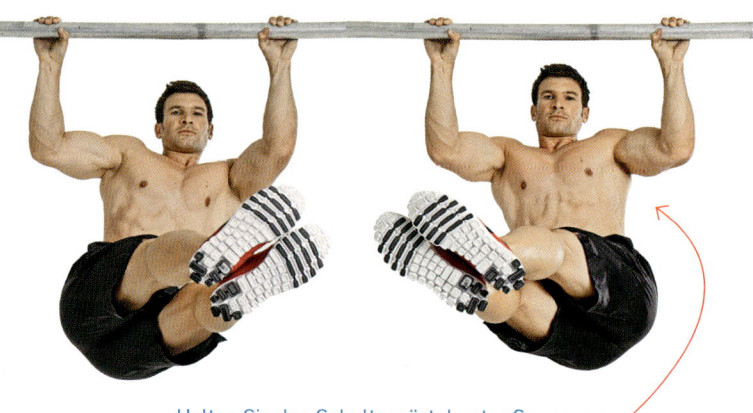

Halten Sie den Schultergürtel unter Spannung.

ALTERNATIVE
Halten Sie sich im engen Untergriff fest.

EINSTIEGSVARIANTE
- Halten Sie die Knie durchgängig zur Brust gezogen.
- Halten Sie die Arme fast gestreckt.

Körperfahne

TRAINIERT den ganzen Körper.

Ausführung

- Neben eine stabile senkrecht stehende Stange stellen und diese mit den Händen breit fassen: Die untere Hand greift bei gestrecktem Arm so nach unten, dass der Daumen nach unten zeigt, die obere etwa auf Schulterhöhe (je nach Schulterbeweglichkeit) mit dem Daumen nach oben (hier abgebildet) oder mit dem Daumen nach unten (etwas leichter auszuführen) an die Stange. Die Beine strecken, auf die obere Hand Zug, auf die untere Druck ausüben, den Rumpf anspannen und die gestreckten Beine langsam zur Seite anheben, bis der Körper etwa waagerecht steht.
- In der nächsten Wiederholung die Fahne mit umgesetzten Händen in die andere Richtung ausführen.

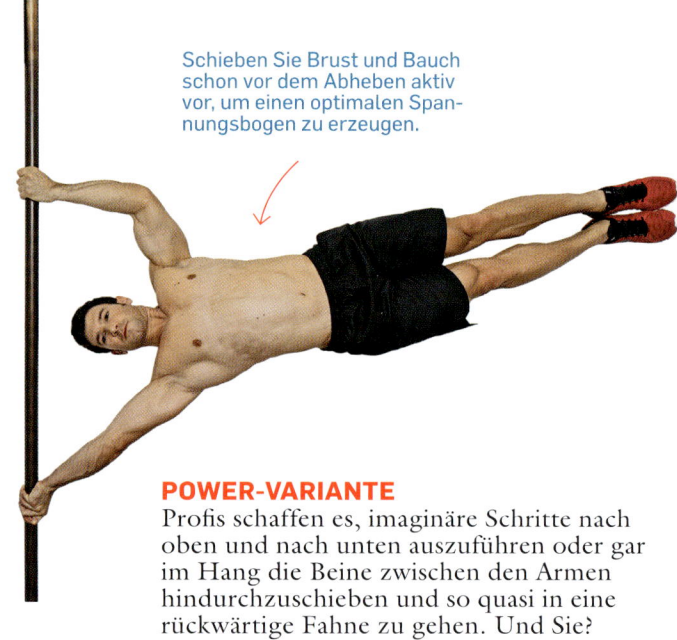

Schieben Sie Brust und Bauch schon vor dem Abheben aktiv vor, um einen optimalen Spannungsbogen zu erzeugen.

POWER-VARIANTE
Profis schaffen es, imaginäre Schritte nach oben und nach unten auszuführen oder gar im Hang die Beine zwischen den Armen hindurchzuschieben und so quasi in eine rückwärtige Fahne zu gehen. Und Sie?

Muscle-ups

TRAINIEREN den ganzen Körper.

A
- An eine stabile, über Kopf befestigte Stange heranspringen, um einen leichten Vorschwung zu erzeugen.

B
- Etwas mehr als schulterbreit greifen und vorschwingen, dann …

Wer geübter ist, greift wie bei einem normalen Klimmzug ohne Schwung von unten an die Stange.

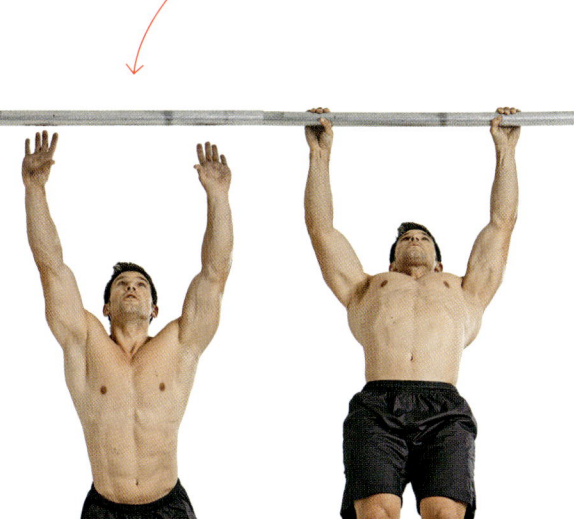

C
- … den Schwung zurück für einen dynamischen Klimmzug nach oben nutzen. Wenn die Brust auf Höhe der Stange ist, aus Schultern und Armen heraus den Körper weiter hochdrücken …

D
- … den Schwerpunkt über die Stange verlagern und schließlich die Arme strecken, bis Sie im oberen Stütz sind.
- Die Haltung auflösen und die nächste Wiederholung entweder aus dem Hang ausführen oder die Füße kurz absetzen und die Arme entlasten.

POWER-VARIANTEN
Greifen Sie im engen oder weiten Griff an die Stange.

DER WEG ZUM MUSCLE-UP

Ohne Kraft geht hier gar nichts – passende Stärkungsübungen: (sehr) tiefe Dips, eventuell sogar mit Zusatzgewicht, Dips an der Querstange sowie betont langsame Klimmzüge. So weit zur Kraftkomponente – und so erlernen Sie die perfekte Muscle-up-Technik:

1) Führen Sie dynamische Klimmzüge aus, bei denen Sie sich schnell hochziehen und eventuell sogar schon ein Stück aus dem Trizeps nach oben drücken können. Fortgeschrittene können oben die Stange loslassen und in die Hände klatschen.

2) Springen Sie an eine Stange oder einen Ast auf Kopf- oder Brusthöhe in einen Muscle-up-Stütz: Überlassen Sie dabei den Armstreckern möglichst viel Arbeit.

3) Führen Sie negative Muscle-ups durch, indem Sie sich möglichst langsam aus dem Stütz ablassen.

4) Verlagern Sie auf dem Weg nach oben das Gewicht erst auf die stärkere Hand. Damit beginnen Sie sich hochzudrücken und lassen sofort die andere Hand mitarbeiten.

Stretching

Stretching-Übungen

Neben all der Kräftigung ist das Dehnen, neudeutsch Stretching, eine wichtige Ergänzung des Trainings, die vorrangig für eine verbesserte Beweglichkeit sorgt. Das ist vor allem für diejenigen wichtig, die den ganzen Tag am Schreibtisch sitzen oder andere einseitige Bewegungen oder Haltungen ausüben.

Dann werden Muskeln nämlich selten auf ihrer vollen Länge gestreckt. Die Folge: Sie verkürzen, können nicht mehr akkurat arbeiten und verursachen so oftmals Fehlhaltungen, die wiederum handfeste Beschwerden hervorrufen können. Die Muskelverkürzung nimmt zu, je älter Sie werden – umso mehr sollten Sie dann für Ihre Beweglichkeit tun.

Sie erweitern durch regelmäßiges Stretching den Bewegungsradius und verbessern Ihre Bewegungsqualität, was Sie auch leistungsfähiger macht. (Intensives) Stretching kann sogar die Kraft steigern.

In diesem Kapitel finden Sie zum einen Dehn-, zum anderen Gelenkmobilisationsübungen wie das Schulterkreisen, die auch vorzüglich ins Warm-up passen. Komplette Dehnprogramme stellt Ihnen die Seite 293 bereit.

Die wichtigsten Dehnmethoden

1) Passiv-statisches Dauerdehnen
Halten Sie eine Dehnspannung für etwa 20 Sekunden. Ruhig weiteratmen, dabei die Spannung erhöhen und nochmals 20 Sekunden halten. Ein Durchgang pro Übung oder Seite reicht.

2) Dehnen durch Anspannung und Entspannung
Gehen Sie in eine leichte Dehnspannung, dann spannen Sie den Muskel maximal für etwa sechs Sekunden an. Anschließend den Muskel entspannen, nochmals ausatmen, dann intensiver dehnen und diese Spannung für zehn bis 15 Sekunden halten. Pro Übung ein bis zwei Durchgänge ausführen.

3) Wiederholtes dynamisches Dehnen
Gehen Sie in eine Dehnspannung. Dann schieben Sie etwa 20- bis 30-mal sanft bis in die mögliche Endposition nach. Jede dieser Wiederholungen dauert etwa eine Sekunde. Zwischen jedem Schieben lösen Sie die Spannung ein wenig, dann versuchen Sie ein Stückchen mehr zu dehnen, sodass sich die Endposition verlagert. Ein bis zwei Durchgänge.

4) Dehnen durch Anspannung des Gegenspielers
Das können Sie beim Krafttraining umsetzen: Führen Sie bei einer Übung im Moment der höchsten Spannung Endkontraktionen durch (siehe Seite 68). Auf diese Weise dehnen Sie den Gegenspieler des trainierten Muskels.

Die wichtigsten Tipps zum Dehnen

1) Dehnen Sie regelmäßig. Am besten jeden zweiten Tag, zumindest zweimal pro Woche.
2) Dehnen Sie sich in einer eigenen Stretching-Einheit, vorrangig an einem Krafttrainingspausentag. Etwa zehn Minuten reichen für wirksame Ergebnisse.
3) Vermeiden Sie ruckartige, heftige Dehnreize und tasten Sie sich an den Dehn-„Schmerz" langsam heran.
4) Für kurzfristige, einmalige Dehneffekte in Warm-up oder Cool-down dehnen Sie nur sanft. Wollen Sie mittel- und langfristig mehr Kraft und Beweglichkeit aufbauen, dehnen Sie intensiver. Es darf spürbar ziehen, ohne dass Sie Ihre Schmerzgrenze überschreiten.
5) Nutzen Sie Ihre Atmung. Bei der Ausatmung entspannt der Muskel, das Dehnen fällt dann leichter.

KAPITEL 4.6

Armstrecken mit Zwischenstopps

TRAINIERT den Oberkörper.

A

- Schulterbreit und aufrecht hinstellen, die Finger ineinander verschränken und die Arme schräg nach vorn unten gestreckt vor dem Körper halten. Die Handflächen zum Körper drehen und den Blick nach vorn richten.

B

- Die gestreckten Arme anheben, bis sie waagerecht stehen. Dabei die Handflächen vom Körper wegdrehen.

C

- Die Arme langsam weiter nach oben bis in die Senkrechte führen. Die Handflächen zeigen nach oben und der Blick ist auf die Hände gerichtet. Die Spannung halten.

Schieben Sie die Handflächen so weit weg wie möglich.

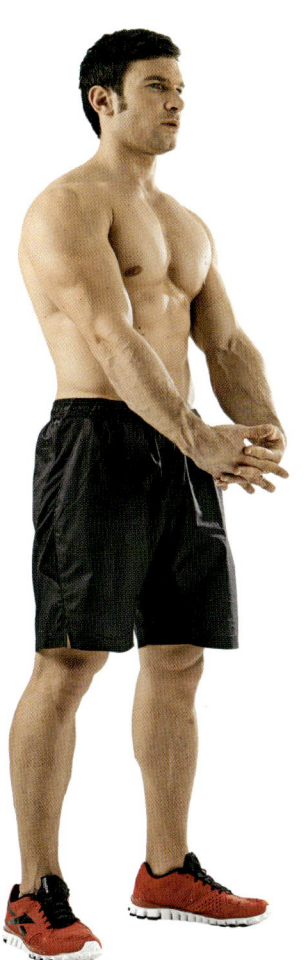
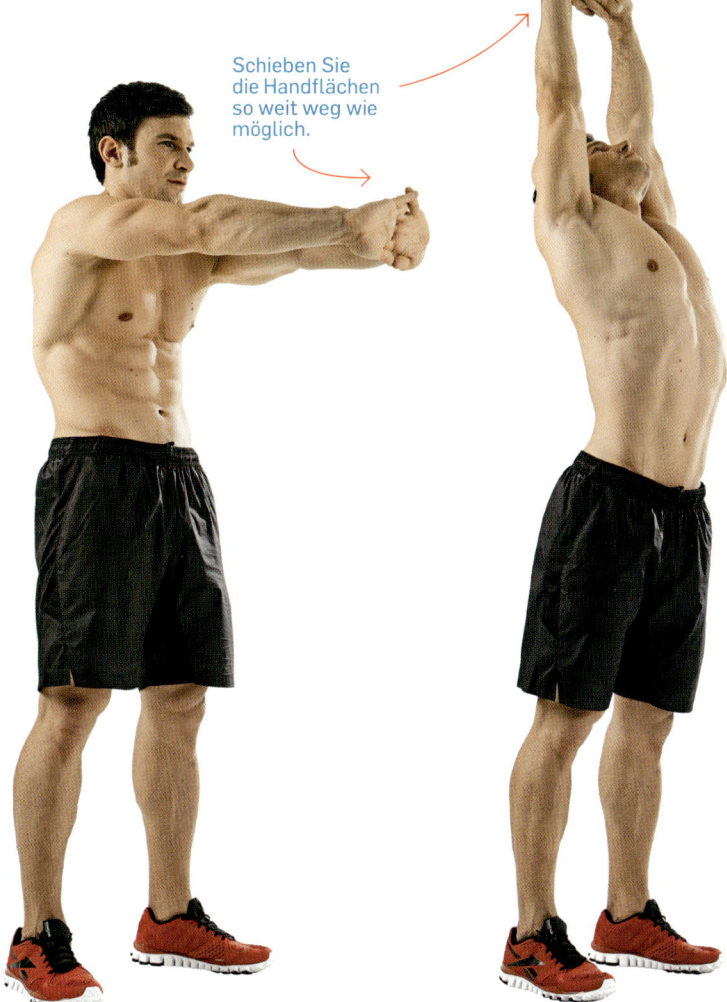

POWER-VARIANTE
Schieben Sie in Position B und C jeweils abwechselnd eine Handfläche aus der Endstreckung noch weiter von sich weg als die andere, ohne dass sich die Finger lösen.

Stretching

Rückwärtiges Armstrecken

TRAINIERT den Oberkörper.

A

- Im aufrechten Stand die Arme hinter den Rücken strecken und die Finger ineinander verschränken. Die Handflächen dabei nach hinten drehen.

B

- Den Rumpf nach vorn beugen und die gestreckten Arme so weit wie möglich über Rücken und Kopf hinwegdrücken, sodass sie dem Rumpf zumindest bis in die Senkrechte nach vorn folgen. Die Endspannung halten und über die Atmung versuchen, noch weiter zu kommen.

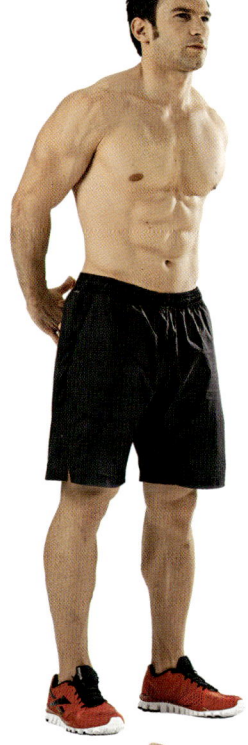
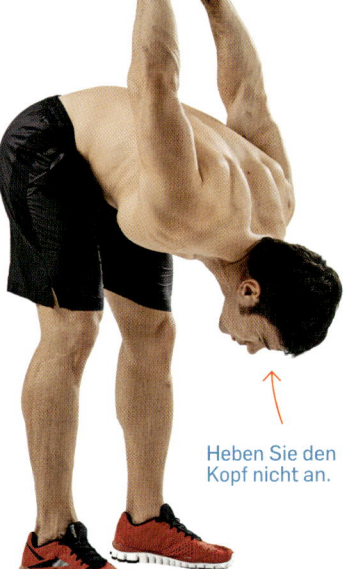

Heben Sie den Kopf nicht an.

ALTERNATIVE
Strecken Sie zusätzlich die Beine durch, um auch dort eine Dehnung zu erzeugen.

Trizepsstrecken hinter dem Kopf

TRAINIERT den Trizeps.

Ausführung

- Schulterbreit hinstellen, den rechten Arm anwinkeln und die Handfläche in den Nacken legen. Mit der linken Hand an den rechten Ellenbogen fassen und nach hinten unten drücken. Die maximale Streckung halten.
- Im nächsten Durchgang den Arm wechseln.

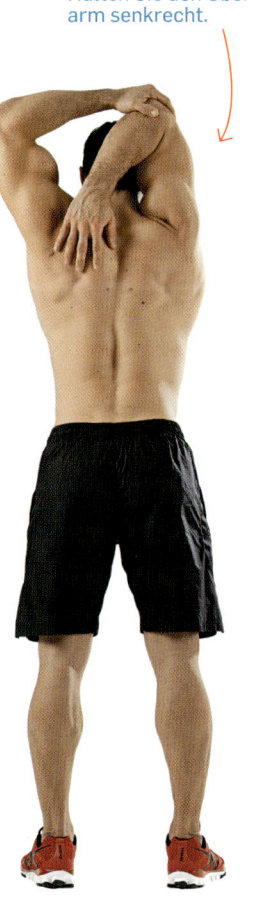

Halten Sie den Oberarm senkrecht.

ALTERNATIVEN
• Legen Sie die rechte Hand auf die linke Schulter. Schieben Sie den rechten Ellenbogen mit der linken Hand zur linken Schulter. Wandern Sie dabei mit der rechten Hand zum oberen Rücken. Hier kurz halten und bei der nächsten Wiederholung die Seite wechseln.
• Für eine kurze dynamische Aktivierung des Trizeps können Sie den Arm angewinkelt locker über die Schulter nach hinten werfen. Dabei sollten Sie eine Dehnung im Trizeps spüren.

KAPITEL 4.6

Schulterkreisen

TRAINIERT den oberen Rücken und die Schultern.

A

- Aufrecht hinstellen, dann die Schultern nach vorn drehen und im Kreis betont in Richtung der Ohren ziehen. Weiter in einer fließenden Bewegung …

B

- … die Schultern betont nach hinten und nach unten bewegen und in einer möglichst großen Kreisbewegung fortfahren. Nach der halben Zeit die Rotationsrichtung wechseln.

Die Arme bleiben möglichst unbeteiligt und entspannt und helfen den Schultern nicht.

ALTERNATIVEN
Kreisen Sie abwechselnd mit jeweils einer Schulter oder kreisen Sie mit den Schultern in entgegengesetzte Richtungen.

Stretching

L-Stretch- und T-Stretch-Bewegungen der Schulter

TRAINIEREN Arme, Schultern und oberen Rücken.

A

- Gerade hinstellen, die Oberarme auf Schulterhöhe seitlich ausstrecken und die Ellenbogen rechtwinklig beugen. Der linke Unterarm zeigt senkrecht nach unten, der rechte senkrecht nach oben.

B

- Im Oberarm drehen, sodass die Armpositionen wechseln und der rechte Oberarm nach unten, der linke nach oben zeigt. Die Arme so weit es geht nach hinten drücken, kurz halten, dann wechselseitig wiederholen.

C

- Die Arme kurz ausschütteln, dann seitlich auf Schulterhöhe ganz ausstrecken und so drehen: den rechten Arm nach vorn, sodass der Daumen nach unten zeigt; den linken Arm nach hinten, sodass die Arminnenseite nach oben zeigt. Halten, dann …

D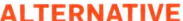

- … die Arme wieder gegenläufig drehen: Der rechte Arm dreht nach hinten, der linke nach vorn.
- Kurz halten und wechselseitig fortfahren.
- Bei allen Positionen maximale Drehungen ausführen, ohne die aufrechte Körperhaltung aufzulösen.

ALTERNATIVE
Sie können die beiden beschriebenen Rotationen auch jeweils unabhängig voneinander ausführen.

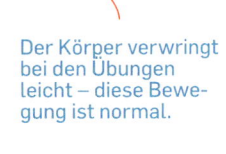

Der Körper verwringt bei den Übungen leicht – diese Bewegung ist normal.

Gleiten an der Wand

TRAINIERT den oberen Rücken und die Schultern.

A

- Etwa eine Fußlänge vor einer Wand schulterbreit hinstellen und mit Gesäß, Rücken und Kopf anlehnen. Die Arme gestreckt über den Kopf heben, sodass Schultern, Ellenbogen und Handgelenke Wandkontakt haben. Je enger die Arme zueinanderstehen, desto schwieriger wird es.

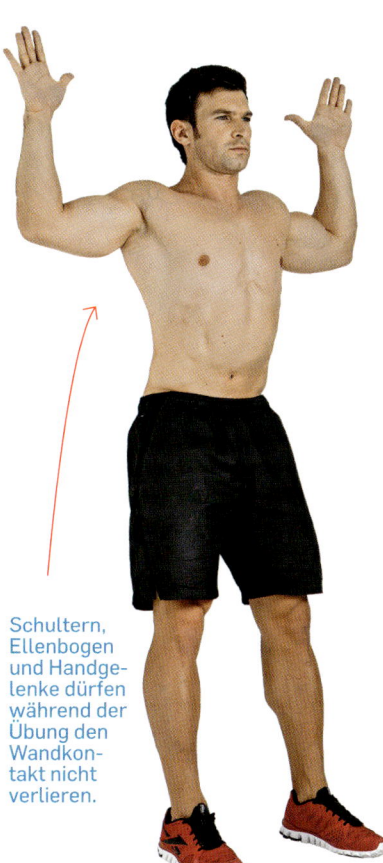

Schultern, Ellenbogen und Handgelenke dürfen während der Übung den Wandkontakt nicht verlieren.

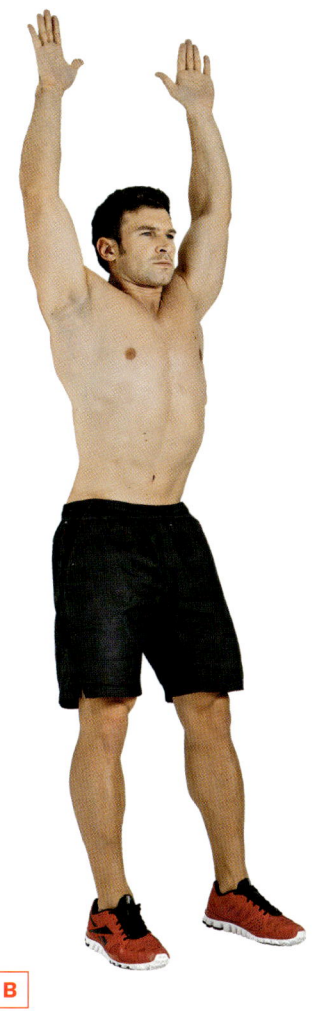

B

- Die Arme langsam beugen, bis die Ellenbogen wenigstens auf Schulterhöhe sind. Aus der tiefstmöglichen Position die Arme langsam wieder strecken.

POWER-VARIANTE
Während Sie einen Arm strecken, beugen Sie den anderen und umgekehrt.

Dehnung des oberen Rückens

TRAINIERT den oberen Rücken.

Ausführung

- Schulterbreit hinstellen und die Arme senkrecht über den Kopf strecken. Die Hände übereinanderlegen, die Handflächen zeigen nach vorn. Nun die Fingerspitzen so weit wie möglich nach oben drücken. Die Dehnung halten.

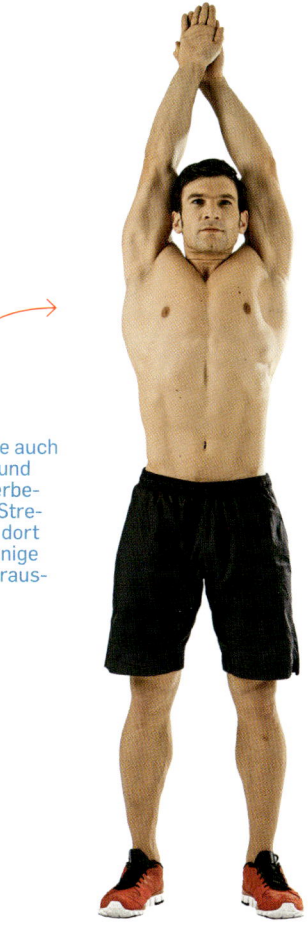

Beziehen Sie auch den Rumpf und den Schulterbereich in die Streckung ein – dort sind noch einige Zentimeter rauszuholen.

ALTERNATIVE
Zur Dehnung der seitlichen Muskelanteile den Oberkörper nach links neigen und die linke Körperseite möglichst in die Länge ziehen. Halten, dann zur rechten Seite beugen. Wechselseitig fortfahren.

Stretching

Dehnung der Rücken- und Nackenmuskulatur

TRAINIERT den unteren und oberen Rücken.

Ausführung

- Auf den Boden setzen, die Beine strecken und zur Seite spreizen. Kopf, Schultern und Arme langsam nach vorn sinken lassen. Dabei einen Rundrücken machen und den Oberkörper einrollen. Die Handflächen nach und nach vorschieben, ohne sie auf dem Boden abzustützen.

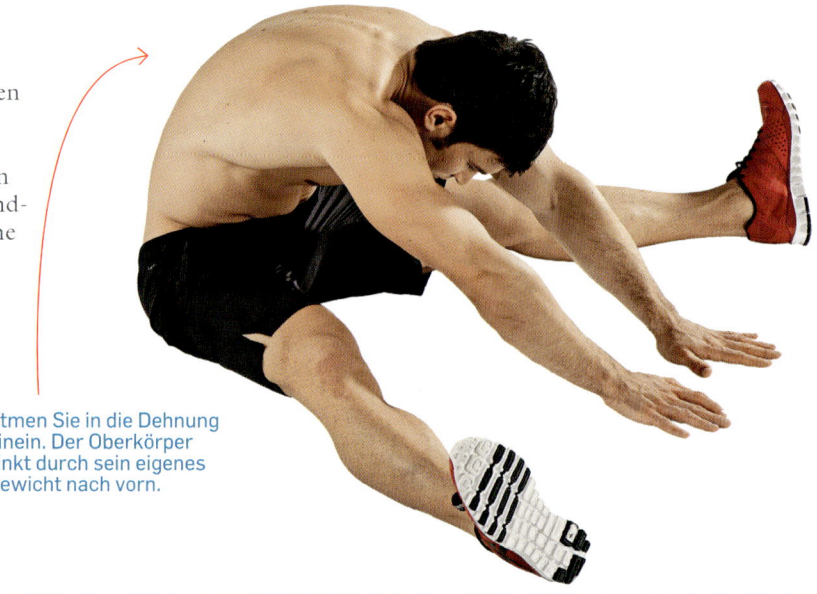

Atmen Sie in die Dehnung hinein. Der Oberkörper sinkt durch sein eigenes Gewicht nach vorn.

ALTERNATIVE
Führen Sie die Übung auf einem Stuhl aus.

Lat-Dehnen im Knien

TRAINIERT den oberen Rücken und die Schultern.

Ausführung

- In einen Vierfüßlerstand gehen. Den rechten Arm nach vorn strecken, die Handfläche nach oben drehen und so ablegen. Den Oberkörper zum Boden absenken, den Kopf- und Schulterbereich nach links eindrehen, bis eine Dehnung im oberen Rücken spürbar ist und der Kopf mit der rechten Wange auf dem Oberarm liegt. Die Spannung halten.
- Im Anschluss den Arm wechseln.

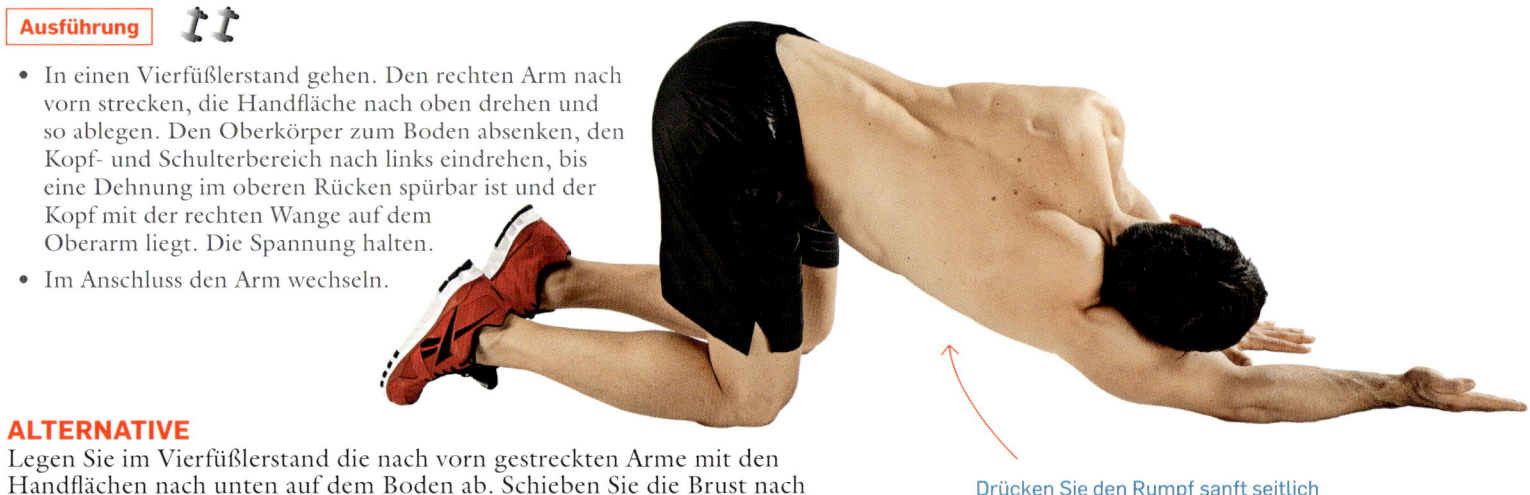

ALTERNATIVE
Legen Sie im Vierfüßlerstand die nach vorn gestreckten Arme mit den Handflächen nach unten auf dem Boden ab. Schieben Sie die Brust nach vorn unten, bis Sie eine Dehnung in Schultern und Brust spüren. Dann abwechselnd je einen Arm weiter vorschieben und diese Dehnung halten.

Drücken Sie den Rumpf sanft seitlich nach rechts, um die Dehnung zu verstärken.

KAPITEL 4.6

Katzenbuckel

TRAINIERT unteren und oberen Rücken.

A

- In den Vierfüßlerstand begeben, die Hände unter den Schultern und die Knie unter den Hüften platzieren. Den Oberkörper durchhängen lassen, den Blick nach vorn richten.

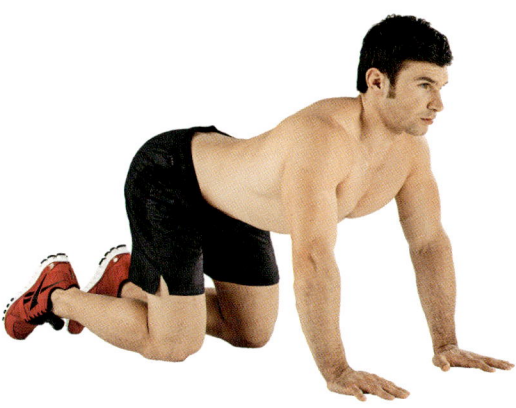

B

- Den Oberkörper langsam einrollen und den runden Rücken möglichst weit nach oben drücken. Dabei das Kinn zur Brust ziehen. Die Positionen jeweils einige Sekunden halten.

Ziehen Sie den Bauchnabel zur Wirbelsäule, um den Rücken noch runder zu machen.

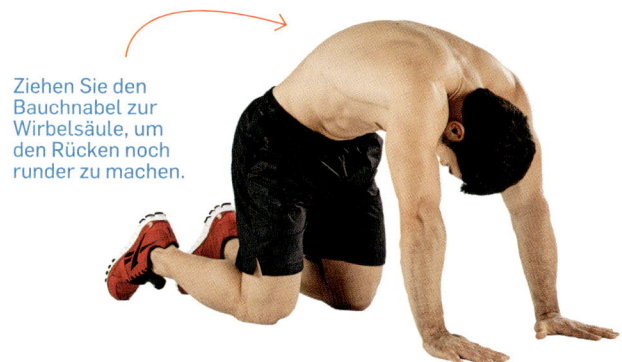

Brustdehnen an der Wand

TRAINIERT Brust und Schultern.

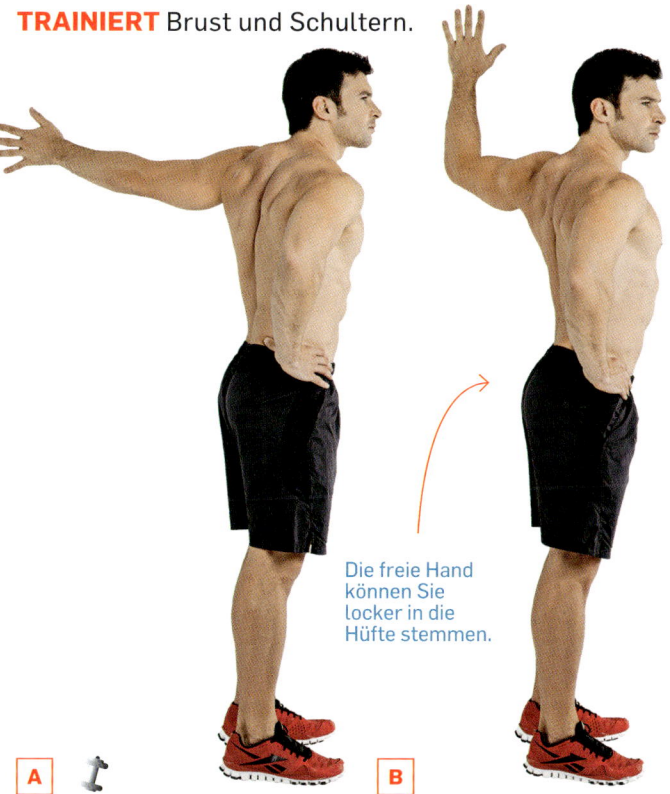

Die freie Hand können Sie locker in die Hüfte stemmen.

A

- Mit der linken Körperseite schulterbreit neben eine Wand stellen. Den linken Arm waagerecht auf Schulterhöhe nach hinten strecken und die Handfläche an die Wand legen. Den Oberkörper langsam von der Wand wegdrehen, bis die Dehnung in der Brust zu spüren ist. Halten und bei Bedarf intensivieren.

B

- Den Arm kurz auslockern und nun rechtwinklig gebeugt an die Wand legen, sodass der Unterarm senkrecht ist. So die Übung erneut absolvieren.
- Im nächsten Durchgang den Arm wechseln.

ALTERNATIVEN
- Führen Sie die beiden Positionen nach Bedarf einzeln aus.
- Machen Sie mit dem wandnahen Fuß einen kleinen Schritt nach vorn, um die Dehnung zu unterstützen.
- Stützen Sie sich frontal an der Wand ab. Der Oberkörper ist waagerecht, die Arme sind gestreckt. Nun das Brustbein nach unten schieben.

Stretching

BREITE BRUST AM ARBEITSPLATZ

Die Übung rechts ist hervorragend geeignet, um am Arbeitsplatz die durch sitzende Tätigkeiten dauerhaft nach vorn gekrümmte Brustmuskulatur zu dehnen und dabei die Durchblutung anzuregen. Mal sehen, wann die ersten Kollegen mitmachen …

Brust-Rumpfrotationen im Sitzen

TRAINIEREN Brust und Rumpf.

Ausführung

- Auf eine Erhöhung wie zum Beispiel einen Stuhl setzen, die Füße auf den Boden stellen und die Hände neben dem Gesäß abstützen. Den Rumpf zur rechten Seite drehen und den rechten Arm dabei waagerecht nach hinten strecken. Mit der linken Hand bei Bedarf leicht gegenhalten und mit der etwas nach links gedrehten linken Schulter Gegenzug erzeugen. Die Spannung halten, dann zurück zur Mitte kommen und mit der anderen Seite fortfahren.

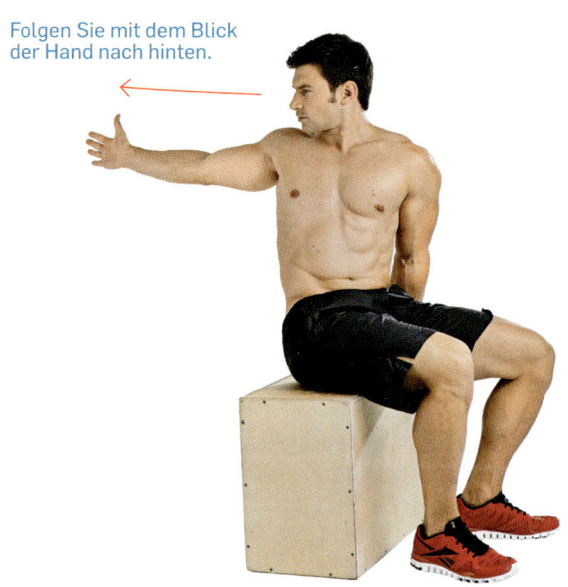

Folgen Sie mit dem Blick der Hand nach hinten.

Brustrotationen in Seitlage

TRAINIEREN Brust, Schultern und Rumpf.

A

- Auf die linke Körperseite legen. Die Knie anziehen, bis die Beine rechtwinklig gebeugt sind. Die Arme auf Schulterhöhe gerade nach vorn strecken, sodass der linke Arm auf dem Boden und der rechte darüberliegt. Die Handflächen aneinanderlegen.

B

- Den rechten Arm anheben und zusammen mit dem Rumpf nach rechts drehen, bis Schulter und Hand den Boden berühren. Die Beine und der linke Arm bleiben in Position und links im Bodenkontakt. Einige Sekunden halten, dann den Arm zurückführen.
- Im nächsten Satz die Seite wechseln.

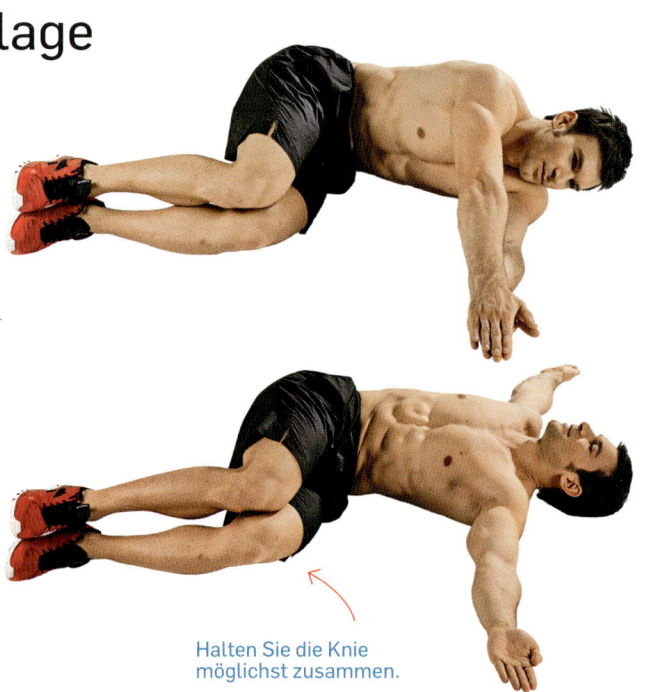

Halten Sie die Knie möglichst zusammen.

KAPITEL 4.6

Brust- und Schulterdehnen an einer Erhöhung

TRAINIERT Brust und Schultern.

Ausführung

- Mit dem Rücken schulterbreit vor eine Erhöhung, zum Beispiel einen Stuhl oder Tisch, stellen. Die Hände hinter dem Rücken auf der Erhöhung platzieren, langsam in die Knie gehen und die Arme rechtwinklig beugen. Das Gesäß so tief wie möglich absenken. Die Dehnung halten.

POWER-VARIANTE
Führen Sie die Übung einarmig aus – aber vorsichtig und mit Absicherung von unten durch die Beine, da sonst die Schulter überlastet werden könnte.

Die Unterarme stehen senkrecht, die Oberarme wenigstens waagerecht.

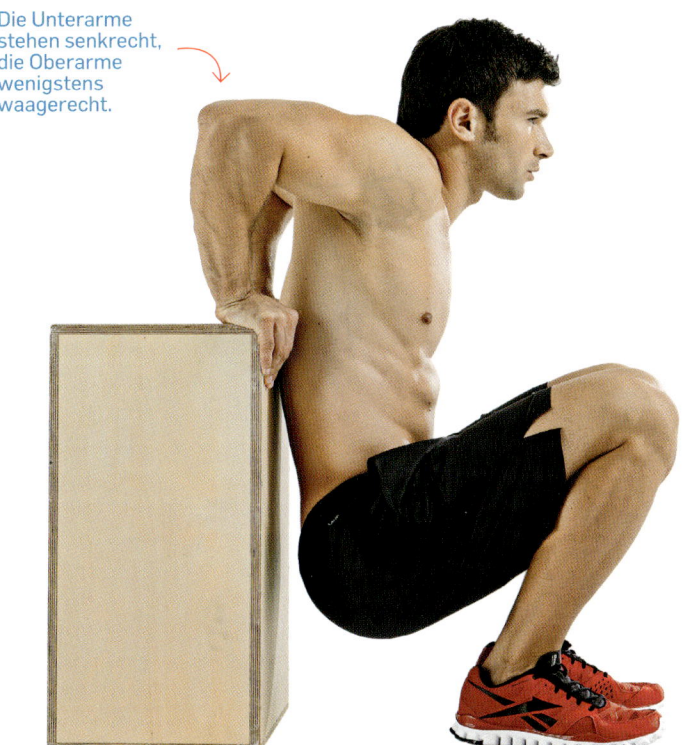

Dehnung der Gesäßmuskulatur im Stehen

TRAINIERT das Gesäß.

Ausführung

- Im aufrechten Stand das rechte Knie vor dem Körper anwinkeln und mit den Händen möglichst weit zur Brust ziehen. Die Dehnung halten, im Anschluss das Bein wechseln.

ALTERNATIVEN
- Lehnen Sie sich bei Bedarf an eine Wand oder einen Baum.
- Führen Sie die Übung im Liegen aus.

POWER-VARIANTE
Ziehen Sie das rechte Knie mit dem linken Arm nach oben und links. Drehen Sie dabei den Oberkörper leicht in die entgegengesetzte Richtung.

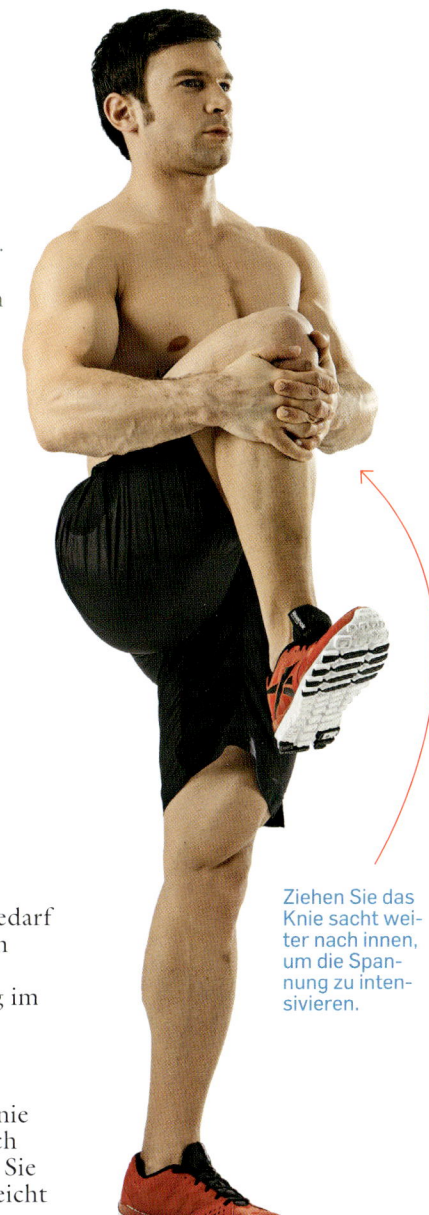

Ziehen Sie das Knie sacht weiter nach innen, um die Spannung zu intensivieren.

Stretching

Vorgebeugte Grätsche

TRAINIERT Beine, Gesäß und Rumpf.

A

- Die Arme auf Schulterhöhe zur Seite strecken und mit den Beinen in eine weite Grätsche gehen, sodass die Füße etwa unterhalb der Ellenbogen stehen. Die Fußspitzen zeigen nach vorn.

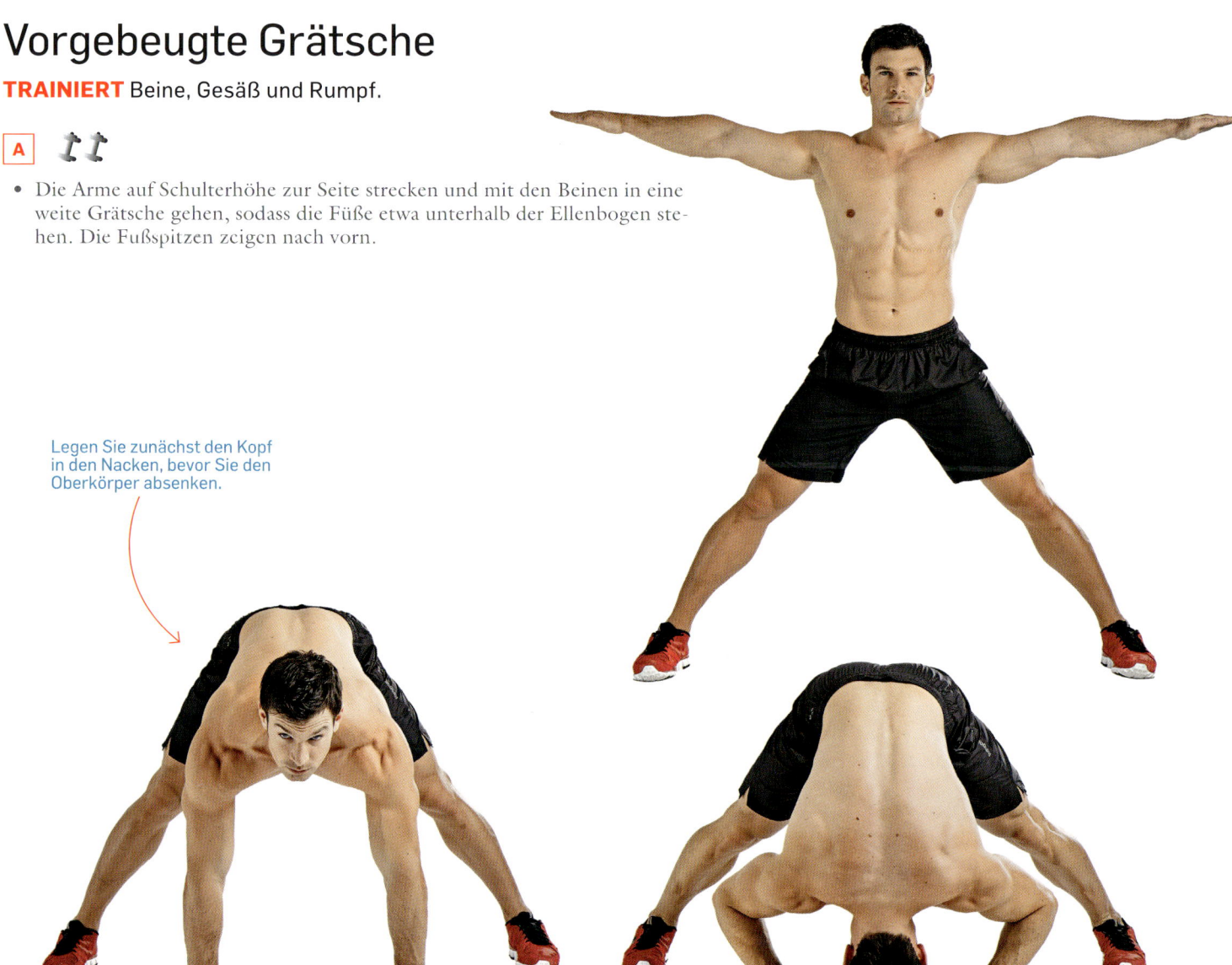

Legen Sie zunächst den Kopf in den Nacken, bevor Sie den Oberkörper absenken.

B

- Den Oberkörper mit geradem Rücken vorbeugen und die Hände zwischen den Beinen auf dem Boden schulterbreit aufsetzen. Die Fingerspitzen zeigen nach vorn. Arme und Rücken gestreckt halten, der Blick geht nun gerade nach vorn.

C

- Kurz halten, dann die Arme anwinkeln, den Rumpf noch weiter absenken und mit dem Kopf in Richtung Boden sinken. Die Position für wenigstens fünf Sekunden halten, dann auf dem gleichen Weg zurück.

Vorgebeugte Schrittstellung

TRAINIERT die Beine.

A

- Schulterbreit hinstellen und mit dem rechten Bein einen Schritt nach vorn machen. Die Arme hinter dem Rücken verschränken und die Hände an die Ellenbogen legen. Die Beine sind und bleiben gestreckt.

B

- Den Oberkörper mit geradem Rücken in Richtung des vorderen Oberschenkels absenken. Der Kopf ist in der Verlängerung der Wirbelsäule. Die Endpositon halten, kontrolliert aufrichten und dann mit der anderen Seite wiederholen. Im Wechsel fortfahren.

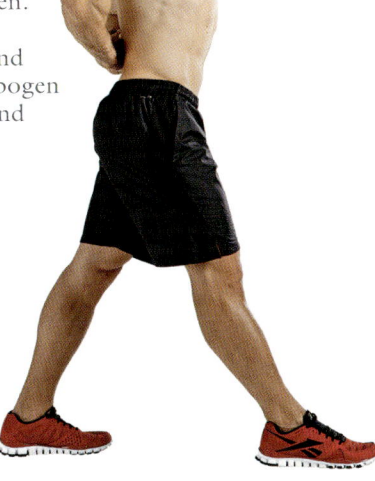

Ziehen Sie den Oberkörper in die Länge, indem Sie das Gesäß nach hinten schieben und den Kopf nach vorn strecken.

ALTERNATIVEN
- Variieren Sie die Schrittlänge.
- Drehen Sie den hinteren Fuß um etwa 45 Grad nach außen.

Aufgedrehte Schrittstellung

TRAINIERT den ganzen Körper.

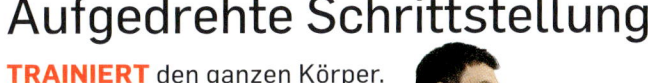

A

- Mit links einen größeren Ausfallschritt nach vorn machen, den hinteren Fuß um etwa 45 Grad aufdrehen. Den Rumpf nach rechts drehen und die Arme auf Schulterhöhe ausstrecken. Der linke Arm zeigt nach vorn, der rechte nach hinten. Der Blick geht nach vorn.

Wählen Sie Schrittlänge und Armstellung so, dass die Ellenbogen über den Füßen stehen.

B

- Den Oberkörper zur Seite beugen, bis die linke Hand den linken Fuß berührt. Den rechten Arm senkrecht nach oben strecken, sodass beide Arme weiterhin eine gerade Linie bilden. Der Blick ist nun nach oben zur rechten Hand gerichtet. Die Dehnung in Oberschenkel und Oberkörper halten, langsam hochkommen und das Ganze zur anderen Seite ausführen. Wechselseitig wiederholen.

Stretching

Aufgedrehter Ausfallschritt

TRAINIERT den ganzen Körper.

A

- Die Arme schulterhoch seitlich ausstrecken, mit links einen weiten Ausfallschritt machen und den Rumpf nach rechts drehen. Den rechten Fuß nach rechts aufdrehen.

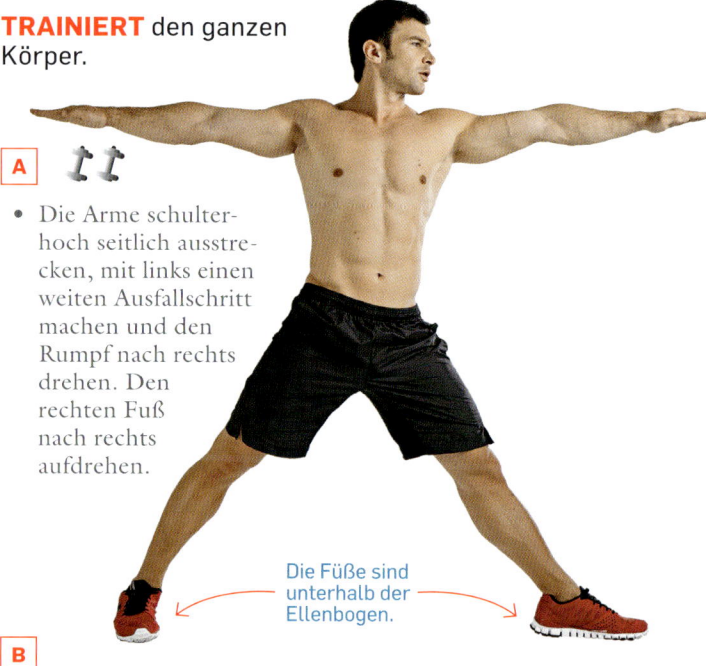

Die Füße sind unterhalb der Ellenbogen.

B

- Das linke Knie rechtwinklig beugen und den Oberkörper seitlich gedreht über das linke Bein absenken. Die linke Hand außen neben dem Fuß platzieren, mit dem linken Knie nach außen gegen den linken Oberarm drücken. Den rechten Arm in der Verlängerung des hinteren Beins strecken, der Blick folgt. Halten, langsam zurück und zur anderen Seite ausführen. Wechselseitig wiederholen.

Sumo-Kniebeugen-Stretching

TRAINIERT Beine, Gesäß und Rumpf.

A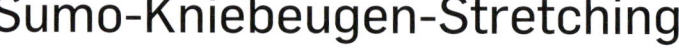

- Breitbeinig hinstellen, die Füße zeigen leicht nach außen. Mit geradem Rücken in eine tiefe Hocke gehen, die Fersen bleiben auf dem Boden. Das Gesäß ist abgesenkt, die Arme sind innerhalb der Knie gestreckt, die Hände liegen auf dem jeweiligen Fußspann. Der Blick geht geradeaus.

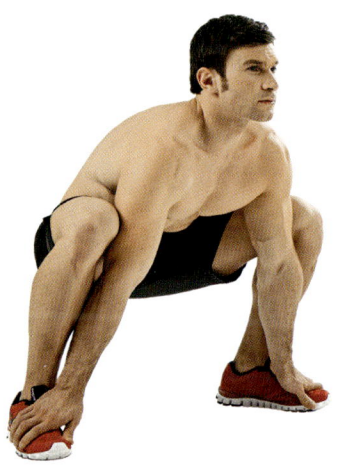

B

- Die Beine langsam ganz durchstrecken, die Hände bleiben auf den Füßen. Der Oberkörper ist nach vorn unten geneigt. Die Position halten, dann wieder langsam zurück.

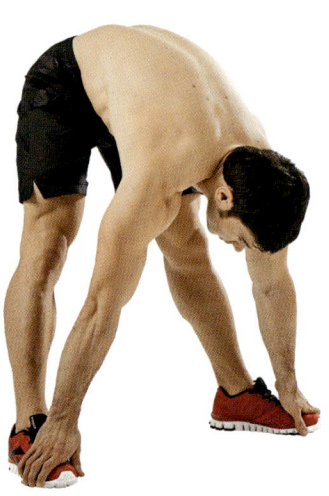

Halten Sie die Knie stets in dieselbe Richtung wie die Füße ausgerichtet.

KAPITEL 4.6

Über-Kreuz-Schritte mit Rumpfbeugen

TRAINIERT die Beine und den Rumpf.

Ausführung

- Aufrecht mit geschlossenen Beinen hinstellen. Den linken Fuß rechts außen neben den rechten Fuß stellen, dann den Oberkörper vorbeugen, leicht nach links drehen und mit den Fingerspitzen den Boden links von den Füßen berühren. Die Beine bleiben dabei gestreckt. Die Spannung für wenigstens fünf Sekunden halten und wieder hochkommen. Die Fußstellung wechseln und zur anderen Seite wiederholen. Anschließend im Wechsel fortfahren.

EINSTIEGSVARIANTE
Reichen Sie mit den Händen so weit es geht nach unten, auch wenn Sie den Boden nicht berühren können.

ALTERNATIVEN
Versuchen Sie, den Boden auf der rechten Seite der Füße zu erreichen – oder beugen Sie sich nach vorn und fassen Sie die Füße mit den Fingern.

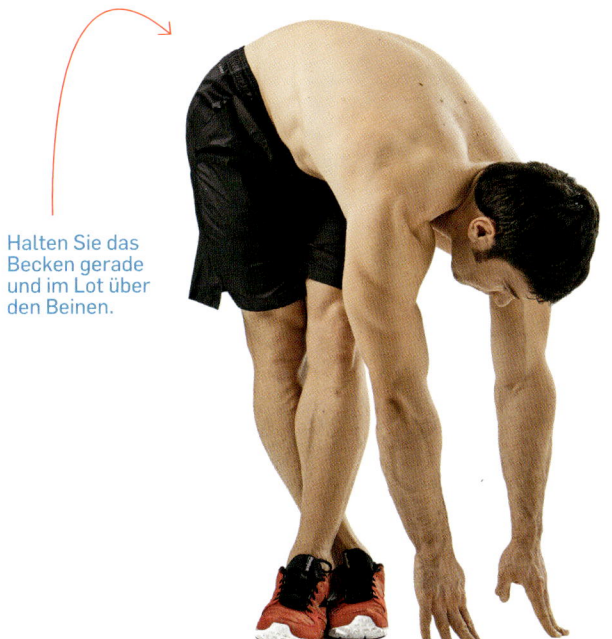

Halten Sie das Becken gerade und im Lot über den Beinen.

Dehnung der hinteren Oberschenkelmuskeln

TRAINIERT die Beine.

Ausführung

- Einen halben Meter entfernt vor eine knie- bis hüfthohe Erhöhung stellen und das rechte Bein gestreckt darauf platzieren. Die Hände in die Hüften stemmen. Den Rumpf mit geradem Rücken vorbeugen, bis die Dehnung im rechten hinteren Oberschenkel deutlich zu spüren ist. Die Spannung halten. Im nächsten Durchgang das Bein wechseln.

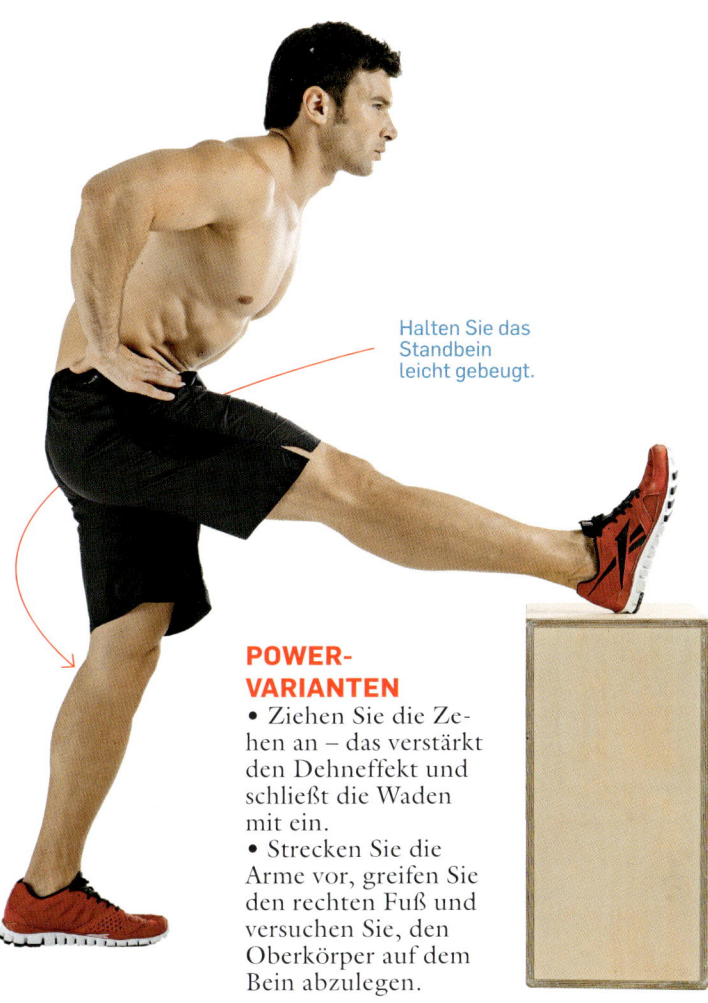

Halten Sie das Standbein leicht gebeugt.

POWER-VARIANTEN
- Ziehen Sie die Zehen an – das verstärkt den Dehneffekt und schließt die Waden mit ein.
- Strecken Sie die Arme vor, greifen Sie den rechten Fuß und versuchen Sie, den Oberkörper auf dem Bein abzulegen.

Stretching

Dehnen des Quadrizeps

TRAINIERT den ganzen Körper.

Achten Sie darauf, dass sich beim Drehen nach hinten die Rumpfbeugung nicht wieder auflöst.

A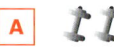

- Mit rechts in einen Ausfallschritt gehen, das rechte Knie um 90 Grad beugen und das linke dicht über dem Boden halten. Den Rumpf aufrichten und den rechten Arm senkrecht nach oben strecken.

B

- Den Rumpf nach rechts beugen, dabei den rechten Arm zur Seite strecken. Der linke Arm hängt seitlich herab, ist aber angespannt, da Sie ihn zum Ausgleich benötigen.

C

- Zusätzlich zur Beugung den Oberkörper nach rechts drehen, dabei den rechten Arm in der Waagerechten so weit wie möglich nach hinten führen. Die Position wenigstens fünf Sekunden halten, dann wieder zurück und nach Wechsel der Schrittstellung sofort mit der anderen Seite, dann wechselweise fortfahren.

ALTERNATIVE
Strecken Sie beide Arme über den Kopf nach oben und absolvieren Sie die Übung aus dieser Position.

KAPITEL 4.6

Dehn-Ausfallschritte mit Rumpfdrehung

TRAINIEREN den ganzen Körper mit dem Schwerpunkt auf Beinen, Gesäß und Rumpf.

A
- Aufrecht schulterbreit hinstellen und Körperspannung aufbauen.

POWER-VARIANTE
Drehen Sie aus der Endposition heraus den Rumpf nochmals nach rechts und nach links auf und halten Sie dabei jeweils einen Arm senkrecht nach unten und den anderen in dessen Verlängerung senkrecht nach oben.

B
- Mit dem rechten Fuß einen weiten Schritt nach vorn machen und den geraden Oberkörper vorbeugen. Mit der linken Hand auf Höhe des rechten Fußes aufstützen und den rechten Ellenbogen gegen die Innenseite des rechten Unterschenkels drücken. Das linke Knie bleibt in der Luft. Zwei bis drei Sekunden halten.

Schieben Sie die Hüfte stets vor, um die Dehnung zu intensivieren.

C
- Den Rumpf nach rechts aufdrehen und den rechten Arm möglichst senkrecht nach oben strecken. Zwei bis drei Sekunden halten.

D
- Den Rumpf zurückdrehen und die rechte Hand außen neben dem Fuß platzieren. Die Hüfte gerade nach hinten oben schieben, das rechte Bein dabei strecken. Der rechte Fuß steht ganz auf dem Boden, der linke mit dem Ballenbereich. Die Position für fünf Sekunden halten, dann auflösen und mit der anderen Seite fortfahren. Bei Bedarf wechselseitig wiederholen.

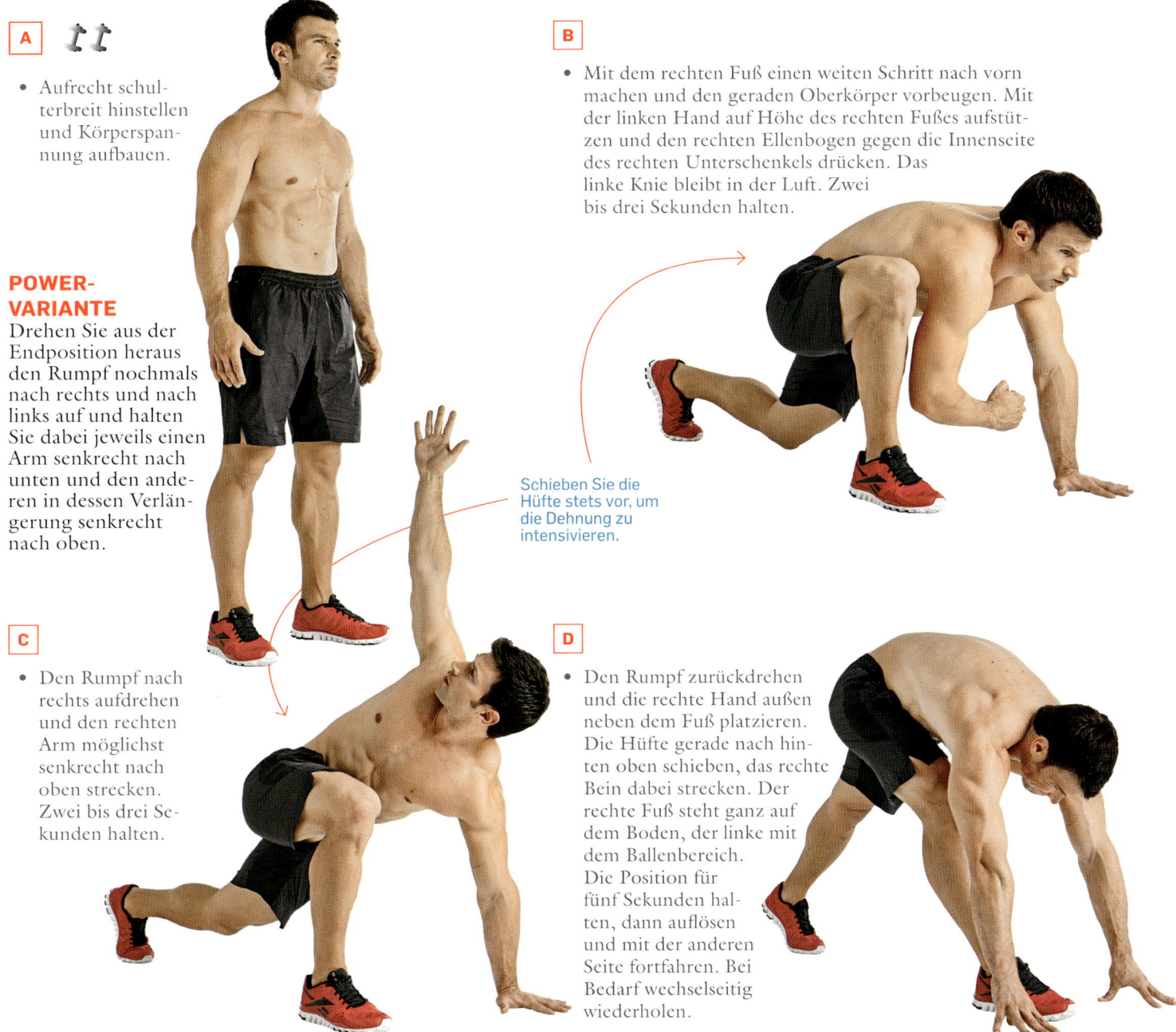

287

Stretching

Dehn-Ausfallschritte mit Beinheben

TRAINIEREN Beine, Gesäß und Rumpf.

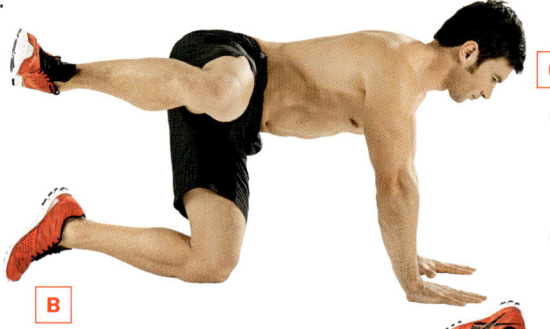

A

- In einen Vierfüßlerstand gehen, die Knie unter den Hüften und die Hände unter den Schultern platzieren. Den rechten Fuß außen neben die rechte Hand setzen. Die Position drei Sekunden halten.

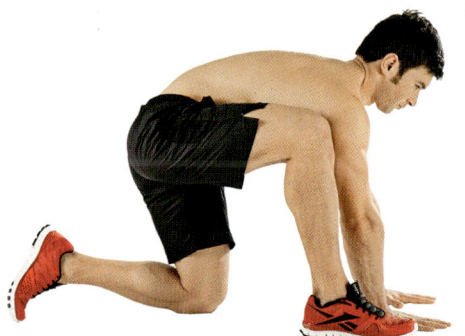

B
- Das rechte Bein rechtwinklig gebeugt nach rechts anheben, sodass der Oberschenkel waagerecht zur Seite zeigt. Drei Sekunden halten.

C
- Das rechte Bein dynamisch nach hinten strecken und die Fußsohle so weit es geht wegdrücken. Drei Sekunden halten, auf demselben Weg zurück.
- Im nächsten Satz die Seite wechseln.

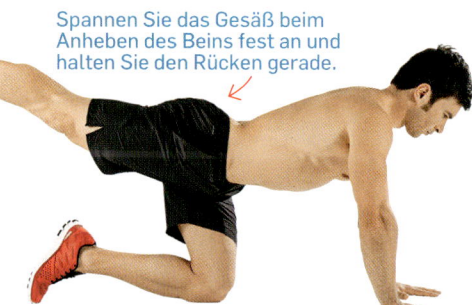

Spannen Sie das Gesäß beim Anheben des Beins fest an und halten Sie den Rücken gerade.

POWER-VARIANTE
Halten Sie das nicht bewegte Knie die ganze Zeit über in der Luft.

Dehnen im modifizierten Hürdensitz

TRAINIERT Beine und Rumpf.

A

- Auf den Boden setzen, das linke Bein ausstrecken und das rechte so anwinkeln, dass die Fußsohle von innen gegen den linken Oberschenkel drückt und das Bein auf dem Boden liegt.

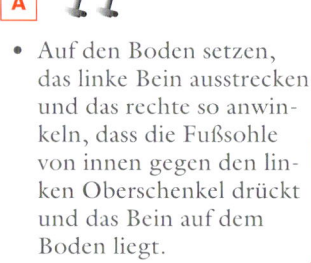
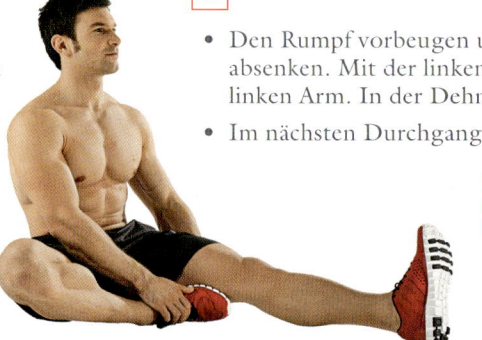

B
- Den Rumpf vorbeugen und so weit wie möglich in Richtung des gestreckten Beins absenken. Mit der linken Hand um den Fuß fassen, die rechte folgt oder stützt den linken Arm. In der Dehnung bleiben und halten.
- Im nächsten Durchgang die Seite wechseln.

Pressen Sie die Kniekehle in den Boden.

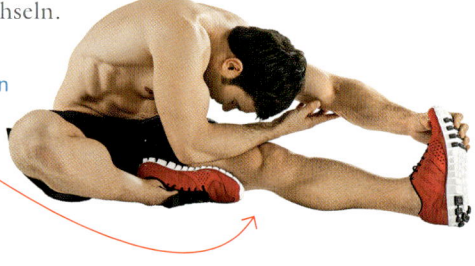

ALTERNATIVE
Spreizen Sie die gestreckten Beine, sodass zwischen ihnen etwa ein rechter Winkel entsteht. Nun dehnen Sie abwechselnd in Richtung des rechten und des linken Beins.

EINSTIEGSVARIANTE
Falls Sie die Zehenspitzen mit der Hand nicht erreichen, können Sie das rechte Bein leicht anwinkeln oder mit den Händen einfach so weit nach vorn wandern, wie Sie kommen.

KAPITEL 4.6

Einbeiniges Hüftrollen

TRAINIERT Beine, Gesäß und Rumpf.

A

- Auf den Rücken legen und die Arme zur Seite gestreckt auf dem Boden platzieren. Das rechte Bein gestreckt senkrecht anheben, beide Fußspitzen anziehen.

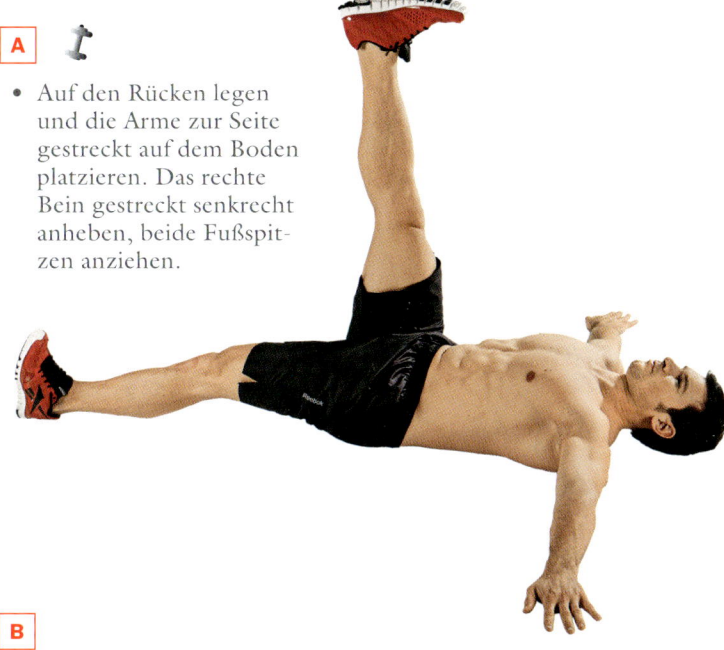

B

- Das rechte Bein langsam nach links absenken, bis der Fuß den Boden berührt. Die Position zwei bis drei Sekunden halten, dann auf demselben Weg in die Ausgangsposition zurück. In der nächsten Wiederholung Beinwechsel, dann abwechselnd fortfahren.

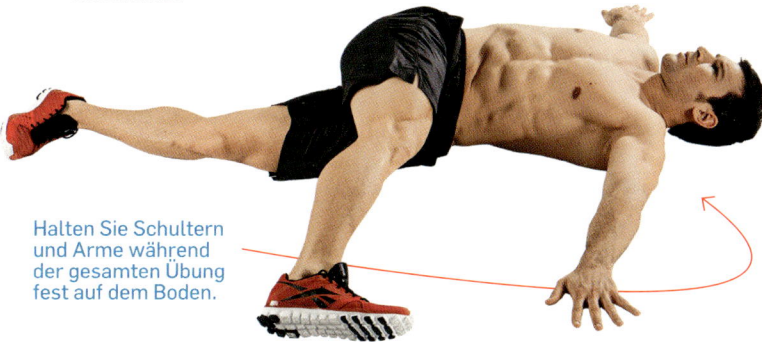

Halten Sie Schultern und Arme während der gesamten Übung fest auf dem Boden.

EINSTIEGSVARIANTE
Wenn Sie nicht Bein und Schultern gleichzeitig am Boden halten können, konzentrieren Sie sich abwechselnd auf eins von beiden.

Wadendehnen

TRAINIERT die Beine (Waden).

Ausführung

- In Schrittstellung vor eine Wand stellen, den rechten Fuß dabei weit nach hinten setzen. Die Arme vorstrecken und gegen die Wand drücken. Die rechte Ferse fest in den Boden pressen. Bei Bedarf den Schritt verlängern, bis Sie die Dehnung in der Wade spüren. Die Position halten.
- Im nächsten Durchgang Beinwechsel.

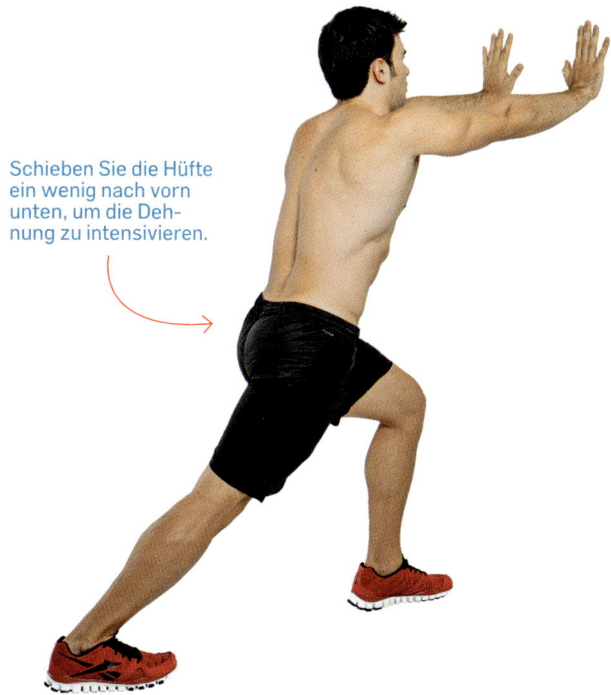

Schieben Sie die Hüfte ein wenig nach vorn unten, um die Dehnung zu intensivieren.

ALTERNATIVE
Beugen Sie sich in etwa einem Meter Abstand zur Wand vor und schieben Sie das Gesäß von der Wand weg, sodass der Oberkörper waagerecht ist und die Hände gerade nach vorn gegen die Wand drücken. Das Gewicht bei gestreckten Beinen auf die Fersen verlagern und die Zehen so weit es geht anheben und halten.

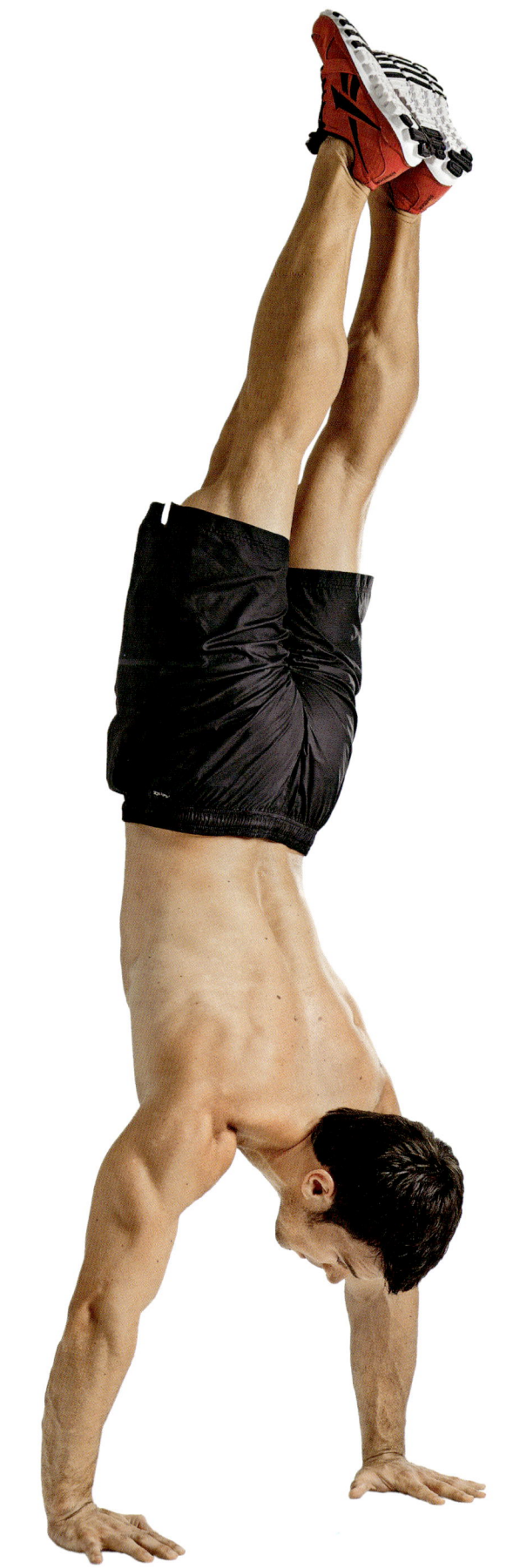

Kapitel 5

Trainingspläne und Workouts

Als idealen Abschluss dieses Kompendiums zum Eigengewichtstraining bekommen Sie nun jede Menge Trainingspläne und Workouts mit auf den Weg. Starten Sie mit einem davon am besten sofort durch – oder nutzen Sie sie einfach als Inspiration für Ihre individuelle Trainingsgestaltung!

In den folgenden Trainingsplänen ab Seite 296 steckt mehr, als Sie denken: Jeder 8-Wochen-Plan beinhaltet acht verschiedene Workouts – vier pro Monat. Diese vier Monatseinheiten absolvieren Sie jede Woche an vier Trainingstagen. Insgesamt finden Sie auf den folgenden Seiten somit weit über 60 verschiedene Workouts, die Sie alle auch einzeln durchführen oder nach eigenem Gusto miteinander kombinieren können.

Anhand der Workout-Beschreibung erkennen Sie sofort, was Ihnen die jeweilige Einheit bringt. In diesem Kapitel sind beinahe alle zuvor gezeigten Übungen sowie die meisten der ab Seite 55 vorgestellten Trainingskonzepte berücksichtigt – die perfekte Anwendung der Theorie in der Praxis! Abgerundet werden die Trainingspläne durch empfehlenswerte Stretching- und Warm-up-Einheiten sowie effektiv-schweißtreibende Kurzeinheiten.

Vier abschließende Tipps zur Umsetzung:

1) Führen Sie vor jedem Workout ein Warm-up und im Anschluss daran ein Cool-down durch.
2) Halten Sie so oft wie möglich einen Ruhetag zwischen zwei Einheiten ein – insbesondere zwischen den aus Ihrer Sicht intensivsten Einheiten. Minimum: zwei Ruhetage pro Woche.
3) Wenn Sie nicht wie vorgegeben an vier, sondern nur an drei Tagen pro Woche trainieren können, dann lassen Sie von jeder Einheit im Verlauf eines Monats eine aus: in Woche 1 die vierte, in Woche 2 die dritte, in Woche 3 die zweite und in Woche 4 die erste Einheit.
4) Wenn Sie angegebene Wiederholungszahlen nicht erreichen, machen Sie so viel, wie Sie schaffen. Versuchen Sie aber, sich im Laufe der Zeit zu steigern. Sie packen das!

Workouts

Effektive Einheiten für Warm-up und Cool-down

In keiner guten Trainingseinheit darf ein Warm-up fehlen. Suchen Sie sich einfach ein passendes Programm aus – oder stellen Sie sich individuell Ihr eigenes Warm-up zusammen (siehe dazu die Hinweise auf Seite 98). Zehn Minuten sollten Sie dafür investieren. Nur bei wirklich kurzen, weniger intensiven Einheiten dürfen es ausnahmsweise auch nur fünf Minuten sein. Übrigens: Die Einheiten sind auch fürs Cool-down nach dem Training bestens geeignet.

10-MINUTEN-WARM-UP MIT SCHWERPUNKT FUNKTIONSKREIS ARME

Übung	Siehe Seite	Wiederholungen / Zeit pro Satz
Auf der Stelle laufen mit wechselndem Tempo und Kniehub	–	2 Min.
Hampelmann beliebig in verschiedenen Variationen	99 f.	2 Min.
Armkreisen: vorwärts und rückwärts, beid- und wechselseitig die gestreckten Arme im Schultergelenk kreisen	–	1 Min.
Dynamische Liegestütze mit Rausschieben des Gesäßes	146	1 Min.
Explosive Kniebeugen mit umgekehrten Flys	101	1 Min.
Seitliche Burpees mit Skater-Schritt	108	1 Min.
Liegestütze	129	20 Wdh.
Kleine Sprünge über eine imaginäre Linie	120	1 Min.

10-MINUTEN-WARM-UP MIT SCHWERPUNKT FUNKTIONSKREIS BEINE

Übung	Siehe Seite	Wiederholungen / Zeit pro Satz
Auf der Stelle laufen mit wechselndem Tempo und Kniehub, teilweise kombiniert mit Armkreisen (siehe links)	–	3 Min.
Hampelmann oder Seilspringen	99	1 Min.
Schnelle Step-ups	119	1 Min.
Kniebeuge-Kniehebe-Kombinationen	227	20 Wdh.
Liegestütze und Sumo-Kniebeugen	111	1 Min.
Kniehebelauf	123	1 Min.
Vorwärtsgehen in der Kniebeuge	269	1 Min.
Locker auf der Stelle laufen	–	1 Min.

10-MINUTEN-WARM-UP MIT SCHWERPUNKT FUNKTIONSKREIS RUMPF

Übung	Siehe Seite	Wiederholungen / Zeit pro Satz
Auf der Stelle laufen mit wechselndem Tempo und Kniehub	–	1 Min.
Hampelmann (auch Variationen)	99 f.	2 Min.
Seitwärtsschritte mit Armschwung	101	1 Min.
Liegestütz-Box-Kombinationen	110	1 Min.
Körperdrehungen mit Handtuch	103	1 Min.
Liegestütz-Wechselsprünge	113	1 Min.
Crunches im Stehen mit Knieheben und Rumpfdrehung	187	1 Min.
Rückwärtiger Stützgang	114	1 Min.
Beinpendeln	196	1 Min.

10-MINUTEN GANZKÖRPER-WARM-UP-PROGRAMM

Übung	Siehe Seite	Wiederholungen / Zeit pro Satz
Auf der Stelle laufen mit wechselndem Tempo und Kniehub	–	2 Min.
Vierfüßlergang	114	1 Min.
Hampelmann (in verschiedenen Variationen)	99 f.	2 Min.
Kniestöße aus dem Liegestütz	109	1 Min.
Kugelstoß-Bewegungen	104	1 Min.
Kombinationen aus Ausfallschritt, Step-up und Standwaage	266	1 Min.
Seitlicher Affengang	116	1 Min.
Rückwärtiger Stütz mit schnellen Tritten	115	1 Min.

KAPITEL 5

Effektive Stretching-Einheiten

Um neben dem kraftorientierten Training Ihre Beweglichkeit zu verbessern, führen Sie einfach an den trainingsfreien Tagen kleine Dehneinheiten durch – zum Beispiel die folgenden. Bei den Übungen, bei denen Wiederholungszahlen angegeben sind, halten Sie für wenigstens fünf, besser zehn Sekunden je Wiederholung die Dehnspannung.

10-MINUTEN-STRETCHING-EINHEIT FÜR DEN FUNKTIONSKREIS ARME

Übung	Siehe Seite	Wiederholungen / Zeit pro Satz
Schulterkreisen	275	1 Min.
Dehnung des oberen Rückens	277	jnD*
Brustrotationen in Seitlage	280	pro Seite 5 Wdh.
Lat-Dehnen im Knien	278	pro Seite jnD
Armstrecken mit Zwischenstopps	273	10 Wdh.
L-Stretch- und T-Stretch-Bewegungen der Schulter	276	10 Wdh.
Trizepsstrecken hinter dem Kopf	274	pro Seite jnD
Dehnung der Rücken- und Nackenmuskulatur	278	jnD

10-MINUTEN-STRETCHING-EINHEIT FÜR DEN FUNKTIONSKREIS BEINE

Übung	Siehe Seite	Wiederholungen / Zeit pro Satz
Auf der Stelle laufen mit wechselndem Anfersen und Kniehub	–	1 Min.
Sumo-Kniebeugen-Stretching	284	10 Wdh.
Einbeiniges Hüftrollen	289	pro Seite 5 Wdh.
Dehnen des Quadrizeps	286	pro Seite 5 Wdh.
Über-Kreuz-Schritte mit Rumpfbeugen	285	pro Seite jnD
Dehnung der Gesäßmuskulatur im Stehen	281	pro Seite jnD
Dehnung der hinteren Oberschenkelmuskeln	285	pro Seite jnD
Wadendehnen	289	pro Seite jnD

10-MINUTEN-STRETCHING-EINHEIT FÜR DEN FUNKTIONSKREIS RUMPF

Übung	Siehe Seite	Wiederholungen / Zeit pro Satz
Liegestütz-Kombinationen mit Rumpfstrecken	252	1 Min.
Katzenbuckel	279	1 Min.
Rumpfaufdrehen im Vierfüßlerstand	267	pro Seite 5 Wdh.
Dehn-Ausfallschritte mit Rumpfdrehung	287	pro Seite 5 Wdh.
Dehn-Ausfallschritte mit Beinheben	288	pro Seite 45 Sek.
Vorgebeugte Grätsche	282	10 Wdh.
Aufgedrehter Ausfallschritt	284	pro Seite 5 Wdh.
Dehnung des oberen Rückens, seitlich (Alternative)	277	pro Seite 5 Wdh.
Dehnung der Rücken- und Nackenmuskulatur	278	jnD

10-MINUTEN-GANZKÖRPER-STRETCHING-EINHEIT

Übung	Siehe Seite	Wiederholungen / Zeit pro Satz
Schulterkreisen	275	1 Min.
Katzenbuckel	279	1 Min.
Sumo-Kniebeugen-Stretching	284	10 Wdh.
Rumpfaufdrehen im Vierfüßlerstand	267	pro Seite 5 Wdh.
Brustdehnen an der Wand	279	pro Seite jnD
Lat-Dehnen im Knien	278	pro Seite jnD
Rückwärtiges Armstrecken	274	jnD
Wadendehnen	289	pro Seite jnD

* jnD = je nach Dehnmethode: entweder zwei Durchgänge Anspannungs-Entspannungs-Dehnen oder zwei Durchgänge dynamisches Dehnen (siehe Seite 272).

Workouts

Effektive Kurzprogramme

Keine Zeit? Kein Grund, das Training sausen zu lassen! Diese Einheiten passen in jeden Terminkalender. Nehmen Sie sich die Zeit – Sie werden sich wundern, wie selbst die kürzeste Einheit Ihr Wohlbefinden, Ihre Aufmerksamkeit und auch Ihre geistige Leistungsfähigkeit pushen. Jeweils fünf Minuten Warm-up und Cool-down nicht vergessen!

15-MINUTEN-WORKOUT FÜR DEN FUNKTIONSKREIS ARME

Zirkel mit kurzen Pausen
2 Durchgänge; Pause zwischen Übungen: 15 Sekunden; Pause zwischen Durchgängen: 40 Sekunden; zügiges Bewegungstempo

Übungen	Siehe Seite	Wiederholungen / Zeit pro Satz
Umgekehrtes Schulterdrücken	147	60 Sek.
Klimmzüge mit Handtüchern	153	60 Sek.
Versetzte Liegestütze	136	60 Sek.
Curls mit Beinwiderstand auf dem Boden	167	30 Sek. pro Seite
Liegestütze in Rückenlage	172	60 Sek.
Y-Heben	159	60 Sek.

15-MINUTEN-WORKOUT FÜR DEN FUNKTIONSKREIS RUMPF

Stationstraining
Je Übung 2 Sätze; Satzpausen: 20 Sekunden; Übungspausen: 30 Sekunden; zügiges Bewegungstempo

Übungen	Siehe Seite	Wiederholungen / Zeit pro Satz
Crunches mit Beinstreckung	181	50 Sek.
Beinheben	194	50 Sek.
Diagonales Arm-Bein-Heben im Liegen	207	50 Sek.
Seitlicher Unterarmstütz mit Rumpfrotation	203	30 Sek. pro Seite
Zwei-Punkt-Unterarmstütz	201	50 Sek.
Liegestütz-Box-Kombinationen	110	50 Sek.

15-MINUTEN-WORKOUT FÜR DEN FUNKTIONSKREIS BEINE

Stationstraining
Je Übung 3 Sätze; Satzpausen: 10 Sekunden; Übungspausen: 20 Sekunden; zügiges Bewegungstempo

Übungen	Siehe Seite	Wiederholungen / Zeit pro Satz
Ausfallschritte mit hochgestreckten Armen	218	30 Sek.
Sumo-Kniebeugen auf Zehenspitzen	224	30 Sek.
Hampelmann-Strecksprünge	233	30 Sek.
Seitliches Über-Kreuz-Gehen über ein Hindernis	235	30 Sek.
Hüftheben mit Beinstrecken	238	30 Sek.
Wadenheben	245	30 Sek. pro Seite

15-MINUTEN-„SCHWEISS & KALORIEN"-WORKOUT FÜR DEN GANZEN KÖRPER

Intensiver Zirkel
3 Durchgänge ohne Pausen; Pause zwischen Durchgängen: 45 Sekunden; hohes Bewegungstempo (= auf Zeit so viel wie möglich)

Übungen	Siehe Seite	Wiederholungen / Zeit pro Satz
Burpees	106	45 Sek.
Ausfallschritt-Wechselsprünge	221	45 Sek.
Explosive Step-ups	234	45 Sek.
Dreiecksliegestütze	134	45 Sek.
Einbeinige Liegestütz-Wechselsprünge	113	45 Sek.
Versetzte Klimmzüge	152	45 Sek.

KAPITEL 5

HURRICANE-WORKOUT FÜR DEN GANZEN KÖRPER

Die Kombination aus Sprints und Übungen macht dieses Workout zu einem atemberaubenden Pausenfüller. Zum Hurricane-Workout siehe auch Seite 61.

Sprints plus Folgeübungen nacheinander ausführen, dann ohne Pause noch zweimal (= ein Block); danach den nächsten Block mit 2 weiteren Übungen; Pause zwischen den Blöcken: 90 Sekunden; hohes Bewegungstempo

Übungen	Siehe Seite	Wiederholungen / Zeit pro Satz
Sprint	–	30 Sek.
Spiderman-Liegestütze	138	15 Wdh.
Rückwärtiger Stützgang	114	30 Sek.
Sprint	–	30 Sek.
Eselstritte	257	20 Wdh.
V-Crunches	181	15 Wdh.
Sprint	–	30 Sek.
Superman	207	15 Wdh.
Boxen mit Handtuch	105	30 Sek.

HOCHINTENSITÄTS-INTERVALLTRAINING FÜR DEN GANZEN KÖRPER

Dank der hohen Intensität gepaart mit kurzen Pausen werden Sie maximal gefordert. Zum HIIT siehe auch Seite 60.

5 Durchgänge; Pausen zwischen Übungen und Durchgängen: je 30 Sekunden; hohes Bewegungstempo

Übungen	Siehe Seite	Wiederholungen / Zeit pro Satz
Eselstritte mit verdrehten Liegestützen	256	60 Sek.
Hohe Tritte aus dem Ausfallschritt	102	60 Sek.
Sprung-Kniebeugen mit angelegten Armen	230	60 Sek.

TABATA-WORKOUT

1 Übung, 8 Sätze, Millionen von Schweißperlen: Tabata ist hochkomprimierte Anstrengung, macht gleichzeitig riesigen Spaß. Die hier angeführte Übung ist nur ein Beispiel. Sie können auch jede andere einsetzen oder 2 bis 4 Übungen in dieser Form nacheinander absolvieren, die Sie perfekt beherrschen. Infos zu Tabata siehe Seite 61.

8 Minisätze mit voller Belastung, dazwischen jeweils 10 Sekunden Pause; hohes Bewegungstempo

Übungen	Siehe Seite	Wiederholungen / Zeit pro Satz
Burpees	106	20 Sek.

DAS „BIG 5"-WORKOUT: ÜBUNGSKLASSIKER FÜR DIE EINSAME INSEL

Diese Übungen sollten Ihre lebenslangen Begleiter werden: Es sind Basis-Bewegungsformen, die nahezu alle Muskeln Ihres Körpers trainieren und Sie rundum fit und athletisch halten – an jedem Ort der Welt! Prädikat: besonders wertvoll, deshalb regelmäßig durchführen!

Je Übung 5 Sätze; Satz- und Übungspausen: 20 Sekunden; langsames bis zügiges Bewegungstempo

Übungen	Siehe Seite	Wiederholungen / Zeit pro Satz
Klimmzüge im Obergriff	150	6 Wdh.
Liegestütze mit aufeinandergestellten Füßen	131	10 Wdh.
Kniebeugen mit den Armen hinter dem Kopf	222	20 Wdh.
Kreuzheben	212	20 Wdh.
Ausfallschritte mit Drehung	217	15 Wdh.

WORKOUT MIT FIXER, HOHER WIEDERHOLUNGSZAHL FÜR SCHWERE ÜBUNGEN

Mit dieser Trainingsform (Infos: Seite 59) können sich Fortgeschrittene an schwere, komplexe Übungen heranwagen. Kombinieren Sie davon nicht mehr als 2.

Eine Pause immer dann einlegen, wenn Sie keine saubere Wiederholung mehr schaffen; langsames Bewegungstempo

Übungen	Siehe Seite	Wiederholungen / Zeit pro Satz
Pistols	229	pro Seite 20 Wdh. insgesamt
Schulterdrücken im Handstand an der Wand	149	15 Wdh. insgesamt

LEITER-HIIT FÜR RUMPF UND BEINE

Eine weitere intensive Variante des HIIT. Infos siehe auch Seite 60.

6 Durchgänge: erst alle Übungen direkt nacheinander je 60 Sekunden, dann 50, 40, 30, 20, 10 Sekunden; Pause zwischen Durchgängen: 30 Sekunden; hohes Bewegungstempo

Übungen	Siehe Seite	Wiederholungen / Zeit pro Satz
Froschhüpfen	233	siehe Ausführung oben
Kniebeugen auf Zehenspitzen	224	
Hohe Tritte aus dem Einbeinstand	102	
Rückwärtige Ausfallschritte mit Rumpfdrehung	217	

Workouts

Der 8-Wochen-Trainingsplan zum Abnehmen

Dieser Plan ist eine echte Hilfe für alle, die ein paar Fettdepot-Pfunde purzeln lassen wollen. Wechseln Sie nach zwei Wochen die Trainingsformen: Führen Sie dann Tag 2 und Tag 4 als Sequenztraining (also angereichert mit den beiden Ausdauerblöcken), Tag 1 und Tag 3 als Zirkeltraining (ohne die Ausdauerblöcke) aus.

Wochen 1 – 4: langsames bis zügiges Bewegungstempo

Tag 1: Ganzkörper-Sequenz-Workout (siehe Seite 62)

1 Durchgang ohne Pausen

Übungen	Siehe Seite	Wiederholungen / Zeit pro Satz
Ausfallschritte mit Beinheben	215	20 Wdh.
Explosive Step-ups	234	20 Wdh. pro Seite
Laufen, Radfahren oder Schwimmen	–	15 Min.
Unterarmstütz	200	45 Sek.
Gerade Crunches	177	20 Wdh.
Schräge Crunches	179	15 Wdh. pro Seite
Laufen, Radfahren oder Schwimmen	–	15 Min.
Liegestütze mit Ablegen	132	20 Wdh.
Einarmiges vorgebeugtes Rudern mit Drehung	156	20 Wdh.

Tag 3: Ganzkörper-Sequenz-Workout

2 Durchgänge ohne Pausen; Pause zwischen Durchgängen: 120 Sekunden

Übungen	Siehe Seite	Wiederholungen / Zeit pro Satz
Burpees	106	20 Wdh.
Rückwärtiger Stütz mit schnellen Tritten	115	1 Min.
Laufen, Radfahren oder Schwimmen	–	10 Min.
Ausfallschritte zur Seite	216	10 Wdh. pro Seite
Strecksprünge mit Armeinsatz	230	15 Wdh.
Laufen, Radfahren oder Schwimmen	–	10 Min.
Vorwärtslaufen aus der Stützposition	189	10 Wdh.
Delfin-Schwimmen	208	15 Wdh.

Tag 2: Ganzkörper-Zirkel

3 Durchgänge ohne Pausen; Pause zwischen Durchgängen: 90 Sekunden

Übungen	Siehe Seite	Wiederholungen / Zeit pro Satz
Kniebeugen mit hochgestreckten Armen	222	20 Wdh.
Liegestütze mit einarmigem Rudern	140	10 Wdh. pro Seite
Schattenboxen	105	1 Min.
Vorwärtsgehen in der Kniebeuge	269	1 Min.
Liegestütz-Wechselsprünge	113	1 Min.
Beinpendeln	196	20 Wdh.

Tag 4: Regenerativer Ganzkörper-Zirkel

3 Durchgänge ohne Pausen; Pause zwischen Durchgängen: 90 Sekunden

Übungen	Siehe Seite	Wiederholungen / Zeit pro Satz
Kniebeugen mit seitlichem Armstrecken und Rumpfdrehen	226	15 Wdh.
Affengang	115	1 Min.
Seitwärtsschritte mit Armschwung	101	1 Min.
Vorwärtsziehen im Liegen	138	45 Sek.
Liegestütz-Skipping-Kombinationen	109	1 Min.
Körperdrehungen mit Handtuch	103	1 Min.

KAPITEL 5

Wochen 5–8: langsames bis zügiges Bewegungstempo (abgesehen von Tag 3)

Tag 1: Kraftausdauer-Stations-Workout für Beine, Gesäß und oberen Rücken

3 Durchgänge ohne Pausen;
Pause zwischen Durchgängen: 120 Sekunden

Übungen	Siehe Seite	Wiederholungen / Zeit pro Satz
Ausfallschritte mit Seitbeugen	218	20 Wdh.
Klimmzüge im Hammergriff	151	maximal
Kniebeugen mit seitlichem Armstrecken und Rumpfdrehen	226	20 Wdh.
Umgekehrtes Rudern	154	12 Wdh.
Skater-Sprünge	234	20 Wdh.
Dynamische Brücke	262	20 Wdh.

Tag 2: Kraft-Stations-Workout für Rumpf und Brust

Je Übung 2 Sätze;
Satz- und Übungspause: 30 Sekunden

Übungen	Siehe Seite	Wiederholungen / Zeit pro Satz
Hampelmann-Liegestütze	146	12 Wdh.
Kletter-Crunches	178	20 Wdh.
Rumpfstrecken im Stehen	212	15 Wdh.
Einbeiniges isometrisches Schulterdrücken	148	30 Sek. pro Seite
Beinkreisen	195	45 Sek.
Drei-Wege-Sit-ups mit Beinanziehen	184	10 Wdh.
Liegestütz-Kombinationen mit Rumpfstrecken	252	10 Wdh.
Liegestütz-Crunch-Roll-Kombinationen	254	12 Wdh.

Tag 3: HIIT-Workout (siehe Seite 60)

Alle Übungen je 60 Sekunden nacheinander (= ein Block, Übungen 2 und 3 auf jeder Seite 30 Sekunden), dann 60 Sekunden Pause; nächster Block je 50 Sekunden, danach je 40, 30 und 20 Sekunden; Pause zwischen Blöcken: 60 Sekunden; hohes Bewegungstempo

Übungen	Siehe Seite	Wiederholungen / Zeit pro Satz
Liegestütz-Wechselsprünge	113	siehe Ausführung
Seitliche Burpees mit Skater-Schritt	108	
Seitliche Kniebeugen	223	
Tiefe rückwärtige Ausfallschritte	216	
Hampelmann-Strecksprünge	233	

Tag 4: Regenerativ-koordinativer Ganzkörper-Zirkel

3 Durchgänge ohne Pausen;
Pause zwischen Durchgängen: 90 Sekunden

Übungen	Siehe Seite	Wiederholungen / Zeit pro Satz
Burpees	106	15 Wdh.
Seitlicher Unterarmstütz	203	30 Sek. pro Seite
Negativer Unterarmstütz	200	40 Sek.
Explosive Kniebeugen mit umgekehrten Flys	101	12 Wdh.
Pendel-Liegestütze	141	12 Wdh.
Standwaage mit Kniebeugen	267	8 Wdh. pro Seite
Kniestöße	237	15 Wdh.
Vierfüßlergang	114	45 Sek.

Workouts

In acht Wochen rundum fit für Einsteiger

Mehr Power, mehr Beweglichkeit, mehr Lebensqualität: Dieses Programm wird Ihnen in jeder Hinsicht guttun. Gerade diejenigen, die sich lange Zeit nicht genug bewegt haben, werden ein ganz neues Körpergefühl entwickeln. Genießen Sie es!

Wochen 1–4: langsames bis zügiges Bewegungstempo

Tag 1: Antagonisten-Workout (Brust, oberer Rücken, Schultern, Arme)

Je Übung 3 Sätze;
Satz- und Übungspausen: 30 Sekunden

Übungen	Siehe Seite	Wiederholungen / Zeit pro Satz
Liegestütze mit den Armen auf einer Erhöhung	130	12 Wdh.
Klimmzüge im Untergriff	150	8 Wdh.
Wechselseitiges Armheben	159	14 Wdh.
Vorgebeugtes Seitheben	158	15 Wdh.
Curls mit Handtuch und Beinwiderstand	168	12 Wdh. pro Seite
Dips an einer Erhöhung	170	12 Wdh.
Einarmige Armzüge	163	15 Wdh.
Umgekehrte Flys mit gedrehten Armen	157	12 Wdh.

Tag 2: Kraftausdauer-Zirkel

2 Durchgänge ohne Pausen;
Pause zwischen Durchgängen: 90 Sekunden

Übungen	Siehe Seite	Wiederholungen / Zeit pro Satz
Kniestöße aus dem Liegestütz	109	25 Wdh.
Dynamische Crunches mit Aufstehen	118	15 Wdh.
Kugelstoß-Bewegungen	104	15 Wdh. pro Seite
Rückwärtiger Stütz mit schnellen Tritten	115	60 Sek.
Seitlicher Affengang	116	60 Sek.
Seitliches Ducken	219	20 Wdh.

Tag 3: Antagonisten-Workout (Beine und Rumpf)

Je Übung 3 Sätze;
Satz- und Übungspausen: 30 Sekunden

Übungen	Siehe Seite	Wiederholungen / Zeit pro Satz
Ausfallschritte	215	12 Wdh. pro Seite
Einbeiniges Hüftheben	237	12 Wdh.
Einbeiniges Aufstehen	228	12 Wdh. pro Seite
Aufgestützte Oberschenkel-Curls	240	12 Wdh. pro Seite
Ruder-Crunches im Sitzen	182	12 Wdh.
Superman	207	12 Wdh.
Beinkreisen	195	45 Sek.
Angewinkeltes rückwärtiges Beinheben	211	10 Wdh.

Tag 4: Regenerativ-koordinativer Zirkel

3 Durchgänge ohne Pausen;
Pause zwischen Durchgängen: 45 Sekunden

Übungen	Siehe Seite	Wiederholungen / Zeit pro Satz
Kombinationen aus Ausfallschritt, Step-up und Standwaage	266	8 Wdh. pro Seite
Brücke	261	30 Sek.
Seitlicher Liegestützgang mit Überkreuzen der Arme	250	30 Sek.
Seitliche Shuffle-Schritte	122	30 Sek.
Seitliches Beinheben im Liegen	199	10 Wdh. pro Seite
Einbeinstand mit Balanceschritten	126	60 Sek. pro Seite

Wochen 5 – 8: langsames bis zügiges Bewegungstempo

Tag 1: Split-Workout Kraft (Beine, Gesäß, Brust, Trizeps, Unterarme)

Je Übung 3 Sätze,
Satz- und Übungspausen: 30 Sekunden

Übungen	Siehe Seite	Wiederholungen / Zeit pro Satz
Rückwärtige Ausfallschritte über Kreuz	220	12 Wdh.
Liegestütze im Seitwärtsgang	137	10 Wdh.
Kniebeuge-Kniehebe-Kombinationen	227	40 Sek.
Dips mit Erhöhung der Beine	170	12 Wdh.
Sprünge auf eine Erhöhung	232	12 Wdh.
Liegestütze und Sumo-Kniebeugen	111	8 Wdh.
Unterarm-Curls	174	15 Wdh. pro Seite

Tag 2: Split-Workout Kraft (Rumpf, oberer Rücken, Bizeps, Waden)

Je Übung 3 Sätze;
Satz- und Übungspausen: 30 Sekunden

Übungen	Siehe Seite	Wiederholungen / Zeit pro Satz
Klimmzüge im Untergriff	150	8 Wdh.
Seitstütz mit seitlichem Crunch	206	10 Wdh. pro Seite
Umgekehrte Flys in Bauchlage	156	12 Wdh.
Radfahren auf dem Boden	183	15 Wdh.
Hüftheben	198	12 Wdh.
Konzentrations-Curls mit Beinwiderstand	166	12 Wdh. pro Seite
Einbeiniges Wadenheben	245	12 Wdh. pro Seite

Tag 3: Split-Workout Kraftausdauer (Beine, Gesäß, Brust, Trizeps)

Je Übung 2 Sätze;
Satzpause: 30 Sekunden; keine Übungspausen

Übungen	Siehe Seite	Wiederholungen / Zeit pro Satz
Strecksprünge mit 180-Grad-Rotation	232	20 Wdh.
Tritte nach vorn	236	20 Wdh. pro Seite
Schnelle, tiefe Schrittwechsel	119	20 Wdh.
Tiefes Schleichen im Liegestützgang	249	60 Sek.
Einarmige Burpees auf einer Erhöhung	107	15 Wdh. pro Seite
Dynamische Brücke mit Hochgreifen	263	12 Wdh. pro Seite
Liegestütze mit den Beinen auf einer Erhöhung	130	12 Wdh.
Beinüberkreuzen im Vierfüßlerstand	240	12 Wdh. pro Seite

Tag 4: Split-Workout Kraftausdauer (Rumpf, oberer Rücken, Bizeps)

Je Übung 2 Sätze;
Satzpause: 30 Sekunden; keine Übungspausen

Übungen	Siehe Seite	Wiederholungen / Zeit pro Satz
Lat-Drücken in den Boden	158	15 Wdh.
Unterarmstütz mit Rumpfdrehung	202	15 Wdh.
Seitlicher Unterarmstütz mit Rumpfrotation	203	12 Wdh. pro Seite
Rückwärtiges Schulterheben in Bauchlage	162	15 Wdh.
Ruderzüge aus dem schrägen Stand	155	15 Wdh.
Umgekehrte Flys mit gedrehten Armen	157	20 Wdh.
Käfer	183	20 Wdh.
Rückwärtiges Beinheben auf einer Erhöhung	210	15 Wdh.

Workouts

In acht Wochen rundum fit für Fortgeschrittene

Darf's ein bisschen fordernder sein? Die nächsten zwei Monate bringen auch bereits aktive Körper auf ein höheres Level, denn Sie wagen sich damit an komplexere Übungen und Trainingskonzepte heran. Zünden Sie den Trainingsturbo – jetzt!

Wochen 1–4: langsames bis zügiges Bewegungstempo

Tag 1:
Kraft-Workout mit fixer, hoher Wiederholungszahl (siehe Seite 59)

Stets so viele saubere Wiederholungen wie möglich, dann 30 Sekunden Pause; so fortfahren, bis die angegebene Anzahl erreicht ist;
Pause zwischen Übungen: 30 Sekunden

Übungen	Siehe Seite	Wiederholungen / Zeit pro Satz
Spiderman-Klimmzüge	151	25 Wdh.
Einbeinige Kniebeugen mit Überkreuzen der Beine	229	30 Wdh. pro Seite
Umgekehrtes Dreiecksschulterdrücken	148	25 Wdh.
Hüftdrehen mit gestreckten Beinen im Hang	270	30 Wdh.
Weit gestreckte Liegestütze	133	30 Wdh.
Delfin-Schwimmen	208	30 Wdh.

Tag 2:
Kraftausdauer-Zirkel

2 Durchgänge ohne Pausen;
Pause zwischen Durchgängen: 60 Sekunden

Übungen	Siehe Seite	Wiederholungen / Zeit pro Satz
Liegestütz-Ausfallschritt-Kombinationen	249	12 Wdh.
Seitliche Burpees mit Skater-Schritt	108	15 Wdh. pro Seite
Schnelle seitliche Wechselschritte über ein Hindernis	120	12 Wdh. pro Seite
Liegestütze mit Sprints	124	10 Wdh.
Rückwärtiger Stützgang	114	60 Sek.
Tritte mit Rumpfbeugen	268	12 Wdh. pro Seite
Rumpfdrehen im Liegestütz	209	16 Wdh.

Tag 3:
Kraft-Workout mit fixer, hoher Wiederholungszahl

Ausführung siehe Tag 1

Übungen	Siehe Seite	Wiederholungen / Zeit pro Satz
Rumpfsenken nach vorn mit eingeklemmten Füßen	268	15 Wdh.
Liegestütze mit Tritten zur Seite	247	30 Wdh.
Hocksprünge aus dem Knien	242	25 Wdh.
Umgekehrter Liegestütz	263	20 Wdh.
Umgekehrtes Rudern mit Handtuch	155	30 Wdh.
Sprünge aus dem engen Liegestütz	255	40 Wdh.

Tag 4:
Kraftausdauer- und Koordinations-Zirkel

4 Durchgänge ohne Pausen;
Pause zwischen Durchgängen: 45 Sekunden

Übungen	Siehe Seite	Wiederholungen / Zeit pro Satz
Dreiecksläufe	122	30 Sek.
Schnelle Über-Kreuz-Schritte	125	40 Sek.
Schritte und Kniebeugen auf einer Linie	127	60 Sek.
Hohe Tritte im Gehen	235	60 Sek.
Handtuchziehen mit schnellen, kurzen Rumpfrotationen	163	60 Sek.
Raupengang	251	60 Sek.
Windmühle	213	45 Sek.

Wochen 5 – 8: langsames bis zügiges Bewegungstempo

Tag 1:
Kraft-Workout mit Pausenreduktion
(siehe Seite 58, Schwerpunkt Funktionskreis Beine)

Je Übung 3 Sätze; Satz- und Übungspausen:
Woche 1 – 40 Sekunden, Woche 2 – 30 Sekunden,
Woche 3 – 20 Sekunden, Woche 4 – 15 Sekunden

Übungen	Siehe Seite	Wiederholungen / Zeit pro Satz
Sprünge von einer Erhöhung	231	15 Wdh.
Sumo-Kniebeuge und Gleitschritte zur Seite	225	60 Sek.
Ausfallschritte über Kreuz	220	12 Wdh. pro Seite
Unterarmstütz-Kickbacks	241	12 Wdh. pro Seite
Liegestütz-Hock-Kombinationen	111	20 Wdh.
Beinstrecken im rückwärtigen Liegestütz	264	15 Wdh. pro Seite

Tag 2:
Kraft-Workout mit Pausenreduktion
(Schwerpunkt Funktionskreis Rumpf)

Ausführung siehe Tag 1

Übungen	Siehe Seite	Wiederholungen / Zeit pro Satz
Sit-ups mit Abklatschen der Unterschenkel	186	20 Wdh.
Beinheben im Hang	196	10 Wdh.
Einbeiniges rückwärtiges Beinheben	211	12 Wdh. pro Seite
Liegestütz-Kombinationen mit Rumpfstrecken	252	15 Wdh.
Unterarmstütz mit Crunch über Kreuz	202	12 Wdh. pro Seite
Fahne auf dem Boden	199	10 Wdh.

Tag 3:
Kraft-Workout mit Pausenreduktion
(Schwerpunkt Funktionskreis Arme)

Ausführung siehe Tag 1

Übungen	Siehe Seite	Wiederholungen / Zeit pro Satz
Dynamische Liegestütze mit Klatschen im Ausfallschritt	255	8 Wdh.
Klimmzüge im Hammergriff	151	10 Wdh.
Zurückziehen der Schulterblätter	154	10 Wdh.
Umgekehrtes Schulterdrücken	147	12 Wdh.
L-Seitheben mit Curls und Schulterrotationen	160	15 Wdh.
Dips zwischen Erhöhungen	171	14 Wdh.

Tag 4:
Kraftausdauer-Workout mit Pausenreduktion
für den ganzen Körper

Ausführung siehe Tag 1

Übungen	Siehe Seite	Wiederholungen / Zeit pro Satz
Schnelles Rumpfdrehen mit Berühren des Bodens	192	50 Sek.
Umgekehrtes Rudern mit Handtuch	155	8 Wdh.
Dynamisches Beinstrecken im rückwärtigen Stütz	265	12 Wdh.
Liegestütz-Skipping-Kombinationen	109	20 Wdh.
Diagonales Arm-Bein-Heben im Liegen	207	16 Wdh.
Tiefe rückwärtige Ausfallschritte	216	12 Wdh. pro Seite

Workouts

Der 8-Wochen-Einsteiger-Trainingsplan für einen muskulösen und kräftigen Oberkörper

Ob gezielte V-Form, allgemeine Strandfigur oder vorausschauende Rückenschmerzprävention: Im Zentrum des Muskelinteresses steht zumeist der Oberkörper. Mit diesem Programm dürfen sich Einsteiger austoben – aber auch Fortgeschrittene sind natürlich herzlich eingeladen, seine Wirksamkeit auf Herz und Muskeln zu testen. Auf die Plätze …

Wochen 1 – 4: langsames Bewegungstempo (Übungen auf Zeit: zügig)

Tag 1:
High-Tension-Workout (siehe Seite 57, Schwerpunkt Brust und Trizeps)

Je Übung 3 Sätze unter dauerhafter Höchstspannung der Muskeln; Satz- und Übungspausen: 30 Sekunden

Übungen	Siehe Seite	Wiederholungen / Zeit pro Satz
Klassische Liegestütze	129	10 Wdh.
Liegestütze in Rückenlage	172	8 Wdh.
Vierfüßlergang	114	60 Sek.
Liegestütz-Box-Kombinationen	110	60 Sek.
Zwei-Punkt-Unterarmstütz	201	20 Sek. pro Seite
Trizepsstrecken am Boden	172	12 Wdh. pro Seite

Tag 2:
High-Tension-Workout (Schwerpunkt oberer Rücken und Bizeps)

Ausführung siehe Tag 1

Übungen	Siehe Seite	Wiederholungen / Zeit pro Satz
Klimmzüge im Untergriff	150	6 Wdh.
Umgekehrte Flys an der Wand	157	10 Wdh.
Lat-Drücken in den Boden	158	10 Wdh.
Einarmiges vorgebeugtes Rudern mit Drehung	156	12 Wdh. pro Seite
Bizeps-Curls im schrägen Hang	169	15 Wdh. pro Seite
Nackenziehen gegen einen Widerstand	165	10 Wdh.

Tag 3:
High-Tension-Workout (Schwerpunkt Schultern)

Ausführung siehe Tag 1

Übungen	Siehe Seite	Wiederholungen / Zeit pro Satz
Einbeiniges isometrisches Schulterdrücken	148	25 Sek. pro Seite
Seitheben im Sitzen mit Beingewicht	162	12 Wdh. pro Seite
Wechselseitiges Armheben	159	15 Wdh.
Außenrotationen der Schulter im Liegen	164	12 Wdh. pro Seite
Handtuchziehen mit schnellen, kurzen Rumpfrotationen	163	60 Sek.
Schulterheben mit Handtuch	161	15 Wdh.

Tag 4:
High-Tension-Workout (Schwerpunkt Oberkörper)

Ausführung siehe Tag 1

Übungen	Siehe Seite	Wiederholungen / Zeit pro Satz
Dynamische Crunches mit Aufstehen	118	10 Wdh.
Kreuzheben	212	15 Wdh.
Hüftheben mit Beinstrecken	238	12 Wdh.
Vorgebeugtes Seitheben	158	15 Wdh.
Seitlicher Unterarmstütz mit Rumpfrotation	203	45 Sek. pro Seite
Liegestütze im Seitwärtsgang	137	12 Wdh.

KAPITEL 5

Wochen 5–8: langsames bis zügiges Bewegungstempo

Tag 1:
Kraft-Workout mit 10-Satz-Elementen (siehe Seite 60, Schwerpunkt oberer Rücken und Bizeps)

Von den ersten beiden Übungen je 10 Sätze, von den restlichen 2 Sätze; Satz- und Übungspausen: 40 Sekunden; Übung 1 und 2 High Tension (siehe Seite 57)

Übungen	Siehe Seite	Wiederholungen / Zeit pro Satz
Umgekehrte Flys in Bauchlage	156	10 Wdh.
Curls mit Armwiderstand	167	10 Wdh.
Klimmzüge im Untergriff	150	6 Wdh.
Umgekehrtes Rudern	154	6 Wdh.

Tag 2:
Kraft-Workout mit 10-Satz-Elementen (Schwerpunkt Brust und Trizeps)

Ausführung siehe Tag 1, aber Übung 3 und 4 High Tension

Übungen	Siehe Seite	Wiederholungen / Zeit pro Satz
Liegestütze auf den Knien	131	10 Wdh.
Dips zwischen Erhöhungen	171	10 Wdh.
Vorgebeugtes Trizepsstrecken	173	12 Wdh. pro Seite
Vorwärtsgehen im Stütz mit gestreckten Beinen	137	60 Sek.

Tag 3:
Kraft-Workout mit 10-Satz-Elementen (Schwerpunkt Schultern)

Ausführung siehe Tag 1, aber alle Übungen High Tension

Übungen	Siehe Seite	Wiederholungen / Zeit pro Satz
Umgekehrtes Schulterdrücken	147	10 Wdh.
L-Seitheben mit Curls und Schulterrotationen	160	10 Wdh.
Schulterheben mit über den Kopf gestreckten Armen	161	8 Wdh.
Außenrotationen der Schulter im Liegen	164	12 Wdh.

Tag 4:
Regenerativer Zirkel (Oberkörper)

3 Durchgänge ohne Pausen; Pause zwischen Durchgängen: 60 Sekunden

Übungen	Siehe Seite	Wiederholungen / Zeit pro Satz
Einarmige Burpees auf einer Erhöhung	107	15 Wdh. pro Seite
Boxen mit Handtuch	105	60 Sek.
Statische Crunches	180	12 Wdh.
Rumpfstrecken im Stehen	212	15 Wdh.
Gedrehte Liegestütze	205	12 Wdh.
Diagonales Rumpfstrecken	192	20 Wdh. pro Seite
Sprünge aus dem engen Liegestütz	255	12 Wdh.

Workouts

Der 8-Wochen-Fortgeschrittenen-Trainingsplan für einen muskulösen und kräftigen Oberkörper

Breite Brust, kerniges Kreuz, robuster Rumpf: So umfassend trainiert waren Sie oben herum noch nie! Und die Trainingskonzepte, die Sie in den kommenden acht Wochen kennenlernen, können Sie auch für andere Trainingsziele einsetzen. Für die Wochen 5 bis 8 gilt: Sollten Sie die jeweils erste Übung nicht schaffen, starten Sie mit der nächstleichteren Variante.

Wochen 1 – 4: sehr langsames Bewegungstempo

Tag 1: Superslow-Workout (siehe Seite 57; Schwerpunkt Brust und Trizeps)

Je Übung 4 Sätze: Woche 1 + 2 – 60 Sekunden pro Übung (Übung 4: pro Seite), Woche 3 + 4 – 90 Sekunden; Satzpausen: 30 Sekunden, Übungspausen: 60 Sekunden

Übungen	Siehe Seite	Wiederholungen / Zeit pro Satz
Dreiecksliegestütze	134	siehe Ausführung
Dips an einer Erhöhung	170	
Liegestütz-Brücke-Kombinationen	253	
Trizepsstrecken am Boden	172	
Rumpfdrehen im Liegestütz	209	
Liegestütze mit den Beinen auf einer Erhöhung	130	

Tag 2: Superslow-Workout (Schwerpunkt oberer Rücken und Bizeps)

Ausführung siehe Tag 1 (Übung 4: 60 bzw. 90 Sekunden pro Seite, High Tension)

Übungen	Siehe Seite	Wiederholungen / Zeit pro Satz
Klimmzüge im Hammergriff	151	siehe Ausführung
Lat-Drücken in den Boden	158	
Umgekehrte Flys an der Wand	157	
Einarmige Bizeps-Curls im schrägen Hang	169	
Zurückziehen der Schulterblätter	154	
Ruderzüge aus dem schrägen Stand	155	

Tag 3: Superslow-Workout (Schwerpunkt Schultern und seitlicher Rumpf)

Ausführung siehe Tag 1 (Übungen 2, 5 und 6: 60 bzw. 90 Sekunden pro Seite; Übungen 3–5 High Tension)

Übungen	Siehe Seite	Wiederholungen / Zeit pro Satz
Umgekehrtes Dreiecksschulterdrücken	148	siehe Ausführung
Seitstütz mit nach oben gestrecktem Arm und Bein	205	
L-Seitheben mit Curls und Schulterrotationen	160	
Schulterheben mit über den Kopf gestreckten Armen	161	
Seitheben im Sitzen mit Beingewicht	162	
Schräges Beinheben im Hang	197	

Tag 4: Superslow-Workout (Schwerpunkt Oberkörper)

Ausführung siehe Tag 1 (Übungen 4–5 High Tension)

Übungen	Siehe Seite	Wiederholungen / Zeit pro Satz
Tiefes Schleichen im Liegestützgang	249	siehe Ausführung
Tiefes Rumpfdrehen in der Sit-up-Position	190	
Liegestütze mit einarmigem Rudern	140	
Windmühle	213	
Beinschere	195	
Klappmesser im Stütz auf einer Erhöhung	188	

KAPITEL 5

Wochen 5–8: langsames bis zügiges Bewegungstempo

Tag 1:
Kraft-Workout mit fixer, kleiner Wiederholungszahl
(siehe Seite 59, Schwerpunkt oberer Rücken und Bizeps)

A) Übungen 1–3: jeweils so viele Sätze mit 5 sauberen Wiederholungen wie möglich; Satz- und Übungspausen: 45 Sekunden
B) Übungen 4–6: je 2 Sätze; Satz- und Übungspausen: 30 Sekunden

Übungen	Siehe Seite	Wiederholungen / Zeit pro Satz
Turnerklimmzüge	269	5 Wdh.
Spiderman-Kimmzüge	151	5 Wdh.
Klimmzüge mit Handtüchern	153	5 Wdh.
Umgekehrte Flys mit gedrehten Armen	157	15 Wdh.
Lat-Drücken in den Boden	158	10 Wdh.
Einarmige Bizeps-Curls im schrägen Hang	169	10 Wdh. pro Seite

Tag 2:
Kraft-Workout mit fixer, kleiner Wiederholungszahl
(Schwerpunkt Brust und Trizeps)

Ausführung siehe Tag 1 (Übungen 1–4 = A, Übungen 5–6 = B; Übung 1 auf beiden Seiten ausführen)

Übungen	Siehe Seite	Wiederholungen / Zeit pro Satz
Einarmige Liegestütze	141	5 Wdh.
Dynamische Liegestütze mit Armstrecken	145	5 Wdh.
Seitlich weit gestreckte Liegestütze	133	5 Wdh.
Diamant-Liegestütze	132	5 Wdh.
Dips mit Erhöhung der Beine	170	10 Wdh.
Liegestütze in Rückenlage	172	10 Wdh.

Tag 3:
Kraft-Workout mit fixer, kleiner Wiederholungszahl
(Schwerpunkt Schultern)

Ausführung siehe Tag 1

Übungen	Siehe Seite	Wiederholungen / Zeit pro Satz
Schulterdrücken im Handstand an der Wand	149	5 Wdh
Umgekehrtes Dreiecksschulterdrücken	148	5 Wdh.
Umgekehrtes Schulterdrücken	147	5 Wdh.
Schultergürtel-Ziehen	165	12 Wdh.
Y-Heben	159	15 Wdh.
Außenrotationen der Schulter im Liegen	164	15 Wdh. pro Seite

Tag 4:
Kraft-Workout mit fixer, kleiner Wiederholungszahl
(Schwerpunkt Oberkörper)

Ausführung siehe Tag 1
(Übungen 1–2 = A, Übungen 3–6 = B)

Übungen	Siehe Seite	Wiederholungen / Zeit pro Satz
Umgekehrtes Rudern mit Handtuch	155	5 Wdh.
Umgekehrtes Rudern	154	5 Wdh.
Liegestütze auf Fäusten	135	12 Wdh.
Unterarmstütz mit Rumpfdrehung und einseitigem Crunch	204	12 Wdh. pro Seite
Schräge Ruder-Crunches im Sitzen	182	20 Wdh.
Gedrehtes Rückenstrecken	209	16 Wdh.

Workouts

Der 8-Wochen-Trainingsplan für einen muskulösen und kräftigen Unterkörper

Beine & Po: für viele Männer unerforschte Muskelterritorien, die kein Trainingsplan je zuvor gesehen hat. Bis jetzt: Mit diesem beinharten Programm betreten Sie vehement (aber bitte mit Umsicht bei schweren Übungen) Neuland!

Wochen 1–4: langsames bis zügiges Bewegungstempo (Übungen auf Zeit: zügig)

Tag 1:
Kraft-Workout mit fixer, kleiner Wiederholungszahl (Schwerpunkt Beine und Gesäß)

A) Übungen 1–5: jeweils so viele Sätze mit 5 sauberen Wiederholungen wie möglich (Übungen 1–3: für jede Seite);
Satz- und Übungspausen: 45 Sekunden
B) Übung 6: je 2 Sätze; Satz- und Übungspause: 30 Sekunden

Übungen	Siehe Seite	Wiederholungen / Zeit pro Satz
Pistols	229	5 Wdh.
Einbeinige Kniebeugen mit Überkreuzen der Beine	229	5 Wdh.
Einbeinige Kniebeugen mit dem Fuß auf einer Erhöhung	227	5 Wdh.
Kniebeugen auf Zehenspitzen	224	5 Wdh.
Kniebeugen an der Wand	223	5 Wdh.
Unterarmstütz mit Rumpfdrehung und einseitigem Crunch	204	12 Wdh. pro Seite

Tag 2:
Kraft-Workout mit fixer, kleiner Wiederholungszahl (Schwerpunkt Beine, Gesäß und Rumpf)

Ausführung siehe Tag 1
(Übung 5: für jede Seite)

Übungen	Siehe Seite	Wiederholungen / Zeit pro Satz
Hüftheben mit Beinstrecken	238	5 Wdh.
Gestrecktes Hüftheben mit den Beinen auf einer Erhöhung	239	5 Wdh.
Hüftheben mit den Beinen auf einer Erhöhung	239	5 Wdh.
Einbeiniges Hüftheben	237	5 Wdh.
Aufgestützte Oberschenkel-Curls	240	5 Wdh.
Dynamische Crunches mit Aufstehen	118	15 Wdh.

Tag 3:
Kraft-Workout mit fixer, kleiner Wiederholungszahl (Schwerpunkt Beine und Gesäß)

Ausführung siehe Tag 1 (Übungen 1–4 = A, Übungen 5–6 = B)

Übungen	Siehe Seite	Wiederholungen / Zeit pro Satz
Hampelmann-Strecksprünge	233	5 Wdh.
Sprünge von einer Erhöhung	231	5 Wdh.
Sprünge auf eine Erhöhung	232	5 Wdh.
Froschhüpfen	233	5 Wdh.
Skater-Sprünge	234	25 Wdh.
Liegestütze mit Überkreuzen der Beine	248	14 Wdh.

Tag 4:
Regenerativ-koordinativer Kraftausdauer-Zirkel (Schwerpunkt Beine, Gesäß und Rumpf)

3 Durchgänge ohne Pausen;
Pause zwischen Durchgängen: 60 Sekunden

Übungen	Siehe Seite	Wiederholungen / Zeit pro Satz
Kniehebelauf	123	90 Sek.
Beinheben im Hang mit seitlichem Beinschwingen	197	12 Wdh.
Hüftadduktionen im Liegen	243	15 Wdh. pro Seite
Hüftabduktionen im Liegen	243	15 Wdh. pro Seite
Eselstritte mit verdrehten Liegestützen	256	12 Wdh.
Einbeinige Brücke	261	30 Sek. pro Seite
Schattenboxen	105	90 Sek.
Affengang	115	60 Sek.

KAPITEL 5

Wochen 5 – 8: Bewegungstempo Tag 1 – 3 explosiv und langsam bzw. langsam bis zügig (siehe Ausführung), Tag 4 langsam bis zügig

Tag 1: Explosiv-langsames Workout (siehe Seite 57, Schwerpunkt Beine und Gesäß)

A) Übungen 1–3: explosiv auf dem Weg nach oben ausführen, nach unten langsam in 3–5 Sekunden; je Übung 2 Sätze; Satzpause: 45 Sekunden
B) Übungen 4–6: 3 Durchgänge ohne Pausen; Pause zwischen Durchgängen: 30 Sekunden

Übungen	Siehe Seite	Wiederholungen / Zeit pro Satz
Ausfallschritt-Wechselsprünge	221	20 Wdh.
Kniebeugen mit hochgestreckten Armen	222	20 Wdh.
Kniebeuge-Kniehebe-Kombinationen	227	20 Wdh.
Unterarmstütz-Kickbacks	241	15 Wdh. pro Seite
Wadenheben	245	20 Wdh.
Liegestütz-Crunch-Roll-Kombinationen	254	15 Wdh.

Tag 2: Explosiv-langsames Workout (Schwerpunkt Beine, Gesäß und Rumpf)

Ausführung siehe Tag 1, dabei aber Übungen 1–3 mit je 4 Sätzen durchgängig explosiv ausführen

Übungen	Siehe Seite	Wiederholungen / Zeit pro Satz
Explosive Step-ups	234	20 Wdh.
Sprintschritte an der Wand	123	30 Sek.
Schnelle Schritte durch Koordinationskästchen	124	45 Sek.
Vorwärtsgehen in der Kniebeuge	269	60 Sek.
Statisches Einbeindrücken gegen eine Wand	241	12 Wdh. pro Seite
Dynamische Liegestütze mit Rausschieben des Gesäßes	146	15 Wdh.

Tag 3: Explosiv-langsames Workout (Schwerpunkt Beine und Gesäß)

Ausführung siehe Tag 2, dabei aber nur die Sprünge und Sprints explosiv ausführen

Übungen	Siehe Seite	Wiederholungen / Zeit pro Satz
Hocksprünge aus dem Knien	242	5 Wdh.
Strecksprünge mit Armeinsatz	230	15 Wdh.
Liegestütze mit Sprints	124	6 Wdh.
Beinüberkreuzen im Vierfüßlerstand	240	12 Wdh. pro Seite
Kombinationen aus Ausfallschritt, Step-up und Standwaage	266	6 Wdh. pro Seite
Rumpfdrehen im Liegestütz	209	15 Wdh.

Tag 4: Regenerativ-koordinativer Kraftausdauer-Zirkel (Schwerpunkt Beine, Gesäß und Rumpf)

4 Durchgänge ohne Pausen; Pause zwischen Durchgängen: 45 Sekunden

Übungen	Siehe Seite	Wiederholungen / Zeit pro Satz
Explosive Kniebeugen mit umgekehrten Flys	101	15 Wdh.
Liegestütze und Sumo-Kniebeugen	111	12 Wdh.
Rumpfneigen nach hinten auf den Knien	242	6 Wdh.
Hüftrotationen im Liegen	244	10 Wdh. pro Seite
Hohe Tritte aus dem Einbeinstand	102	12 Wdh. pro Seite
Seitliches Über-Kreuz-Gehen über ein Hindernis	235	12 Wdh.

Workouts

Der 8-Wochen-Trainingsplan für ein Sixpack

Wo ein Wille ist, ist auch ein Waschbrett: Dieses ambitionierte, aber machbare Programm besteht nicht einfach nur aus Bauchübungen, sondern fordert den ganzen Körper – der einzig sinnvolle Weg zum Sixpack!

Wochen 1–4: Bewegungstempo Tag 1 und 3 hoch, Tag 2 und 4 langsam bis zügig

Tag 1: Hurricane-Workout (siehe Seite 61)

Sprints plus 2 Folgeübungen nacheinander ausführen, sofort das Ganze ohne Pause noch zweimal (= ein Block); dann den nächsten Block mit 2 weiteren Übungen; Pause zwischen den Blöcken: 90 Sekunden

Übungen	Siehe Seite	Wiederholungen / Zeit pro Satz
Sprint	–	30 Sek.
Gedrehte Klappmesser im Stütz	188	12 Wdh. pro Seite
Diagonales Arm-Bein-Heben im Liegen	207	20 Wdh.
Sprint	–	30 Sek.
Beinheben	194	15 Wdh.
Angewinkeltes rückwärtiges Beinheben	211	15 Wdh.
Sprint	–	30 Sek.
Käfer	183	20 Wdh.
Klappmesser-Sit-ups	185	20 Wdh.

Tag 3: HIIT (siehe Seite 60)

5 Durchgänge; Pausen zwischen den Übungen und Durchgängen: 30 Sekunden

Übungen	Siehe Seite	Wiederholungen / Zeit pro Satz
Stretch-Crunches	180	20 Wdh.
Kniestöße aus dem Liegestütz	109	20 Wdh.
Beinpendeln	196	20 Wdh.
Delfin-Schwimmen	208	15 Wdh.

Tag 2: Stations-Workout zur Rumpfstabilisation

Je Übung 3 Sätze; Satzpausen: 20 Sekunden; Übungspausen: 30 Sekunden

Übungen	Siehe Seite	Wiederholungen / Zeit pro Satz
Kombinationen aus Ausfallschritt, Step-up und Standwaage	266	12 Wdh. pro Seite
Seitstütz mit seitlichem Crunch über Kreuz	206	8 Wdh. pro Seite
Zwei-Punkt-Liegestütz	201	25 Sek. pro Seite
Unterarmstütz mit Crunch über Kreuz	202	15 Wdh.
Liegestütze mit Körperdrehungen	139	15 Wdh.
Rückwärtsgleiten im Sitzen	190	20 Wdh.

Tag 4: Stations-Workout für Grundübungen

Je Übung 3 Sätze; Satz- und Übungspausen: 30 Sekunden

Übungen	Siehe Seite	Wiederholungen / Zeit pro Satz
Kniebeugen mit seitlichem Armstrecken und Rumpfdrehen	226	20 Wdh.
Liegestütze mit Beinstrecken zur Seite	247	14 Wdh.
Spiderman-Klimmzüge	151	10 Wdh.
Kreuzheben	212	20 Wdh.
Ausfallschritte mit Seitbeugen	218	20 Wdh.

KAPITEL 5

Wochen 5–8: Bewegungstempo Tag 1 hoch, Tag 2 und 3 langsam bis zügig, Tag 4 zügig

Tag 1: HIIT (siehe Seite 60)

5 Durchgänge; Pausen zwischen den Übungen und Durchgängen: 30 Sekunden

Übungen	Siehe Seite	Wiederholungen / Zeit pro Satz
Kniebeuge-Kniehebe-Kombinationen	227	20 Wdh.
Sprinter-Sit-ups	186	30 Sek.
Windmühle	213	20 Wdh.
Liegestütz-Wechselsprünge	113	30 Wdh.

Tag 2: Pyramiden-Zirkel (siehe Seite 58)

Alle Übungen direkt nacheinander, dann eine Satzpause von 30 Sekunden; 10 Sätze, Wiederholungen von Satz 1 bis 10 pro Übung: 6, 5, 4, 3, 2, 2, 3, 4, 5, 6

Übungen	Siehe Seite	Wiederholungen / Zeit pro Satz
Klimmzüge im Obergriff	150	siehe Ausführung
Radfahren auf dem Boden	183	
Beinheben im Hang	196	
Rückenbrücke	262	
Rumpfstrecken im Stehen	212	

Tag 3: Pyramiden-Zirkel

Ausführung siehe Tag 2; Übung 2 auf beiden Seiten ausführen

Übungen	Siehe Seite	Wiederholungen / Zeit pro Satz
Liegestütze mit Überkreuzen der Beine	248	siehe Ausführung Tag 2
Hohe Tritte aus dem Ausfallschritt	102	
Drei-Wege-Sit-ups mit Beinanziehen	184	
Superman	207	
Schräge Ruder-Crunches im Sitzen	182	

Tag 4: Pyramiden-Zirkel

Ausführung siehe Tag 2, aber auf Zeit: 40 Sekunden in Satz 1, dann 30, 25, 20, 15, 15, 20, 25, 30, 40 Sekunden (Übungen 1, 2 und 4 pro Seite)

Übungen	Siehe Seite	Wiederholungen / Zeit pro Satz
Kugelstoß-Bewegungen	104	siehe Ausführung
Seitstütz mit nach oben gestrecktem Arm und Bein	205	
Rumpfdrehen im Sitzen	191	
Hohe Brücke mit Beinstrecken	264	
Vorwärtsgehen im Stütz mit gestreckten Beinen	137	

Verzeichnis der Übungen nach Muskelgruppen

Arme
- **Armheben**, wechselseitiges, 159
- **Beinheben** im Hang, 196
    - mit seitlichem Beinschwingen, 197
- **Boxen** mit Handtuch, 105
- **Crunches**, statische, 180
- **Faustballen**, 174
- **Handtuchziehen** mit schnellen, kurzen Rumpfrotationen, 163
- **Klimmzüge**
    - mit Handtüchern, 153
    - Turnerklimmzüge, 269
- **Liegestütze** mit einarmigem Rudern, 140
- **L-Stretch-** und **T-Stretch-**Bewegungen der Schulter, 276
- **Rudern**, umgekehrtes, mit Handtuch, 155
- **Unterarm-Curls**, 174
- **Vorwärtsziehen** im Liegen, 138

Bauch
- **Beinheben**
    - im Hang mit seitlichem Beinschwingen, 197
    - schräges, im Hang, 197
- **Beinkreisen**, 195
- **Beinschere**, 195
- **Crunches**
    - mit Beinstreckung, 181
    - Kletter-Crunches, 178
- **Hüftheben** mit gestrecktem Bein, 198
- **Käfer**, 183
- **Klimmzüge**
    - Spiderman-Klimmzüge, 151
- **Radfahren** auf dem Boden, 183
- **Rumpfdrehen**
    - im Sitzen, 191
    - tiefes, in der Sit-up-Position, 190
- **Sit-ups**
    - mit Fauststoß, 185
    - Drei-Wege-Sit-ups mit Beinanziehen, 184
    - Sprinter-Sit-ups, 186

Bauchmuskeln, gerade
- **Beinheben** im Hang, 196
- **Beinheben**, 194
- **Crunches**
    - gerade, 177
    - mit gestreckten Armen, 178
    - statische, 180
    - Ruder-Crunches im Sitzen, 182
    - Stretch-Crunches, 180
    - V-Crunches, 181
- **Hüftheben**, 198
- **Klappmesser** im Stütz auf einer Erhöhung, 188
- **Sit-ups**
    - mit Abklatschen der Unterschenkel, 186
    - Klappmesser-Sit-ups, 185

Bauchmuskeln, seitliche
- **Beinheben**, seitliches, im Liegen, 199
- **Crunches**
    - schräge, 179
    - Ruder-Crunches, schräge, im Sitzen, 182
- **Klappmesser**, gedrehte, im Stütz, 188
- **Rumpfheben**, seitliches, auf einer Erhöhung, 193
- **Seitneigen** mit über Kopf gestreckten Armen, 194

Beine
- **Aufstehen**, einbeiniges, 228

VERZEICHNIS DER ÜBUNGEN

Ausfallschritte, 215
    mit Beinheben, 215
    mit Drehung, 217
    mit hochgestreckten Armen, 218
    mit Seitbeugen, 218
    rückwärtige
        mit Rumpfdrehung, 217
        tiefe, 216
        über Kreuz, 220
    über Kreuz, 220
    zur Seite, 216
    Dehn-Ausfallschritte mit Beinheben, 288
    Dehn-Ausfallschritte mit Rumpfdrehung, 287
Beinheben im Hang
    mit seitlichem Beinschwingen, 197
    schräges, 197
Beinpendeln, 196
Beinschere, 195
Beinüberkreuzen im Vierfüßlerstand, 240
Crunches
    Stretch-Crunches, 180
Dehnen im modifizierten Hürdensitz, 288
Dehnung der hinteren Oberschenkelmuskeln, 285
Dreiecksläufe, 122
Ducken, seitliches, 219
Einbeindrücken, statisches, gegen eine Wand, 241
Einbeinstand mit Balanceschritten, 126
Froschhüpfen, 233

Grätsche, vorgebeugte, 282
Hampelmann-Strecksprünge, 233
Hüftheben
    einbeiniges, 237
    gestrecktes, mit den Beinen auf einer Erhöhung, 239
    mit Beinstrecken, 238
    mit den Beinen auf einer Erhöhung, 239
Hüftrollen, einbeiniges, 289
Hüftabduktionen im Liegen, 243
Hüftadduktionen im Liegen, 243
Hüftrotationen im Liegen, 244
Kniebeuge-Kniehebe-Kombinationen, 227
Kniebeugen
    an der Wand, 223
    auf Zehenspitzen, 224
    einbeinige
        auf einer Erhöhung, 228
        mit dem Fuß auf einer Erhöhung, 227
        mit Überkreuzen der Beine, 229
        tiefe (Pistols), 229
    indische, 225
    mit den Armen hinter dem Kopf, 222
    mit hochgestreckten Armen, 222
    mit seitlichem Armstrecken und Rumpfdrehen, 226
    seitliche, 223

    Sprung-Kniebeugen mit angelegten Armen, 230
    Sumo-Kniebeuge und Gleitschritte zur Seite, 225
    Sumo-Kniebeugen auf Zehenspitzen, 224
    Sumo-Kniebeugen-Stretching, 284
Kniehebelauf, 123
Kniestöße, 237
Kreuzheben, 212
Oberschenkel-Curls, aufgestützte, 240
Rumpfneigen nach hinten auf den Knien, 242
Rumpfsenken nach vorn mit eingeklemmten Füßen, 268
Schritte
    schnelle, durch Koordinationskästchen, 124
    und Kniebeugen auf einer Linie, 127
    Schrittwechsel, schnelle, tiefe, 119
    Shuffle-Schritte, seitliche, 122
    Sprintschritte an der Wand, 123
    Über-Kreuz-Gehen, seitliches, über ein Hindernis, 235
    Über-Kreuz-Schritte
        mit Rumpfbeugen, 285
        schnelle, 125
    Wechselschritte, schnelle seitliche, über ein Hindernis, 120
Schrittstellung, vorgebeugte, 283

VERZEICHNIS DER ÜBUNGEN

Sprünge
    auf eine Erhöhung, 232
    von einer Erhöhung, 231
    kleine, über eine imaginäre Linie, 120
    Ausfallschritt-Wechselsprünge, 221
    Einbeinsprünge auf der Stelle, 121
    Hocksprünge aus dem Knien, 242
    Skater-Sprünge, 234
    Strecksprünge
        mit Armeinsatz, 230
        mit 180-Grad-Rotation, 232

Step-ups
    explosive, 234
    schnelle, 119

Tritte
    hohe
        aus dem Ausfallschritt, 102
        aus dem Einbeinstand, 102
        im Gehen, 235
    nach vorn, 236
    Unterarmstütz-Kickbacks, 241

Wadendehnen, 289

Bizeps

Curls
    mit Armwiderstand, 167
    mit Beinwiderstand auf dem Boden, 167
    mit Handtuch und Beinwiderstand, 168

Bizeps-Curls
    einarmige, im schrägen Hang, 169
    im schrägen Hang, 169
    Konzentrations-Curls mit Beinwiderstand, 166

Klimmzüge
    im Hammergriff, 151
    im Obergriff, 150
    im Untergriff, 150
    mit Handtüchern, 153
    versetzte, 152
    Spiderman-Klimmzüge, 151

L-Seitheben mit Curls und Schulterrotationen, 160

Rudern
    einarmiges vorgebeugtes, mit Drehung, 156
    umgekehrtes, 154
        mit Handtuch, 155
    Ruderzüge aus dem schrägen Stand, 155

Brust

Brustdehnen an der Wand, 279
Brustrotationen in Seitlage, 280
Brust-Rumpfrotationen im Sitzen, 280
Brust- und Schulterdehnen an einer Erhöhung, 281
Crunches, statische, 180
Dips zwischen Erhöhungen, 171
Klappmesser
    gedrehte, im Stütz, 188
    im Stütz auf einer Erhöhung, 188
Klimmzüge im Hammergriff, 151

Liegestütze, 129
    auf den Knien, 131
    auf Fäusten, 135
    dynamische, 143
        mit Armstrecken, 145
        mit Rausschieben des Gesäßes, 146
    einarmige, 141
    halbe fliegende, 142
    im Seitwärtsgang, 137
    mit Ablegen, 132
    mit aufeinandergestellten Füßen, 131
    mit den Armen auf einer Erhöhung, 130
    mit den Beinen auf einer Erhöhung, 130
    mit einarmigem Rudern, 140
    mit Körperdrehungen, 139
    seitlich wechselnde, über eine Erhöhung, 144
    seitlich weit gestreckte, 133
    versetzte, 136
    weit gestreckte, 133
    Diamant-Liegestütze, 132
    Dreiecksliegestütze, 134
    Pendel-Liegestütze, 141
    Spiderman-Liegestütze, 138
    Trizeps-Liegestütze auf Fäusten, 136
    Wand-Liegestütze, 143

Rumpfdrehen im Liegestütz, 209
Vorwärtsgehen im Stütz mit gestreckten Beinen, 137
Vorwärtsziehen im Liegen, 138

VERZEICHNIS DER ÜBUNGEN

Gesäß
  Aufstehen, einbeiniges, 228
  Ausfallschritte, 215
    mit Beinheben, 215
    mit Drehung, 217
    mit hochgestreckten Armen, 218
    mit Seitbeugen, 218
    rückwärtige
      mit Rumpfdrehung, 217
      tiefe, 216
      über Kreuz, 220
    über Kreuz, 220
    zur Seite, 216
    Ausfallschritt-Wechselsprünge, 221
    Dehn-Ausfallschritte
      mit Beinheben, 288
      mit Rumpfdrehung, 287
  Beinheben
    angewinkeltes rückwärtiges, 211
    einbeiniges rückwärtiges, 211
    auf einer Erhöhung, 210
    rückwärtiges, auf einer Erhöhung, 210
  Beinüberkreuzen im Vierfüßlerstand, 240
  Crunches
    Stretch-Crunches, 180
  Dehnung der Gesäßmuskulatur im Stehen, 281
  Dreiecksläufe, 122
  Ducken, seitliches, 219
  Einbeindrücken, statisches, gegen eine Wand, 241
  Einbeinstand mit Balanceschritten, 126
  Froschhüpfen, 233
  Grätsche, vorgebeugte, 282
  Hüftabduktionen im Liegen, 243
  Hüftadduktionen im Liegen, 243
  Hüftheben
    einbeiniges, 237
    mit Beinstrecken, 238
    mit den Beinen auf einer Erhöhung, 239
    gestrecktes, mit den Beinen auf einer Erhöhung, 239
  Hüftrollen, einbeiniges, 289
  Hüftrotationen im Liegen, 244
  Klimmzüge
    Turnerklimmzüge, 269
  Kniebeuge-Kniehebe-Kombinationen, 227
  Kniebeugen
    an der Wand, 223
    auf Zehenspitzen, 224
    einbeinige
      auf einer Erhöhung, 228
      mit dem Fuß auf einer Erhöhung, 227
      mit Überkreuzen der Beine, 229
      tiefe (Pistols), 229
    indische, 225
    mit den Armen hinter dem Kopf, 222
    mit hochgestreckten Armen, 222
    mit seitlichem Armstrecken und Rumpfdrehen, 226
    seitliche, 223
    Sprung-Kniebeugen mit angelegten Armen, 230
    Sumo-Kniebeugen auf Zehenspitzen, 224
    Sumo-Kniebeugen-Stretching, 284
  Kniehebeläufe, 123
  Kniestöße, 237
  Kreuzheben, 212
  Oberschenkel-Curls, aufgestützte, 240
  Rumpfsenken nach vorn mit eingeklemmten Füßen, 268
  Schritte
    schnelle, durch Koordinationskästchen, 124
    und Kniebeugen auf einer Linie, 127
    Schrittwechsel, schnelle, tiefe, 119
    Shuffle-Schritte, seitliche, 122
    Sprintschritte an der Wand, 123
    Sumo-Kniebeuge und Gleitschritte zur Seite, 225
    Über-Kreuz-Gehen über ein Hindernis, seitliches, 235
    Über-Kreuz-Schritte, schnelle, 125
    Wechselschritte, schnelle seitliche, über ein Hindernis, 120
  Sprünge
    auf eine Erhöhung, 232

VERZEICHNIS DER ÜBUNGEN

von einer Erhöhung, 231
Hampelmann-Strecksprünge, 233
Hocksprünge aus dem Knien, 242
Skater-Sprünge, 234
Strecksprünge mit 180-Grad-Rotation, 232
Strecksprünge mit Armeinsatz, 230

Step-ups
explosive, 234
schnelle, 119

Tritte
hohe
aus dem Ausfallschritt, 102
aus dem Einbeinstand, 102
im Gehen, 235
nach vorn, 236
Unterarmstütz-Kickbacks, 241

Körper, ganzer
Affengang, 115
seitlicher, 116
Armwaage, 260
Ausfallschritt, aufgedrehter, 284
Ausfallschritte
Dehn-Ausfallschritte mit Rumpfdrehung, 287
Beinstrecken
dynamisches, im rückwärtigen Stütz, 265
im Barrenstütz, 257
im rückwärtigen Liegestütz, 264
Bodenwippe, 117
Brücke, 261
dynamische, 262
mit Hochgreifen, 263
einbeinige, 261
hohe, mit Beinstrecken, 264
Burpees, 106
einarmige, auf einer Erhöhung, 107
seitliche, mit Skater-Schritt, 108
Crunches, dynamische, mit Aufstehen, 118
Dehnen des Quadrizeps, 286
Fahne
auf dem Boden, 199
Körperfahne, 270
Hampelmann, 99
in Schrittstellung nach vorn, 100
mit seitlichem Armschwung und Beinüberkreuzen, 100
Hocke, gestützte, in der Luft, 258
Hockstütz-Handstand-Kombinationen, 259
Hüftdrehen mit gestreckten Beinen im Hang, 270
Klimmzüge
Turnerklimmzüge, 269
Kniebeugen, explosive, mit umgekehrten Flys, 101
Kniestöße aus dem Liegestütz, 109

Kombinationen
aus Ausfallschritt, Step-up und Standwaage, 266
Liegestütz-Ausfallschritt-Kombinationen, 249
Liegestütz-Box-Kombinationen, 110
Liegestütz-Brücke-Kombinationen, 253
Liegestütz-Crunch-Roll-Kombinationen, 254
Liegestütz-Hock-Kombinationen, 111
Liegestütz-Kombinationen mit Rumpfstrecken, 252
Liegestütz-Skipping-Kombinationen, 109
Liegestütz-Strecksprung-Kombinationen (Burpees), 106
Kopfstand, 260
Körperdrehungen mit Handtuch, 103
Kugelstoß-Bewegungen, 104
Liegestütz
fliegender, 142
umgekehrter, 263
Zwei-Punkt-Liegestütz, 201
Liegestütze
dynamische, mit Klatschen im Ausfallschritt, 255
mit Beinstrecken zur Seite, 247
mit Sprints, 124
mit Tritten zur Seite, 247
mit Überkreuzen der Beine, 248

VERZEICHNIS DER ÜBUNGEN

und Sumo-Kniebeugen, 111
Hampelmann-Liegestütze, 146
Liegestütz-Kombinationen
    mit Rumpfstrecken, 252
Liegestützgang
    seitlicher, mit Überkreuzen
        der Arme, 250
    tiefes Schleichen im, 249
Muscle-ups, 271
Raupengang, 251
Rückenbrücke, 262
Rückwärtiger Stütz mit schnellen Tritten, 115
Rückwärtiger Stützgang, 114
Rumpfaufdrehen im Vierfüßlerstand, 267
Rumpfsenken nach vorn mit eingeklemmten Füßen, 268
Schleichen, tiefes, im Liegestützgang, 249
Schrittstellung, aufgedrehte, 283
Schulterdrücken, einbeiniges isometrisches, 148
Seitstütz
    mit nach oben gestrecktem
        Arm und Bein, 205
    mit seitlichem Crunch, 206
    über Kreuz, 206
Seitwärtsschritte mit Armschwung, 101
Sprünge
    aus dem engen Liegestütz, 255
    Liegestütz-Wechselsprünge, 113
    einbeinige, 113

Standwaage mit Kniebeugen, 267
Tritte
    mit Rumpfbeugen, 268
    Eselstritte
        aus dem Vierfüßlerstand, 257
        mit verdrehten Liegestützen, 256
Unterarmstütz mit Rumpfdrehung und einseitigem Crunch, 204
Vierfüßlergang, 114
Vorwärtsgehen in der Kniebeuge, 269

Oberkörper

Armstrecken
    mit Zwischenstopps, 273
    rückwärtiges, 274
Kombinationen
    Liegestütz-Kombinationen
        mit Rumpfstrecken, 252
Liegestütz, fliegender, 142
Liegestütze
    mit beidseitigem Aufdrehen, 112
    Hampelmann-Liegestütze, 146
    Liegestütz-Kombinationen
        mit Rumpfstrecken, 252
Vorwärtslaufen aus der Stützposition, 189

Rücken, oberer

Armheben, wechselseitiges, 159
Arm-Bein-Heben
    diagonales, im Liegen, 207
    in Bauchlage (Superman), 207
Armzüge, einarmige, 163
Boxen mit Handtuch, 105
Dehnung
    der Rücken- und Nackenmuskulatur, 278
    des oberen Rückens, 277
Delfin-Schwimmen, 208
Flys, umgekehrte
    an der Wand, 157
    in Bauchlage, 156
    mit gedrehten Armen, 157
Gleiten an der Wand, 277
Katzenbuckel, 279
Klimmzüge
    im Hammergriff, 151
    im Obergriff, 150
    im Untergriff, 150
    mit Handtüchern, 153
    versetzte, 152
    Spiderman-Klimmzüge, 151
L-Seitheben mit Curls und Schulterrotationen, 160
L-Stretch- und T-Stretch-Bewegungen der Schulter, 276
Lat-Dehnen im Knien, 278
Lat-Drücken in den Boden, 158
Liegestütze mit einarmigem Rudern, 140
Nackenziehen gegen einen Widerstand, 165
Rudern
    einarmiges vorgebeugtes, mit Drehung, 156
    umgekehrtes, 154
        mit Handtuch, 155

315

VERZEICHNIS DER ÜBUNGEN

Ruderzüge aus dem schrägen Stand, 155
Schattenboxen, 105
Schultergürtel-Ziehen, 165
Schulterheben
    mit Handtuch, 161
    mit über den Kopf gestreckten Armen, 161
    rückwärtiges, in Bauchlage, 162
Schulterkreisen, 275
Seitheben, vorgebeugtes, 158
Training der Kopf- und Halsmuskulatur, 175
Y-Heben, 159
Zurückziehen der Schulterblätter, 154

Rücken, unterer
Beinheben
    angewinkeltes rückwärtiges, 211
    einbeiniges rückwärtiges, 211
    auf einer Erhöhung, 210
    rückwärtiges, auf einer Erhöhung, 210
Arm-Bein-Heben
    diagonales, im Liegen, 207
    in Bauchlage (Superman), 207
Dehnung der Rücken- und Nackenmuskulatur, 278
Delfin-Schwimmen, 208
Katzenbuckel, 279
Kreuzheben, 212
Rückenstrecken
    gedrehtes, 209
    im Stehen, 212

Trizepsstrecken, vorgebeugtes, 173

Rumpf
Armzüge, einarmige, 163
Ausfallschritte
    mit Drehung, 217
    mit hochgestreckten Armen, 218
    mit Seitbeugen, 218
    rückwärtige
        mit Rumpfdrehung, 217
        über Kreuz, 220
    über Kreuz, 220
    Dehn-Ausfallschritte
        mit Beinheben, 288
        mit Rumpfdrehung, 287
Beinpendeln, 196
Bizeps-Curls im schrägen Hang, 169
    einarmige, 169
Boxen mit Handtuch, 105
Brustrotationen in Seitlage, 280
Brust-Rumpfrotationen im Sitzen, 280
Crunches
    im Knien, 187
    im Stehen mit Knieheben und Rumpfdrehung, 187
Dehnen im modifizierten Hürdensitz, 288
Dips
    einarmige, 171
    mit Erhöhung der Beine, 170
Ducken, seitliches, 219
Einbeinstand mit Balanceschritten, 126

Fahne auf dem Boden, 199
Froschhüpfen, 233
Grätsche, vorgebeugte, 282
Handstand
    Einarm-Handstand, 149
Handtuchziehen mit schnellen, kurzen Rumpfrotationen, 163
Hüftheben
    gestrecktes, mit den Beinen auf einer Erhöhung, 239
    mit Beinstrecken, 238
Hüftrollen, einbeiniges, 289
Klimmzüge
    Turnerklimmzüge, 269
Kniebeuge-Kniehebe-Kombinationen, 227
Kniebeugen
    mit hochgestreckten Armen, 222
    mit seitlichem Armstrecken und Rumpfdrehen, 226
    Sprung-Kniebeugen mit angelegten Armen, 230
    Sumo-Kniebeugen-Stretching, 284
Kniehebelauf, 123
Liegestütz
    Zwei-Punkt-Liegestütz, 201
Liegestütze
    dynamische
        mit Armstrecken, 145
        mit Rausschieben des Gesäßes, 146
    einarmige, 141
    gedrehte, 205
    halbe fliegende, 142
    in Rückenlage, 172

VERZEICHNIS DER ÜBUNGEN

mit Körperdrehungen, 139
versetzte, 136
weit gestreckte, 133
Pendel-Liegestütze, 141
Spiderman-Liegestütze, 138
Wand-Liegestütze, 143
Rückenstrecken, gedrehtes, 209
Rückwärtsgleiten im Sitzen, 190
Rudern, einarmiges vorgebeugtes, mit Drehung, 156
Rumpfdrehen
im Liegestütz, 209
schnelles, mit Berühren des Bodens, 192
vorgebeugtes
im Fersensitz, 191
mit gestreckten Armen (Windmühle), 213
Rumpfneigen nach hinten auf den Knien, 242
Rumpfsenken nach vorn mit eingeklemmten Füßen, 268
Rumpfstrecken
diagonales, 192
im Stehen, 212
Schattenboxen, 105
Schritte
Sprintschritte an der Wand, 123
Über-Kreuz-Schritte mit Rumpfbeugen, 285
Schulterdrücken
im Handstand an der Wand, 149
Dreiecksschulterdrücken, umgekehrtes, 148

Seitstütz
mit nach oben gestrecktem Arm und Bein, 205
Seitstütz mit seitlichem Crunch, 206
über Kreuz, 206
Sprünge
Hampelmann-Strecksprünge, 233
Hocksprünge aus dem Knien, 242
Strecksprünge mit 180-Grad-Rotation, 232
Tritte
nach vorn, 236
Unterarmstütz-Kickbacks, 241
Unterarmstütz, 200
mit Crunch über Kreuz, 202
mit Rumpfdrehung, 202
und einseitigem Crunch, 204
negativer, 200
seitlicher, 203
mit Rumpfrotation, 203
Zwei-Punkt-Unterarmstütz, 201
Vorwärtsgehen im Stütz mit gestreckten Beinen, 137

Schultern

Arm-Bein-Heben
in Bauchlage (Superman), 207
diagonales, im Liegen, 207
Armheben, wechselseitiges, 159
Armzüge, einarmige, 163

Außenrotationen der Schulter im Liegen, 164
Beinheben im Hang, 196
mit seitlichem Beinschwingen, 197
schräges, 197
Boxen mit Handtuch, 105
Brustdehnen an der Wand, 279
Brustrotationen in Seitlage, 280
Brust- und Schulterdehnen an einer Erhöhung, 281
Crunches, statische, 180
Delfin-Schwimmen, 208
Dips
an einer Erhöhung, 170
einarmige, 171
mit Erhöhung der Beine, 170
zwischen Erhöhungen, 171
Faustballen, 174
Flys, umgekehrte
an der Wand, 157
in Bauchlage, 156
mit gedrehten Armen, 157
Gleiten an der Wand, 277
Handstand
Einarm-Handstand, 149
Handtuchziehen mit schnellen, kurzen Rumpfrotationen, 163
Käfer, 183
Klappmesser
gedrehte, im Stütz, 188
im Stütz auf einer Erhöhung, 188
Klimmzüge
im Hammergriff, 151
im Obergriff, 150
im Untergriff, 150

317

VERZEICHNIS DER ÜBUNGEN

mit Handtüchern, 153
versetzte, 152
Spiderman-Klimmzüge, 151
Kniebeugen mit seitlichem Armstrecken und Rumpfdrehen, 226
Lat-Dehnen im Knien, 278
Lat-Drücken in den Boden, 158
Liegestütze, 129
    auf den Knien, 131
    auf Fäusten, 135
    dynamische Liegestütze, 143
        mit Armstrecken, 145
        mit Rausschieben des Gesäßes, 146
    einarmige, 141
    gedrehte, 205
    halbe fliegende, 142
    im Seitwärtsgang, 137
    in Rückenlage, 172
    mit Ablegen, 132
    mit aufeinandergestellten Füßen, 131
    mit den Armen auf einer Erhöhung, 130
    mit den Beinen auf einer Erhöhung, 130
    mit einarmigem Rudern, 140
    mit Körperdrehungen, 139
    seitlich wechselnde, über eine Erhöhung, 144
    seitlich weit gestreckte, 133
    versetzte, 136
    weit gestreckte, 133
    Diamant-Liegestütze, 132
    Dreiecksliegestütze, 134
    Pendel-Liegestütze, 141

Spiderman-Liegestütze, 138
    Trizeps-Liegestütze auf Fäusten, 136
    Wand-Liegestütze, 143
L-Seitheben mit Curls und Schulterrotationen, 160
L-Stretch- und T-Stretch-Bewegungen der Schulter, 276
Nackenziehen gegen einen Widerstand, 165
Rückwärtsgleiten im Sitzen, 190
Rudern
    einarmiges vorgebeugtes, mit Drehung, 156
    umgekehrtes, 154
        mit Handtuch, 155
    Ruderzüge aus dem schrägen Stand, 155
Rumpfdrehen im Liegestütz, 209
Rumpfstrecken, diagonales, 192
Schattenboxen, 105
Schulterdrücken
    einbeiniges isometrisches, 148
    im Handstand an der Wand, 149
    umgekehrtes, 147
    Dreiecksschulterdrücken, umgekehrtes, 148
Schultergürtel-Ziehen, 165
Schulterheben
    mit Handtuch, 161
    mit über den Kopf gestreckten Armen, 161
    rückwärtiges, in Bauchlage, 162
Schulterkreisen, 275

Seitheben
    im Sitzen mit Beingewicht, 162
    vorgebeugtes, 158
Sit-ups
    mit Fauststoß, 185
    Sprinter-Sit-ups, 186
Sprünge
    Hampelmann-Strecksprünge, 233
Training der Kopf- und Halsmuskulatur, 175
Trizepsstrecken
    am Boden, 172
    vorgebeugtes, 173
Unterarm-Curls, 174
Unterarmstütz, 200
    mit Crunch über Kreuz, 202
    mit Rumpfdrehung, 202
    negativer, 200
    seitlicher, 203
        mit Rumpfrotation, 203
    Zwei-Punkt-Unterarmstütz, 201
Vorwärtsgehen im Stütz mit gestreckten Beinen, 137
Vorwärtsziehen im Liegen, 138
Y-Heben, 159
Zurückziehen der Schulterblätter, 154

Trizeps

Curls mit Armwiderstand, 167
Dips
    an einer Erhöhung, 170
    einarmige, 171
    mit Erhöhung der Beine, 170

VERZEICHNIS DER ÜBUNGEN

zwischen Erhöhungen, 171
Flys, umgekehrte, an der Wand, 157
Handstand
    Einarm-Handstand, 149
Klappmesser
    gedrehte, im Stütz, 188
    im Stütz auf einer Erhöhung, 188
Lat-Drücken in den Boden, 158
Liegestütze, 129
    auf den Knien, 131
    auf Fäusten, 135
    dynamische, 143
        mit Armstrecken, 145
        mit Rausschieben des Gesäßes, 146
    einarmige Liegestütze, 141
    halbe fliegende Liegestütze, 142
    im Seitwärtsgang, 137
    in Rückenlage, 172
    mit Ablegen, 132
    mit aufeinandergestellten Füßen, 131
    mit den Armen auf einer Erhöhung, 130
    mit den Beinen auf einer Erhöhung, 130
    mit Körperdrehungen, 139
    seitlich wechselnde, über eine Erhöhung, 144
    seitlich weit gestreckte, 133
    versetzte, 136
    Diamant-Liegestütze, 132
    Dreiecksliegestütze, 134
    Pendel-Liegestütze, 141
    Spiderman-Liegestütze, 138
    Trizeps-Liegestütze auf Fäusten, 136
    Wand-Liegestütze, 143
Schattenboxen, 105
Schulterdrücken
    einbeiniges isometrisches, 148
    im Handstand an der Wand, 149
    umgekehrtes, 147
    Dreiecksschulterdrücken, umgekehrtes, 148
Schultergürtel-Ziehen, 165
Trizepsstrecken
    am Boden, 172
    hinter dem Kopf, 274
Trizepsstrecken, vorgebeugtes, 173
Vorwärtsgehen im Stütz mit gestreckten Beinen, 137

Waden

Kniebeugen
    auf Zehenspitzen, 224
    Sumo-Kniebeugen auf Zehenspitzen, 224
Wadendehnen, 289
Wadenheben, 245
    einbeiniges, 245

MEHR ZUM THEMA

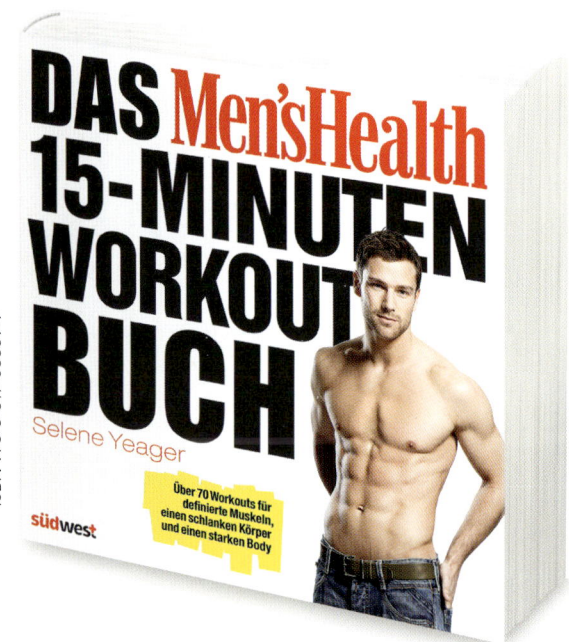
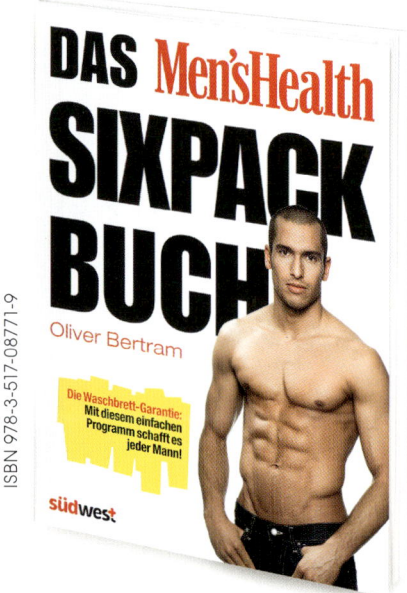
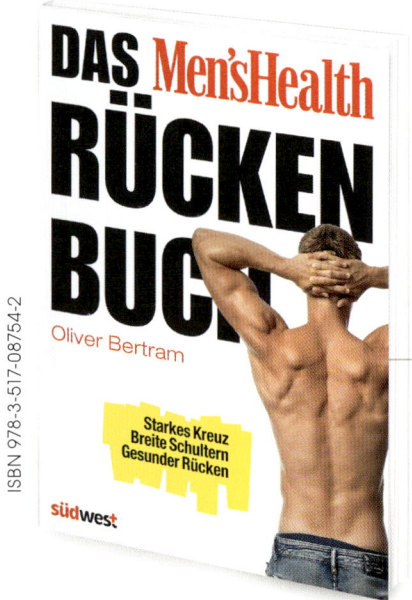
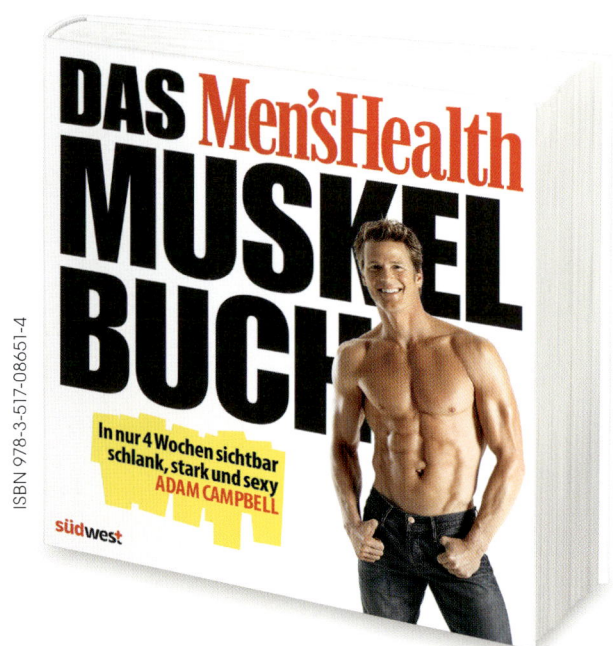
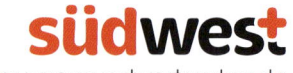

Leseproben unter www.suedwest-verlag.de

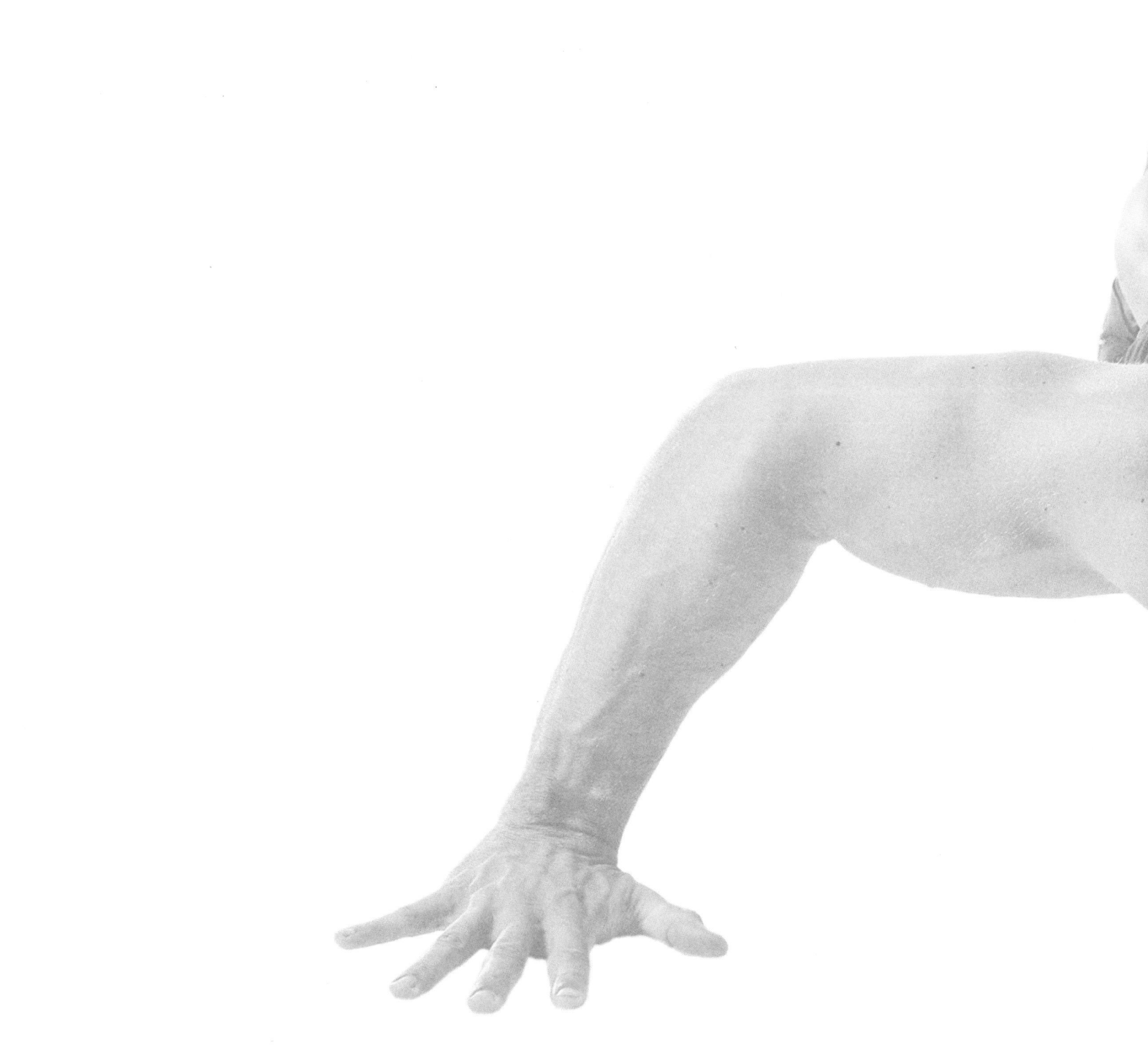